全国高职高专药学类专业规划教材（第二轮）

人体解剖生理学

（第2版）

（供药学类、中药学类专业使用）

主　编　魏启玉　张承玉

副主编　张　敏　宋　宇　宋亚林　杜志昭

编　者（以姓氏笔画为序）

杜志昭（漳州卫生职业学院）

宋　宇（长春医学高等专科学校）

宋亚林（淄博职业学院）

张　敏（安徽医学高等专科学校）

张承玉（天津医学高等专科学校）

周　华（安徽医学高等专科学校）

赵　丹（四川中医药高等专科学校）

唐　红（长春医学高等专科学校）

彭　俊（四川中医药高等专科学校）

蔡凤英（天津医学高等专科学校）

魏启玉（四川中医药高等专科学校）

中国健康传媒集团

中国医药科技出版社

内容提要

本教材是“全国高职高专药学类专业规划教材（第二轮）”之一。全书由人体解剖学和人体生理学两部分内容组成，教学方法采用理论讲授、理实一体、标本观察和实验操作相结合。人体解剖学包括解剖学和组织学，主要研究正常人体各部形态、结构（大体结构和微细结构）、位置、毗邻及结构与功能的关系，是学习人体生理学的形态学基础；人体生理学主要研究正常人体生理功能和生命活动规律，如人体的循环系统、呼吸系统、消化系统、泌尿系统等在正常条件下具有哪些功能，这些功能是如何产生的，影响和调节人体功能的因素有哪些。本教材是药学类专业的重要基础课程之一，可为后续课如药理学、临床医学概论等课程的学习打下必要的基础。

本教材为书网融合教材，即纸质教材有机融合电子教材，教学配套资源（PPT、微课、视频等），题库系统，数字化教学服务（在线教学、在线作业、在线考试）。

本教材供高职高专药学类、中药学类专业使用。

图书在版编目（CIP）数据

人体解剖生理学/魏启玉，张承玉主编．—2版．—北京：中国医药科技出版社，2019.7

全国高职高专药学类专业规划教材（第二轮）

ISBN 978-7-5214-0953-6

Ⅰ．①人…　Ⅱ．①魏…　②张…　Ⅲ．①人体解剖学-人体生理学-高等职业教育-教材　Ⅳ．①R324

中国版本图书馆 CIP 数据核字（2019）第 116185 号

美术编辑　陈君杞

版式设计　易维鑫

出版　**中国健康传媒集团**｜中国医药科技出版社

地址　北京市海淀区文慧园北路甲 22 号

邮编　100082

电话　发行：010-62227427　邮购：010-62236938

网址　www.cmstp.com

规格　889×1194mm　1/16

印张　21

字数　457 千字

初版　2015 年 8 月第 1 版

版次　2019 年 7 月第 2 版

印次　2021 年 7 月第 2 次印刷

印刷　三河市万龙印装有限公司

经销　全国各地新华书店

书号　ISBN 978-7-5214-0953-6

定价　85.00 元

获取新书信息、投稿、为图书纠错，请扫码联系我们。

数字化教材编委会

主　编　张承玉　魏启玉

副主编　蔡凤英　宋亚林　赵　丹

编　者（以姓氏笔画为序）

于润泽（天津医学高等专科学校）

杜志昭（漳州卫生职业学院）

宋　宇（长春医学高等专科学校）

宋亚林（淄博职业学院）

张　敏（安徽医学高等专科学校）

张承玉（天津医学高等专科学校）

周　华（安徽医学高等专科学校）

赵　丹（四川中医药高等专科学校）

唐　红（长春医学高等专科学校）

彭　俊（四川中医药高等专科学校）

蔡凤英（天津医学高等专科学校）

魏启玉（四川中医药高等专科学校）

出版说明

“全国高职高专药学类专业规划教材”于2015年8月由中国医药科技出版社出版，自出版以来得到了各院校的广泛好评。为了进一步提升教材质量、优化教材品种，使教材更好地服务于院校教学，同时为了更好地贯彻落实《国务院关于加快发展现代职业教育的决定》及《现代职业教育体系建设规划（2014—2020年）》等文件精神，在教育部、国家药品监督管理局的领导下，在上一版教材的基础上，中国医药科技出版社组织修订编写“全国高职高专药学类专业规划教材（第二轮）”。

本轮教材编写，坚持以药学类专业人才培养目标为依据，以岗位需求为导向，以技能培养为核心，以职业能力培养为根本，体现高职高专教育特色，力求满足专业岗位需要、教学需要和社会需要，着力提高药学类专业学生的实践操作能力。在坚持“三基、五性”原则基础上，强调教材的针对性、实用性、先进性和条理性。坚持理论知识“必需、够用”为度，强调基本技能的培养；体现教考结合，密切联系药学卫生专业技术资格考试（药士、药师、主管药师）和执业药师资格考试的要求；重视吸收行业发展的新知识、新技术、新方法，体现学科发展前沿，并适当拓展知识面，为学生后续发展奠定必要的基础。本轮教材建设对课程体系进行科学设计，整体优化；对上版教材中不合理的内容框架进行适当调整，内容上吐故纳新；建设书网融合教材，配套丰富的数字化教学资源。

本套规划教材（27种），其中24种为新修订教材（第2版），适合全国高职高专药学类、中药学类及其相关专业使用，也可供医药行业从业人员继续教育和培训使用。本轮教材的主要特色如下。

1. 理论适度，强化技能 教材体现高等教育的属性，使学生需要有一定的理论基础和可持续发展能力。教材内容做到理论知识“必需、够用”，强化技能培养。给学生学习和掌握技能奠定必要的、足够的理论基础，不过分强调理论知识的系统性和完整性。教材中融入足够的实训内容，将实验实训类内容与主干教材贯穿一起，体现“理实”一体。

2. 对接岗位，教考融合 本套教材体现专业培养目标，同时吸取高职教育改革成果，满足岗位需求，内容对接岗位，注重实践技能的培养。充分结合学生考取相关职业（药士、药师）资格证书和参加国家执业药师资格考试的需要，教材内容和实训项目的选取涵盖了相关的考试内容，满足考试的要求，做到教考、课证融合。

3. 工学结合，突出案例 每门教材尤其是专业技能课教材，在由教学一线经验丰富的老师组成编写团队的基础上，吸纳了部分具有丰富实践经验的企业人员参与编写，确保工作岗位上先进技术和实际案例操作内容写入教材，更加体现职业教育的职业性、实践性和开放性。本套教材通过从药品生产到药品流通、使用等各环节引入的实际案例，使其内容更加贴近岗位，让学生了解实际岗位的知识和技能需求，做到学以致用。

4. 优化模块，易教易学 教材编写模块生动、活泼，在保持教材主体框架的基础上，通过模块设计增加教材的信息量和可读性、趣味性。其中，既包含有利于教学的互动内容，也有便于学生了解相关知识背景和应用的知识链接。适当介绍新技术、新设备以及科技发展新趋势，为学生后续发展奠定必要的基础。将现代职业发展相关知识，作为知识拓展内容。

5. 书网融合，增值服务 全套教材为书网融合教材，即纸质教材与数字教材、配套教学资源、题库系统、数字化教学服务有机融合。通过“一书一码”的强关联，为读者提供全免费增值服务。按教材封底的提示激活教材后，读者可通过PC、手机阅读电子教材和配套课程资源（PPT、微课、视频、动画、图片、文本等），并可在线进行同步练习，实时反馈答案和解析。同时，读者也可以直接扫描书中二维码，阅读与教材内容关联的课程资源（“扫码学一学”，轻松学习PPT课件；“扫码看一看”，即刻浏览微课、视频等教学资源；“扫码练一练”，随时做题检测学习效果），从而丰富学习体验，使学习更便捷。教师可通过PC在线创建课程，与学生互动，开展在线课程内容定制、布置和批改作业、在线组织考试、讨论与答疑等教学活动，学生通过PC、手机均可实现在线作业、在线考试，提升学习效率，使教与学更轻松。此外，平台尚有数据分析、教学诊断等功能，可为教学研究与管理提供技术和数据支撑。

编写出版本套高质量的规划教材，得到了药学专家的精心指导，以及全国各有关院校领导和编者的大力支持，在此一并表示衷心感谢。希望本套教材的出版，对促进我国高职高专药学类专业教育教学改革和药学类专业人才培养做出积极贡献。希望广大师生在教学中积极使用本套教材，并提出宝贵意见，以便修订完善，共同打造精品教材。

中国医药科技出版社

2019年6月

全国高职高专药学类专业规划教材（第二轮）
建设指导委员会

杨元娟（重庆医药高等专科学校）
杨文章（山东医药技师学院）
杨丽珠（漳州卫生职业学院）
何　丹（四川中医药高等专科学校）
张　虹（长春医学高等专科学校）
张　清（山东医药技师学院）
张　晶（山东医药技师学院）
张　瑜（山东医药技师学院）
张建海（重庆三峡医药高等专科学校）
张承玉（天津医学高等专科学校）
张炳盛（山东中医药高等专科学校）
张淑芳（长春医学高等专科学校）
张琳琳（山东中医药高等专科学校）
陈　文（惠州卫生职业技术学院）
陈育青（漳州卫生职业学院）
陈美燕（漳州卫生职业学院）
林美珍（漳州卫生职业学院）
郑小吉（广东江门中医药职业学院）
单松波（漳州卫生职业学院）
侯　沧（山东医药技师学院）
贾　雷（淄博职业学院）
徐传庚（山东中医药高等专科学校）
黄金敏（荆州职业技术学院）
商传宝（淄博职业学院）
彭裕红（雅安职业技术学院）
靳丹虹（长春医学高等专科学校）
魏启玉（四川中医药高等专科学校）
魏国栋（山东中医药高等专科学校）

前　言 / PREFACE

《人体解剖生理学》是根据高职院校药学类专业教育教学需求和药学人才培养目标要求而编写的。分为正常人体结构和正常人体功能两部分，把形态结构与生理功能有机的结合，是药学专业必修的基础课程之一。本教材强调专业培养，突出药学特色，注意学科间衔接，删减重复内容。每章前有学习目标，插入知识链接，章后有目标检测。

本教材第一版于2015年8月出版，先后多次印刷发行，得到广大师生的好评和肯定。为了更新知识、优化教材品种，使教材更好地服务于院校教学，2018年12月，启动了本轮教材修订工作，调整了主编、副主编和部分编者，并在福州召开了全体编写人员会议，拟定了修订的基本指导思想和原则。

在保证原有教材主体内容不变的前提下，作了如下修订：①对大部分插图进行了优化和更换，彩色印刷。②对第一版教材使用过程中收集到的问题进行了纠错。③增加多媒体融合配套增值服务。每节有PPT，每章有微课、课程知识点体系和题库。

本次修订中，得到了全体编写人员及所在单位的大力支持和各位编审人员的通力合作。在此一并表示感谢。

虽然我们尽了最大努力，力求精益求精，由于水平有限，书中难免有不足和不妥之处，恳请广大师生批评和指正。

编　者

2019年5月

目 录 / CONTENTS

第二篇 正常人体功能

绪　论

一、人体解剖生理学的研究内容及其在医药学中的重要性

人体解剖生理学是研究正常人体形态和功能活动规律的科学，包括人体解剖学和生理学两门学科。两者各自独立，又联系密切；形态是功能的基础，功能是形态活动的表现。其主要任务是揭示组成人体的细胞、组织、器官的形态结构；以及各功能活动对维持人生命的作用和意义。

人体解剖生理学是药学类专业的一门重要的专业基础课程，“没有解剖学就没有医学”；“生理学是关于生命的科学”。只有懂得人体正常形态结构和生理功能，才能为学习病理学、药理学等其他专业课程打下基础；才能理解药物在体内的代谢过程及作用原理，才能指导临床准确、合理、高效的用药；药学工作者在寻找新药、研究药物的毒理、药理作用时必须具备解剖生理知识。因此，每个药学类专业的学生都必须学好人体解剖生理学。

二、人体的组成和分部

人体结构和功能的基本单位是细胞。许多形态相似和功能相近的细胞通过细胞间质结合在一起构成组织。人体的组织有四大类，即上皮组织、结缔组织、肌组织和神经组织。几种不同的组织构成具有一定形态、担负一定功能的结构称器官，如肝、肾、心、肺、胃等。由若干个功能相关的器官组合起来，完成某一方面的生理功能，构成系统。人体有运动系统、消化系统、呼吸系统、生殖系统、泌尿系统、内分泌系统、脉管系统、感觉器官和神经系统等。其中消化、呼吸、泌尿和生殖系统大部分器官位于胸、腹盆腔内，称内脏。

按照人体的形态，可分为头、颈、躯干和四肢等四大部分。

三、解剖学姿势和常用术语

（一）解剖学姿势

即指人体直立，两眼向前平视，上肢下垂于躯干两侧，手掌向前，两足并立，足尖向前（图绪-1），也称标准姿势。在描述人体器官时，不管所描述的标本、模型、局部或患者处于任何位置，都必须以解剖学姿势为依据。

（二）轴

轴是假想的线。任何立体或空间，均可用三种互相垂直的轴，在坐标上确定其外部和内部各结构的形态和位置（图绪-1）。

1. 垂直轴　上下方向，与地面垂直且和人体长轴平行的轴，称垂直轴。

2. 矢状轴　前后方向，与地面平行且与人体长轴垂直的轴，称矢状轴。

3. 冠状轴　左右方向，与地面平行且垂直于矢状轴和垂直轴的轴，称冠状轴，又称额状轴。

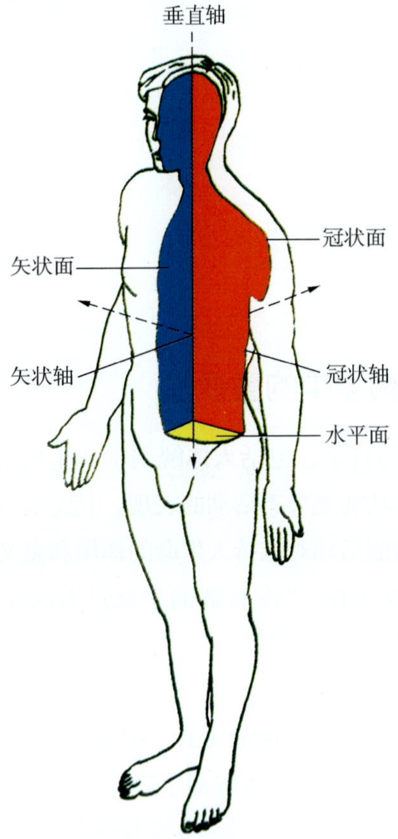

图绪-1　人体的轴和面

（三）面

人体或任一局部可在标准姿势下作相互垂直的三种切面。面也是假想的。

1. 矢状面　沿前后方向将人体分成左、右两部分的纵切面，称矢状面。其中，通过人体正中线的矢状面，称正中矢状面，它将人体分成对称的两半。

2. 冠状面　从左右方向将人体分成前、后两部分的纵切面，称冠状面，又称额状面。

3. 水平面　与地面平行且与矢状面和冠状面相互垂直的面，称水平面，称横断面。在内脏器官，垂直其长轴的切面称横切面，平行于长轴的切面统称纵切面。

（四）常用方位术语

按解剖学姿势，常用方位术语如下。

1. 上和下　是描述部位高低关系的名词，近头顶者为上，近足底者为下。如眼位于鼻之上，而口则位于鼻之下。

2. 前和后　近腹面者为前，近背面者为后。前、后也可分别称腹侧和背侧。

3. 内侧和外侧　描述各部位与人体正中面相对的位置关系时，近正中矢状面者称内侧，反之为外侧。在前臂、小腿，常将内侧分别称尺侧和胫侧；外侧分别称桡侧和腓侧。

4. 内和外　描述空腔器官相互的位置关系时，在腔内或近腔者为内，反之为外。如舌在口腔内，心在心包腔外。

5. 浅和深　描述器官或结构与体表的位置关系时，凡近体表者称浅，反之称深。

6. 近侧与远侧　在四肢，近躯体附着点为近侧，反之为远侧。

知识链接

HE 染色和长度单位

组织学所观察的标本，一般将器官或组织切成厚度为 5～10μm 的薄片，贴于载玻片上，经过染色，粘上盖玻片，即制成组织学切片，就可用光学显微镜观察。

HE 染色法，即是苏木精-伊红染色法。是形态学最常用的染色方法。苏木精染液为碱性，主要使细胞核内的染色质与胞质内的核糖体着紫蓝色；伊红为酸性染料，主要使细胞质和细胞外基质中的成分着红色。易于被碱性或酸性染料着色的性质分别称为嗜碱性和嗜酸性；若与两种染料的亲和力都不强，则为中性。一般的组织变化和组织产物都可以通过这一染色法显示出来。

组织学常用的长度单位是 mm（毫米）、μm（微米）和 nm（纳米）

$$1mm = 10^3 \mu m = 10^6 nm$$

四、学习人体解剖生理学的关键要点

（一）平面与立体相联系

在人体解剖生理教学中，教材及教学课件中的一些细胞、组织与器官的图谱、组织切片及标本所显示都是平面结构，然而同一细胞、组织与器官的形态或结构在不同切面和角度的情况下观察并不是完全相同的。因此，在观察平面结构时，要发挥抽象思维能力和空间想象力，把一个个不同的平面形象有机地联系起来转变为完整的立体形象，从而加深对人体细胞、组织和器官整体结构的认识。

（二）结构与功能相联系

正常人体的结构与功能是密不可分的。组织结构是人体功能活动的重要物质基础，而人体功能活动则是组织结构的运动形式；如果组织结构异常，可导致人体功能异常；相反，如果功能长期改变，又可引起组织结构发生变化。因此，要用辨证的思维方法去学习、思考和记忆教学内容，需要在掌握正常人体形态结构知识的基础上理解正常人体功能活动的机制及其发生规律，同时又要注意联系功能活动来加深对正常人体形态结构的认知和记忆。

（三）局部与整体相联系

人体是一个有机的整体，各局部的细胞、组织与器官系统都是这个整体中的一部分。人体解剖生理学的内容，绝大多数是从器官系统水平、细胞分子水平的实验研究中获得的。在讲授或学习每一系统的结构与功能时，一定要注意与人体其他各部分的联系，否则对人体功能的认识就会比较局限。

（四）人体与环境的联系

环境造就了人，因此人的生存离不开环境。对于人而言，环境又包括外环境和内环境。外环境是美好和谐的自然环境与社会环境，是人健康生存与发展的重要保证；而人体内环境的稳态又是细胞新陈代谢这一最基本生命活动特征的重要基础。

（五）理论与实践相联系

理论来源于实践，反过来又能够更好地指导实践。人体解剖生理学是药学类专业的重要基础课，因此要认真上好实验课，巩固和加深对理论知识的理解和掌握，要把人体解剖生理学知识与后续课的学习及药学工作实践联系起来，以提高学生运用所学基础知识观察、分析和解决问题的能力。

（魏启玉　张承玉）

第一篇

正常人体结构

第一章

细胞和基本组织

学习目标

知识目标

1. 掌握细胞的基本结构，组织的概念。
2. 熟悉细胞器的种类及主要功能，各类组织的结构特点和分布。
3. 了解染色体、染色质的结构和功能，细胞周期的概念及其各组成阶段。

技能目标

1. 学会正确使用普通光学显微镜。
2. 具有辨认各类被覆上皮、结缔组织的细胞和纤维、三种肌组织、神经元和有髓神经纤维的形态结构的能力。

扫码“学一学”

第一节　细　胞

细胞是人体结构和功能的基本单位。细胞种类多，形态、功能各异，但基本结构相同，包括细胞膜、细胞质和细胞核三部分。

一、细胞膜

细胞膜是包在细胞表面的一层薄膜，在电镜下呈内、外两层深色带和中间层的浅色带，细胞膜相结构的膜也均有类似的三层结构，故称之为单位膜。细胞膜的化学成分主要有脂类、蛋白质和糖类。关于细胞膜的结构，流动镶嵌模型学说的基本内容是：细胞膜以液态的脂质双层分子为基架，其中镶嵌着蛋白质（图 1-1）。

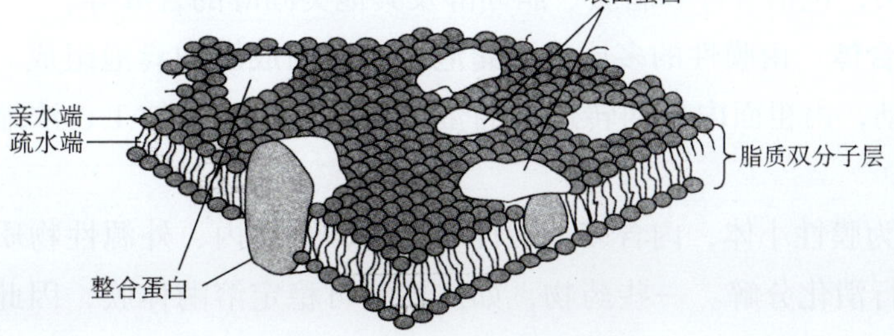

图 1-1　细胞膜液态镶嵌模型

二、细胞质

细胞质是位于细胞膜与细胞核之间的部分，包括细胞器、细胞液和包含物。细胞器是具有特定形态结构和功能的结构，主要有以下几种（图 1-2）。

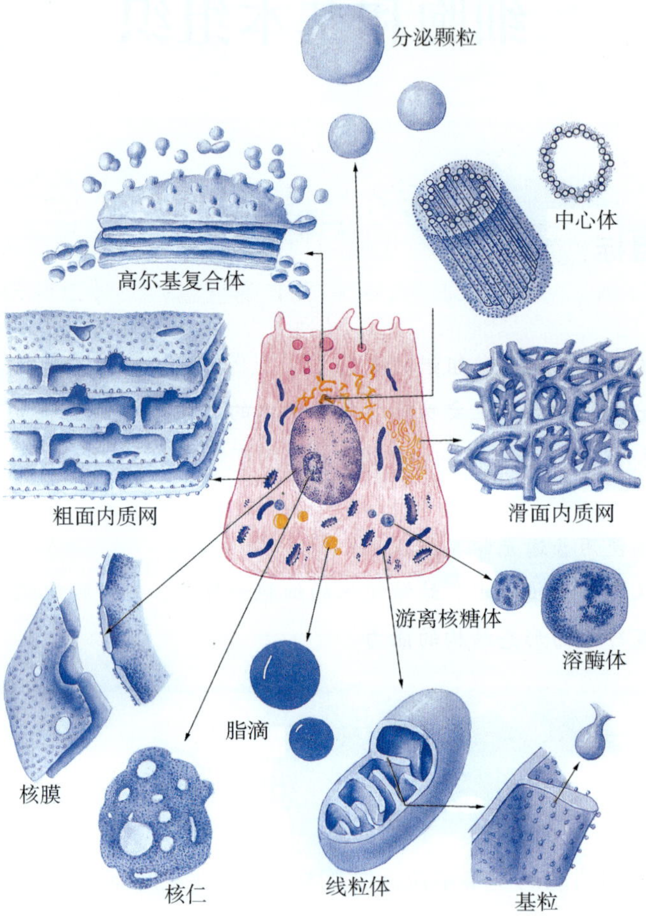

图 1-2 细胞超微结构模式图

1. 线粒体 内含催化物质代谢和能量转换的各种酶和辅酶，通过氧化磷酸化，合成三磷酸腺苷（ATP），为细胞活动提供能量。

2. 核糖体 主要由核糖体 RNA（rRNA）和蛋白质构成，是合成蛋白质的主要结构。

3. 内质网 为膜性管腔系统。根据其外表面有无核糖体附着，内质网分为粗面内质网和滑面内质网。前者的主要功能是合成和分泌蛋白质；后者的功能多样，与糖代谢和其他多种代谢过程有关，包括解毒和脂质、胆固醇及其他类固醇的合成等。

4. 高尔基复合体 由膜性的多层扁平囊泡及其周围成簇的囊泡组成。其主要功能是参与细胞的分泌活动，由粗面内质网转运来的蛋白质在此进一步加工、浓缩，包装成分泌颗粒或形成溶酶体。

5. 溶酶体 为膜性小体，内含多种酸性水解酶，能对内、外源性物质（如细菌、衰老的细胞器等）进行消化分解。一些药物，如皮质醇可稳定溶酶体膜，因此可抑制溶酶体酶的分泌和其与吞噬小泡的融合。

6. 过氧化物酶体 是由一层单位膜围成的圆形或椭圆形小体，内含多种高浓度的氧化酶。它在细胞吸收或产生的各种物质的氧化解毒中起作用重要。

7. 细胞骨架 由微管、微丝和中间丝组成。在维持细胞形态、细胞内物质运输、细胞运动和细胞分裂等方面发挥重要作用。

8. 中心粒 是两个互相垂直的短筒状结构，能自我复制，与细胞分裂时纺锤体的形成和染色体的移动有关。

三、细胞核

由核膜、染色质、核仁和核基质四部分组成。核仁是核糖体的重要装配场所。染色质与染色体是遗传物质在细胞周期不同阶段中的两种存在形式，其主要成分是 DNA 和组蛋白质。在细胞间期为染色质，在分裂期染色质超螺旋聚集形成呈棒状结构的染色体。人的体细胞有 46 条染色体，组成 23 对，其中 22 对为常染色体；一对为性染色体，男性为 XY，女性为 XX。

知识链接

“DNA 指纹”识别

除了同卵双胞胎，没有两个人的 DNA 是一样的。在每个个体当中，某些 DNA 片段已经在双螺旋的 DNA 链之中复制了很多次。由于这种“串联式的复制”在不同人之间肯定有差异，这样就可以通过把血液或组织的 DNA“指纹”与个体进行匹配，而起到识别的作用。DNA 指纹识别，经常被用于确定嫌疑人和犯罪现场及受害人之间的联系，以及亲子关系的鉴定等。

四、细胞的增殖

（一）细胞周期

细胞通过分裂增殖，连续分裂的细胞从上一次分裂结束开始到下一次分裂结束为止所经历的全过程称为细胞周期。细胞周期分为分裂间期和分裂期两个时期。

1. 分裂间期 约占周期时间的 95%，分为 G_1期、S 期和 G_2期。

G_1期，即 DNA 合成前期。DNA 复制所必需的核苷酸、蛋白质和酶等物质大部分在此期合成和贮存。不同类型细胞此期的长短差异很大。

S 期，即 DNA 合成期，6~8 小时。蛋白质主要在此期合成，DNA 和中心粒也在此期复制，数量增加 1 倍。

G_2期，即 DNA 合成后期，为细胞分裂准备期，2~4 小时。

保留增殖能力但不再分裂的细胞进入称为 G_0期的静止期，如肝、肾等器官的实质细胞，但受到一定的刺激后，细胞可离开 G_0期，重新进入细胞周期，进行分裂。

2. 分裂期 约占周期时间的 5%，1~2 小时。根据分裂细胞形态和结构的变化，可将连续的有丝分裂过程划分为以下四期。

前期：染色质超螺旋化、折叠成为染色体，每条染色体由两条姊妹单体靠着丝粒相连而成。在 S 期复制的两对中心粒分别移向细胞两极，纺锤体形成，核仁消失，核膜崩解。

中期：染色体排列在细胞的赤道板，着丝粒的两侧附着微管。

后期：由于着丝粒纵裂为二及纺锤体微管的牵引，姊妹染色单体分离并分别移向细胞两极。染色单体分为两组，细胞逐渐拉长，在赤道板处的细胞膜缩窄，细胞呈哑铃状。

末期：染色体解除螺旋化，重新形成染色质、核膜和核仁，细胞从其中部缢缩、分裂成两个二倍体的子细胞。

（二）细胞分裂

人类的细胞分裂方式有有丝分裂和减数分裂两种。有丝分裂是高等真核生物细胞分裂的主要方式。

减数分裂是在有性生殖过程中，生殖细胞产生配子的一种特殊的细胞分裂。分裂过程中，DNA 只复制一次，而细胞连续分裂两次，即第一次减数分裂和第二次减数分裂，从而形成单倍体的精子和卵子，保证了有性生殖生物其染色体数目的恒定。

第一次减数分裂过程中，同源染色体发生联会、交换 DNA 并分配到子细胞中，所以子细胞遗传物质与亲代细胞及子细胞之间均不相同。第二次减数分裂与有丝分裂过程类似。

扫码“学一学”

第二节　基本组织

组织由细胞和细胞间质构成。根据结构，基本组织分为四种，即上皮组织、结缔组织、肌组织和神经组织，它们以不同方式构成各器官。

一、上皮组织

上皮组织简称上皮，由密集排列的上皮细胞和极少量的细胞间质构成。上皮细胞具明显的极性，即细胞的不同表面在结构和功能上具有明显的差别，其中朝向体表或腔面的，称游离面；与游离面相对的，朝向深部结缔组织的一面，称基底面，基底面附着于基膜。上皮组织内一般没有血管，但有丰富的神经末梢。

上皮组织分为被覆上皮和腺上皮等。

（一）被覆上皮

被覆上皮覆盖于身体表面、体腔和有腔器官内表面，具有保护、吸收、分泌和排泄等功能。根据细胞的层数及形状，被覆上皮主要包括下列类型（表 1–1，图 1–3）。

表 1–1　被覆上皮的分类及其分布

上皮类型		主要分布
单层上皮	单层扁平上皮	内皮：心脏、血管和淋巴管的腔面
		间皮：胸膜腔、腹膜腔及心包腔的腔面
		其他：Ⅰ型肺泡上皮和肾小囊壁层等处
复层上皮	单层立方上皮	肾小管上皮、甲状腺滤泡上皮等
	单层柱状上皮	胃、肠、胆囊、子宫等处
	假复层纤毛柱状上皮	呼吸道腔面
	复层扁平上皮	非角化型：口腔、食管、阴道等腔面
		角化型：皮肤的表皮
	变移上皮	肾盏、肾盂、输尿管和膀胱等腔面

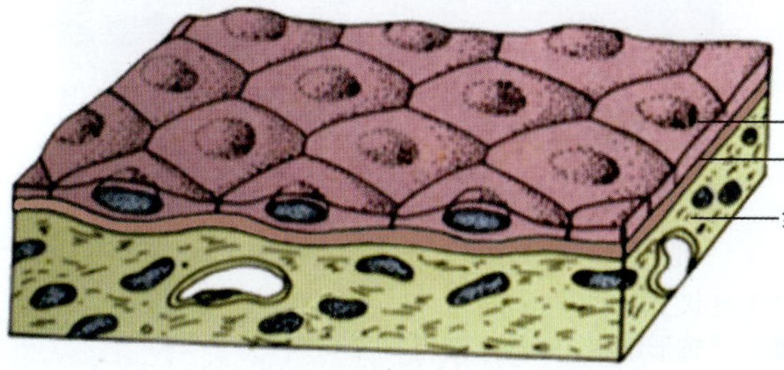

模式图

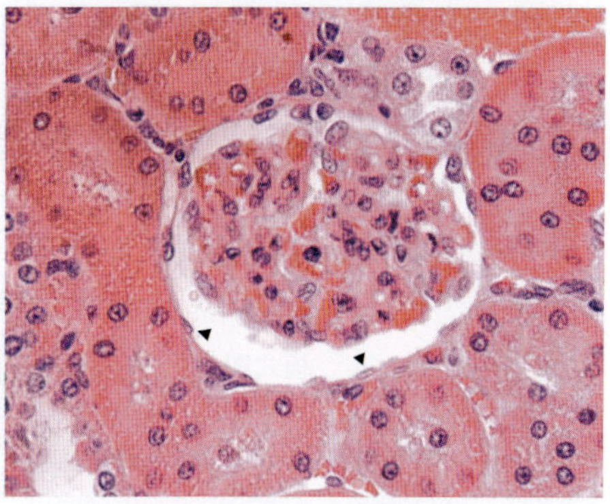

单层扁平上皮光镜像（肾小囊壁层）（高倍）

单层扁平上皮

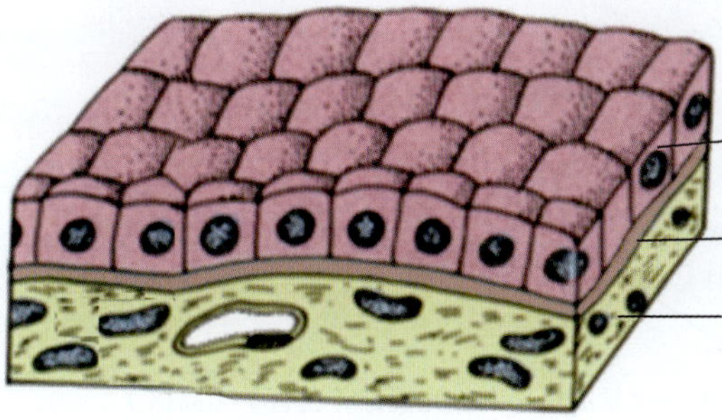

模式图

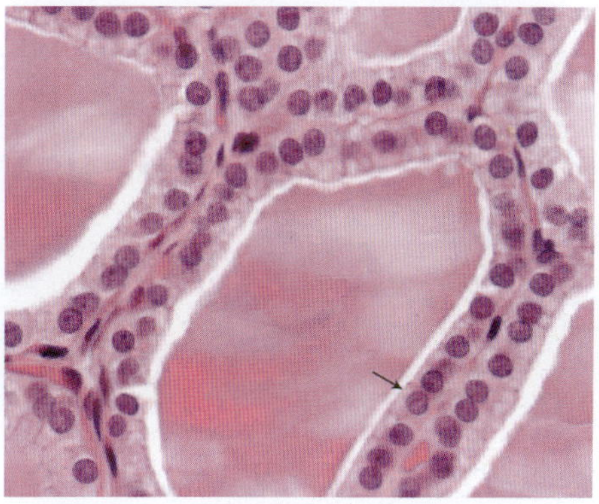

单层立方上皮光镜像（甲状腺）（高倍）

单层立方上皮

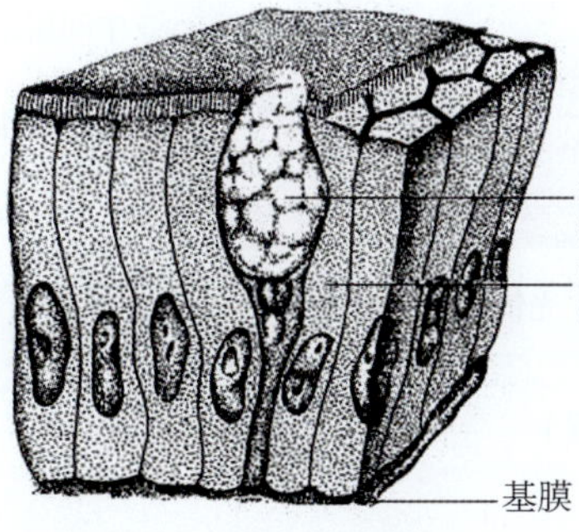

模式图

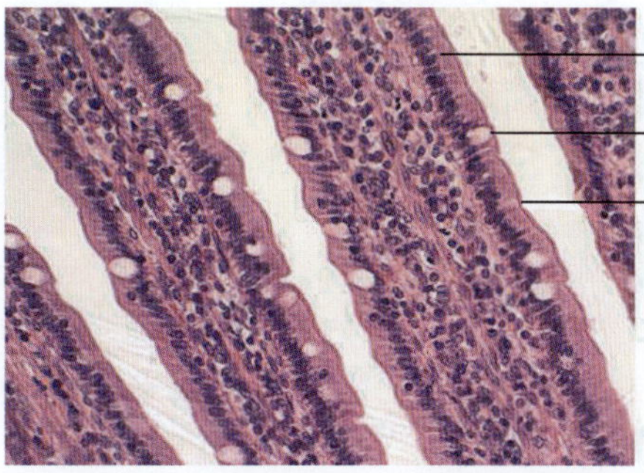

单层柱状上皮小肠光镜图（低倍）

单层柱状上皮

图 1-3　各类被覆上皮模式图

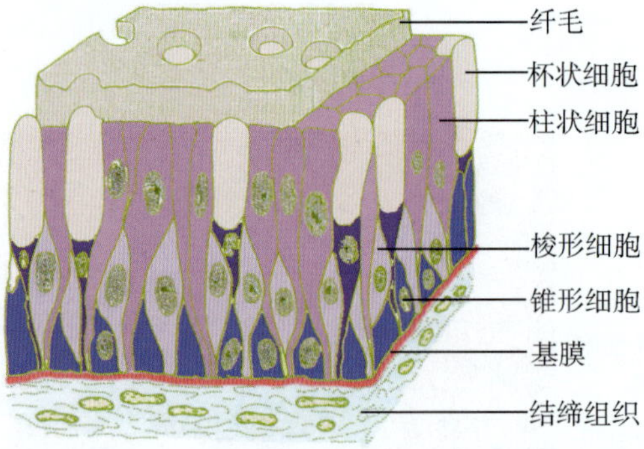

模式图

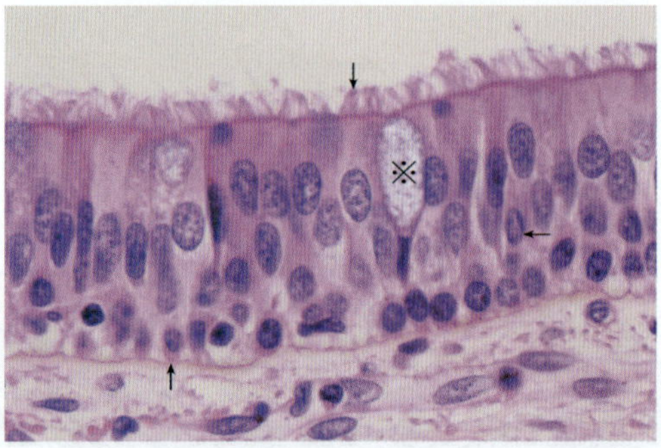

假复层纤毛柱状上皮光镜像（人气管）（高倍）

假复层纤毛柱状上皮

↓纤毛柱状细胞；※杯状细胞；↑锥形细胞；←梭形细胞

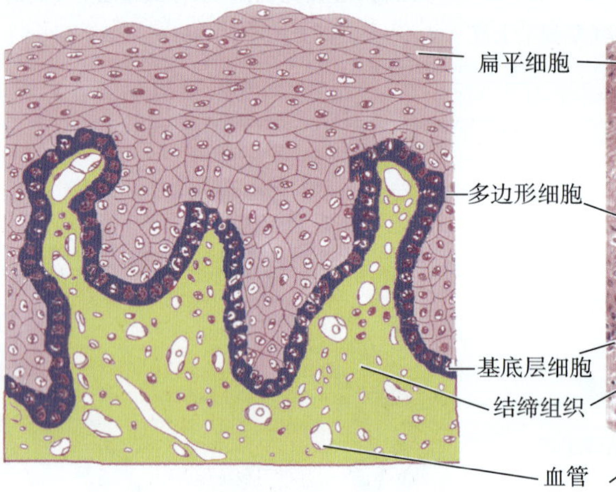

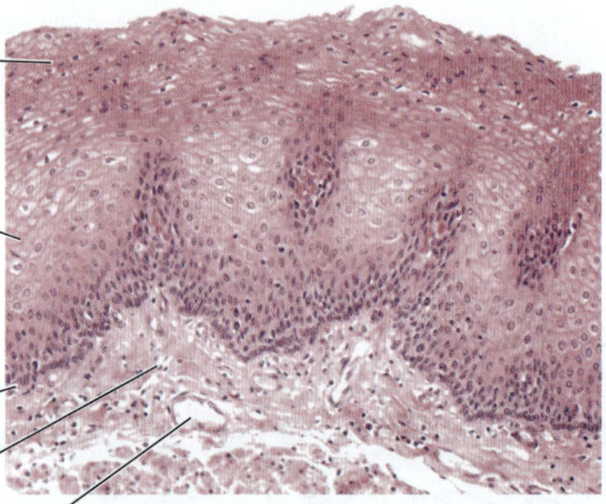

模式图　　未角化复层扁平上皮光镜像（食管）（高倍）

复层扁平上皮

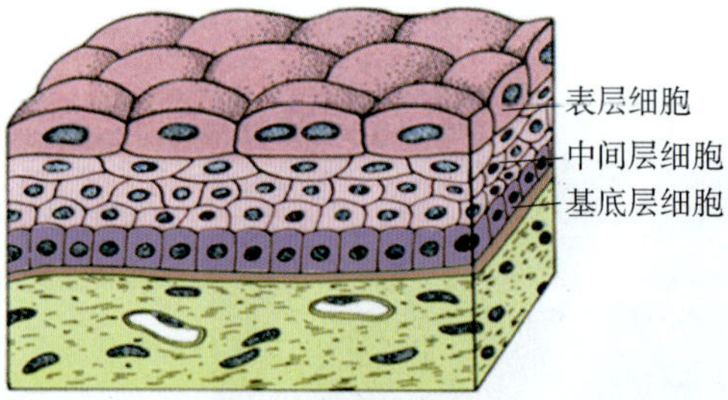

模式图

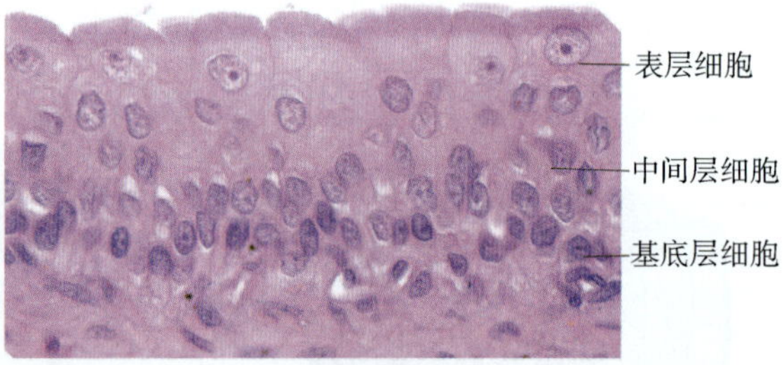

光镜像（空虚态）

膀胱变移上皮

图 1-3　各类被覆上皮模式图（续）

（二）腺上皮和腺

以分泌功能为主的上皮，称腺上皮，以腺上皮为主要成分的器官，称腺。腺分为外分泌腺和内分泌腺。内分泌腺，无导管，其分泌物称激素，直接进入循环系统，由血液运抵全身，调节其靶细胞的功能活动。外分泌腺，其分泌物经导管排放到体表或器官的腔面。多细胞的外分泌腺一般由分泌部和导管两部分组成。

扫码“看一看”

二、结缔组织

结缔组织由细胞和大量的细胞间质构成。固有结缔组织（狭义）包括疏松结缔组织、致密结缔组织、脂肪组织和网状组织；广义结缔组织还包括软骨组织、骨组织、血液和淋巴等。

疏松结缔组织的特点是细胞种类较多，纤维数量较少，排列稀疏，故又名蜂窝组织。疏松结缔组织广泛分布于各个器官、组织之间，具有连接、支持、防御和修复等功能（图1-4）。

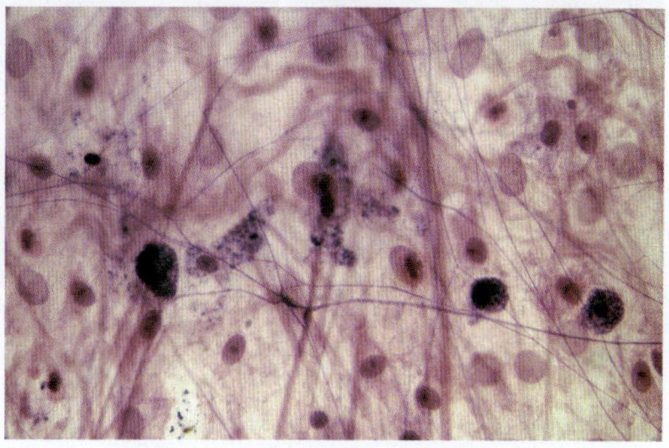

图1-4　疏松结缔组织模式图

（一）细胞

1. 成纤维细胞　是疏松结缔组织内最主要的细胞，能合成基质和纤维。细胞较大，多突起；核大，着色浅，核仁明显；胞质弱嗜碱性，含丰富的粗面内质网、游离核糖体和发达的高尔基复合体。

2. 巨噬细胞　是具强大吞噬功能的免疫细胞，能吞噬、处理异物及抗原性物质。细胞形态多样，随功能状态而改变。核较小，着色深；胞质丰富，呈嗜酸性，常含有异物颗粒或空泡。

3. 浆细胞　呈圆形或卵圆形，核圆，偏于一侧，异染色质成沿核膜内侧呈辐射状分布；胞质丰富，嗜碱性。浆细胞能合成和分泌免疫球蛋白，即抗体，参与体液免疫。

4. 肥大细胞　细胞较大，圆形或卵圆形。核小而圆，染色深；胞质内充满粗大的嗜碱性异染颗粒，内含肝素、组胺和嗜酸性粒细胞趋化因子等，胞质内含有白三烯。组胺和白三烯能引起过敏反应，肝素有抗凝血的作用。

5. 脂肪细胞　细胞大，呈球形或多边形。胞质内含大量脂滴，细胞核被挤至细胞的边缘，呈弯月形。脂肪细胞能合成和贮存脂肪，参与脂类代谢。

（二）纤维

胶原纤维，数量最多，新鲜时呈白色，又称白纤维，HE染色切片中，呈嗜酸性。韧性大，抗拉力强。

弹性纤维新鲜时呈微黄色，又称黄纤维，HE染色切片中，呈淡红色。纤维较细，可有分支并连接成网，弹性好，能抵抗伸张引起的变形。

网状纤维细而短，分支较多并相互连接成网。HE染色中难以分辨，在镀银染色中呈黑色，故又称嗜银纤维。网状纤维主要分布于网状组织。

（三）基质

基质是无定形的胶状物，无色透明，其化学成分主要为蛋白多糖，孔隙中有组织液。组织液是从毛细血管动脉端渗入组织基质内的溶液，大部分的组织液从毛细血管静脉端回到血液。组织液是细胞赖以生存的体液环境，其不断更新，有利于细胞和血液之间进行物质交换。

三、肌组织

肌组织主要由具有收缩功能的肌细胞构成。肌细胞呈细长纤维状，故又称肌纤维，细胞膜称肌膜，细胞质称肌浆。肌组织分为骨骼肌、心肌和平滑肌三种，前两种属横纹肌。骨骼肌受躯体神经支配，属随意肌；心肌和平滑肌受自主神经支配，为不随意肌。

（一）骨骼肌

骨骼肌大多借肌腱附着于骨骼。

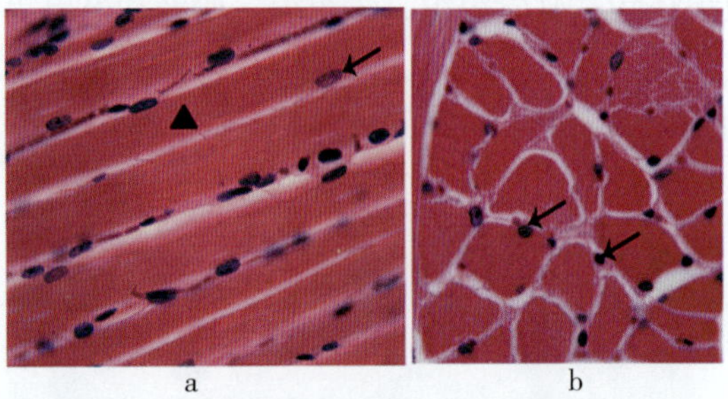

图 1-5　骨骼肌纵、横切面（光镜）（油镜）

a. 纵切面；b. 横切面

▲骨骼肌纤维；→骨骼肌细胞核

1. 骨骼肌纤维的光镜结构 骨骼肌纤维呈长圆柱状，一条肌纤维内有几十个甚至几百个细胞核，靠近肌膜。肌浆中有与肌纤维长轴平行排列的肌原纤维。肌原纤维呈细丝状，每条肌原纤维上都有明、暗相间的带。在一条肌纤维内，由于各条肌原纤维的明、暗带都整齐排列，因而构成了骨骼肌纤维明、暗相间的横纹。明带又称 I 带，其中央有一条深色的细线，称 Z 线；暗带又称 A 带，其中央有一条浅色的窄带，称 H 带，H 带的中央有一条深色的 M 线。相邻的两条 Z 线之间的一段肌原纤维，称肌节，由 1/2 明带+暗带+1/2 明带组成，它是肌原纤维缩短及肌纤维收缩的基本结构和功能单位（图 1-5）。

2. 骨骼肌纤维的超微结构

（1）肌原纤维　肌原纤维由粗、细两种肌丝构成。粗肌丝位于肌节中部，两端游离，中央借 M 线固定，由肌球蛋白分子集合而成。细肌丝位于肌节的两侧，一端附着于 Z 线，另一端伸入至粗肌丝之间，并与之平行走行，其末端游离，止于 H 带的外侧。细肌丝由肌动蛋白、原肌球蛋白和肌钙蛋白三种蛋白分子构成（图 1-6）。当肌纤维收缩时，粗肌丝将细肌丝向 M 线方向牵拉，使 I 带和 H 带均变窄、肌节缩短。

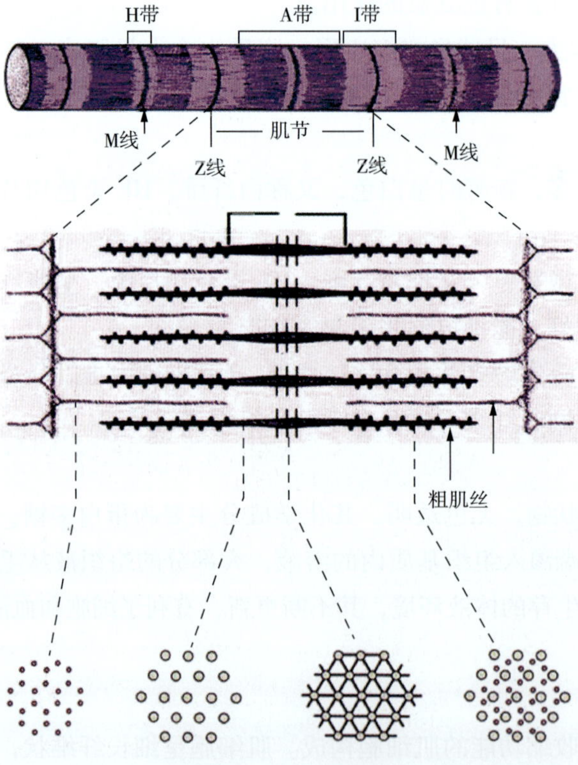

图 1-6　骨骼肌肌原纤维电镜结构模式图

（2）横小管 是肌膜向肌浆内凹陷形成的管状结构，其走向与肌纤维长轴垂直，位于明带与暗带交界处。同一平面上的横小管分支吻合，环绕每条肌原纤维的周围，可将肌膜的兴奋迅速传到肌纤维内部。

（3）肌浆网 是肌纤维中特化的滑面内质网，位于横小管之间，其中部纵行包绕一段肌原纤维，两端在横小管的两侧扩大呈扁囊状，称终池。每条横小管与两侧的终池组成三联体。肌浆网能调节肌浆的钙离子浓度。

（二）心肌

心肌分布在心壁和邻近心脏的大血管壁上，其收缩具有自动节律性。心肌纤维呈短圆柱状，有分支，互联成网，连接处染色较深，光镜下呈横行或阶梯状的横线，称闰盘，横纹不如骨骼肌明显（图 1-7）。

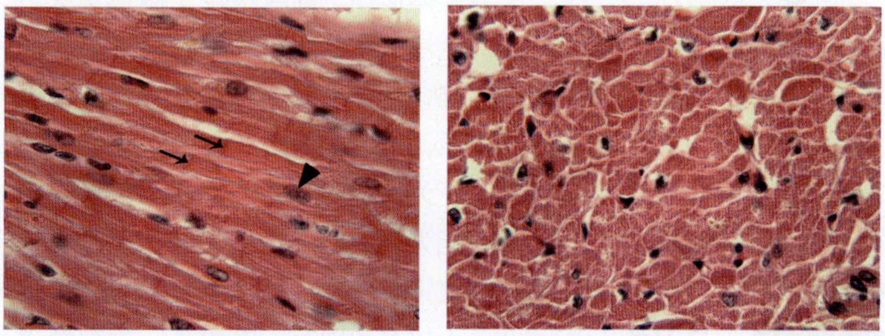

a. 纵切面　　b. 横切面

图 1-7　心肌纵、横切面（光镜）（油镜）

→闰盘；▲心肌细胞核

电镜下，心肌纤维也有粗、细两种肌丝及其构成的肌节。与骨骼肌纤维比较，心肌纤维的特点有：①肌浆网较稀疏，贮钙能力低，仅在横小管的一侧略微膨大形成二联体。②横小管较粗，位于 Z 线水平。③闰盘的横位部分有中间连接和桥粒，起牢固的连接作用；纵位部分有缝隙连接，便于心肌纤维间化学信息的交流和电冲动的传导，以保证心房肌和心室肌整体的收缩和舒张同步化。

（三）平滑肌

平滑肌主要分布于内脏器官和血管。肌纤维呈长梭形，中央有 1 个杆状或椭圆形的核；胞质嗜酸性。平滑肌纤维可以单独存在，而多数是成束或成层分布（图 1-8）。

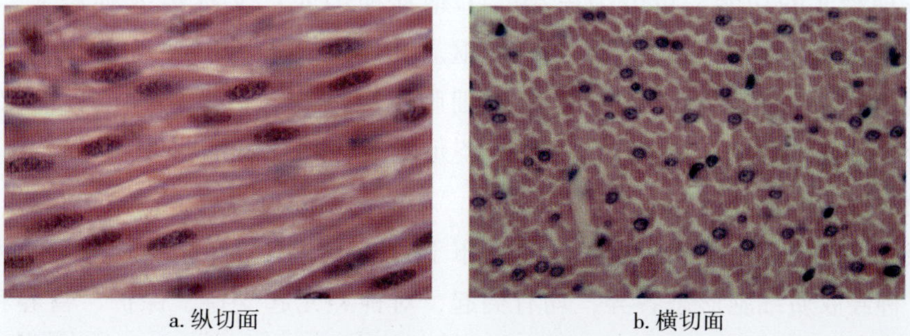

a. 纵切面　　b. 横切面

图 1-8　平滑肌纵、横切面（光镜）（油镜）

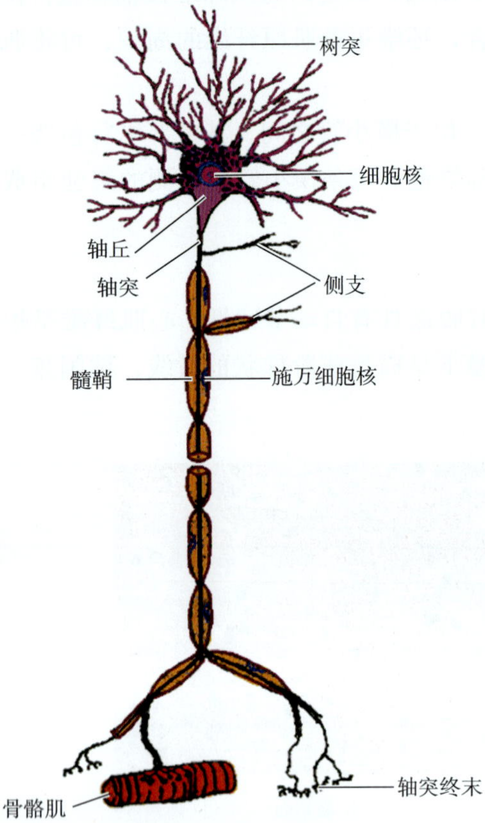

图 1-9　神经元模式图

四、神经组织

神经组织是构成神经系统的最主要成分，由神经细胞和神经胶质细胞构成。神经细胞又称神经元，具有接受刺激、整合信息和传导冲动的能力，有些神经元还具有内分泌功能。

（一）神经元

神经元形态多样，但都由胞体和突起两部分组成（图 1-9）。

1. 胞体　神经元的胞体可呈圆形、星形和锥体形等。细胞核位于胞体中央，大而圆，染色浅，核仁明显。胞质内含尼氏体和神经原纤维，是神经元的特征性结构。尼氏体又称嗜染质，光镜下为嗜碱性的颗粒状或小块状；电镜下为发达的粗面内质网和游离核糖体，主要功能为合成神经递质所需的酶类。神经原纤维在镀银染色中，呈棕黑色细丝，交错成网，并伸入树突和轴突；电镜下，为神经丝和微管。它除了构成神经元的细胞骨架外，还参与物质运输等。

2. 突起　分为树突和轴突两种。每个神经元有一个或多个树突，较短，呈树枝状，主要功能是接受信息、传入冲动。每个神经元只有一个轴突，长短不一，有侧支，末端膨大形成轴突终末。胞体在发出轴突处呈圆锥形称轴丘，轴丘与轴突内不含尼氏体。轴突的主要功能是传导神经冲动。

3. 神经元的分类

（1）按神经元突起数量　可分为三类。①假单极神经元：从胞体发出一个突起，但在不远处即分为两支，一支伸向中枢神经系统，称中枢突，另一支分布到周围的器官，称周围突。②双极神经元：有一个轴突和一个树突。③多极神经元：有一个轴突和多个树突。

（2）按神经元的功能　可分为三类。①感觉神经元：又称传入神经元，多为假单极神经元，能感受刺激，并将信息传向中枢。②运动神经元：又称传出神经元，一般为多极神经元，负责把神经冲动传递给肌细胞或腺细胞。③联络神经元：又称中间神经元，主要为多极神经元，位于前两类神经元之间，起信息加工和传递作用。

（二）神经胶质

神经胶质细胞也简称神经胶质，广泛分布于中枢和周围神经系统，数量约为神经元的 10~50 倍。神经胶质细胞形态各异，均有突起，对神经元起支持、保护、营养和绝缘等作用。中枢神经系统的神经胶质细胞有星形胶质细胞、少突胶质细胞、室管膜细胞和小胶质细胞；周围神经系统的神经胶质细胞有施万细胞和卫星细胞。

实验一 显微镜的基本构造和使用方法

【实验目的】

1. 掌握普通光学显微镜使用。
2. 熟悉普通光学显微镜的结构。
3. 了解切片的制作流程。

【实验材料】

1. 显微镜。
2. 切片标本。

【实验内容】

一、显微镜的构造

显微镜的构造可分为机械部分和光学部分。

（一）机械部分

1. 镜座 是显微镜的底座，呈方形或马蹄形。

2. 镜臂 是显微镜的支柱和握持显微镜的部分。

3. 调焦螺旋 分粗、细两种，在镜臂两侧，可使载物台上升或下降，以调节焦距。

4. 物镜转换器 是物镜上方的圆盘，可转换装于其上的物镜。

5. 载物台 是镜臂前方放置切片标本的平台，中央有通光孔。载物台上有压片夹，可固定切片标本。载物台下方装有纵、横移动手轮，可移动切片标本。

（二）光学部分

1. 目镜 装在镜筒上端，镜头上标有“10×”等的放大倍数。镜内装有指针，以指示镜下观察的结构。

2. 物镜 装在物镜转换器的下面，一般有低倍镜（10×）、高倍镜（40×）和油镜（100×）三种。

3. 照明器 是显微镜的照明系统，直接装在镜座内部。

4. 反光镜 是装在镜座上方的圆镜，用于聚光并将光线反射到物镜。

5. 聚光器 装在载物台下方，作用是聚集光束，增强视野的亮度。在聚光器后方的一侧有聚光器升降螺旋，用以调节视野的亮度。聚光器底部装有光圈，可以开大或缩小，用以调节射入光线的强弱。

二、显微镜的使用方法

1. 拿显微镜应以右手握镜臂，左手托镜座。取镜、放镜的动作要轻稳。使用显微镜过程中须保持手的干净。避免接触光学部分。

2. 显微镜应放在胸部的左前方，离实验桌缘 15cm 左右。

3. 开启或关闭电源开关前，须确认亮度调节螺旋调在最小位置。

4. 镜下观察时，姿势要端正，双眼自然观看；调整左、右目镜间距，使之符合自己双眼间距。

5. 使用低倍镜时，应先降低载物台，再转动物镜转换器，将低倍镜对准载物台通光孔。

6. 将切片标本正确放置于载物台上并用压片夹固定，用纵、横移动手轮把标本移至通光孔中央，双眼镜下观察视野，缓慢转动粗调焦螺旋，至视野里出现物像为止，再转动细调焦螺旋，使物像达到最清晰的程度。

7. 使用高倍镜时，先用低倍镜看清物像，将所要观察的结构移到视野中央，然后转换高倍镜，再转动细调焦螺旋至看清物像为止。禁止在高倍镜下取、放切片。

8. 使用油镜时，应从低倍镜到高倍镜看清物像，然后移开高倍镜，将香柏油滴在切片上，转换油镜与切片上的油滴接触，缓慢转动细调焦螺旋至看清物像为止。

9. 显微镜使用完毕后，载物台应降到最低，用柔软的绸布轻轻擦拭显微镜的机械部分，用拭镜纸擦拭显微镜光学部分。如用过油镜应在拭镜纸上滴一、两滴二甲苯，擦去镜头上的油，再用干燥的拭镜纸把镜头擦干净。

关闭电源后，用绸布包好，罩上遮光显微镜罩，将显微镜放回原处。

实验二　基本组织切片的观察

【实验目的】

1. 掌握各类被覆上皮的特点；结缔组织的细胞和纤维；三种肌组织的结构；神经元和有髓神经纤维的形态结构。

2. 熟悉细胞的光镜和电镜结构。

3. 了解 HE 染色。

【实验材料】

1. 胆囊切片（HE 染色）

2. 兔皮下组织铺片（偶氮洋红和醛复红染色）

3. 骨骼肌（HE 染色）

【实验内容】

1. 单层柱状上皮（胆囊切片） 单层柱状上皮位于黏膜皱襞表面，细胞垂直切面观呈高柱状，细胞核呈椭圆形，整齐排列于细胞的近基底部。细胞的游离面染色较深，与游离面相对的一侧与结缔组织相连，为基底面，基膜不明显。

2. 疏松结缔组织（兔皮下组织铺片） 镜下可见纵横交错的纤维，染成粉红色的纤维是胶原纤维；蓝黑色的单根纤维是弹性纤维；不规则散在分布的细胞主要为成纤维细胞。

3. 骨骼肌 镜下可见骨骼肌纤维呈较宽的长带状，染成红色。细胞核数量多，扁椭圆形，染成紫蓝色，紧靠肌膜的内面排列。肌浆内可见明显的横纹，即明带和暗带。纤维之间有少量的结缔组织。

【思考题】

1. 简述疏松结缔组织的细胞种类和纤维成分。
2. 比较三种肌组织的结构特点和分布。
3. 简述白细胞的正常值及分类百分比数。

目标检测

一、A 型选择题

1. 合成蛋白质的结构是
   A. 核糖体　B. 高尔基复合体　C. mRNA
   D. 粗面内质网　E. 溶酶体
2. 细胞内的“消化器官”是
   A. 核糖体　B. 高尔基复合体　C. 线粒体
   D. 内质网　E. 溶酶体
3. 有丝分裂过程中，不包括的阶段是
   A. G_0 期　B. G_1 期　C. G_2 期
   D. S 期　E. M 期
4. 固有结缔组织，不包括
   A. 疏松结缔组织　B. 致密结缔组织　C. 软骨组织
   D. 脂肪组织　E. 网状组织
5. 纤毛分布于
   A. 小肠上皮　B. 气管上皮　C. 变移上皮
   D. 食管上皮　E. 阴道上皮
6. 疏松结缔组织中，最主要的细胞是
   A. 成纤维细胞　B. 巨噬细胞　C. 肥大细胞
   D. 浆细胞　E. 脂肪细胞
7. 肌节是指
   A. 两条 M 线之间的一段肌原纤维　B. 两条 Z 线之间的一段肌原纤维
   C. 相邻两条 M 线之间的一段肌原纤维　D. 相邻两条 Z 线之间的一段肌原纤维
   E. 一段的肌肉

二、简答题

1. 请比较上皮组织和结缔组织的结构特点与分布概况。
2. 什么是细胞周期？简述细胞周期各组成阶段。

（杜志昭）

扫码“练一练”

第二章

运动系统

学习目标

知识目标

1. 掌握运动系统组成；骨的构造；关节的基本结构；各部骨的数目、名称和位置；肌的构造；主要肌的名称和位置；颅的侧面观。
2. 熟悉脊柱、胸廓、骨盆的组成和形态；肩关节、肘关节、髋关节、膝关节、颞下颌关节的组成和结构特点。
3. 了解关节、肌的辅助结构和功能；主要肌的起止和功能。

技能目标

1. 学会触摸全身主要的骨性和肌性标志；
2. 具有识别脊柱、胸廓、骨盆的结构；肩关节、肘关节、髋关节、膝关节、颞下颌关节的组成和结构特点的能力。

运动系统由骨、关节和骨骼肌构成，约占成人体重的60%。全身各骨通过关节相连形成骨骼（图2-1），构成人体的支架，赋予人体基本形态，支持体重，保护内脏。骨骼肌附着于骨，在神经系统调控下进行收缩和舒张，牵引骨改变位置和角度，产生运动。在运动过程中，骨起着杠杆作用，关节为运动的枢纽，骨骼肌为运动的动力器官。

扫码“学一学”

第一节　骨与骨连结

一、概述

（一）骨的形态和分类

成人有206块骨，可分为颅骨、躯干骨和四肢骨三部分。前二者也称为中轴骨。按形态，骨可分为4类。

（1）长骨呈长管状，分布于四肢，如尺骨和掌骨等。

（2）短骨形似立方体，多成群分布于连结牢固且较灵活的部位，如腕骨和跗骨。

（3）扁骨呈板状，主要构成颅腔、胸腔和盆腔的壁，起保护作用，如颅盖骨和肋骨。

(4) 不规则骨形状不规则，如椎骨。有些不规则骨内有腔洞，称含气骨，如上颌骨。

(二) 骨的构造

骨主要是由骨质、骨膜和骨髓等构成（图 2-2）。

1. 骨质　由骨组织构成，分密质和松质。骨密质分布于骨的表面，致密坚硬，耐压性强。骨松质呈海绵状，由相互交织的骨小梁排列而成，分布于骨的内部。颅盖骨内外的骨密质分别称外板和内板，内、外板之间的骨松质，称板障，有板障静脉经过。

2. 骨膜　除关节面的部分外，新鲜骨的表面都覆有骨膜。骨膜由纤维结缔组织构成，含有丰富的血管和神经，对骨的营养、再生和感觉有重要作用。

3. 骨髓　充填于骨髓腔和骨松质间隙内。分为红骨髓和黄骨髓，红骨髓有造血功能，5 岁以后，长骨骨干内的红骨髓逐渐被脂肪组织代替，失去造血能力，称黄骨髓。但在慢性失血过多或重度贫血时，黄骨髓能转化为红骨髓，恢复造血功能。在椎骨、髂骨、肋骨、胸骨及肱骨和股骨等长骨的骺内终生都是红骨髓，因此，临床常选髂前上棘或髂后上棘等进行骨髓穿刺，检查骨髓象。

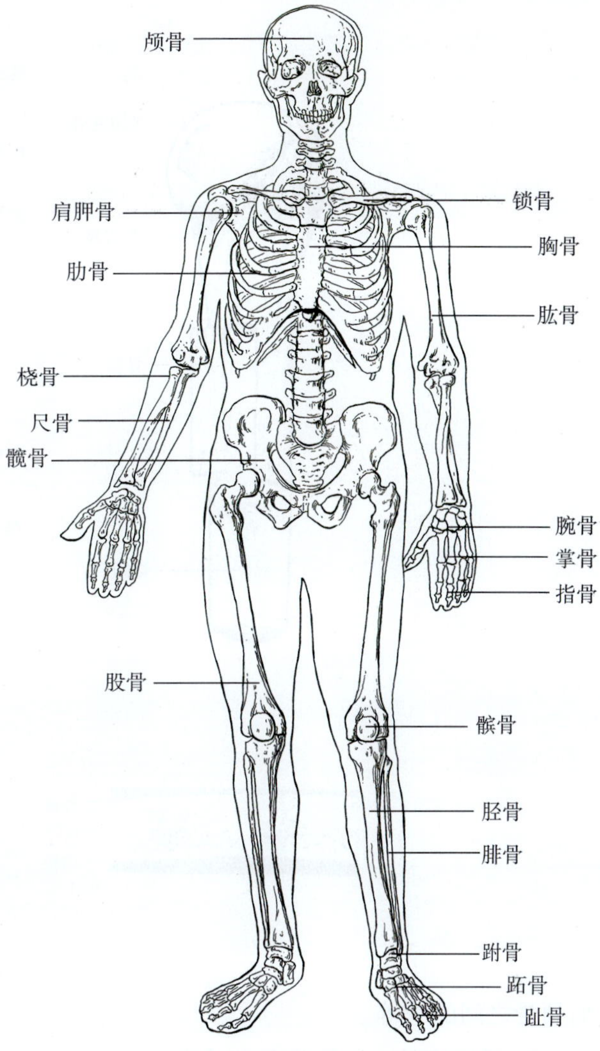

图 2-1　人体的骨骼

知识链接

骨髓移植

人体组织移植的一种，将正常骨髓由静脉输入患者体内，以取代病变骨髓的治疗方法。用以治疗造血功能异常、免疫功能缺陷、血液系统恶性肿瘤及其他一些恶性肿瘤。用此疗法均可提高疗效，改善预后，延长生存期乃至根治。

(三) 骨连结

骨与骨之间通过纤维结缔组织、软骨或骨相连，形成骨连结。按骨连结的不同方式，可分为直接连结和间接连结两大类。

1. 直接连结　骨与骨通过纤维结缔组织或软骨直接连结，较牢固，不活动或少许活动。

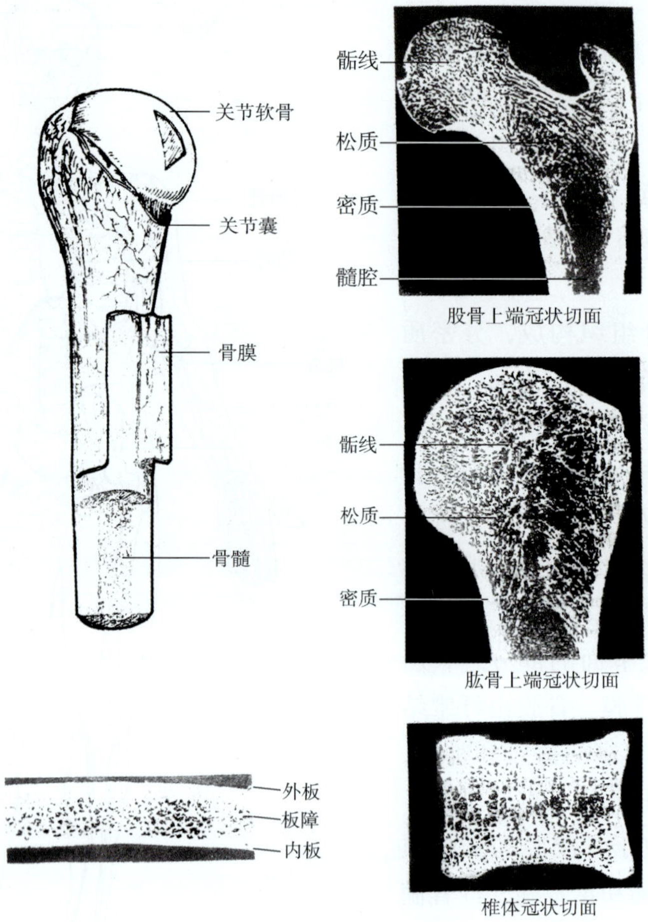

图 2-2　骨的构造

如颅骨之间的缝等。

2. 间接连结　又称为关节或滑膜关节，是骨连结的最高分化形式。关节的相对骨面互相分离，之间为充以滑液的腔隙，其周围借结缔组织相连结，因而通常具有较大的活动性。

（1）关节的基本构造　人体各部的关节构造虽不尽相同，但每个关节都具有关节面、关节囊和关节腔三个基本结构（图 2-3）。

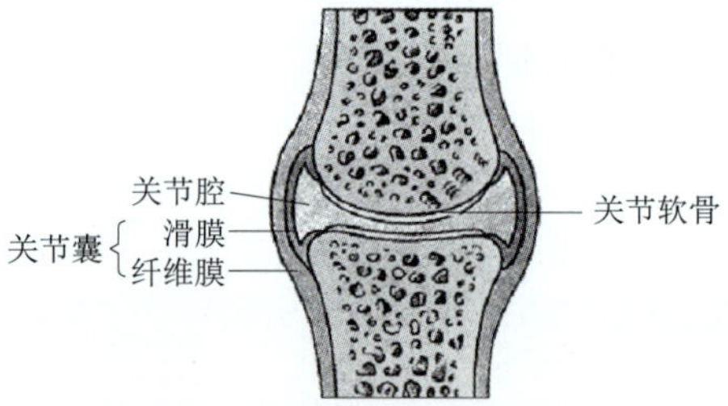

图 2-3　关节结构示意图

①关节面：是参与组成关节的各相关骨的接触面。每一关节至少包括两个关节面，一般为一凸一凹，凸者称为关节头，凹者称为关节窝。关节面上始终被覆有关节软骨。关节软骨不仅使粗糙不平的关节面变为光滑，同时在运动时可减少关节面的摩擦，缓冲震荡和冲击。

②关节囊：是由纤维结缔组织膜构成的囊，附着于关节的周围，并与骨膜融合续连，它包围关节，封闭关节腔。可分为内外两层。外层为纤维膜，厚而坚韧，由致密结缔组织构成，含有丰富的血管和神经。内层为滑膜，由薄而柔软的疏松结缔组织膜构成，能产生滑液。滑液是透明的蛋白样液体，不仅能增加润滑，而且也是关节软骨、半月板等新陈代谢的重要媒介。

③关节腔：为关节囊滑膜层和关节软骨共同围成的密闭腔隙，腔内含有少量滑液，关节腔内呈负压，对维持关节的稳固有一定作用。

（2）关节的运动　关节可围绕运动轴产生运动，主要有屈和伸、内收和外展、旋内和旋外、环转几种运动形式。

二、躯干骨及其连结

躯干骨共有 51 块，包括 24 块椎骨、1 块骶骨、1 块尾骨、1 块胸骨和 12 对肋。它们分别参与脊柱、骨性胸廓和骨盆的构成。

（一）脊柱

位于躯干后壁的正中，未成年前由 32~34 块椎骨构成。脊柱参与构成胸廓、腹后壁和骨盆，具有支持体重、运动和保护内部脏器等功能。

1. 椎骨　包括颈椎 7 块，胸椎 12 块，腰椎 5 块，骶椎 5 块，尾椎 3~5 块，成年后 5 块骶椎融合成 1 块骶骨，在 30~40 岁时尾椎逐渐融合成 1 块尾骨。

（1）椎骨的一般形态　属不规则骨，可分为前、后两部（图 2-4）。前部呈短圆柱，称椎体，是承受压力的主要部位。其表面的骨密质很薄，内部主要由骨松质构成。在暴力影响下易导致压缩性骨折。后半部呈半环状，称椎弓，两端与椎体相连，共同围成椎孔。全部椎骨的椎孔连成椎管，容纳脊髓。椎弓的后部较薄，称椎弓板，前部较窄厚，称椎弓根，上下相邻的椎上下切迹所围成的孔，称椎间孔，孔内有脊神经和血管通过。椎弓板发出 7 个突起，向后方伸出的一个称棘突，向两侧伸出的一对称横突，向上方和下方各伸出的一对突起，分别称上关节突和下关节突。

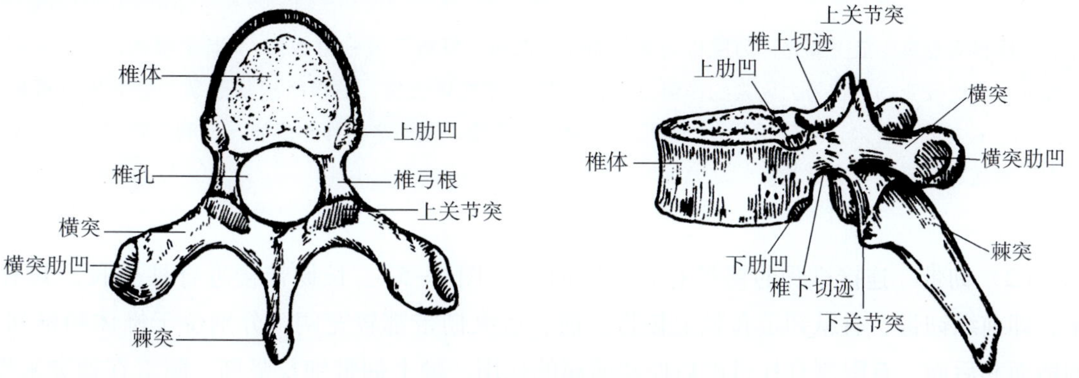

图 2-4　椎骨的一般形态（胸椎）

（2）各部椎骨的特点　各部椎骨除上述形态外，由于其所处的部位和受力方向的差异，故不同部位的椎骨在形态上又各有特点。如：①颈椎椎体小，横突根部有横突孔，棘突分叉。第 1 颈椎又称寰椎，无明显椎体、棘突和关节突，由前、后弓及左右侧块构成环状。第 2 颈椎又称枢椎，椎体向上伸出一个突起称为齿突。②第 3~7 颈椎椎体上面的两外侧缘向上微突，称椎体钩，它与上位椎体构成钩椎关节。若椎体钩骨质增生使椎间孔缩小，压迫脊神经，可产生相应的临床症状。③第 7 颈椎的棘突特别长，又称隆椎，易在体表摸到，临床上常作为计数椎骨序数的重要标志。④胸椎椎体的侧面和横突有与肋相连结的关节面称肋凹。⑤腰椎椎体特别大，能承受较大的压力。⑥骶骨由 5 块骶椎融合而成，略呈三角形。底朝上，与第5腰椎相接，前缘中部明显前突，称骶骨岬；尖向下，接尾骨。前面光滑微凹，有4对骶前孔，后面粗糙凸隆，有4对骶后孔。骶骨内有纵形的骶管，上通椎管，前后分别与骶前、骶后孔相通，下端终止于骶管裂孔。骶管裂孔两侧有骶角，体表可以触及，骶骨两侧面的上部有耳状面。⑦尾骨由3~5块退化的尾椎融合而成，其上部与骶骨尖相接，下部游离于肛门的后方。

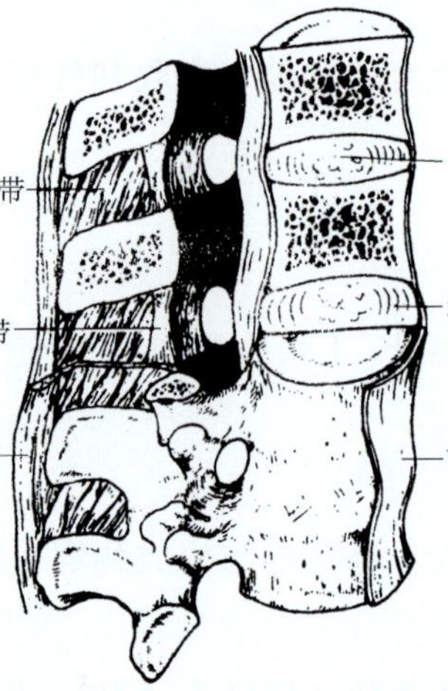

图2-5　椎骨间的连接

2. 椎骨的连结　椎骨之间借椎间盘、韧带和关节等相连结。

（1）椎间盘　连结两个相邻椎体的纤维软骨盘，共23个。周围部称纤维环（图2-5），由多层呈同心圆排列的纤维软骨构成；中央部称髓核，是富有弹性的胶状物质。椎间盘坚固而富有弹性，可承受压力、减缓冲击，有利于脊柱的运动。纤维环的后部较薄弱，可受外伤等因素的影响而发生破裂，髓核突入椎管或椎间孔产生压迫神经的症状。

知识链接

腰椎间盘突出症

腰椎间盘突出症主要是因为腰椎间盘各部分（髓核、纤维环及软骨板），尤其是髓核，有不同程度的退行性改变后，在外力因素的作用下，椎间盘的纤维环破裂，髓核组织从破裂之处突出（或脱出）于后方或椎管内，导致相邻脊神经根遭受刺激或压迫，从而产生腰部疼痛，一侧下肢或双下肢麻木、疼痛等一系列临床症状。

（2）韧带　连接椎骨的韧带有长、短两类（图2-5）。长韧带接近脊柱全长，共有3条，即前纵韧带、后纵韧带和棘上韧带。前、后纵韧带都较宽阔，分别位于椎体和椎间盘的前面和后面，有限制脊柱过度后伸和前屈的作用。棘上韧带细长坚韧，附着在棘突末端，但从第7颈椎以上逐渐增宽，成为膜状的项韧带。短韧带连结相邻的两个椎骨，包括：①黄韧带，连于上、下两椎弓板之间，厚而坚韧，可增强脊柱弹性和限制脊柱过分前屈；②棘间韧带，较薄弱，连于棘突之间，前接黄韧带，后续棘上韧带，故腰椎穿刺时，针尖依次穿过皮肤、皮下组织、棘上韧带、棘间韧带和黄韧带才能进入椎管。

（3）关节　主要由相邻椎骨的上、下关节突构成关节突关节（图2-6）。寰椎与枢椎构成寰枢关节，此外寰椎与枕骨髁构成寰枕关节。

3. 脊柱的整体观

（1）前面观　可见脊柱的椎体自上而下逐渐增大，从骶骨耳状面以下又渐次缩小。椎体大小的这种变化，与脊柱承受的重力有关（图2-6）。

（2）侧面观　可见脊柱有四个生理性弯曲，即颈曲、腰曲凸向前，胸曲、骶曲凸向后。颈、腰曲随着婴儿的抬头、坐立的姿势形成而出现。脊椎的生理性弯曲增强了脊柱的弹性，在行走和跳跃时，可减轻对脑和内脏器官的冲击与震荡作用。

（3）后面观 可见脊柱的棘突纵行排列于后正中线上。颈椎棘突均较短，第 7 颈椎棘突水平后伸，明显高于其他颈椎的棘突；胸椎棘突斜向后下方，呈叠瓦状；腰椎棘突水平后伸，棘突之间间隙较大，临床常选此处做腰穿刺术。

（4）脊柱的运动 相邻两椎骨间的运动幅度很小，但由于脊柱运动时是许多关节突关节同时运动，故运动幅度大。脊柱的主要运动有前屈、后伸、侧屈和旋转四类。

（二）胸廓

胸廓由 12 块胸椎、12 对肋、1 块胸骨和它们之间的连结共同构成（图 2-7）。它上窄下宽，前后扁平，由于胸椎椎体前凸，水平切面上呈肾形。具有支持和保护胸、腹腔内脏器和参与呼吸运动等功能。

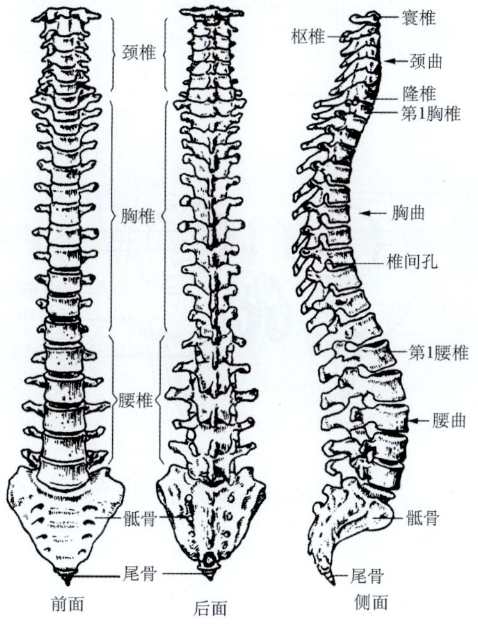

图 2-6 脊柱

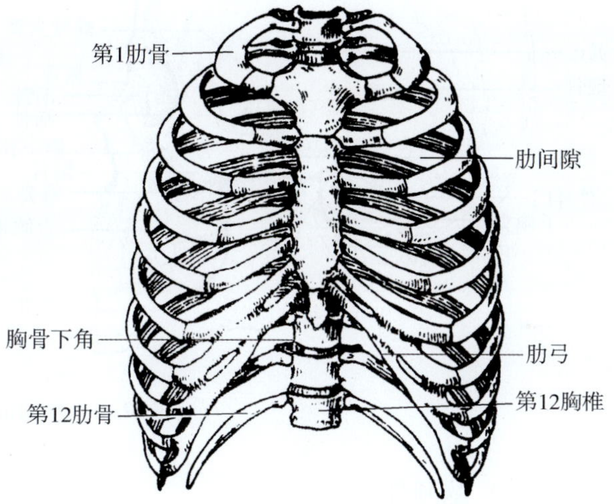

图 2-7 胸廓

1. 胸骨 位于胸前壁正中，上宽下窄，自上而下分为胸骨柄、胸骨体和剑突三部分。胸骨柄上缘的中部微凹，称颈静脉切迹；外侧与锁骨相连接处称锁切迹。胸骨柄和胸骨体连接处微向前凸形成的骨性隆起称胸骨角，两侧接第 2 肋软骨，是计数肋的重要标志。剑突薄而狭长，末端分叉或有孔。

2. 肋 呈弓形，分前、后两部，后部是肋骨，前部是肋软骨，左右共 12 对。肋骨后端膨大称肋头，肋头外侧稍细的部分称肋颈，转向前方为肋体，颈、体交界处后外侧有突出的肋结节，肋体内面近下缘处有一浅沟称肋沟，肋间神经与肋间后血管行于其中。肋后端与椎体连结形成肋头关节和肋横头关节，两者合称肋椎关节。

肋前端的连结形式不完全相同：第 1 肋与胸骨柄直接相连；第 2~7 肋分别与胸骨的外侧缘形成胸肋关节；第 8~10 肋的前端不到达胸骨，而是以各肋软骨依次连于上位肋软骨下缘，因而形成一条连续的软骨缘，即肋弓；第 11、12 肋的前端游离于腹肌内。

3. 胸廓的形态 成人胸廓呈前后略扁的圆锥形（图 2-7）。胸廓上口较小，自后上方向前下方倾斜，由第 1 胸椎体、第 1 肋和胸骨柄上缘围成，是颈部与胸腔之间的通道。胸廓下口较大，由第 12 胸椎体、第 12 肋和第 11 肋前端、肋弓和剑突围成。两侧肋弓之间的夹角称胸骨下角。相邻两肋之间的间隙称肋间隙，共有 11 对。

4. 胸廓的运动 主要参与呼吸运动。在呼吸肌的作用下，肋的前外侧部可上升或下降。上升时，胸廓向前方和两侧扩大，胸腔容积相对增大，助吸气；下降时胸廓恢复原状，胸腔容积也随之缩小，助呼气。

三、颅骨及其连结

颅位于脊柱上方，由 23 块颅骨围成（中耳的 3 对听小骨未计入），颅骨多为扁骨或不规则骨。除下颌骨和舌骨以外，其他的颅骨借缝或软骨牢固连结。颅分为上部的脑颅和下部的面颅（图 2-8）。

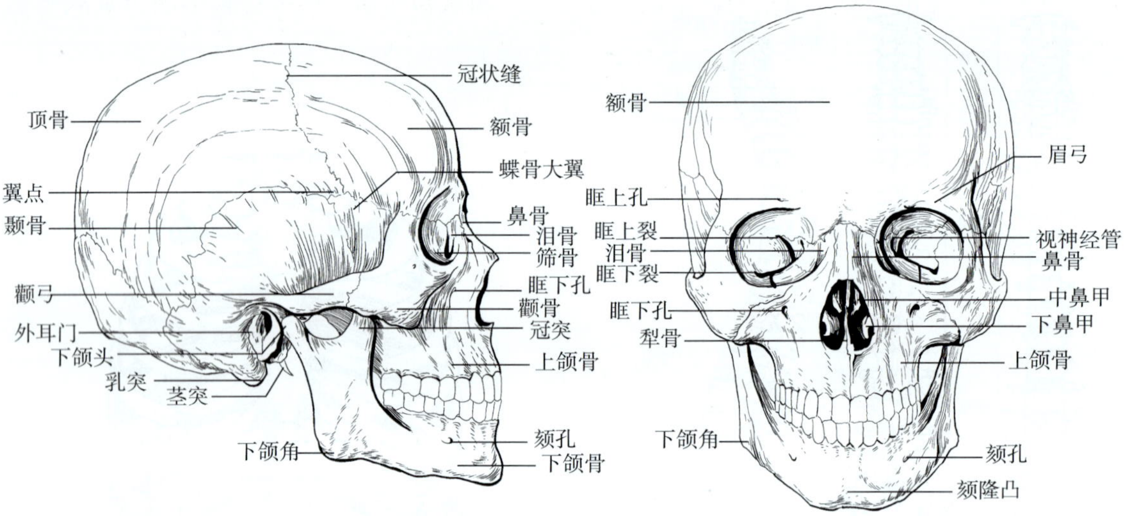

图 2-8　颅的前面和侧面

（一）脑颅骨

脑颅由 8 块脑颅骨围成。其中不成对的有额骨、筛骨、蝶骨和枕骨，成对的有颞骨和顶骨。它们构成颅腔。颅腔的顶是穹隆形的颅盖，由额骨、顶骨和枕骨构成。颅腔的底由中部的蝶骨、后方的枕骨、两侧的颞骨、前方的额骨和筛骨构成。筛骨只有一小部分参与脑颅，其余构成面颅。

（二）面颅骨

面颅由 15 块面颅骨构成。面颅骨包括成对的骨和不成对的骨，成对的骨有上颌骨、腭骨、颧骨、鼻骨、泪骨及下鼻甲；不成对的有犁骨、下颌骨和舌骨。面颅骨围成眶腔、鼻腔和口腔。

（三）颅的整体观

除下颌骨和舌骨外，其他诸颅骨借膜、软骨和骨牢固结合成一整体，没有活动。全颅的形态特征，对临床应用极为重要。

1. 颅顶面观 呈卵圆形，前窄后宽。额骨与两侧顶骨连接构成冠状缝。两侧顶骨连接为矢状缝，两侧顶骨与枕骨连接成人字缝。

2. 颅的侧面观 颅的侧面可见颞骨乳突，乳突前方有外耳门，外耳门前方的弓形骨桥称颧弓，颧弓可在体表摸到。颧弓上方的凹窝，称颞窝，颞窝内侧壁，由额、顶、蝶、颞4骨组成，4骨相接处称翼点，针灸的“太阳穴”即位于翼点处。该处骨质较薄，易受外力打击而发生骨折，伤及行经其内面的脑膜中动脉，引起颅内出血。

3. 颅底内面观　凹凸不平，与脑下面的形态相适应，分为前高后低的前、中、后三个窝。其中有许多与颅底外面相通的孔裂。如筛孔、视神经管、眶上裂、破裂孔、圆孔、卵圆孔、棘孔、舌下神经管内口、枕骨大孔、颈静脉孔等。这些孔、裂均有血管和神经出入。

4. 颅底外面观　分前、后两部。前部主要结构有牙槽弓、骨腭、鼻后孔；后部中央有枕骨大孔、枕髁，周围有颈静脉孔、茎突、乳突、下颌窝、关节结节、舌下神经管外口、枕外隆凸。

5. 颅的前面观　颅前面上方四棱锥形的深窝称为眶，两侧上颌骨之间是骨性鼻腔，下部由上、下颌骨构成骨性口腔。

（1）眶　容纳视器，略呈四棱锥形，有一尖、四缘和四壁。后方的眶尖借视神经管与颅中窝相通；前方的眶底称眶口，口的上、下缘分别称眶上缘与眶下缘。眶上缘内中1/3交接处，有眶上切迹或眶上孔，眶下缘中点的下方约1cm处有眶下孔。眶内侧壁的前部有泪囊窝，此窝向下经鼻泪管通向鼻腔；外侧壁后部的上方有眶上裂，下方有眶下裂。

（2）骨性鼻腔　正中有鼻中隔将腔分为左、右两部分，前方共同的开口称梨状孔，后借两个鼻后孔通咽部。每侧鼻腔外侧壁上有上、中、下鼻甲；鼻甲下方有相应的上、中、下鼻道。鼻腔周围的颅骨有与鼻腔相通的鼻旁窦，包括额窦，上颌窦、筛窦和蝶窦4对。

（四）新生儿颅的特征及生后的变化

新生儿脑颅比面颅大得多。新生儿面颅占全颅的1/8，而成人为1/4。颅顶各骨尚未完全发育，骨与骨之间有纤维组织膜，称颅囟。其中最大的颅囟是位于矢状缝与冠状缝相接处的前囟（额囟），呈菱形。出生后1岁半左右闭合（图2-9）。

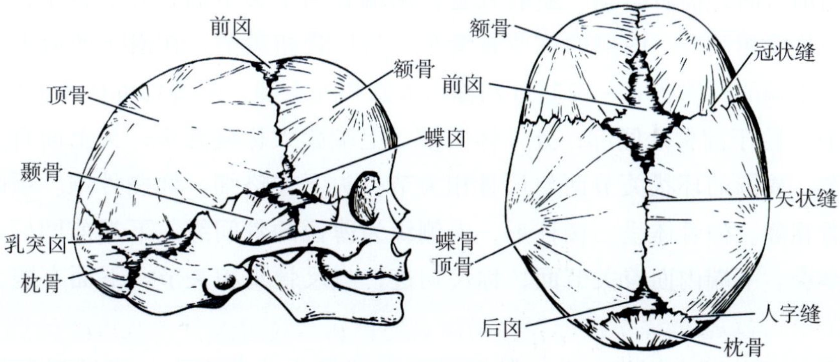

图2-9　新生儿颅

（五）颅骨的连接

颅骨之间大多以缝或者软骨直接连结，只有下颌骨与颞骨之间以颞下颌关节相连，舌骨与颅骨借韧带相连。

颞下颌关节由下颌骨的下颌头与颞骨的下颌窝和关节结节构成。关节囊松弛，囊外有外侧韧带加强。关节腔内有纤维软骨构成的关节盘，呈椭圆形，上面如鞍状，前凹后凸，与关节结节和下颌窝的形状相对应。关节盘的周缘与关节囊相连，将关节腔分为上、下两部分。关节囊的前份较薄弱，下颌关节易向前脱位。

四、四肢骨及连结

四肢骨包括上肢骨和下肢骨。上、下肢骨均由肢带骨和自由肢骨组成。上、下肢骨的数目和排列方式基本相同。由于人体直立，上肢成为灵活的劳动器官，下肢起着支持和移位的作用。因而，上肢骨纤细轻巧，下肢骨粗大坚固。

（一）上肢骨及其连结

1. 上肢骨 每侧共 32 块。

（1）锁骨 呈“~”形弯曲，架于胸廓前上方。内侧端粗大，为胸骨端，有关节面与胸骨柄相关节。外侧端扁平，为肩峰端，有小关节面与肩胛骨肩峰相关节。内侧 2/3 凸向前，呈三棱棒形；外侧 1/3 凸向后，呈扁平形，二者之间交界处较薄弱，锁骨骨折多发生在此处。锁骨全长可在体表扪到。锁骨将肩胛骨支撑于胸廓之外，以保证上肢的灵活运动。

（2）肩胛骨 位于胸廓后面外上方，是三角形的扁骨，有三缘、三角及两面。肩胛骨的前面微凹称肩胛下窝，后面有横行隆起的骨嵴，称肩胛冈，冈的外侧端扁平称肩峰，肩胛骨外侧角膨大，有一浅凹的关节面称关节盂，与肱骨头相关节。肩胛骨上角与第 2 肋相对应；下角，对应第 7 肋，易于摸到，它是确定肋骨序数的体表标志。

（3）肱骨 位于上臂，是典型的长骨，包括两端、一体。上端有朝向后上内侧的半球形肱骨头，与肩胛骨的关节盂形成肩关节，其外侧的突起称大结节，大结节前方的突起，称小结节，两结节之间的纵沟称结节间沟，其中有肱二头肌长头腱经过。上端与肱骨体交界处稍细，称外科颈，是较易发生骨折的部位。

肱骨体中部外侧面有一“V”形隆起的粗糙骨面称三角肌粗隆，粗隆的后下方有一条由内上斜向外下的浅沟，称桡神经沟，桡神经紧贴沟中经过，因而此段骨折易损伤桡神经。

下端略向前弯曲，前后略扁，左右较宽，末端有两个关节面，外侧较小，呈球形，称肱骨小头，与桡骨相关节；内侧的称肱骨滑车，与尺骨相关节，在滑车的后上方，有一深窝称鹰嘴窝。下端的两侧各有一突起分别称内上髁和外上髁，两者均可在体表摸到。

（4）桡骨 位于前臂外侧部，分一体两端。上端膨大称桡骨头，头上面有关节凹与肱骨小头相关节；周围的环状关节面与尺骨相关节；头下方略细，称桡骨颈。颈的内下方有一突起称桡骨粗隆。桡骨体呈三棱柱形，内侧缘为薄锐的骨间缘。下端前凹后凸，外侧向下突出，称茎突。下端内面有关节面，称尺切迹，与尺骨头相关节，下面有腕关节面与腕骨相关节。

（5）尺骨 居前臂内侧部，分一体两端。上端粗大，前面有一半圆形深凹，称滑车切迹，与肱骨滑车相关节。切迹后上方的突起称鹰嘴。尺骨体上段粗，下段细，外缘锐利，为骨间缘，与桡骨的骨间缘相对。下端为尺骨头，其前、外、后有环状关节面与桡骨的尺切迹相关节，下面光滑借三角形的关节盘与腕骨隔开。头后内侧的锥状突起，称尺骨茎突。

（6）手骨 包括腕骨、掌骨和指骨。腕骨共 8 块，属于短骨；掌骨共 5 块，属于长骨；指骨共 14 块，属长骨。

2. 上肢骨的连结 除胸锁关节和肩锁关节外，上肢骨的连接主要有两个。

（1）肩关节　由肱骨头与肩胛骨关节盂构成。近似圆球的肱骨头和浅而小的关节盂，虽然关节盂的周缘有纤维软骨构成的盂唇来加深关节窝，仍仅能容纳关节头的 1/4~1/3。肩关节的这种结构形状增加了运动幅度，但也降低了关节的稳定性，因此，关节周围的肌肉、韧带对其稳固性起了重要作用（图 2-10）。

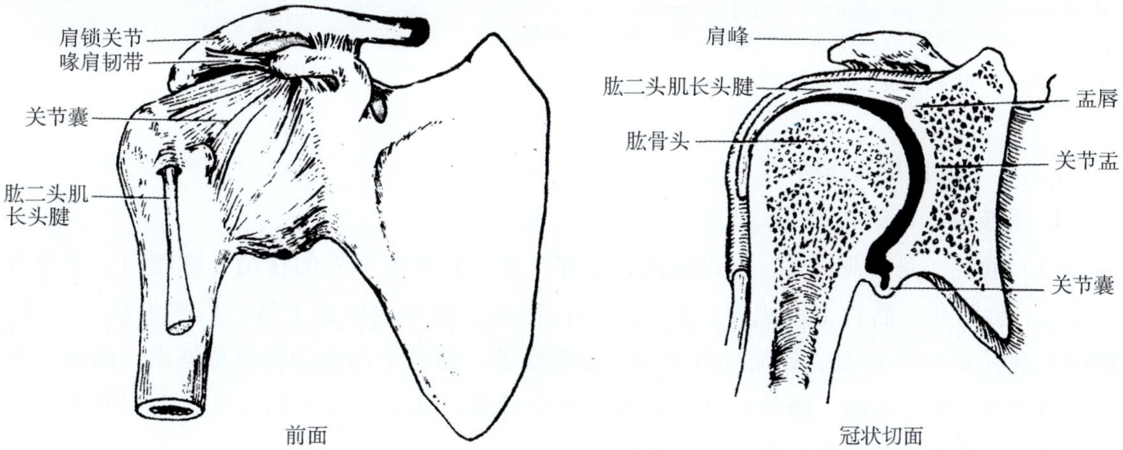

图 2-10　肩关节

肩关节是人体运动幅度最大、最灵活的关节，可作屈、伸、内收、外展、旋内、旋外和环转运动。因而，肩关节易损伤或脱位。

（2）肘关节　是由肱骨下端与尺、桡骨上端构成的复关节，包括三个关节：肱尺关节、肱桡关节、桡尺近侧关节。这 3 个关节包在一个关节囊内，肘关节囊前、后壁薄而松弛，两侧壁厚而紧张，并有韧带加强。肘关节可作屈、伸和旋转运动（图 2-11）。

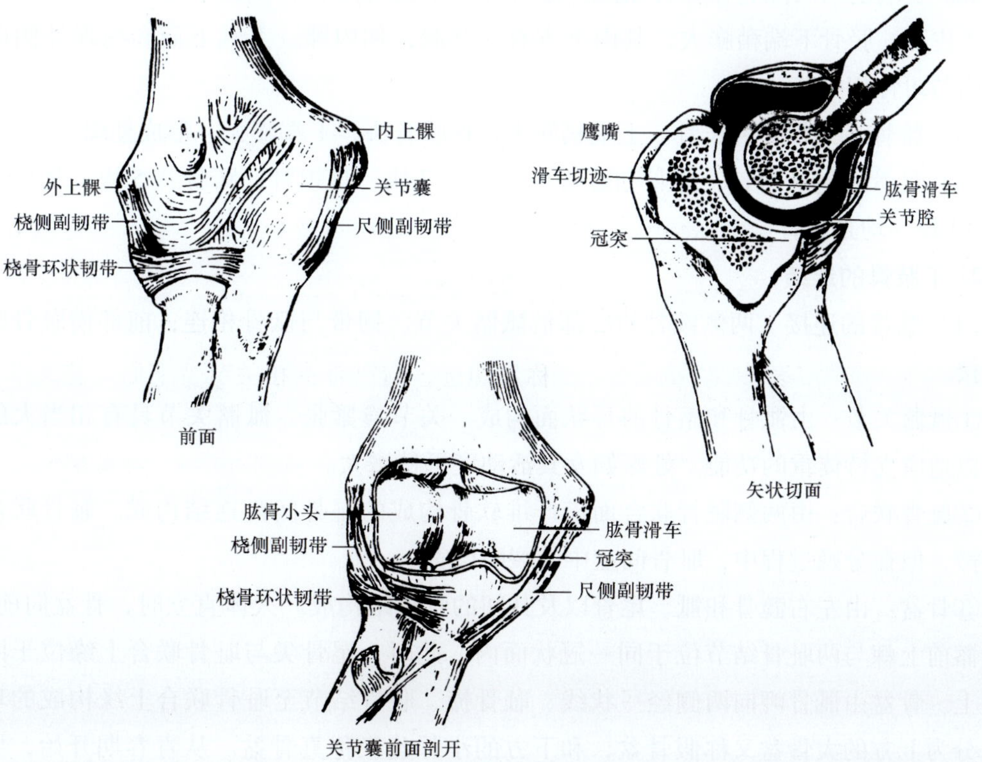

图 2-11　肘关节

扫码“看一看”

知识链接

肘关节的临床意义

当肘关节伸直时，肱骨的内上髁、外上髁和尺骨鹰嘴 3 点在一条直线上；当屈肘时，3 点连成等腰三角形。肘关节脱位时，以上 3 点的位置关系发生改变。

（二）下肢骨及其连结

1. 下肢骨 每侧共 31 块。

（1）髋骨 是不规则骨，上部扁阔，中部窄厚，有朝向下外的深窝，称髋臼；下部有一大孔，称闭孔。髂骨上缘肥厚，形成弓形的髂嵴。前端为髂前上棘，后端为髂后上棘。髂前上棘后方 5~7cm 处，髂嵴向外突起，称髂结节，髂骨上内面的浅窝称髂窝，髂窝下界有圆钝骨嵴，称弓状线。髋骨后下方有尖形的坐骨棘，其上下方分别有坐骨大切迹和坐骨小切迹，髋骨下部的粗糙的隆起，为坐骨结节。

（2）股骨 是人体最长最粗的长骨，长度约为体高的 1/4。上端有朝向内上前的股骨头，与髋臼相关节。股骨头下外侧的狭细部称股骨颈。股骨颈以下为股骨体，股骨下端膨大并向后突出，形成内侧髁和外侧髁。

（3）髌骨 位于股骨下端前面，在股四头肌腱内，上宽下尖，前面粗糙，后面为关节面，与股骨髌面相关节。

（4）胫骨 位于小腿内侧部，是粗大的长骨。上端膨大，向两侧突出，形成内侧髁和外侧髁。上端前面的隆起称胫骨粗隆。胫骨体呈三棱柱形，较锐的前缘和平滑的内侧面直接位于皮下。胫骨下端稍膨大，其内下方有一突起，称内踝。下端下面和内踝外侧面均有关节面与跗骨相关节。

（5）腓骨 为细长的长骨。上端稍膨大，称腓骨头，下端膨大，形成外踝。

（6）足骨 包括跗骨、跖骨和趾骨。跗骨共 7 块，是短骨；跖骨共 5 块，是长骨；趾骨共 14 块。均是长骨。

2. 下肢骨的连结

（1）髋骨的连接 两侧髋骨的后部借骶髂关节、韧带与骶骨相连；前部借耻骨联合相互连接。

①骶髂关节：由骶骨和髂骨的耳状面构成。关节囊紧张。骶髂关节具有相当大的稳固性，以适应支持体重的功能。妊娠妇女其活动度可稍增大。

②耻骨联合：由两侧耻骨联合面借纤维软骨构成的耻骨间盘连结构成。耻骨联合的活动甚微，但在分娩过程中，耻骨间盘中的裂隙增宽。

③骨盆：由左右髋骨和骶、尾骨以及其间的骨连结构成。人体直立时，骨盆向前倾斜，两侧髂前上棘与两耻骨结节位于同一冠状面内，此时，尾骨尖与耻骨联合上缘位于同一水平面上。骨盆由骶骨岬向两侧经弓状线、耻骨梳、耻骨结节至耻骨联合上缘构成的环形界线，分为上方的大骨盆又称假骨盆，和下方的小骨盆又称真骨盆。从青春期开始，男女骨盆的形态出现显著差别（图 2-12），女性骨盆外形短而宽，骨盆上口近似圆形，较宽大，

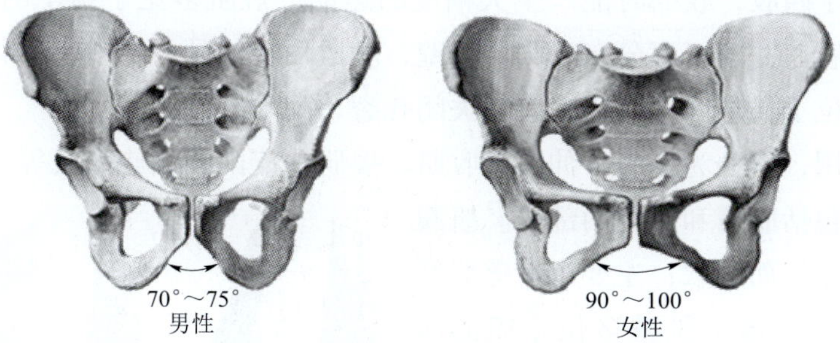

图 2-12　男女性骨盆的差异

骨盆下口和耻骨下角较大，女性耻骨下角可达 90°~100°，男性则为 70°~75°。

（2）髋关节　由髋臼与股骨头构成，属球窝关节。髋臼的周缘附有纤维软骨构成的髋臼唇，以增加髋臼的深度。髋臼切迹被髋臼横韧带封闭，使半月形的髋臼关节面扩大为环形以紧抱股骨头。髋臼窝内充填有脂肪组织。关节囊周围有多条韧带加强。

髋关节可作三轴的屈、伸、展、收、旋内、旋外以及环转运动。由于股骨头深藏于髋臼内，关节囊相对紧张而坚韧，又受多条韧带限制，其运动幅度远不及肩关节，但具有较大的稳固性，以适应其承重和行走的功能。

（3）膝关节　是人体最复杂的关节，由股骨下端、胫骨上端和髌骨构成，膝关节前方有股四头肌腱及其延续而成的髌韧带从髌骨下缘止于胫骨粗隆。在关节囊内有膝交叉韧带和关节半月板。膝交叉韧带连结胫骨和股骨，分前、后交叉韧带，分别限制胫骨向前、后移位，起稳定关节的作用。在股骨与胫骨的关节面之间垫有两块半月板，以增强膝关节的稳固性。膝关节可做屈、伸运动，在半屈位时，还可做轻度的旋内和旋外运动。

（4）距小腿关节　通常称踝关节，由胫、腓骨的下端与距骨组成，关节囊的前、后壁薄弱而松弛，两侧壁有韧带加强，外侧韧带较薄弱，在足过度内翻时容易引起外侧韧带扭伤。距小腿关节可做背屈（伸）和跖屈（屈）运动，与跗骨间关节协同作用时，可使足内翻和外翻。

（5）足弓　足骨通过关节和韧带紧密相连，在纵、横方向上都形成凸向上的弓形，称足弓。人体站立时，足以跟骨结节和第 1、5 跖骨头三处为主要受力点着地。足弓具有弹性缓冲作用，可减轻行走或跑跳时地面对人体的冲击力，借以保护体内脏器，同时也具有保护足底血管和神经免受压迫的功能。

第二节　骨骼肌

扫码“学一学”

一、概述

骨骼肌是运动系统的动力部分，绝大多数附着于骨骼。骨骼肌有 600 多块，约占体重的 40%。每块肌都具有一定的形态、结构、位置和辅助装置，执行一定的功能，有丰富的血管和淋巴管分布，并接受神经的支配，所以每块肌都可视为一个器官。

（一）肌的形态和构造

肌的形态多样，根据其外形，大致可分为长肌、短肌、扁肌和轮匝肌四种类型（图 2-13）。

长肌多分布于四肢，收缩时能产生大幅度的运动。短肌多见于躯干的深层，收缩时运动幅度小。扁肌扁薄宽阔，多分布于胸、腹壁，除运动功能外，还有保护体内器官的作用。轮匝肌呈环形，位于孔裂周围，收缩时能关闭孔裂，如眼轮匝肌。

根据肌的作用，可分为屈肌、伸肌、收肌、展肌、旋内肌和旋外肌等。

每块骨骼肌包括肌腹和肌腱两部分。肌腹位于肌的中央，色红而柔软，主要由骨骼肌纤维构成，具有收缩功能。肌腱多位于肌的两端，主要由平行致密的胶原纤维束构成，色白、强韧而无收缩功能，肌腹借肌腱附着于骨骼。长肌的肌腱多呈条索状；扁肌的肌腱呈薄膜状，称腱膜。

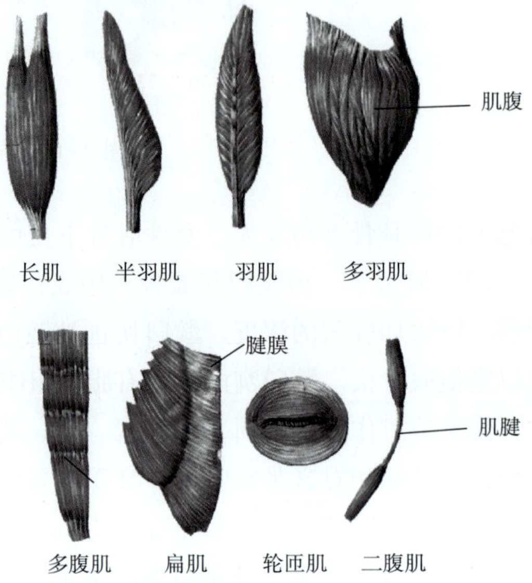

图 2-13　肌的形态

（二）肌的辅助装置

位于肌的周围，具有保持肌的位置，减少运动时的摩擦和保护等功能，有筋膜、滑膜囊和腱鞘。

1. 筋膜　分浅筋膜、深筋膜两种。浅筋膜位于真皮之下，又称皮下筋膜，主要由疏松结缔组织构成，其内含有脂肪、浅动脉、静脉、神经、淋巴管等。深筋膜位于浅筋膜深面，又称固有筋膜，由致密结缔组织构成。它包裹肌、肌群，形成肌间隔；包裹大血管、神经，构成血管神经鞘。

2. 滑膜囊　是由结缔组织构成的密闭小囊，扁薄，内含少量滑液，多存在于肌、韧带与皮肤或骨面之间，具有减轻相邻结构之间摩擦的作用。

3. 腱鞘　套在长肌腱外面，为密闭的双层圆筒形结构。外层为纤维层，内层是滑膜层，滑膜层又分为脏、壁两层，脏层贴附于肌腱外表面，壁层衬于纤维层的内表面，两层在腱的深面相互移行，围成一密闭的腔隙，内有少量滑液，可减轻腱与骨面之间的摩擦。

知识链接

腱鞘炎

当肌腱长时间重复、过度的滑动，与腱鞘组织过度摩擦，诱发炎症反应，导致腱鞘组织肿胀、增生并狭窄，因而出现疼痛、肌腱滑动受阻，甚至肌腱嵌顿，导致腱鞘炎。另外糖尿病、类风湿关节炎、感染性疾患、急性创伤等也可能导致诱发腱鞘炎。如今，由于人们对电脑键盘、鼠标、手机等过度使用，也会让手指长时间、重复、用力地屈伸，出现肌腱的过度摩擦，导致腱鞘炎，又称“键盘手”。

二、躯干肌

躯干肌可分为背肌、胸肌、膈、腹肌和会阴肌。

（一）背肌

位于躯干后面，分浅、深两层（图 2-14）。

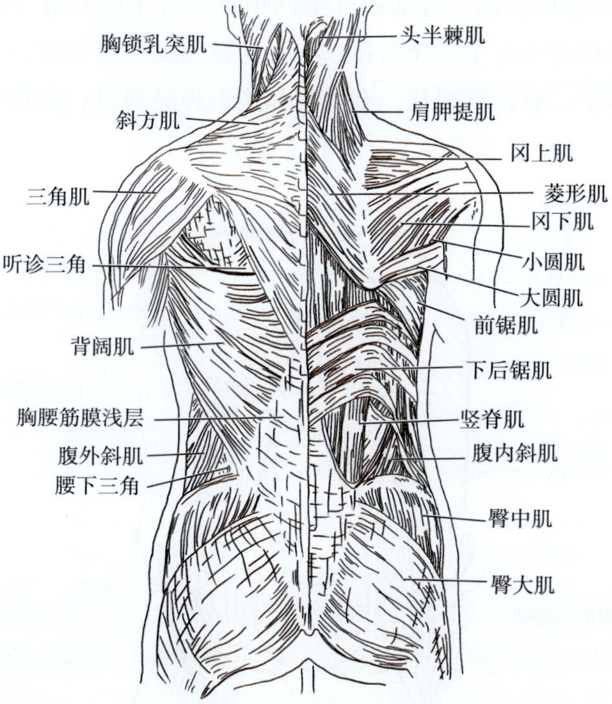

图 2-14　背肌（浅层和深层）

1. 浅层肌　位于脊柱与上肢骨之间，主要有斜方肌和背阔肌。

（1）斜方肌　位于项部和背上部的浅层，为三角形的扁肌，左右两侧合在一起呈斜方形，故而得名。作用可使肩胛骨向脊柱靠拢，上部肌束可上提肩胛骨，下部肌束使肩胛骨下降。如果肩胛骨固定，一侧肌收缩使颈向同侧屈、脸转向对侧，两侧同时收缩可使头后仰。

（2）背阔肌　为全身最大的扁肌，位于背的下半部及胸的后外侧。作用可使肱骨内收、旋内和后伸。当上肢上举固定时，可引体向上。

2. 深层肌　位于脊柱两侧，浅层肌深面。

深层肌中重要的是竖脊肌，它是背肌中最长、最大的肌，纵列于躯干的背面、脊柱两侧的沟内作用可使脊柱后伸和仰头，一侧收缩使脊柱侧屈。

（二）胸肌

胸肌主要有胸大肌、前锯肌和肋间内、外肌。

1. 胸大肌　位置表浅，宽而厚，呈扇形，覆盖胸廓前壁的大部，胸大肌收缩时可使肩关节内收、旋内和前屈。与背阔肌一起完成引体向上的动作，也可提肋助吸气。

2. 前锯肌　为宽大的扁肌，位于胸廓侧壁，拉肩胛骨向前和紧贴胸廓，下部肌束使肩胛骨下角旋外，助臂上举，当肩胛骨固定时，可上提肋骨助深吸气。若此肌瘫痪，则肩胛骨下角离开胸廓而突出于皮下，称为“翼状肩”。

3. 肋间外肌　位于各肋间隙的浅层，收缩时使胸廓纵径及横径皆扩大，以助吸气。

4. 肋间内肌　位于肋间外肌的深面，收缩时降肋助呼气。

（三）膈

膈是由颈部的肌节迁移至胸腹腔之间而形成的向上膨隆呈穹隆形的扁肌，膈的肌纤维起自胸廓下口的周缘和腰椎前面，各部肌纤维向中央移行于中心腱（图 2-15）。膈上有三个裂孔：在第 12 胸椎体前方有主动脉裂孔，有主动脉和胸导管通过；主动脉裂孔的左前上方，约在第 10 胸椎水平，有食管裂孔，有食管和迷走神经通过；在食管裂孔的右前上方的中心腱内有腔静脉孔，约在第 8 胸椎水平，有下腔静脉通过。

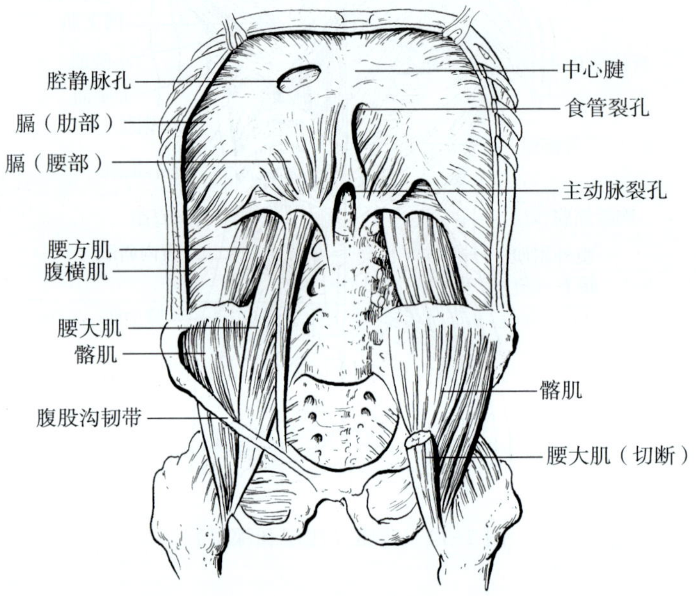

图 2-15　膈的三个裂孔

膈为主要的呼吸肌，收缩时，膈穹窿下降，胸腔容积扩大，以助吸气；松弛时，膈穹窿上升恢复原位，胸腔容积减小，以助呼气。膈与腹肌同时收缩，则能增加腹压，协助排便、呕吐、咳嗽、喷嚏及分娩等活动。

（四）腹肌

腹肌位于胸廓与骨盆之间，参与腹壁的组成，按其部位可分为前外侧群、后群两部分。

1. 前外侧群　构成腹腔的前外侧壁，包括腹外斜肌、腹内斜肌、腹横肌和腹直肌。

（1）腹外斜肌　为宽阔扁肌，位于腹前外侧部的浅层。

（2）腹内斜肌　在腹外斜肌深面。

（3）腹横肌　在腹内斜肌深面，较薄弱。

（4）腹直肌　位于腹前壁正中线的两旁，居腹直肌鞘中。

腹前外侧群肌的作用：保护腹腔脏器，维持腹内压。当腹肌收缩时，可增加腹内压以完成排便、分娩、呕吐和咳嗽等生理功能；能使脊柱前屈、侧屈与旋转，还可降肋助呼气。

2. 后群　有腰大肌和腰方肌，作用是下降和固定第 12 肋，并使脊柱侧屈。

3. 腹前外侧壁的局部结构

（1）腹股沟管为腹股沟韧带内侧半上方的一条斜行肌腱裂隙，内有男性精索或女性子宫圆韧带通过，长 4~5cm。管的内口称腹股沟管深（腹）环，管的外口即腹股沟管浅（皮下）环。

（2）腹股沟（海氏）三角　位于腹前壁下部，是由腹直肌外侧缘、腹股沟韧带和腹壁下动脉围成的三角区。

三、头肌

头肌可分为面肌和咀嚼肌两部分。

（一）面肌

面肌为扁薄的皮肌，位置浅表，大多起自颅骨的不同部位，止于面部皮肤，主要分布于面部口、眼、鼻等孔裂周围，可分为环形肌和辐射肌两种，有闭合或开大上述孔裂的作用，同时牵动面部皮肤显示喜怒哀乐等各种表情，故面肌又叫表情肌（图 2-16）。

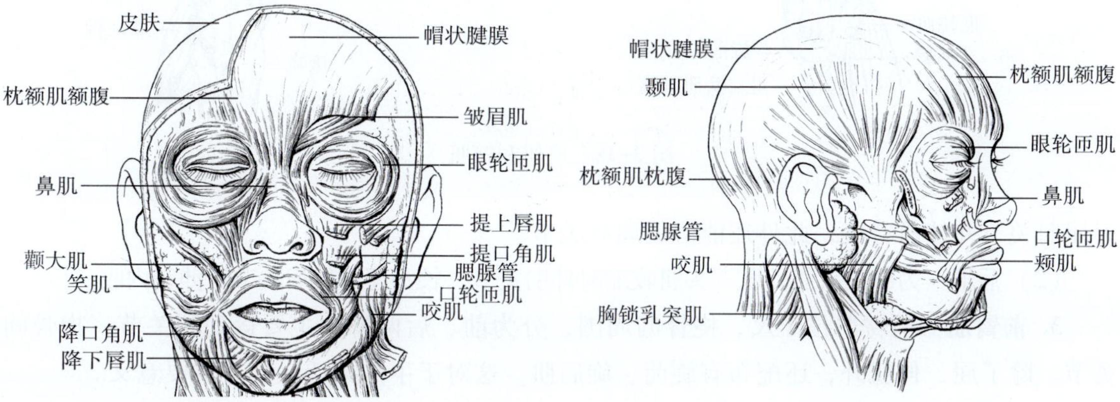

图 2-16 面肌

（二）咀嚼肌

咀嚼肌包括咬肌、颞肌、翼外肌和翼内肌，配布于下颌关节周围，参加咀嚼运动。咬肌起自颧弓的下缘和内面，纤维斜向后下止于咬肌粗隆，收缩时上提下颌骨。颞肌起自颞窝，肌束如扇形向下止于下颌骨的冠突。翼内肌起自翼窝，纤维方向同咬肌，止于下颌角内面的翼肌粗隆，收缩时上提下颌骨，并使其向前运动。翼外肌在颞下窝内，两侧收缩时作张口运动，一侧作用时使下颌移向对侧（图 2-17）。

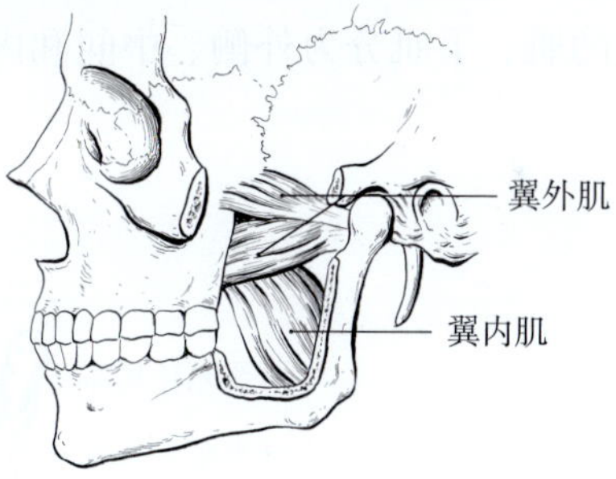

图 2-17 咀嚼肌

四、四肢肌

（一）上肢肌

上肢肌分为肩肌、臂肌、前臂肌和手肌。

1. 肩肌 肩肌配布于肩关节周围，均起自上肢带骨，止于肱骨，能运动肩关节并能增强关节的稳固性。肩肌主要有三角肌，三角肌位于肩部呈三角形包绕肩关节。收缩可使肩关节外展，前部肌束可以使肩关节屈和旋内，后部肌束能使肩关节伸和旋外（图 2-18）。

2. 臂肌 臂肌覆盖肱骨，以内侧和外侧两个肌间隔分隔成前、后两群，前群为屈肌，后群为伸肌。

（1）前群 前群包括浅层的肱二头肌和深层的肱肌和喙肱肌。肱二头肌呈梭形，收缩

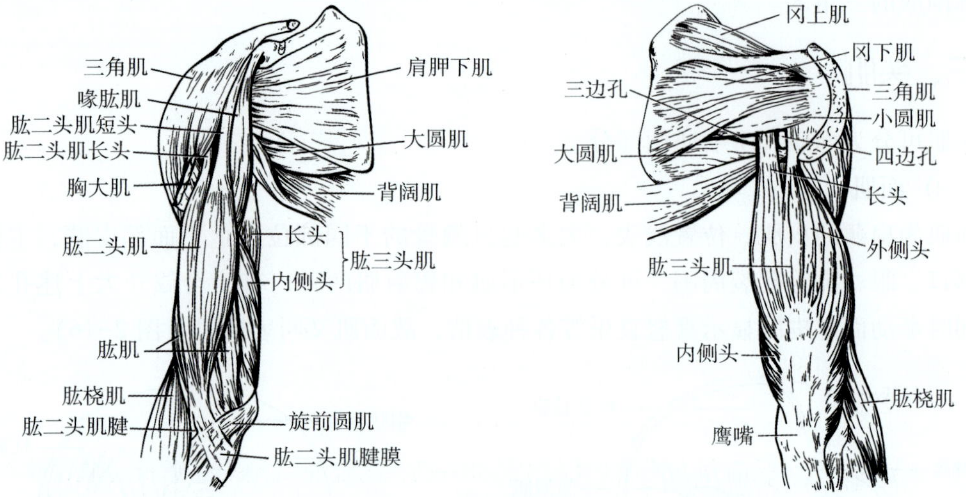

图 2-18　肩肌和臂肌

时屈肘关节并使前臂旋，此外还能协助屈肩关节。

（2）后群　为肱三头肌。肱三头肌收缩时伸肘关节，长头还可使肩关节后伸和内收。

3. 前臂肌　前臂肌位于尺、桡骨的周围，分为前、后两群，主要运动腕关节、指骨间关节。除了屈、伸肌外，还配布有旋前、旋后肌，这对于手的灵活运动有重要意义。

4. 手肌　手的固有肌位于手的掌侧，全是短小的肌肉，其作用为运动手指。人类手指灵巧，除可做屈、伸、收、展的动作外，还有对掌运动；为了完成这些运动，也配布了相应的肌。手肌分为外侧、中间和内侧三群（图 2-19）。

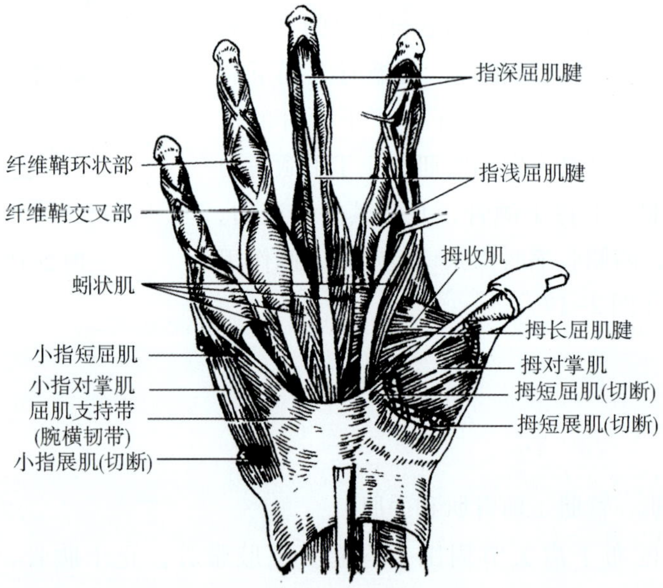

图 2-19　手肌

（二）下肢肌

下肢肌可分为髋肌、大腿肌、小腿肌和足肌。

1. 髋肌　髋肌主要起自骨盆的内面和外面，跨过髋关节，止于股骨上部，主要运动髋关节。按其所在的部位和作用，可分为前、后两群。

（1）前群 主要有髂腰肌和阔筋膜张肌。①髂腰肌由腰大肌和髂肌组成。髂腰肌收缩时使髋关节屈和旋外。下肢固定时，可使躯干前屈，与腹直肌等共同完成仰卧起坐的动作。②阔筋膜张肌位于大腿上部前外侧，收缩时使阔筋膜紧张并屈髋关节。

（2）后群 主要位于臀部，主要有臀大、中、小肌和梨状肌（图2-20）。①臀大肌位于臀部浅层、大而肥厚。臀大肌收缩时使髋关节伸和旋外。下肢固定时，能伸直躯干，防止躯干前倾，是维持人体直立的重要肌肉。②臀中肌前上部位于皮下，后下部位于臀大肌的深面。③臀小肌位于臀中肌的深面。臀中肌和臀小肌收缩时使髋关节外展，前部肌束能使髋关节旋内，后部肌束则使髋关节旋外。④梨状肌起自盆内骶骨前面，纤维向外出坐骨大孔达臀部，止于股骨大转子。收缩时使髋关节展和旋外。

2. 大腿肌 大腿肌配布于股骨周围，分为前群、内侧群和后群（图2-21）。

（1）前群 位于股前部，有缝匠肌和股四头肌。①缝匠肌是全身最长的肌，呈扁带状。收缩时可屈髋和屈膝关节，并使已屈的膝关节旋内。②股四头肌是全身最大的肌，有四个头，即股直肌、股内侧肌、股外侧肌和股中间肌。四个头向下形成肌腱，包绕髌骨的前面和两侧，向下续为髌韧带，止于胫骨粗隆。股四头肌收缩时伸膝关节，股直肌还可屈髋关节。

（2）内侧群 位于大腿的内侧，收缩时使髋关节内收。

（3）后群 位于股后部，有股二头肌、半腱肌、半膜肌，其作用是伸髋关节、屈膝关节。

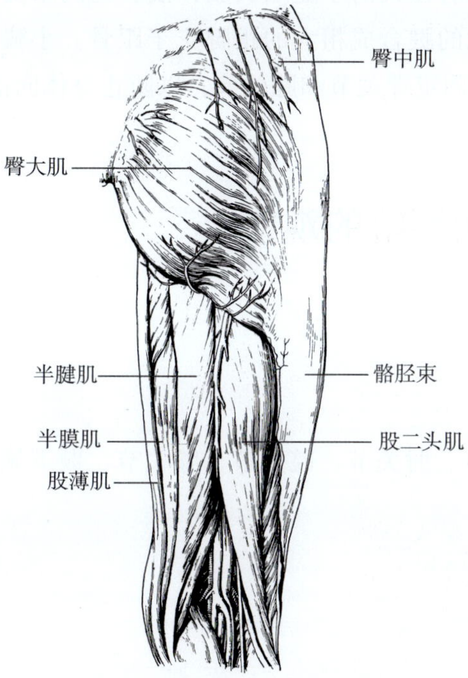

图2-20 臀肌和大腿肌后群

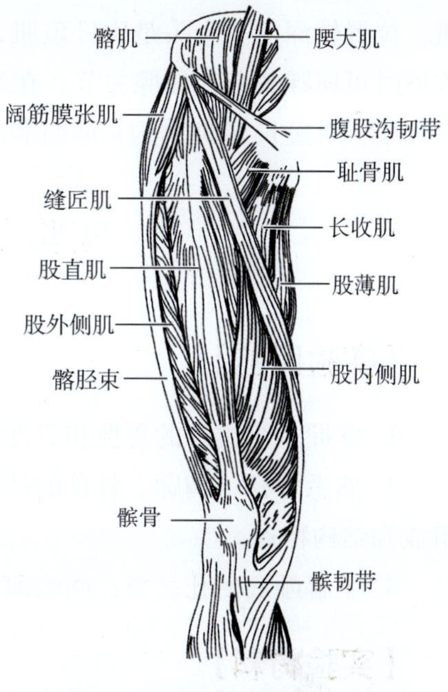

髋肌、大腿肌前群及内侧群（浅层）

图2-21 大腿肌前群和内侧群

3. 小腿肌 小腿肌配布于胫骨，腓骨周围，分为前群、外侧群（图2-22）和后群（图2-23）。

（1）前群 有3块肌，起自胫骨外侧面的称为胫骨前肌，其外侧有趾长伸肌，两肌之间有踇长伸肌。收缩时均可使伸踝关节（背屈）。此外，胫骨前肌收缩时还能使足内翻，踇长伸肌和趾长伸肌收缩时还可分别伸踇趾和第 2~5 趾。

（2）外侧群　外侧群有腓骨长肌和腓骨短肌组成，小腿外侧群收缩时使足外翻和屈踝关节（跖屈）。

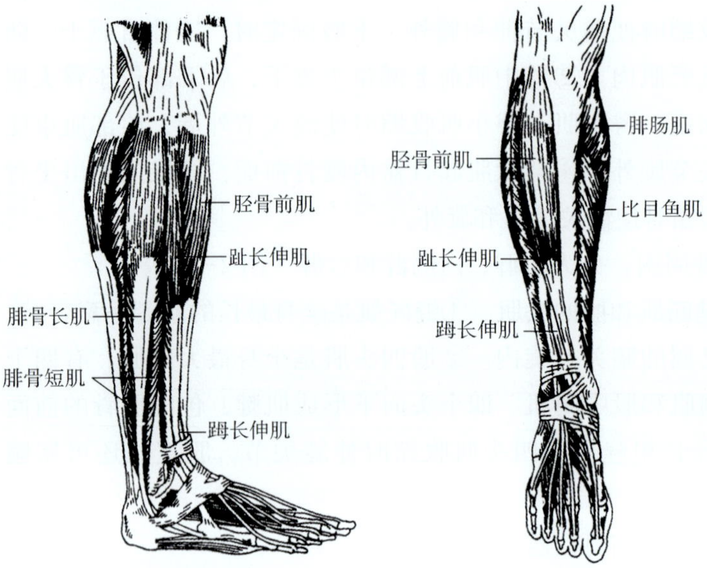

图 2-22　小腿肌前群和外侧群

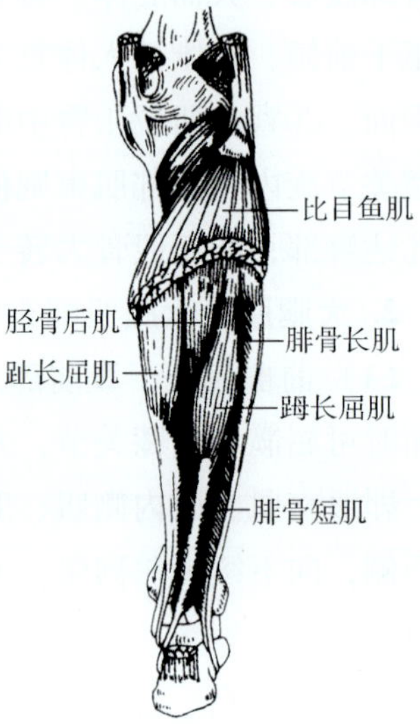

图 2-23　小腿肌后群

（3）后群　后群分浅、深两层。①浅层：有强大的小腿三头肌，浅表的两个头称腓肠肌，位置较深的一个头是比目鱼肌，和腓肠肌的腱合成粗大的跟腱止于跟骨。小腿三头肌收缩时可屈踝关节和屈膝关节。在站立时，能固定踝关节和膝关节，以防止身体向前倾斜。②深层：有趾长屈肌、踇长屈肌和胫骨后肌。

实验三　运动系统的观察

【实验目的】

1. 掌握全身主要的骨性和肌性标志。

2. 熟悉脊柱、胸廓、骨盆的结构；肩关节、肘关节、髋关节、膝关节、颞下颌关节的组成和结构特点。

3. 了解颅底的孔、裂；颅的前面观。

【实验材料】

1. 全身骨架或模型。
2. 躯干骨、颅骨和四肢骨的标本。
3. 关节标本。
4. 胸廓标本，肩、肘、腕、骨盆、髋、膝、踝关节标本。
5. 全身肌肉模型、标本。
6. 头颈部、四肢的肌肉标本。

【实验内容和方法】

1. 结合各类骨的标本：观察骨的形态（长骨、短骨、扁骨、不规则骨）构造（骨质、骨膜、骨髓）并理解其功能。

2. 观察椎骨的一般形态，结构分部和各类椎骨（颈椎、胸椎、腰椎、骶椎、尾骨）的形态结构特点。

3. 观察颅的组成及脑颅、面颅诸骨的位置、名称及形态特点。

4. 观察上肢各骨的形态结构，重点观察肱骨、桡骨、掌骨、指骨和尺骨的形态结构。

5. 观察下肢各骨的形态结构，重点观察髋骨、股骨、胫骨、腓骨的位置形态结构及跖骨的排列情况。

6. 观察关节的基本结构（关节面、关节软骨、关节囊、关节腔）及关节辅助结构（韧带、关节盘）。

7. 观察肩关节、胸锁关节、肘关节、桡腕关节、前臂骨连结及手的关节（完整及剖示）标本。髋关节、膝关节（完整及剖示）标本：观察髋关节、膝关节的组成，关节的基本结构和辅助结构（半月板、交叉韧带、侧副韧带等）。

8. 全身肌肉标本：观察背肌的组成和位置，重点观察斜方肌、背阔肌、骶棘肌的位置、外形、起止概况，并理解其功能。

9. 观察胸肌的组成和位置，重点观察胸大肌、胸小肌、前锯肌、肋间内、外肌的位置，起止概况，并理解其功能。

10. 观察膈的位置、外形、结构特点，理解其功能。

11. 观察腹肌的组成、名称、位置、重点观察腹外斜肌、腹内斜肌、腹横肌、腹直肌的位置、起止概况、形态特点，并理解其功能。

12. 观察前臂肌的分群、分层和排列、重点观察肱桡肌、旋前圆肌、桡侧腕屈肌、掌长肌、尺侧腕屈肌、指浅屈肌、拇长屈肌和指深屈肌的位置、起止概况，并理解其功能。

13. 观察髋肌的组成及名称，重点观察臀大肌、髂腰肌的位置、起止概况，并理解其功能。

14. 观察大腿肌的组成、分群及名称，重点观察股四头肌、缝匠机、长收肌、大收肌、股二头肌、半腱肌和半膜肌的位置、起止概况，并理解其功能。

【思考题】

成人从腰椎穿刺抽取脑脊液，常用的定为标志有哪些？穿刺时由浅入深依次需要经过哪些结构才能达到蛛网膜下隙？

目标检测

一、A 型选择题

1. 肌的形态分类不包括

A. 长肌　　B. 短肌　　C. 扁肌

D. 轮匝肌　　E. 开大肌

2. 食管裂孔约平对

A. 第 8 胸椎　　B. 第 9 胸椎　　C. 第 10 胸椎

D. 第 11 胸椎　　E. 第 12 胸椎

3. 骨的形态分类不包括

A. 圆骨　　B. 长骨　　C. 扁骨

D. 短骨　　E. 不规则骨

4. 决定长骨长长的结构是

A. 骺　　B. 骨膜　　C. 骨干

D. 骺软骨　　E. 骨髓

5. 某患者 15 岁，近几个月逐渐出现贫血症状，怀疑血液系统疾病，需做骨髓穿刺检查。请问，最适当的骨髓穿刺部位是

A. 股骨干　　B. 髂骨　　C. 肱骨干

D. 胸骨体　　E. 肋骨

6. 骨连结中没有的结构是

A. 软骨　　B. 韧带和半月板　　C. 结缔组织

D. 骨组织　　E. 关节面

7. 人体最长的肌是

A. 缝匠肌　　B. 股四头肌　　C. 三角肌

D. 膈肌　　E. 胸大肌

8. 下肢骨的数量为

A. 65　　B. 66　　C. 62

D. 63　　E. 64

9. 位于大腿，是人体最长和最结实的长骨是

A. 胫骨　　B. 腓骨　　C. 髂骨

D. 股骨　　E. 髋骨

10. 下列说法错误的是

A. 膝关节是人体最大最复杂的关节

B. 颅骨共有 23 块，其中面颅骨 15 块

C. 躯干骨的 24 块椎骨、1 块骶骨和 1 块尾骨借骨连结形成脊柱

D. 胸骨包括胸骨柄和胸骨体两部分

E. 关节软骨和关节囊滑膜之间的腔称关节腔

11. 下列各骨中，不属于长骨的是

A. 指骨　　B. 掌骨　　C. 跖骨

D. 肋骨　　E. 股骨

12. 每块椎骨均具有的结构是

A. 齿突　　B. 肋凹　　C. 椎孔

D. 横突孔　　E. 骶管

13. 属于面颅骨的是

A. 筛骨　B. 鼻骨　C. 颞骨
D. 枕骨　E. 顶骨

14. 构成关节的三部分是
A. 关节面、关节囊、关节唇
B. 关节面、关节囊、半月板
C. 关节腔、关节囊、关节软骨
D. 关节面、关节囊、关节腔
E. 关节面、关节腔、韧带

15. 前囟的闭合时间，正确的是
A. 生后不久闭合
B. 1~2 岁
C. 出生前
D. 3~4 岁
E. 出生后 6 个月

二、简答题

1. 试述膝关节的组成、结构特点及功能？
2. 眼眶经哪些结构与何处相通？

（宋亚林）

扫码“练一练”

第三章

内脏学

学习目标

知识目标

1. 掌握内脏学各系统的组成；咽峡的概念；咽的分部；食管的三个狭窄；胃的形态、分部、位置；阑尾的位置及其根部的体表投影。肝的位置、形态和体表投影；胆囊底的体表投影，肝外胆道的组成；鼻旁窦的位置及开口；喉腔的分部；左、右主支气管的特点。肺的形态、位置及体表投影；肾的形态、位置；输尿管三个狭窄；膀胱三角的概念。睾丸、附睾的形态、位置；输精管行程；精索的概念；男性尿道的分部、狭窄、弯曲；卵巢、输卵管的位置、形态，输卵管分部及意义；子宫的形态、位置和分部及固定装置；阴道穹的概念。
2. 熟悉消化管的一般结构，胃、肝、胰、肺、肾、睾丸、卵巢的微细结构；三对大的唾液腺的开口；直肠和肛管的结构；前列腺的位置、形态、毗邻；阴道口及尿道口的位置。腹膜及腹膜腔、胸膜及胸膜腔的概念；纵隔的概念和分部。
3. 了解各系统的功能，胆汁、尿液、精液的产生和排除途径。

技能目标

1. 学会辨认咽峡的组成；腭扁桃体的位置；咽、食管、胃、阑尾、肝的位置、形态和结构；鼻旁窦的位置及开口；左、右主支气管的特点；肺的形态、位置；肾、输尿管、睾丸、附睾、卵巢、输卵管、子宫的位置、形态；子宫的固定装置；输精管行程；男性尿道的分部、狭窄、弯曲；乳房的位置和形态。
2. 具有识别消化管的一般结构，胃、肝、胰、肺、肾、睾丸、卵巢的微细结构；前列腺的位置、形态、毗邻；阴道口及尿道口的位置；乳房的构造的能力。

扫码“学一学”

第一节　消化系统

消化系统由消化管和消化腺组成（图 3-1）。消化管是一条从口腔到肛门的迂曲管道，包括口腔、咽、食管、胃、小肠（分十二指肠、空肠和回肠）和大肠（分盲肠、阑尾、结肠、直肠和肛管）。临床上，常把口腔至十二指肠这部分消化管称上消化道；空肠至肛门这部分消化管称下消化道。消化腺包括大唾液腺、肝、胰以及消化管壁内的许多小腺（如胃腺、肠腺等）。

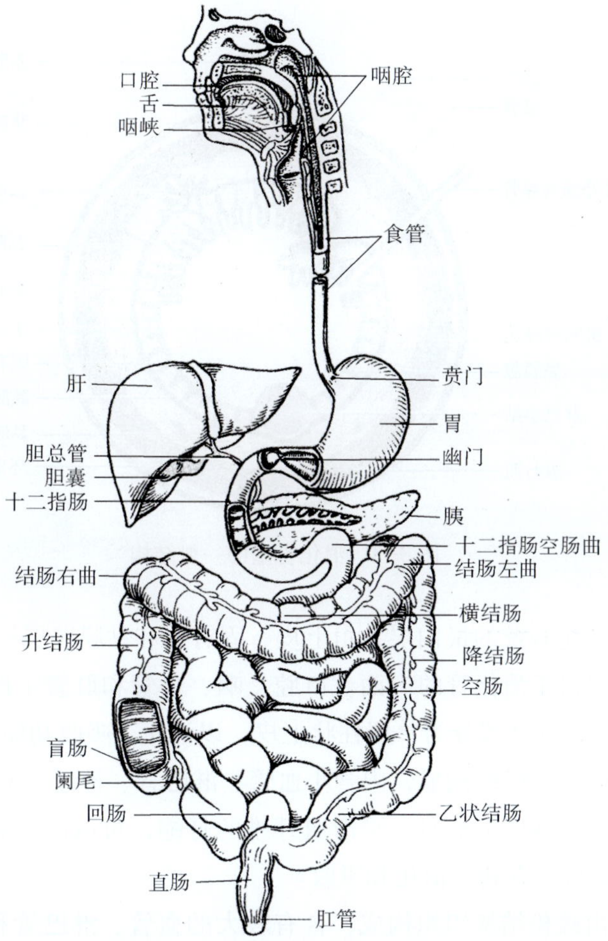

图 3-1　消化系统概述（示意图）

消化系统的主要功能是消化食物、吸收营养物质和排出粪便。

消化系统的器官，多数位于腹腔内，为了便于描述它们的位置，常在腹壁划两条横线和两条纵线，将腹部分为 9 个区（图 3-2）。两条横线分别是通过两侧肋弓最低点的连线和两侧髂结节的连线；两条纵线分别是通过左、右腹股沟韧带中点的垂直线。由此分成的九个区是：腹上区、左季肋区、右季肋区；脐区、左腹外侧区、右腹外

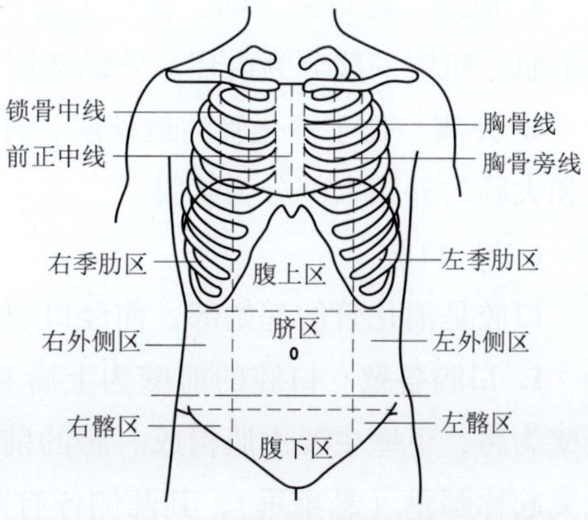

图 3-2　胸、腹部的标志线和腹部的分区

侧区：耻区（腹下区）、左腹股沟区、右腹股沟区。

临床上，又常以通过脐的水平线和垂直线，将腹部分为左上腹部、右上腹部、左下腹部和右下腹部4个区。

一、消化管

（一）消化管的一般结构

除口腔以外，消化管各部的管壁，一般均可分为四层，由内向外为黏膜、黏膜下层、肌层和外膜（图3-3）。

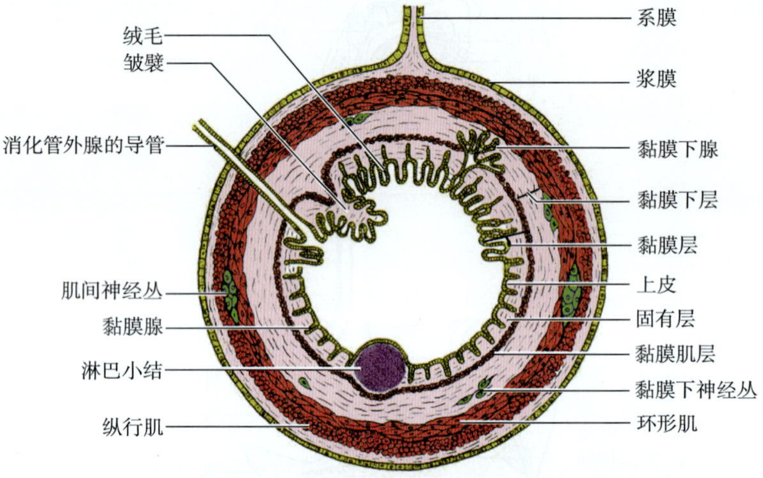

图3-3　消化管壁的一般结构

1. 黏膜　位于消化管壁的最内层，由上皮、固有层和黏膜肌层构成。

（1）上皮　上皮衬于消化管的内面。口腔、咽、食管和肛管下段的上皮是复层扁平上皮，以保护功能为主；其余部分为单层柱状上皮，以消化、吸收功能为主。

（2）固有层　由结缔组织构成，内含小血管、淋巴管、神经、淋巴组织和腺体。

（3）黏膜肌层　为薄层平滑肌。平滑肌纤维的舒缩，可以改变黏膜的形状，促进腺分泌、血液和淋巴的运行，有利于消化和吸收。

2. 黏膜下层　由疏松结缔组织构成，含有较大的血管、淋巴管和神经丛。黏膜和部分黏膜下层共同突入管腔，形成环形或纵行黏膜皱襞，扩大黏膜的表面积。

3. 肌层　除口腔、咽、食管上段和肛管的肌层乃骨骼肌外，其余各段消化管的肌层为平滑肌。肌层一般分为内环、外纵两层。

4. 外膜　位于消化管的最外层，分纤维膜和浆膜；食管和直肠等处为纤维膜；胃、小肠和大肠的外膜大部分为浆膜。

（二）口腔

口腔是消化管的起始部，前经口裂通外界，后经咽峡通咽（图3-4）。

1. 口腔各壁　口腔的前壁为上唇和下唇。上、下唇围成的间隙称口裂，两侧壁为颊，上壁为腭，下壁主要由肌构成。腭的前2/3为硬腭，后1/3为软腭。软腭后缘中央的乳头状突起称腭垂（悬雍垂），其两侧各有两条黏膜皱襞，前方的称腭舌弓，后方的称腭咽弓。腭垂、两侧腭舌弓和舌根共同围成咽峡，是口腔与咽的分界。

2. 舌 舌位于口腔底，舌由舌肌表面被以黏膜构成。具有感受味觉、搅拌食物、协助吞咽和辅助发音等功能。分上、下两面。上面称舌背，可分为前 2/3 的舌体和后 1/3 的舌根两部。舌体的前端为舌尖（图 3-4）。舌体的黏膜表面有许多小突起，称舌乳头。部分舌乳头内含有味蕾，是味觉感受器。舌根的黏膜内有由淋巴组织构成的舌扁桃体。

3. 牙 牙嵌于上、下颌骨的牙槽内，具有咬切、磨碎食物和辅助发音的功能。牙可分为牙冠、牙颈和牙根三部分（图 3-5）。牙冠是牙暴露于口腔内的部分，牙根嵌入牙槽内，牙颈为牙冠与牙根之间的部分，外包牙龈。

牙是人体最坚硬的器官，由牙质、釉质和牙骨质构成。牙质构成牙的主体，在牙冠表面覆以釉质，牙颈和牙根表面覆以牙骨质。牙内的小腔称牙腔，腔内容纳牙髓。牙髓由结缔组织、神经、血管和淋巴管构成。

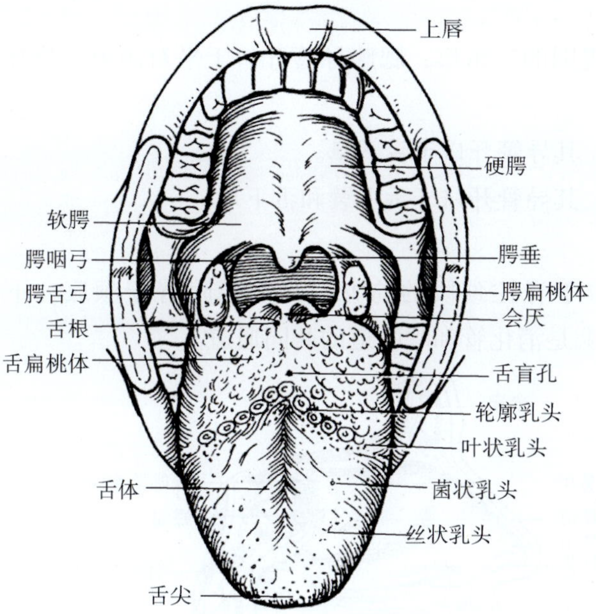

图 3-4 口腔及咽峡

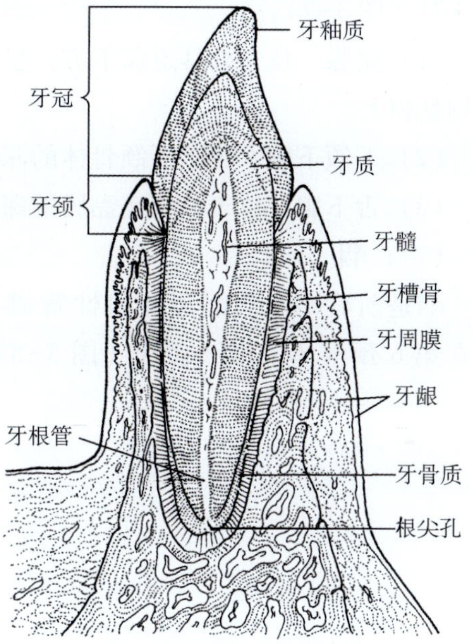

图 3-5 牙的形态及构造

人的一生有两套牙，即乳牙和恒牙。乳牙在出生后 6 个月开始萌出，3 岁出齐，共 20 个。6 岁起乳牙开始脱落，恒牙相继萌出，全部出齐者共 32 个。乳牙分切牙、尖牙和磨牙三类，用罗马数字表示。恒牙分切牙、尖牙、前磨牙和磨牙四类，用阿拉伯数字表示其排列顺序（图 3-6）。如 ⌊Ⅲ 表示左上颌乳尖牙，⌊5 表示左上颌第二前磨牙。

乳牙

	第二乳磨牙	第一乳磨牙	乳尖牙	乳侧切牙	乳中切牙	上颌
右	Ⅴ	Ⅳ	Ⅲ	Ⅱ	Ⅰ	左 / 下颌

恒牙

	上颌	中切牙	侧切牙	尖牙	第一前磨牙	第二前磨牙	第一磨牙	第二磨牙	第三磨牙	
右	下颌	1	2	3	4	5	6	7	8	左

图 3-6 乳牙和恒牙的名称、排列和代号

知识链接

种植牙

是将人工牙根植入缺牙部位的牙床（相邻牙之间的牙龈突起，称牙床），当牙根与牙床长牢后，再在牙根上接一颗逼真的瓷牙，这样种好的人工牙既牢固又美观，又结实耐用，被誉为人类的第三副牙齿。

4. 口腔腺 主要功能是分泌唾液，有促进消化、湿润和清洁口腔。包括大小两种，小唾液腺位于口腔壁，如唇腺、颊腺，大唾液腺位于口腔周围，包括腮腺、下颌下腺和舌下腺三对（图 3-7）。

（1）腮腺 位于外耳道前下方，呈不规则的三角形，腮腺导管开口于平对颌第二磨牙的颊黏膜上。

（2）下颌下腺 位于下颌骨体的深面，其导管开口于舌下阜。

（3）舌下腺 位于口腔底黏膜的深面，其导管开口于舌下襞和舌下阜。

（三）咽

咽是前后略扁的漏斗状肌性管道，位于脊柱颈段的前方，其上端附着于颅底，下端在第 6 颈椎体下缘续食管（图 3-8）。咽是消化管和呼吸道的共同通道。

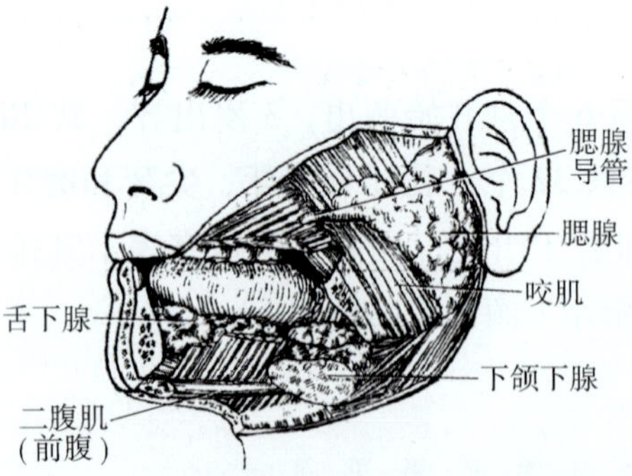

图 3-7 唾液腺

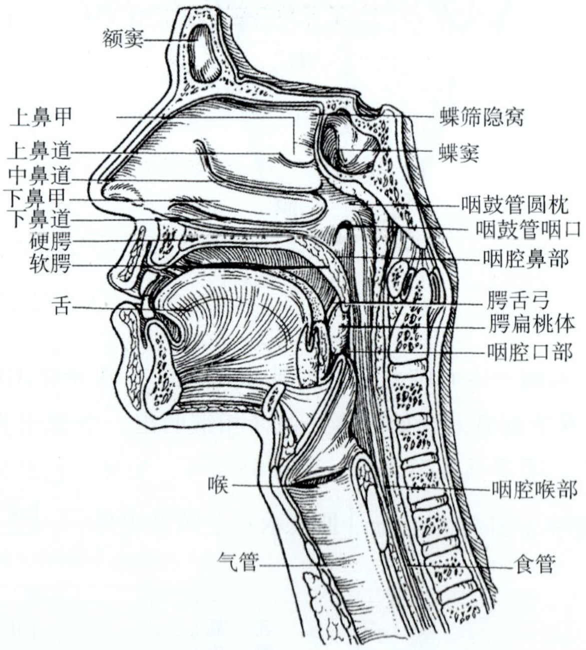

图 3-8 鼻腔、口腔、喉腔（正中矢状切面）

咽的内腔称咽腔，自上而下可分为鼻咽、口咽和喉咽三部分。

1. 鼻咽 位于鼻腔的后方，上达颅底，向前通鼻腔，两侧壁上有通向中耳鼓室的咽鼓管咽口。

2. 口咽 位于口腔后方，向前经咽峡通口腔。在口咽的两侧壁上，腭舌弓与腭咽弓之间有一隐窝，窝内容纳腭扁桃体。

3. 喉咽 位于喉的后方，向前借喉口通喉腔，下续食管。

（四）食管

食管是前后扁窄的肌性管道，长约 25cm。其上端续于咽，向下沿脊柱前面下降入胸腔，穿过膈的食管裂孔，进入腹腔，与胃的贲门相连。食管有三个狭窄：第一个在食管起始处（距中切牙 15cm），第二个在食管与左主支气管交叉处（距中切牙 25cm），第三个在食管穿过膈处（距中切牙 40cm）（图 3-9）。这些狭窄处异物容易滞留，是肿瘤的好发部位。

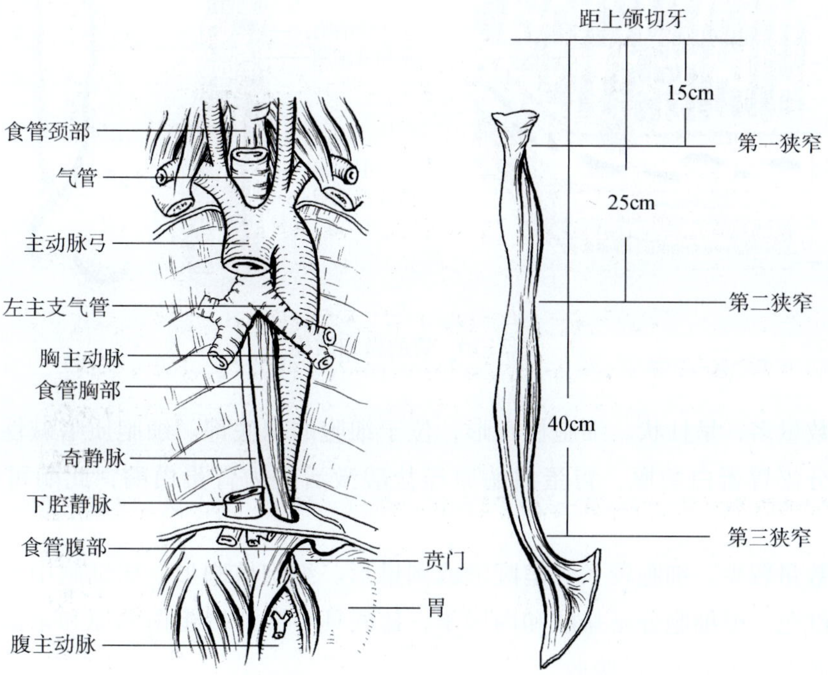

图 3-9 食管及其三个生理狭窄

（五）胃

胃是消化管最膨大的部分，有容纳和初步消化食物的功能。

1. 胃的位置和形态 胃的位置和形态随体型、体位和充盈程度的不同而有较大变化。在中等充盈状态时，胃大部分位于左季肋区，小部分位于腹上区（图 3-9）。

胃有入、出两口，前、后两壁和上、下两缘。胃的入口连接食管，称贲门；胃的出口连接十二指肠，称幽门。胃的上缘较短，凹向右上方，称胃小弯，胃小弯的最低点称角切迹；胃的下缘较长，凸向左下方，称胃大弯。

胃可分为四部：贲门周围的部分称贲门部；贲门平面以上，向左上方膨出的部分称胃底；胃底与角切迹之间的部分称胃体；角切迹与幽门之间的部分称幽门部；幽门部又分幽门窦和幽门管。

2. 胃的微细结构特点 胃的微细结构特点主要表现在黏膜和肌层（图 3-10）。

（1）黏膜 在胃空虚时，黏膜形成许多皱襞，充盈时皱襞减少、变低。幽门处的环形皱襞称幽门瓣，有控制食糜通过幽门的作用。①上皮：为单层柱状上皮，能分泌黏液，黏液覆盖在胃黏膜表面，具有抗酸、酶及机械摩擦的作用。②固有层：含有大量的胃腺，根据其所在部位和结构的不同，可分为贲门腺、幽门腺和胃底腺。贲门腺和幽门腺以分泌黏液为主。胃底腺分布于胃底和胃体，是分泌胃液的主要腺体。胃底腺主要由主细胞、壁细胞构成。

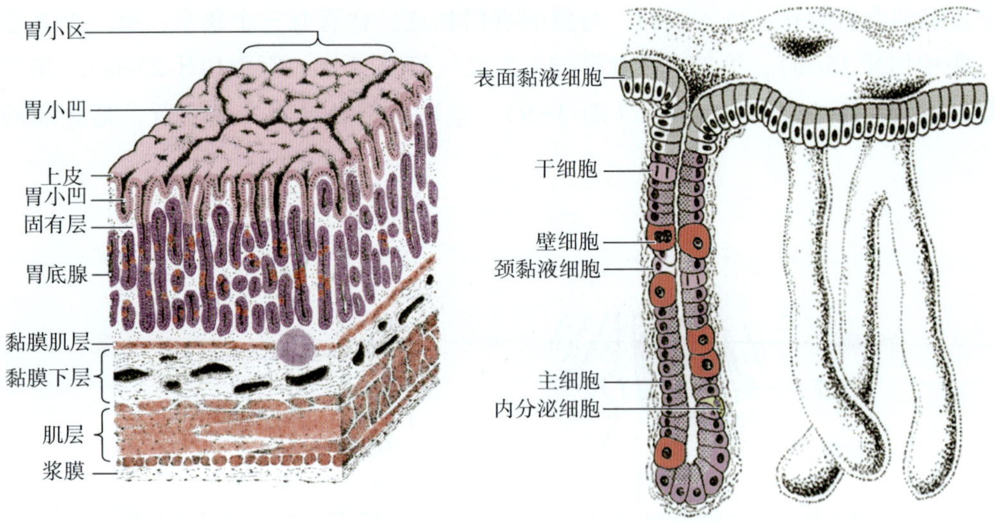

图 3-10　胃的微细结构

主细胞数量多，呈柱状。细胞核圆形，位于细胞的基底部。细胞质嗜碱性，染成紫蓝色。主细胞分泌胃蛋白酶原，胃蛋白酶原经盐酸激活成为胃蛋白酶，此酶可初步分解蛋白质。

壁细胞数量较少，细胞较大，呈圆形或圆锥形。细胞核圆形，居细胞中央。细胞质嗜酸性，染成红色。壁细胞分泌盐酸和内因子，盐酸具有激活胃蛋白酶原和杀菌作用，内因子能促进回肠对维生素 B_{12} 的吸收。

(2) 肌层　较厚，可分内斜、中环、外纵三层。环行肌在幽门处增厚形成幽门括约肌，可调节胃内容物进入小肠的速度，同时防止小肠内容物反流到胃。

（六）小肠

小肠是消化管中最长的部分，全长 5~7m，盘曲在腹腔的中、下部。可分十二指肠、空肠和回肠三部分。小肠是消化食物和吸收营养物质的主要器官。

1. 十二指肠　十二指肠是小肠的起始段，长约 25cm。大部分贴于腹后壁，呈“C”字形包绕胰头。十二指肠分上部、降部、水平部和升部四部分。上部起自幽门，向右行至胆囊颈附近，是十二指肠溃疡的好发部位。降部下行于第 1~3 腰椎的右侧，在其后内侧壁上，有一纵行的黏膜皱襞，称十二指肠纵襞，它的下端有十二指肠大乳头，胆总管和胰管共同开口于此（图 3-11）。水平部向左横过第 3 腰椎前方。升部下续空肠。

2. 空肠和回肠　空肠和回肠占小肠的绝大部分，活动度较大。空肠与回肠之间无明显分界，空肠主要位于腹腔左上部，回肠位于腹腔右下部。

3. 小肠黏膜的微细结构特点　小肠黏膜和部分黏膜下层共同向肠腔突出，形成环状皱

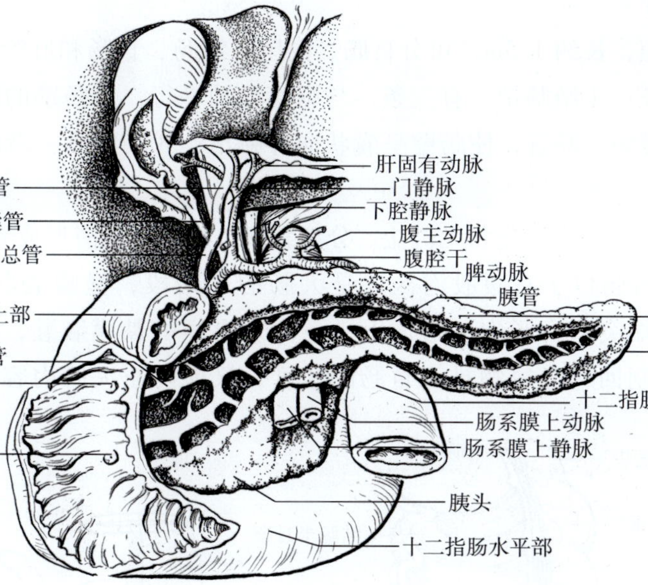

图 3-11 十二指肠和胰

襞。黏膜上皮和固有层向肠腔突出，形成许多细小的指状突起，称肠绒毛。固有层内有大量的肠腺和淋巴组织（图 3-12）。

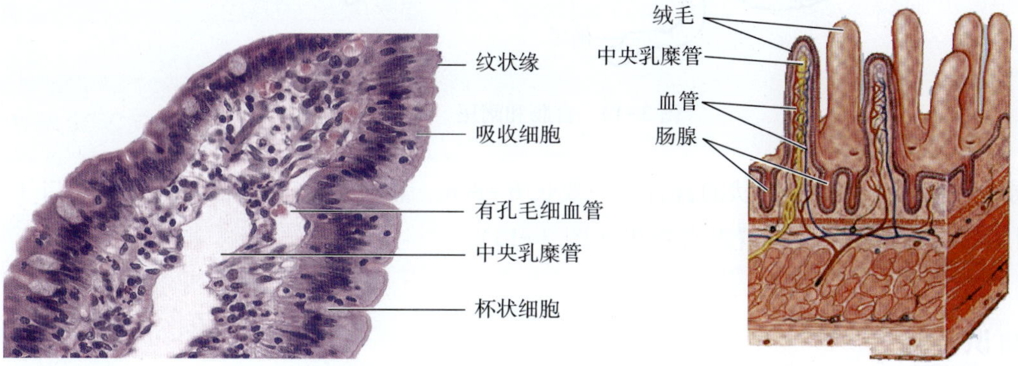

图 3-12 肠绒毛和肠腺（模式图）

（1）肠绒毛 是小肠独有的特征。肠绒毛的上皮是单层柱状上皮，主要由吸收细胞和杯状细胞构成。吸收细胞数量多，呈高柱状，在光镜下可见细胞的游离面有纹状缘，电镜下纹状缘是排列密集而规则的微绒毛。杯形细胞数量少，散在于吸收细胞之间。微绒毛、肠绒毛和环状皱襞大大地增加了小肠的表面积，有利于小肠的吸收。肠绒毛的中轴为固有层，内有 1~2 条纵行的毛细淋巴管，称中央乳糜管，管壁通透性大，可转运肠上皮吸收的脂肪。中央乳糜管周围有丰富的毛细血管，可转运肠上皮吸收的氨基酸、葡萄糖、水、无机盐等；此外还有散在的平滑肌纤维，收缩可促进血液和淋巴的运行。

（2）肠腺 由肠绒毛的上皮下陷至固有层内形成。肠腺的上皮中有吸收细胞、杯状细胞、帕内特（Paneth）细胞和内分泌细胞。帕内特细胞常三五成群，位于肠腺底部，呈锥体形，胞质含粗大的嗜酸性颗粒，可分泌溶菌酶。

（七）大肠

大肠粗而短，长约 1.5m，可分盲肠、阑尾、结肠、直肠和肛管五部分。盲肠和结肠的外形有三个特征：①结肠带：有三条，与肠管纵轴平行，由肠壁的纵行肌增厚形成；②结肠袋：因结肠带短于肠管，使肠壁呈囊状向外膨出；③肠脂垂：沿结肠带排列的大小不等的脂肪垂。

大肠的功能是吸收水分和无机盐，分泌黏液，将食物残渣形成粪便排出体外。

1. 盲肠 盲肠位于右腹股沟区，是大肠的起始段，呈囊袋状，上续升结肠，左接回肠。回肠末端突入盲肠内，形成上、下两个唇样的黏膜皱襞，称回盲瓣（图 3-13）。回盲瓣既可控制回肠内容物排入盲肠的速度，又能防止大肠内容物逆流入小肠。

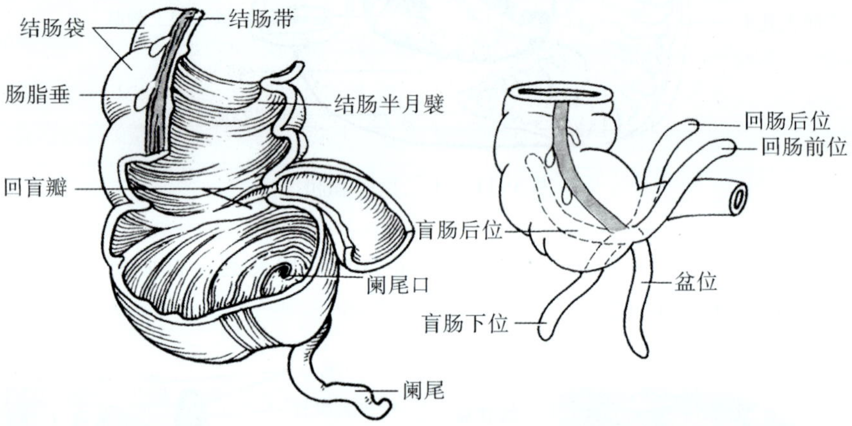

图 3-13　盲肠和阑尾

2. 阑尾 阑尾为一条蚯蚓状的盲管，一般长 6~8cm，根部连于盲肠后内侧壁，开口于盲肠。阑尾的末端游离，故位置多有变化（图 3-13）。

知识链接

麦氏点（Mc Burney）

阑尾的位置变化非常大，有回肠前、后位、盆位、盲肠后、下位等，但其根部位置较恒定，在三条结肠带交汇处，根部的体表投影在脐与右髂前上棘连线的中外 1/3 交点，称麦氏点。当急性阑尾炎时，此处有明显压痛。

3. 结肠 结肠环绕空肠和回肠，可分为升结肠、横结肠、降结肠和乙状结肠四部分。

4. 直肠 直肠位于盆腔内，并不直，上接乙状结肠，沿骶骨和尾骨的前面弯曲下行，在穿过盆膈处续于肛管（图 3-14）。

5. 肛管 肛管上端续接直肠，下端终于肛门。肛管壁内的环形平滑肌增厚，形成肛门内括约肌，有协助排便的作用；肛门内括约肌的外面，有骨骼肌构成的肛门外括约肌，可括约肛门、控制排便（图 3-14）。

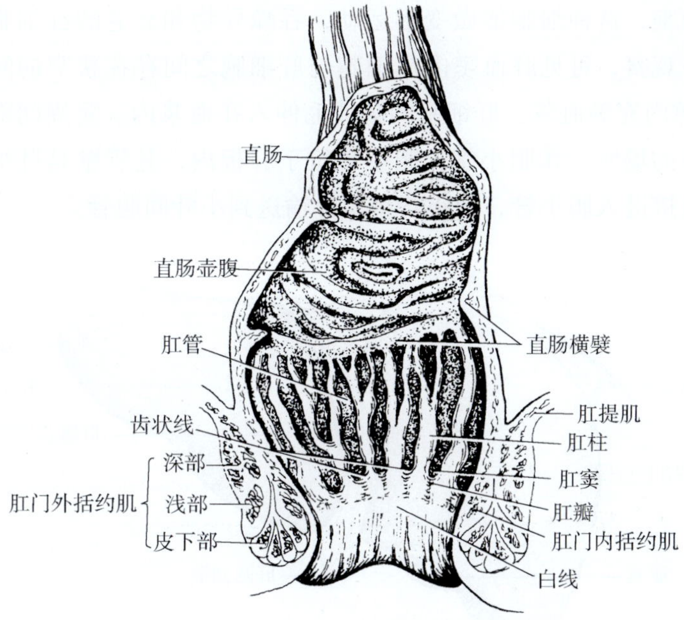

图 3-14 直肠和肛管

二、消化腺

（一）肝

肝是人体最大的消化腺，占体重的 1/40~1/50，具有参与物质代谢、解毒、分泌胆汁和防御等重要功能。

扫码“看一看”

1. 肝的形态和位置 肝略似楔形，呈红褐色，质软而脆，受暴力打击易破裂。肝分膈、脏两面和前、后两缘。肝的膈面隆凸，借镰状韧带分为大而厚的肝右叶和小而薄的肝左叶。肝的脏面凹凸不平，其中份有呈“H”形的沟，横沟称肝门，是肝左、右管、肝固有动脉、肝门静脉及淋巴管、神经等出入肝的部位。右侧纵沟的前份称胆囊窝，容纳胆囊；后份有下腔静脉经过，肝静脉在此处汇入下腔静脉（图 3-15）。

肝的大部分位于右季肋区和腹上区，小部分位于左季肋区。肝的上界与膈一致；成人肝的下界，右侧与右肋弓一致，在腹上区则可达剑突下 3~5cm。7 岁以前的儿童，肝下界可低于右肋弓，但一般不超过 2cm。

2. 肝的微细结构 肝的表面被覆由薄层结缔组织构成的被膜，肝被膜在肝门处伸入肝实质内，将肝分隔成许多肝小叶。

（1）肝小叶 肝小叶是肝的基本结构单位，呈多面棱柱形（图 3-16）。每个肝小叶的中央有一条纵行的中央静脉。中央静脉周围有呈放射状排列的肝板。肝板是由一层肝细胞排列成的板状结构，在肝切片中，肝板的横切面呈索状，称为肝索。肝板之间有肝血窦，肝板内含有胆小管。①肝细胞：肝细胞呈多边形，体积较大，有 1~2 个圆形的细胞核，居细胞中央（图 3-16）。细胞质内有发达的线粒体、内质网等多种细胞器。线粒体供给肝细胞活动的能量；粗面内质网能合成多种血浆蛋白；滑面内质网与胆汁合成，胆红素、脂类与激素的代谢以及解毒等功能有关。此外，肝细胞内还有糖原颗粒、脂滴等内含物。②肝血窦：位于肝板之间，是管腔扩大而不规则的毛细血管。肝血窦的壁由不连续的有孔的内皮细胞构成，故通透性较大，有利于肝细胞和血液之间进行物质交换。肝血窦内有散在的多突起的肝巨噬细胞，这种细胞能做变形运动，吞噬异物和衰老的红细胞，具有重要的防御功能。在电镜下观察，可见肝血窦内皮细胞与肝细胞之间存在狭窄的间隙，称窦周间隙（约 0.4μm）。间隙内充满血浆，肝细胞的微绒毛伸入在血浆内。窦周间隙是肝细胞与血液之间进行物质交换的场所。③胆小管：胆小管位于肝板内，其管壁是肝细胞的细胞膜。肝细胞分泌的胆汁直接进入胆小管，胆小管将胆汁输送到小叶间胆管。

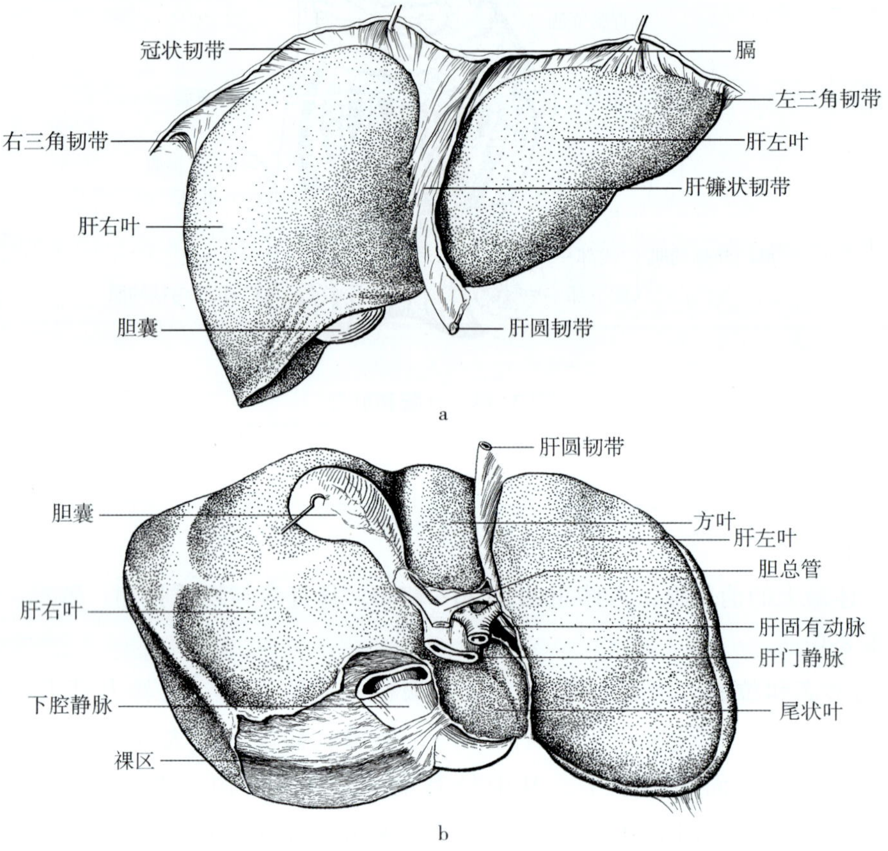

图 3-15　肝外形

a. 膈面；b. 脏面

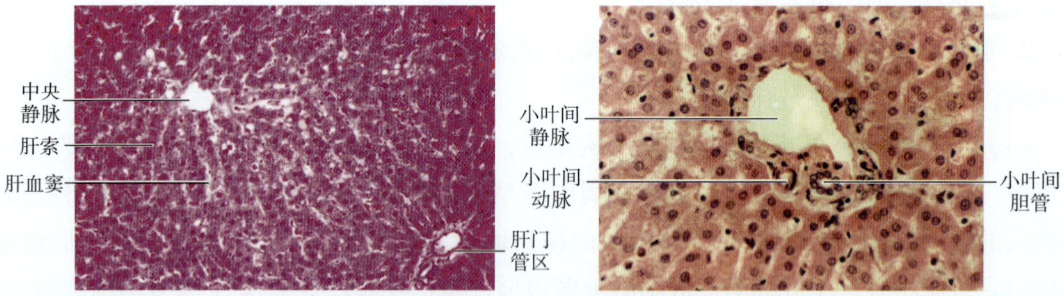

图 3-16　肝的微细结构

（2）门管区　是相邻几个肝小叶之间的区域，其内有较多的结缔组织，并有小叶间胆管、小叶间动脉和小叶间静脉通过（图 3-16）。

（3）肝的血液循环　肝的血管包括功能性血管（肝门静脉）和营养性（肝固有动脉）。

肝的血液循环途径见图 3-17。

肝固有动脉→小叶间动脉 }
肝门静脉→小叶间静脉 } →肝血窦→中央静脉→小叶下静脉→肝静脉→下腔静脉

图 3-17 肝的血液循环途径

（4）胆囊与输胆管道 ①胆囊：胆囊似梨形，位于肝脏面的胆囊窝内。胆囊可分为胆囊底、胆囊体、胆囊颈和胆囊管四部分。胆囊具有贮存和浓缩胆汁的功能。②输胆管道：输胆管道是将肝细胞分泌的胆汁输送到十二指肠的管道。肝内的胆管逐级汇合成肝左、右管。二者出肝门后合成肝总管，肝总管再与胆囊管合成胆总管。胆总管下行于十二指肠降部与胰头之间，末端斜穿十二指肠降部后内侧壁，与胰管末端合并形成略膨大的肝胰壶腹，开口于十二指肠大乳头。肝胰壶腹壁内环形平滑肌增厚，形成肝胰壶腹括约肌，它有控制胆汁和胰液的排放，防止十二指肠内容物进入胆总管和胰管的作用。

（二）胰

1. 胰的形态和位置 胰贴于腹后壁，在第 1~2 腰椎高度的前方。胰呈三棱形，灰红色，质地柔软，可分胰头、胰体、胰尾三部分。胰头被十二指肠包绕，胰尾邻近脾门，胰的输出管称胰管，从胰尾行向胰头，纵贯胰实质，与胆总管汇合后，开口于十二指肠大乳头。

2. 胰的微细结构 胰的实质由外分泌部和内分泌部组成。

（1）外分泌部 占胰的绝大部分，由腺泡和导管构成（图 3-18）。腺泡由锥体形的腺细胞围成。腺细胞分泌含有多种消化酶的胰液。导管起于腺泡腔，逐级汇合成胰管。

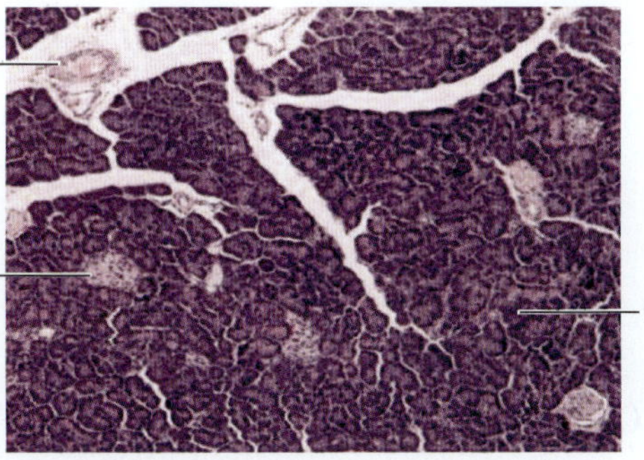

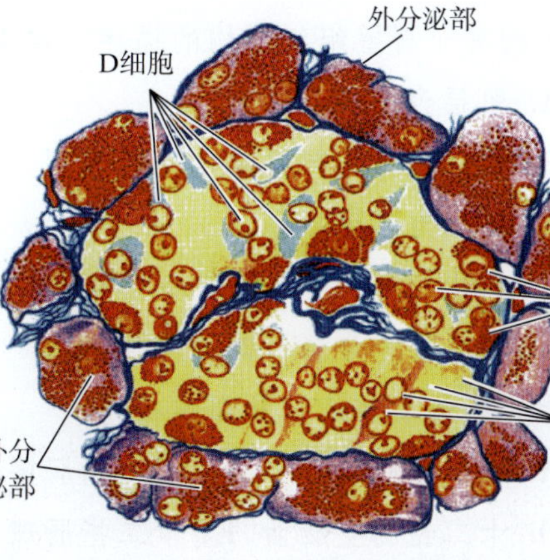

图 3-18 胰的微细结构

（2）内分泌部 是散在于腺泡之间的大小不等的内分泌细胞团，称胰岛（图 3-18）。胰岛有 A、B、D、PP 四种细胞，A 细胞分泌高血糖素，使血糖浓度升高；B 细胞数量最多，分泌胰岛素，使血糖浓度降低。

目标检测

A 型选择题

1. 口腔与咽的分界标志是
   A. 腭咽弓　B. 腭垂　C. 软腭后缘
   D. 腭咽弓　E. 咽峡
2. 导管开口于平对上颌第 2 磨牙处颊黏膜上的是
   A. 唾液腺　B. 下颌下腺　C. 舌下腺
   D. 腮腺　E. 口腔腺
3. 腭舌弓与腭咽弓之间有
   A. 咽扁桃体　B. 下颌下腺　C. 咽鼓管咽口
   D. 舌乳头　E. 腭扁桃体
4. 异物易滞留在
   A. 喉口　B. 梨状隐窝　C. 咽峡
   D. 咽鼓管咽口　E. 腭舌弓与腭咽弓之间
5. 食管第 2 个狭窄
   A. 距切牙约 15cm　B. 在食管与左主支气管交叉处
   C. 距切牙约 40cm　D. 在食管穿膈处
   E. 距切牙约 20cm
6. 胃底腺的主细胞分泌
   A. 胃液　B. 黏液　C. 内因子
   D. 盐酸　E. 胃蛋白酶原
7. 下列关于胃壁组织结构的描述，错误的是
   A. 肌层为平滑肌
   B. 贲门和胃底部的腺体称胃底腺
   C. 外膜为浆膜
   D. 在幽门处，环形肌增厚形成括约肌
   E. 胃底腺是分泌胃液的主要腺体
8. 十二指肠溃疡的好发部位在
   A. 十二指肠升部　B. 十二指肠降部　C. 十二指肠水平部
   D. 十二指肠空肠曲　E. 十二指肠球
9. 人体最大的腺体是
   A. 腮腺　B. 胰　C. 下颌下腺
   D. 甲状腺　E. 肝
10. 下列关于肝上、下界位置的描述，不确切的是
   A. 肝的上界，在右锁骨中线平第 5 肋
   B. 肝的上界，左锁骨中线平第 5 肋间隙
   C. 肝的下界，在右侧与肋弓一致

D. 肝的下界，在腹上区可达剑突下 1~2cm

E. 小儿肝相对较大，肝下界比成人低 1~2cm

扫码“学一学”

第二节 呼吸系统

呼吸系统由呼吸道和肺组成。呼吸道是传送气体的管道，包括鼻、咽、喉、气管和左右主支气管（图 3-19）。临床上将鼻、咽、喉称上呼吸道，气管、支气管称为下呼吸道。肺是进行气体交换的器官。

呼吸系统的主要功能是执行人体与外界环境之间的气体交换。

一、呼吸道

（一）鼻

鼻是呼吸道的起始部，既是气体的通道，又是嗅觉器官。鼻分外鼻、鼻腔和鼻旁窦。

1. 外鼻 外鼻以骨和软骨为支架，表面覆盖皮肤。外鼻自上而下分为鼻根、鼻背和鼻尖。鼻尖两侧的膨隆部为鼻翼。外鼻下端有一对鼻孔。

2. 鼻腔 鼻腔位于颅底的下方，硬腭的上方，以骨和软骨为基础，内面衬以黏膜和皮肤。鼻腔被鼻中隔分成左、右两腔，向前方经鼻孔与外界相通，向后经鼻后孔通鼻咽。每侧鼻腔的前下份称鼻前庭，内面衬以皮肤，生有鼻毛，有过滤尘埃、净化空气的作用。其余部分称固有鼻腔，衬以鼻黏膜。具有湿润、温暖空气和感受气味刺激的功能。

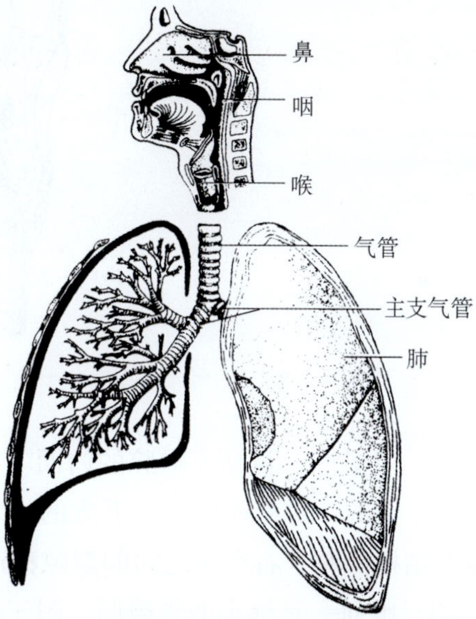

图 3-19 呼吸系统概观

鼻腔外侧壁上有上、中、下三个鼻甲，各鼻甲的下方分别有上、中、下鼻道（图 3-19）。

3. 鼻旁窦 鼻旁窦又称副鼻窦，由骨性鼻旁窦内衬黏膜构成，包括上颌窦、筛窦、额窦和蝶窦各一对，均开口于鼻腔。各窦内衬的黏膜与鼻黏膜相连续，故鼻黏膜发炎时可能蔓延到鼻旁窦，引起鼻窦炎。鼻旁窦能调节吸入的空气温度和湿润，并在发音过程中起共鸣作用。

（二）咽

见消化系统。

（三）喉

喉既是呼吸器官，又是发音器官。

1. 喉的位置 喉位于颈前部，喉咽的前方，相当于第 5~6 颈椎的高度。上续于咽，下接气管，两侧与甲状腺、颈部大血管和神经相邻。喉随吞咽和发音而上、下移动。

2. 喉的结构 喉由喉软骨连成支架，周围附有喉肌，内面衬以喉黏膜构成。喉的内腔称喉腔，喉腔的入口称喉口。

（1）喉软骨 包括不成对甲状软骨、环状软骨、会厌软骨和成对杓状软骨。

（图 3-20）。

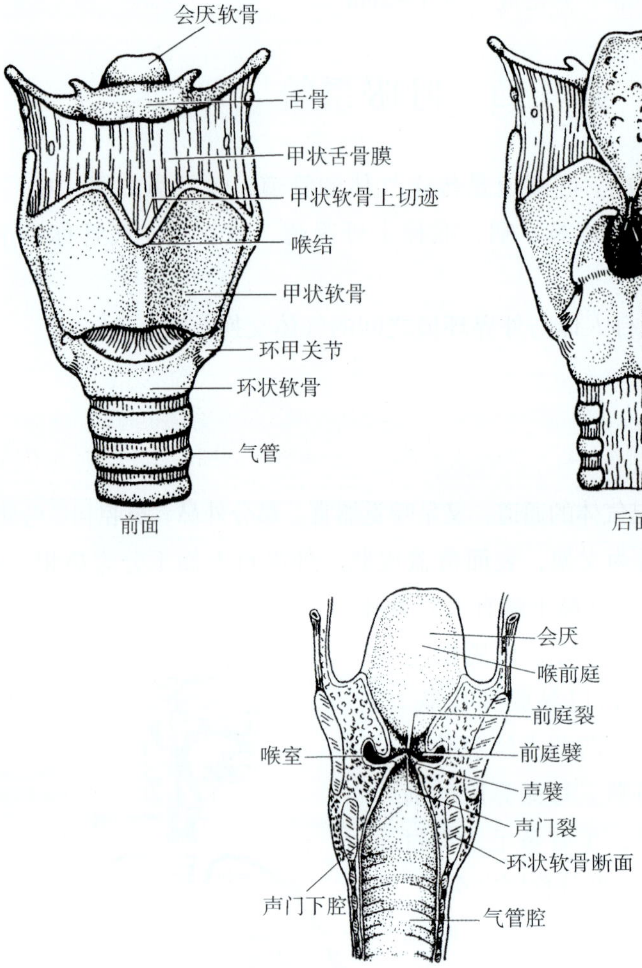

图 3-20　喉

（2）喉黏膜　衬贴于喉腔的内面。在喉腔中部的两侧壁上，形成上、下两对矢状位的皱襞，上方的一对称前庭襞，下方的一对称声襞。声襞由喉黏膜被覆声韧带构成，是发音的重要结构。左、右声襞之间的裂隙称声门裂，是喉腔最狭窄的部位（图 3-20）。

（3）喉肌　是细小的骨骼肌，附于喉软骨上。喉肌的舒缩使声襞紧张或松弛，声门裂开大或缩小，从而调节音调的高低和声音的强弱。

4. 气管和主支气管　气管由 14~17 块呈“C”形的气管软骨连接而成。上端连于环状软骨，沿食管前面下行，经胸廓上口入胸腔，在胸骨角平面分为左、右主支气管，分别经左、右肺门入肺。左主支气管细而长，行走方向较水平。右主支气管粗而短，行走方向近乎垂直，气管内的异物和细菌较易入右主支气管(图 3-19)。

二、肺

（一）肺的位置和形态

肺左、右各一，位于胸腔内，纵隔的两侧。肺表面光滑，质地柔软，富有弹性，呈海绵状。初生儿的肺呈淡红色；成年人的肺，因吸入空气中的尘埃不断沉积，呈暗灰色甚至蓝黑色。

肺的外形似半圆锥体，其上端钝圆称肺尖，突入颈根部；下面凹陷邻膈，称肺底或膈面。肺与肋和肋间肌相贴的面隆凸，称肋面。肺朝向纵隔的面称内侧面，此面近中央处凹陷称肺门，是主支气管、肺动、静脉、淋巴管和神经等进出肺的部位。

左肺狭长，被斜裂分为上、下两叶。右肺粗短，被斜裂和右肺水平裂分为上、中、下三叶。

扫码“看一看”

知识链接

肺的比重

胎儿和未曾呼吸的新生儿肺不含空气，质坚实，比重为 1.045～1.056，入水下沉。经过呼吸的肺，质柔软呈海绵状，比重为 0.345～0.746，入水上浮。法医常借此判断死婴系出生前或出生后死亡。

（二）肺的微细结构

肺由实质和间质两部分构成。肺的实质即肺内各级支气管和肺泡，肺的间质为肺内的结缔组织、血管、淋巴管和神经等（图 3-21）。

根据功能的不同，肺的实质分为导气部和呼吸部。

1. 导气部 导气部包括肺叶支气管、肺段支气管、小支气管、细支气管、终末细支气管，管壁无肺泡，无气体交换功能。

将细支气管及其各级分支和所属的肺泡称肺小叶。肺小叶呈锥体形，其尖朝肺门，底朝肺的表面。小叶性肺炎即肺小叶的炎症

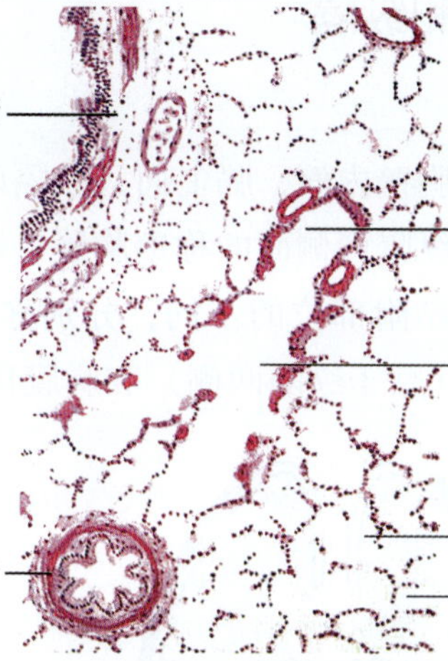

图 3-21 肺的微细结构

2. 呼吸部 呼吸部由呼吸性细支气管、肺泡管、肺泡囊和肺泡构成，有气体交换的功能。

肺泡是呈多面形或圆形的囊泡，开口于肺泡囊、肺泡管或呼吸性细支气管，是肺进行气体交换的场所（图 3-22）。肺泡壁极薄，由肺泡上皮及其基膜构成。

肺泡上皮细胞有两种类型：Ⅰ型肺泡细胞数量多，呈扁平形，核扁椭圆形，气体交换主要通过该细胞进行。Ⅱ型肺泡细胞数量少，呈圆形或立方形，嵌于Ⅰ型肺泡细胞之间。能分泌一种磷脂类物质，称表面活性物质，涂于肺泡内面，具有降低肺泡的表面张力，稳定肺泡形态的作用。

相邻肺泡之间的薄层结缔组织称肺泡隔，其内含有毛细血管、弹性纤维和肺巨噬细胞（图 3-22）。弹性纤维有助于肺泡在呼气时弹性回缩，肺巨噬细胞具有活跃的吞噬功能。吞噬大量尘粒的肺巨噬细胞改称尘细胞。

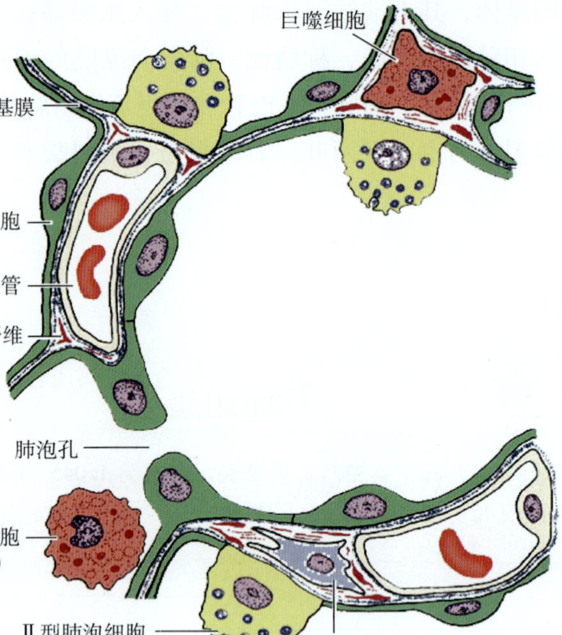

图 3-22 肺泡结构模式图

三、胸膜和纵隔

（一）胸膜

胸膜是贴于胸壁内面、膈上面、纵隔两侧面以及覆盖在肺表面的一层浆膜。贴于胸壁内面、膈上面和纵隔两侧面的称壁胸膜，覆盖在肺表面并伸入斜裂和右肺水平裂的称脏胸膜。壁胸膜按其贴附部位的不同，分别称为肋胸膜（贴于胸壁内面）、膈胸膜（贴于膈上面）、纵隔胸膜（贴于纵隔两侧）和胸膜顶（覆于肺尖上方）。

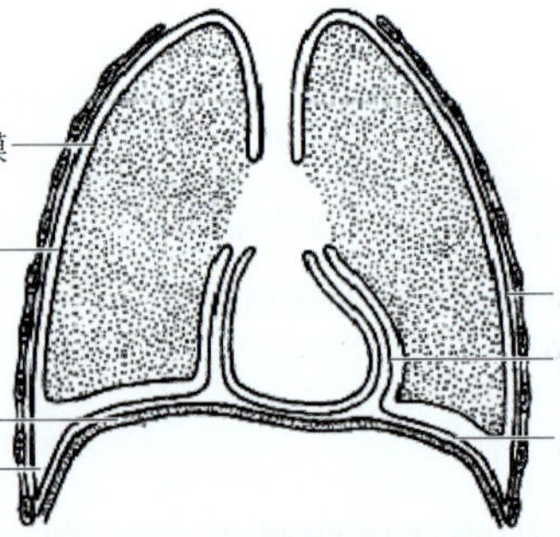

图 3-23 胸膜及胸膜腔（示意图）

壁胸膜与脏胸膜互相移行，围成密闭的胸膜腔（图 3-23）。胸膜腔左、右各一，互不相通。

胸膜腔内含少量浆液，呼吸时，减少脏、壁胸膜之间的摩擦。胸膜腔内的压力为负压，使脏胸膜与壁胸膜紧密相贴，故胸膜腔是潜在性的腔隙。

在肋胸膜与膈胸膜的转折处，形成半环形的肋膈隐窝。肋膈隐窝是胸膜腔的最低部位，当胸膜腔积液时，易聚集于此。

（二）纵隔

纵隔是两侧纵隔胸膜之间的所有器官、结构、组织的总称。前界是胸骨，后界为脊柱胸段，上至胸廓上口，下达膈。纵隔内主要有心、出入心的大血管、胸腺、气管和左、右主支气管、食管、胸导管及神经等。

目标检测

A 型选择题

1. 上、下呼吸道的分界器官是
   A. 鼻　B. 咽　C. 喉
   D. 气管杈　E. 胸骨角
2. 站立时窦腔内分泌物最不易流出的鼻旁窦是
   A. 额窦　B. 筛窦　C. 蝶窦
   D. 上颌窦　E. 以上均不是
3. 喉腔最狭窄的部位在
   A. 喉口　B. 喉中间腔　C. 声门裂
   D. 声门下腔　E. 前庭裂
4. 成对的喉软骨是
   A. 甲状软骨　B. 环状软骨　C. 杓状软骨
   D. 会厌软骨　E. 气管软骨
5. 气管切开的常选部位在
   A. 第 1~3 气管软骨环处　B. 第 2~4 气管软骨环处
   C. 第 3~5 气管软骨环处　D. 第 4~6 气管软骨环处
   E. 以上均不是
6. 喉炎时易引起水肿的部位在
   A. 喉前庭　B. 喉室　C. 喉中间腔
   D. 声门下腔　E. 气管
7. 左肺
   A. 前缘有心切迹　B. 有斜裂和水平裂
   C. 可分为三叶　D. 较右肺粗短
   E. 位于胸腔的纵隔内
8. 肺下界的体表投影在锁骨中线处与
   A. 第 6 肋相交　B. 第 7 肋相交　C. 第 8 肋相交
   D. 第 10 肋相交　E. 第 11 肋相交

第三节　泌尿系统

泌尿系统由肾、输尿管、膀胱和尿道组成。其主要功能是排泄人体代谢产生的废物，如尿素、尿酸和多余的无机盐、水等，维持水盐平衡、酸碱平衡，从而保持人体内环境的相对稳定。尿液在肾内形成，经输尿管输送至膀胱暂时贮存，最终经尿道排出体外（图 3-24）。

扫码“学一学”

一、肾

（一）肾的形态

肾是成对的实质性器官，呈红褐色，形似蚕豆，分为上、下两端，前、后两面和内、外侧两缘。内侧缘中部凹陷，称肾门，是肾的血管、淋巴管、神经和肾盂等出入的部位。出入肾门的结构被结缔组织包裹，合称肾蒂。肾门向肾内凹陷形成的腔隙，称肾窦，内含肾盏、肾盂、肾血管、淋巴管、神经及脂肪等。

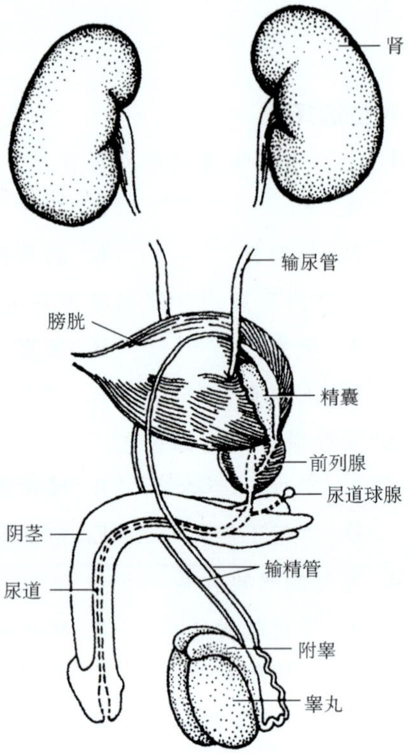

图 3-24　男性泌尿生殖系统

（二）肾的位置

肾位于腹膜后方，脊柱两侧，肾门约平第 1 腰椎平面，临床上将竖脊肌外侧缘与第 12 肋所构成的夹角处称肾区，其为肾门的体表投影。在患某些肾疾病时，此区可有叩击痛。右肾因受肝的影响比左肾略低。

（三）肾的被膜

肾的表面包有三层被膜，由内向外为纤维囊、脂肪囊和肾筋膜。纤维囊为薄层致密结缔组织。脂肪囊为囊状脂肪组织层，对肾起弹性垫样的保护作用，故称之为肾床，临床上作肾囊封闭，即将药物注入该囊内。肾筋膜为致密结缔组织，分前、后两层包裹肾及肾上腺，其向深面发出许多结缔组织小束，穿过脂肪囊连于纤维囊，对肾起固定作用。在下方前、后两层分开，其间有输尿管通过。

肾的正常位置靠多种因素维持，除主要依靠肾被膜的承托外，肾血管、腹膜、腹内压及邻近器官等也起一定的固定作用。当肾的固定装置不良时，可出现肾下垂或游走肾。

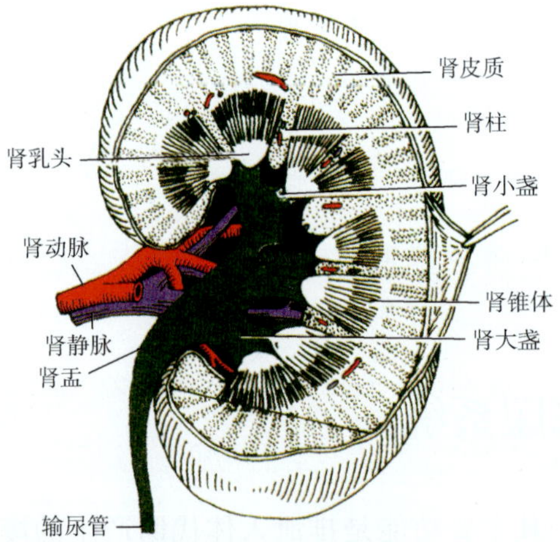

图 3-25　肾的冠状切面

（四）肾的剖面结构

肾实质分为皮质和髓质两部分。肾髓质由十几个肾锥体组成，肾锥体尖端圆钝，朝向肾窦，称肾乳头。肾皮质主要位于肾的浅层，而位于肾锥体之间的皮质称肾柱。肾乳头突入肾小盏内，肾生成的尿液经肾乳头上的乳头孔排入肾小盏。2~3 个肾小盏汇合成一个肾大盏，2~3 个肾大盏汇合成漏斗状的肾盂，肾盂出肾门后，向下移行为输尿管（图 3-25）。

（五）肾的微细结构

肾由实质和间质组成，实质由大量肾单位和集合管构成，间质为富含血管的结缔组织。肾间质的间质细胞能分泌具血管舒张作用的前列腺素，肾小管周围的血管内皮细胞能产生红细胞生成素，刺激骨髓中红细胞生成。

肾单位由肾小体和肾小管构成，是尿液形成的结构和功能单位。肾小管的末端汇入集合管，二者合称泌尿小管。

1. 肾小体 肾小体呈球形，又称肾小球，由血管球和肾小囊构成。血管球为入球微动脉反复分支、盘曲而成的毛细血管团，毛细血管的另一端汇成一条出球微动脉。肾小囊为双层囊，外层为单层扁平上皮，内层由足细胞构成。足细胞的胞体有几个较大的初级突起，初级突起又分出许多指状的次级突起，相邻的次级突起互相嵌合，紧贴在毛细血管基膜的外面。次级突起间的裂隙称裂孔，覆有裂孔膜。肾小囊内、外两层之间的腔隙为肾小囊腔（图 3-26）。

当血液流经血管球毛细血管时，血浆内大部分物质可经毛细血管有孔内皮及其基膜和足细胞裂孔膜滤过到肾小囊腔，形成原尿，这三层结构统称为滤过膜或滤过屏障。原尿除不含大分子的蛋白质外，其成分与血浆相似，成人每日可形成原尿约 180L。

2. 泌尿小管 均由单层上皮构成。肾小管分为近端小管、细段和远端小管三个部分（图 3-27）。

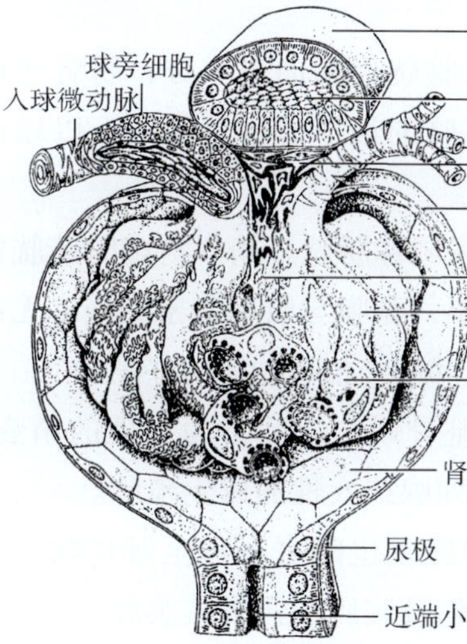

图 3-26 肾小球和球旁复合体模式图

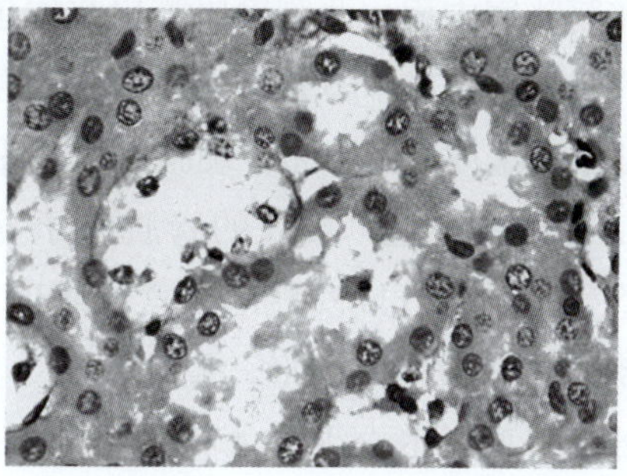

图 3-27 肾小管

（1）近端小管 在肾小管中最粗最长，分为曲部和直部。上皮细胞为锥形或立方形，细胞游离面上有微绒毛形成的刷状缘，基底部有质膜内褶形成的纵纹，它们极大地增加了细胞的表面积，有利于物质的重吸收和转运。近端小管曲部是选择性重吸收原尿成分的主要场所。

（2）细段 管壁为单层扁平上皮，上皮薄，有利于水和离子通透。

（3）远端小管 分为直部和曲部，上皮细胞呈立方形，游离面无刷状缘，但基底部纵纹明显。远端小管是离子交换的重要部位，醛固酮促进远端小管曲部和集合管重吸收 Na^+ 和排出 K^+；抗利尿激素促进远端小管曲部和集合管对水的重吸收，使尿液浓缩，尿量减少。

近端小管直部、细段和远端小管直部三者构成“U”形的髓袢，其在尿液形成及浓缩中均具重要作用。

（4）集合管 随着集合管的管径由细变粗，管壁上皮也由单层立方过渡为单层高柱状，集合管进一步重吸收水和交换离子，使小管液进一步浓缩。

肾小体形成的原尿，流经肾小管和集合管后，其中约 99% 的水分、营养物质和无机盐等被重吸收入血液，同时肾小管上皮还主动分泌和排泄出人体的部分代谢物质，终尿量仅为原尿的 1% 左右，每日 1~2L。

3. 球旁复合体 也称肾小球旁器（详见第十二章）。

二、输尿管、膀胱和尿道

（一）输尿管

输尿管位于腹膜后，起于肾盂，终于膀胱的输尿管口，长 25~30cm，按其行程分为腹段、盆段和壁内段三段。管壁有较厚的平滑肌，可做节律性蠕动，使尿液不断流入膀胱。当膀胱充盈时，膀胱内压增高，压迫、封闭壁内段，防止尿液从膀胱反流入输尿管。

输尿管有三处狭窄：①上狭窄，为肾盂与输尿管移行处；②中狭窄，位于小骨盆上口，输尿管跨过髂血管处；③下狭窄，即壁内段。肾结石通过输尿管时，易在狭窄处受阻。

扫码“看一看”

（二）膀胱

1. 膀胱的形态 膀胱是贮存尿液的囊状肌性器官，其形状、大小、位置及壁的厚度均随膀胱的充盈程度和邻近器官状态的不同而异。膀胱的平均容量，成年男性约为 400ml，新生儿为 50ml。

空虚的膀胱呈三棱锥体形，分为尖、体、底和颈四部。膀胱尖朝向前上方；膀胱底近似三角形，朝向后下方；膀胱尖与膀胱底之间为膀胱体；膀胱的最下部称膀胱颈，以尿道内口与尿道相连。

在膀胱底内面，两侧输尿管口与尿道内口之间的三角形区域称膀胱三角。空虚时膀胱壁内面的黏膜聚集成许多皱襞，而膀胱三角区由于缺少黏膜下层，黏膜与肌层紧密相连，无论膀胱处于空虚或充盈状态，黏膜均保持平滑而无皱襞，此区是膀胱结核和肿瘤的好发部位。

2. 膀胱的位置 成人的膀胱位于盆腔的前部，前方为耻骨联合，后方为男性的精囊、输精管壶腹和直肠或女性的子宫和阴道，下方邻接男性的前列腺或女性的尿生殖膈。

膀胱充盈时呈卵圆形，位置上升，腹前壁返折向膀胱的腹膜也随之上移至耻骨联合以上，此时经耻骨联合上方的膀胱穿刺或做手术切口，可避免伤及腹膜和污染腹膜腔。

3. 膀胱的结构 排尿管道的组织结构相似，多由黏膜、肌层和外膜组成，黏膜由变移上皮和固有层构成。膀胱壁的肌层厚，称逼尿肌，由内纵行、中环行和外纵行的三层平滑肌构成，各层肌纤维相互交织。在男性，环行肌在尿道内口处增厚为括约肌。外膜除膀胱顶部为浆膜外，其余为疏松结缔组织。

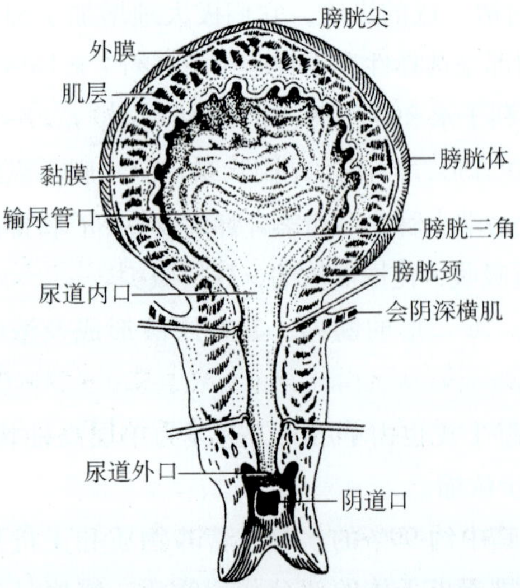

图 3-28　女性膀胱和尿道冠状切面

（三）尿道

尿道起于尿道内口，止于尿道外口，是膀胱与体外相通的管道，男、女性尿道的形态和功能不同，男性尿道见男性生殖系统。

女性尿道较男性尿道短、直且宽，长约 4cm，直径约 6mm，经阴道前方行向前下，穿过尿生殖膈，以尿道外口开口于阴道前庭前部。这些形态特征是女性易患逆行性感染的重要因素。在穿经尿生殖膈处，有由横纹肌形成的环行的尿道阴道括约肌包绕尿道和阴道，起控制排尿的作用（图 3-28）。

知识链接

泌尿系感染

泌尿系感染又称尿路感染，肾盂肾炎、输尿管炎为上尿路感染，膀胱炎、尿道炎为下尿路感染。泌尿道与生殖道在解剖上关系密切，故两者易同时引起感染或相互传播。由于女性尿道短而直，又接近阴道，更易引起泌尿系上行感染，尤其在经期、更年期和性交时。如急性肾盂肾炎，女性的发病率高于男性数倍。

目标检测

一、A 型选择题

1. 泌尿系统的组成器官，不包括
   A. 前列腺　B. 尿道　C. 膀胱
   D. 输尿管　E. 肾
2. 经过肾门的结构，通常不包括
   A. 肾盂　B. 输尿管　C. 血管
   D. 淋巴管　E. 神经
3. 竖脊肌外侧缘与第 12 肋所构成的夹角处腹后壁称
   A. 肾柱　B. 肾门　C. 肾蒂
   D. 肾区　E. 肾窦
4. 肾门高度约平
   A. 第 1 胸椎　B. 第 12 胸椎　C. 第 1 腰椎
   D. 第 2 腰椎　E. 第 3 腰椎
5. 滤过血液形成原尿的结构是
   A. 滤过膜　B. 肾小管　C. 肾小囊
   D. 集合小管　E. 血管球
6. 在正常情况下，可以通过肾小体滤过膜的物质是
   A. 全部的血浆成分
   B. 除大分子蛋白质以外的血浆成分
   C. 少量红细胞和血浆成分
   D. 除葡萄糖、氨基酸以外的血浆成分
   E. 除多肽、尿素以外的血浆成分
7. 有关膀胱的描述，错误的是
   A. 分为尖、底、体和颈四部　B. 膀胱充盈时可达腹腔
   C. 男、女膀胱均后邻直肠　D. 膀胱三角位于膀胱底的内面
   E. 膀胱三角黏膜平滑无皱襞

8. 当膀胱充盈时，沿耻骨联合上缘进行穿刺，不需要经过的结构是

A. 皮肤　　B. 皮下组织　　C. 腹肌

D. 膀胱壁　　E. 腹膜和腹膜腔

9. 成人膀胱容量约是

A. 100～200ml　　B. 200～300ml　　C. 300～500ml

D. 500～1000ml　　E. 1000～1500ml

10. 膀胱黏膜上皮是

A. 单层扁平上皮　　B. 单层立方上皮

C. 单层柱状上皮　　D. 假复层纤毛柱状上皮

E. 变移上皮

二、简答题

1. 简述泌尿系统的组成及各组成器官的主要功能。
2. 试述膀胱穿刺的位置及为何在膀胱充盈时进行。

扫码“学一学”

第四节　生殖系统

生殖系统的功能是繁殖后代和形成并保持第二性征。男、女性生殖系统都分为内生殖器和外生殖器两部分。内生殖器多数位于盆腔内，由生殖腺、生殖管道和附属腺组成；外生殖器则显露于体表，主要为性交接器官。

一、男性生殖系统

男性生殖系统见图3-29。

（一）睾丸

睾丸是男性生殖腺，为产生精子和分泌男性激素的器官（图3-30）。

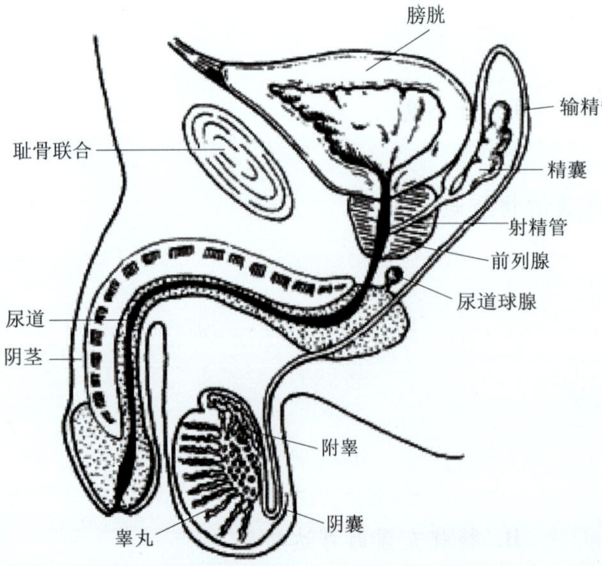

图3-29　男性生殖系统模式图

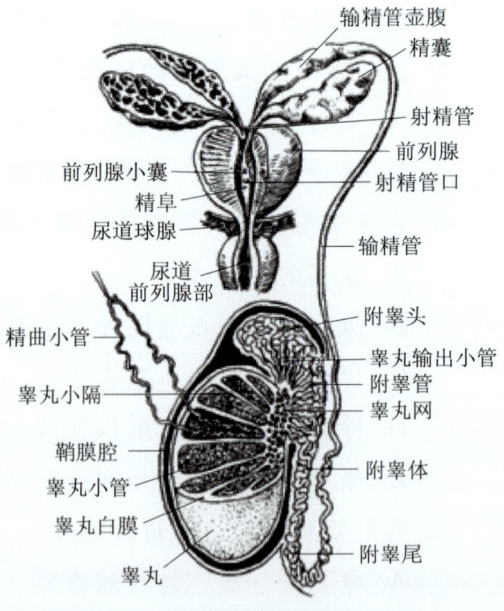

图3-30　睾丸、附睾及输精管的结构

1. 睾丸位置和形态 睾丸位于阴囊内，左、右各一，呈卵圆形，表面光滑，分内、外侧两面，前、后两缘，及上、下两端。

2. 睾丸结构 睾丸表面有一层致密结缔组织，称为白膜。白膜在睾丸后缘增厚并突入睾丸内形成睾丸纵隔。睾丸纵隔向睾丸实质内发出许多放射状的睾丸小隔，将睾丸实质分为许多锥体形的睾丸小叶，每个小叶内含 1~4 条盘曲的精曲小管，为产生精子的部位。精曲小管之间为富含血管和淋巴管的疏松结缔组织，内有睾丸间质细胞，能分泌雄激素（图 3-31）。

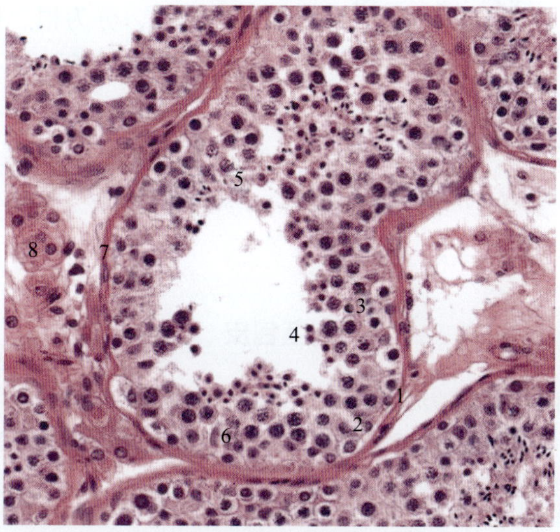

图 3-31 生精小管局部光镜图

1. 精原细胞；2. 初级精母细胞；3. 次级精母细胞；4. 精子细胞；
5. 精子；6. 支持细胞；7. 肌样细胞；8. 睾丸间质细胞

（二）输精管道

1. 附睾 附于睾丸的上端及后缘，分头、体和尾三部，附睾尾向上弯曲移行为输精管。附睾除储存精子外，还具营养精子，并促其功能成熟。

2. 输精管 长约 45cm，壁厚，活体触摸时呈坚实的圆索状，随精索经腹股沟管后，进入盆腔，在膀胱底的后面与精囊腺的排泄管汇合成射精管。

3. 射精管 长约 2cm，始于前列腺底，向前下穿经前列腺实质，开口于尿道的前列腺部。

（三）附属腺

1. 精囊腺 是一对梭形的囊状结构，位于膀胱底后方。

2. 前列腺 位于膀胱颈的下方，是一个呈栗子形的实质性器官，内有射精管和尿道穿行，其分泌物直接排入尿道。

3. 尿道球腺 是一对豌豆大的小腺体，其排泄管开口于尿道球部。

精液由输精管道以及附属腺的分泌物共同组成，内含精子。精液呈乳白色，弱碱性，适于精子的生存和活动。

（四）男性外生殖器

男性外生殖器包括阴囊和阴茎。

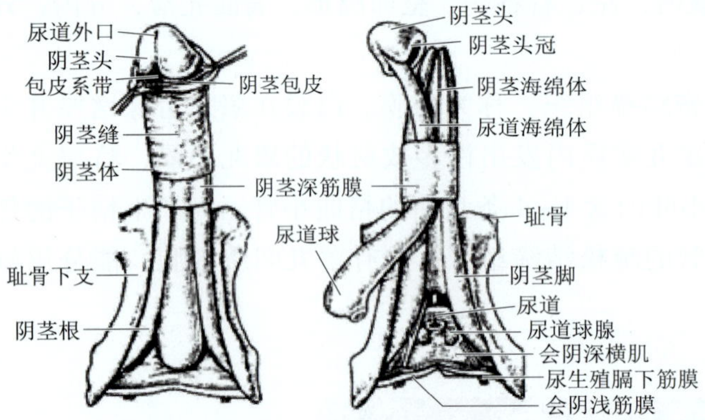

图 3-32 阴茎的外形与结构

1. 阴囊 为一皮肤囊袋，位于阴茎的后下方，容纳睾丸、附睾及输精管的起始部。阴囊壁由皮肤和肉膜组成，肉膜为含平滑肌的浅筋膜，可随外界温度的变化而舒缩，从而调节阴囊内的温度，有利于精子的发育。

2. 阴茎 阴茎为男性的性交器官，分为根、体、头三部分，由两条阴茎海绵体和一条尿道海绵体，外包筋膜和皮肤构成（图 3-32）。

知识链接

阴茎包皮

皮肤在阴茎颈处游离向前延伸，形成双层环形皱襞，包被阴茎头，称阴茎包皮。如果成年以后，阴茎头仍被包皮被覆，称包皮过长。如果包皮口过小，包皮不能退缩暴露阴茎头时，则称为包茎。在以上两种情况下，包皮腔内易存留污垢，可引起阴茎头包皮炎，也可能成为阴茎癌的诱发因素。包茎应行包皮环切术。

（五）男性尿道

男性尿道兼有排尿和排精功能，起自膀胱的尿道内口，止于阴茎头的尿道外口，长 18~20cm，管径平均为 5~7mm，分为前列腺部、膜部和海绵体部。

前列腺部贯穿前列腺，长 3~4cm，有射精管和前列腺排泄管的开口。膜部为尿道穿经尿生殖膈的部分，长约 1.5cm，周围环绕有尿道外括约肌，为横纹肌，可控制排尿。临床上将尿道前列腺部和膜部合称后尿道。海绵体部为贯穿尿道海绵体的部分，长 12~17cm，临床上称此部为前尿道。

男性尿道有三个狭窄和两个弯曲。三个狭窄分别位于尿道内口、膜部和尿道外口，以外口最窄。尿道结石易嵌顿在狭窄处。两个弯曲，一是耻骨下弯，位于耻骨联合下方，凹向前上方，此弯曲是固定的；另一个是耻骨前弯，位于耻骨联合前下方，凹向后下方，将阴茎向上提起，此弯曲即变直而消失。

二、女性生殖系统

女性内生殖器由生殖腺（卵巢）、输送管道（输卵管、子宫和阴道）以及附属腺（前庭大腺）组成；外生殖器即女阴（图 3-33、图 3-34）。

（一）卵巢

卵巢左右各一，呈扁卵圆形，位于小骨盆侧壁，髂总动脉分叉处。卵巢的大小和形状因年龄而差异。卵巢实质分为周围的皮质和中央的髓质。皮质含有不同发育阶段的卵泡、闭锁卵泡、黄体、白体等；髓质为富含血管的疏松结缔组织（图 3-35）。

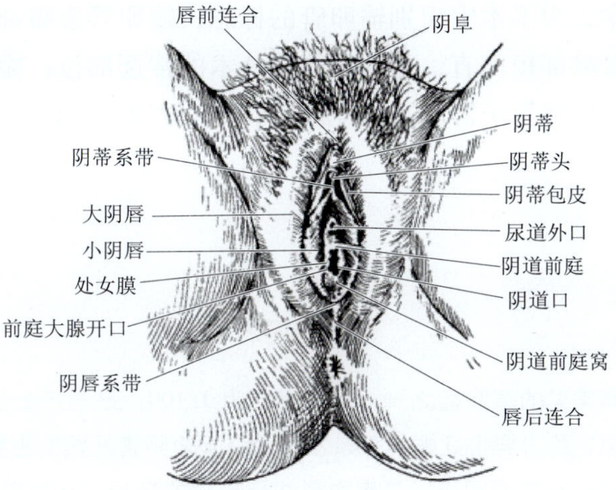

图 3-33 女性外生殖器

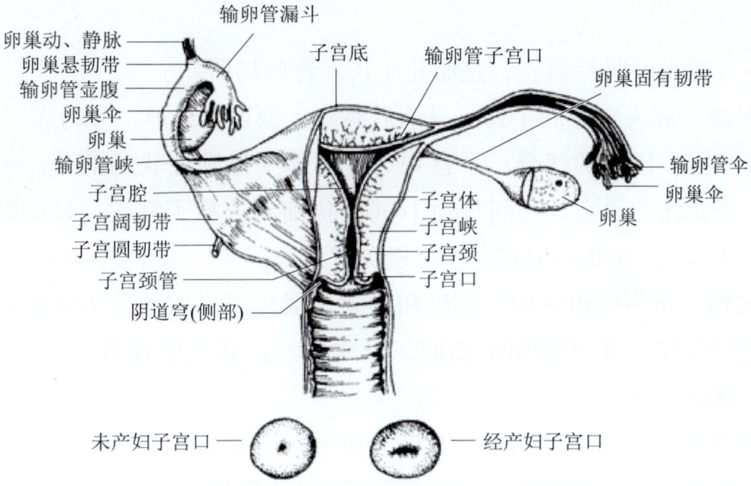

图 3-34 女性内生殖器（前面）

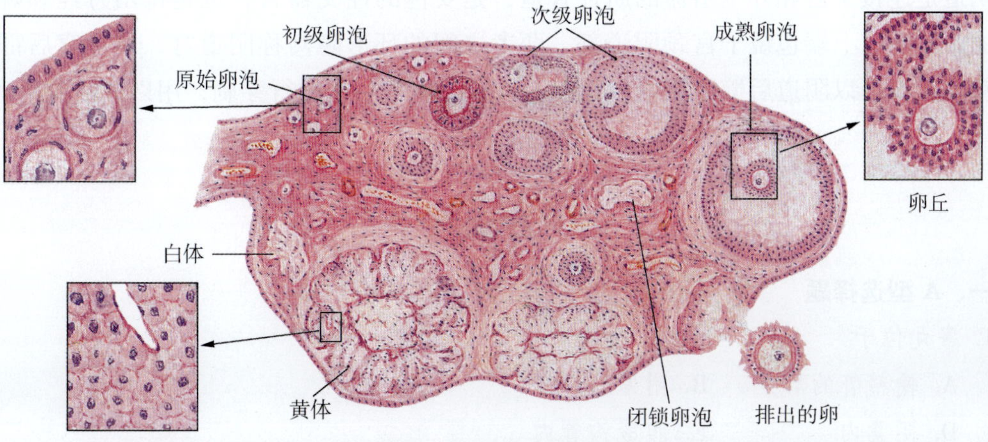

图 3-35 卵巢的微细结构

扫码“看一看”

（二）输卵管

输卵管是一对长约 10cm 的肌性管道，由外侧向内侧分为四部分。输卵管漏斗部为输卵管外侧端呈漏斗状膨大的部分，其底部中央有输卵管腹腔口开口于腹膜腔，其边缘有许多指状突起，称输卵管伞，为手术中识别输卵管的标志；输卵管壶腹部粗而腔大壁薄，卵子通常在此受精；输卵管峡部短而直，是输卵管结扎术的常选部位；输卵管子宫部为输卵管穿过子宫壁的部分，以输卵管子宫口通子宫腔。卵巢和输卵管在临床上合称子宫附件。

知识链接

输卵管妊娠

异位妊娠是妇产科常见的急腹症之一，发病率约为 1/100，是孕产妇的主要死亡原因之一，其中输卵管妊娠最常见，约占异位妊娠的 95% 左右。引起输卵管妊娠的主要病因是输卵管炎症，其分为输卵管黏膜炎和输卵管周围炎，二者均影响受精卵的运行，从而导致受精卵着床于输卵管。

（三）子宫

子宫是壁厚、腔小的肌性器官，是胎儿生长发育的场所。

1. 子宫的形态 成人未孕的子宫，呈前后略扁，倒置的梨形，分为底、体和颈三部分。子宫底为输卵管子宫口以上的部分；子宫颈为下部缩窄呈圆柱状的部分；子宫底与子宫颈之间为子宫体。子宫体与子宫颈之间长约 1cm 的狭细部分称子宫峡，妊娠时伸展融入子宫体，形成“子宫下段”，在此行剖宫产，可避免进入腹膜腔，减少感染机会。

2. 子宫的结构 子宫壁由内膜、肌层和外膜三层构成。内膜分为浅层的功能层和深部的基底层。功能层较厚，在月经期中剥脱，形成月经；基底层较薄，不参与月经的形成，月经期后，增生修复功能层。

3. 子宫的固定装置 子宫借韧带、阴道、尿生殖膈和盆底肌等维持其正常位置。子宫的韧带有子宫阔韧带、子宫圆韧带、子宫主韧带和子宫骶韧带等。

（四）阴道

阴道是连接子宫和外生殖器的肌性管道，是女性的性交器官，也是排出月经和娩出胎儿的通路。阴道上端包绕子宫颈阴道部，两者之间的环形隐窝称阴道穹，阴道穹后部与直肠子宫陷凹仅隔以阴道后壁和腹膜，临床上可经阴道穹后部进行穿刺，用以诊断或治疗。

目标检测

一、A 型选择题

1. 睾丸位于

A. 输精管的后方　B. 附睾的后方　C. 盆腔内

D. 阴囊内　E. 腹股沟管内

2. 与直肠相邻的结构是

A. 输尿管　　B. 附睾　　C. 前列腺
D. 精索　　E. 尿道球腺

3. 与腹膜腔相通的管道是
A. 输精管　　B. 输尿管　　C. 输卵管
D. 肛管　　E. 腹股沟管

4. 输卵管结扎的常选部位是
A. 子宫部　　B. 输卵管峡　　C. 输卵管壶腹
D. 输卵管漏斗　　E. 输卵管伞

二、简答题

1. 简述精子的产生部位与排出途径。
2. 简述输卵管的分部及各部的结构、功能特点。

第五节 腹 膜

一、腹膜和腹膜腔

腹膜是衬贴在腹、盆壁内面以及覆盖在腹、盆腔器官表面的一层浆膜。衬贴在腹、盆壁内面的称壁腹膜，覆盖在腹、盆腔器官表面的称脏腹膜。壁腹膜与脏腹膜相互移行围成腹膜腔。腔内有少量浆液，润滑腹膜，减小脏器之间的摩擦。

腹膜具有固定腹腔和骨盆腔内的器官，分泌浆液，以及吸收和修复等功能。

二、腹膜形成的结构

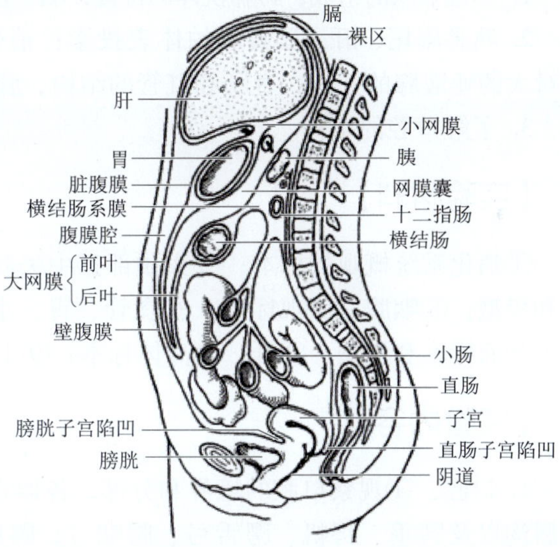

图 3-36　腹膜腔正中矢状切面模式图（女性）

腹膜在腹、盆壁与器官，或腹、盆腔器官之间，形成韧带、系膜、网膜、陷凹等结构（图 3-36）。如，连于膈与肝膈面的镰状韧带，连于肝门与胃小弯及十二指肠上部之间的小网膜；连于腹后壁与空、回肠之间的肠系膜；在胃大弯处下垂，再反折向上连于横结肠的大网膜。大网膜形似围裙，覆盖于横结肠和空、回肠的前面，内含血管、淋巴管、脂肪和吞噬细胞，具有较强的防御和吸收功能。

目标检测

A 型选择题

1. 下列关于腹膜的描述，错误的是

A. 腹膜是覆盖于腹、盆壁内面和腹、盆腔脏器表面的一层浆膜

B. 腹膜分为壁腹膜和脏腹膜

C. 男性的腹膜腔是密闭的

D. 腹膜腔内有少量浆液

E. 半卧位或坐位时女性腹膜腔的最低点在膀胱子宫陷凹

2. 腹膜内位器官不包括

A. 盲肠　　B. 胃　　C. 肝

D. 横结肠　　E. 空肠

3. 半卧位时男性腹膜腔最低处是

A. 直肠膀胱陷凹　　B. 直肠子宫陷凹　　C. 膀胱子宫陷凹

D. 网膜囊　　E. 肝肾隐窝

扫码“练一练”

实验四　消化系统的观察

【实验目的】

1. 掌握咽峡的组成；腭扁桃体的位置；咽、食管、胃、阑尾、肝的位置、形态和结构；

2. 熟悉阑尾、肝、胆囊底的体表投影；消化管的一般结构，胃、肝、胰的微细结构；三对大的唾液腺的开口；直肠和肛管的结构，胰的形态、位置。

3. 了解口腔的结构。

【实验材料】

①消化系统概观的标本；②头颈部正中矢状切面标本和模型；③唾液腺标本；④牙标本和模型；⑤咽腔后面观标本；⑥食管、胃、小肠和大肠标本和模型；⑦男、女性骨盆正中矢状面标本和模型；⑧肝、胰离体标本；⑨十二指肠、胆囊和输胆管道标本和模型。

【实验内容】

1. 口腔：①观察口腔的境界和分部，各器官的位置和形态。②观察口裂、口角、人中、鼻唇沟以及腭垂、腭帆、腭舌弓、腭咽弓、腭扁桃体、咽峡的组成。③观察牙冠、牙根、牙颈、牙龈、髓腔以及切牙、尖牙、前磨牙、磨牙的位置和形态。在活体上观察牙的排列。④观察舌根、舌体、舌尖、界沟、轮廓乳头、舌系带、舌下阜、舌下襞。在活体上辨认丝状乳头、菌状乳头。⑤观察腮腺、腮腺导管、舌下腺、下颌下腺的位置和开口处。

2. 咽：①观察咽的位置、分部和结构。②在鼻咽部观察咽鼓管咽口、咽隐窝。③在口咽部观察腭扁桃体窝。④在喉咽部观察梨状隐窝、咽与食管的关系。

3. 食管：观察食管的位置、形态、分部和三个生理性狭窄处。

4. 胃：①观察胃的位置、毗邻、分部和主要形态结构：即贲门、幽门、胃小弯、胃大弯、角切迹、胃前壁、胃后壁、贲门部、胃底、胃体、幽门部（幽门管和幽门窦）、幽门括约肌、幽门瓣。

5. 小肠：①观察小肠的位置和分部。②观察十二指肠的形态和分部，指出十二指肠球、十二指肠大乳头、十二指肠空肠曲、十二指肠悬肌的位置，并观察其形态特征。③观察空

肠和回肠的位置。

6. 大肠：①观察大肠的分部、位置。②观察盲肠和结肠的特征性结构结肠带、结肠袋、肠脂垂。③观察阑尾的位置和形态及阑尾根部与三条结肠带的关系。④观察回盲瓣的形态及阑尾开口。⑤观察直肠的位置、毗邻、直肠壶腹、骶曲、会阴曲、直肠横襞。

7. 肝：①观察肝的位置和肝上、下界的体表投影。②在肝的离体标本或模型上，观察肝的前、后缘，膈面、脏面（肝门）、肝镰状韧带、肝左叶、肝右叶、方叶、尾状叶的位置。

8. 胆囊及输胆管道：①在肝的离体标本或模型上，观察胆囊的位置、形态和分部（胆囊底、胆囊体、胆囊颈、胆囊管）。②在肝、胰、十二指肠、胆囊和输胆管道标本或模型上，观察肝左管、肝右管、肝总管、胆囊管、胆总管、肝胰壶腹、十二指肠大乳头。

【思考题】

1. 简述胃的形态和分部。
2. 简述胆汁的排泄途径。
3. 说出食管的 3 处狭窄的位置。

实验五　呼吸系统的观察

【实验目的】

1. 掌握呼吸系统的组成和上、下呼吸道的划分；鼻旁窦组成和各窦的开口部位；左、右主支气管的形态；肺的位置、形态、分叶；肋膈隐窝的位置；纵隔的境界、分部。
2. 熟悉喉的位置、喉软骨的名称和形态，喉腔的分部；左、右肺的区别。
3. 了解纵隔内容。

【实验材料】

①呼吸系统概况标本；②头颈部正中矢状切面标本；③鼻旁窦标本和切除鼻甲显示各鼻道的标本；④喉（后壁垂直切和冠状切）、喉软骨、喉肌标本；⑤气管和主支气管标本；⑥肺标本、支气管树铸型标本；⑦纵隔标本。

【实验内容】

1. 在呼吸系统概况标本上，观察呼吸道的组成及各器官的位置关系。

2. 鼻：在活体上确认鼻根、鼻背、鼻尖、鼻翼和鼻孔。

在头颈部正中矢状切面标本上区分鼻前庭和固有鼻腔，根据部位辨认鼻腔黏膜嗅区和呼吸区的范围，确认上、中、下鼻甲，上、中、下鼻道和蝶筛隐窝。

3. 鼻旁窦：在颅骨的水平切面标本、矢状切面标本以及额状切面标本上，辨认上颌窦、额窦、蝶窦及筛窦的位置、形态及开口部位并注意观察各窦与鼻腔的位置关系。

4. 喉：在活体上观察喉的位置，触摸喉结、环状软骨弓及吞咽时喉的上、下活动。

在喉的游离标本（已打开喉腔）和喉软骨标本上识别甲状软骨、环状软骨、杓状软骨和会厌软骨的形态及其连接，观察喉口的位置和组成，辨认前庭襞和声襞，确认喉前庭、喉中间腔及喉室和声门下腔。

5. 气管与主支气管：取气管与主支气管标本，观察气管与主支气管的形态，气管的分部及气管杈、气管隆嵴，比较左、右主支气管的形态差异，分析气管异物易落入右主支气管的原因。

6. 取肺标本，观察左、右肺的形态，注意识别出入肺门各结构及其位置关系。比较左、右肺形态结构上的差别，辨认右肺的斜裂、水平裂，上、中、下三叶，左肺的斜裂，上、下两叶。

7. 胸膜与纵隔：用胸腔标本，观察脏胸膜和壁胸膜的配布，壁胸膜的分部，脏、壁胸膜的移行部位，理解胸膜腔的概念。观察胸膜顶及肋膈隐窝的位置、形态和形成。

8. 取纵隔标本，观察纵隔的境界、分部及各部的主要内容。

【思考题】

1. 鼻旁窦有哪几对？各开口于何处？
2. 简述左、右主支气管的形态特点及临床意义。

实验六　泌尿系统的观察

【实验目的】

1. 掌握肾的形态、位置、构造及被膜。输尿管的分部与狭窄；膀胱的位置、形态和分部；膀胱三角的部位、形态特征；女性尿道的起止及形态特点。
2. 熟悉膀胱的毗邻；女性尿道的开口部位。
3. 了解膀胱壁的构造；肾的微细结构。

【实验材料】

1. 整体标本、离体器官标本。
2. 肾切片（HE 染色）。

【实验内容】

1. 集中观察整体标本，辨认泌尿系统各组成器官及其外形、位置和毗邻关系等。

2. 分散观察离体标本，辨认肾的形态及剖面结构，输尿管的三处狭窄，膀胱的形态、分部和黏膜及膀胱三角。

3. 观察肾切片

（1）低倍镜观察　肾表面有一薄层致密结缔组织，即纤维囊。实质分为皮质和髓质。皮质位于浅部，可见散在的肾小体和肾小管；髓质位于深部，染色较浅，可见多种管道的断面。

（2）高倍镜观察　①肾小体：断面呈圆形，其中央部分为血管球和肾小囊脏层的足细胞。肾小体的外周是一层单层扁平上皮构成的肾小囊壁层，肾小囊壁层以内的空白间隙为肾小囊腔。②近端小管曲部（近曲小管）：位于肾小体周围，管径较粗，管腔窄小而不规则，腔面有刷状缘；细胞呈锥形体积较大，胞质染色红，细胞界限不清。③远端小管曲部（远曲小管）：也位于肾小体附近，与近曲小管比较，数量少，管径小，管腔大而规则，无刷状缘，管壁为单层立方上皮，细胞体积小，胞质染色浅，细胞界限较清楚。

【思考题】

1. 肾冠状切面上肉眼可见到哪些结构？
2. 输尿管的狭窄位于何处？有何临床意义？
3. 简述肾的被膜。

实验七　生殖系统的观察

【实验目的】

1. 掌握睾丸的形态和位置；附睾的形态；输精管的行程；精索的组成。男性尿道的分部、狭窄、膨大及弯曲；卵巢的位置、形态；输卵管的形态和分部；子宫的形态、位置和固定装置；阴道穹后部的位置。乳房的位置和形态。
2. 熟悉前列腺的位置、形态、毗邻；睾丸、卵巢、子宫的微细结构；乳房的构造。
3. 了解阴茎的结构及阴茎包皮；阴囊的结构特点。

【实验材料】

整体标本、离体器官标本。

【实验内容】

1. 集中观察整体标本，辨认生殖系统各组成器官及其外形、位置和毗邻关系等。
2. 分散观察离体标本，辨认生殖系统各组成器官及其外形、结构等。

【思考题】

1. 简述男性尿道的分部、狭窄和弯曲。
2. 说出固定子宫的韧带有哪些。

（彭　俊　杜志昭）

扫码“学一学”

第四章

脉管系统

学习目标

知识目标

1. 掌握脉管系统的组成；大、小循环的途径；心的位置、外形；主动脉的起止、分部及各部分支；头颈、上肢、胸、腹部、盆部、下肢的动脉主干名称、行程、起止及其主要分支、分布；上、下腔静脉的组成及主要属支；门静脉的组成及属支；上、下肢浅静脉的位置及其注入部位；脾的位置和形态。
2. 熟悉各心腔形态；心包；心的血管；心传导系的组成及位置；血管的微细结构。
3. 了解心的体表投影；主要的压迫止血部位；门-腔静脉吻合的部位。

技能要求

1. 具有识别心的位置、外形；主动脉的起止、分部及各部分支；头颈、上肢、胸、腹部、盆部、下肢的动脉主干名称、行程、起止及其主要分支、分布；上、下腔静脉的组成；门静脉的组成及属支；上、下肢浅静脉的位置及其注入部位；脾的位置和形态的能力。
2. 学会确定心的体表投影；主要的压迫止血部位。

第一节　心血管系统

脉管系统包括心血管系统和淋巴系统两部分，是人体内一套连续封闭的管道系统。心血管系统由心、动脉、静脉和毛细血管组成，容纳血液。淋巴系统由淋巴器官、淋巴组织和淋巴管道组成，其管道内有淋巴流动，淋巴最后注入静脉。因此，淋巴管道可被看成是静脉的辅助管道。

通过脉管系统中血液和淋巴的流动，不断将消化管吸收的营养物质、肺吸入的 O_2 和内分泌腺分泌的激素等运输到全身各器官、组织和细胞；同时将各器官、组织和细胞产生的代谢产物（如 CO_2、尿素）等运输到肺、肾和皮肤等器官排出体外。循环系统的功能是维持人体内环境理化特性的相对稳定，保证人体生理活动的正常进行。

一、概述

（一）心血管系统的组成

1. 心血管系统　由心、动脉、静脉和毛细血管组成（图 4-1）。

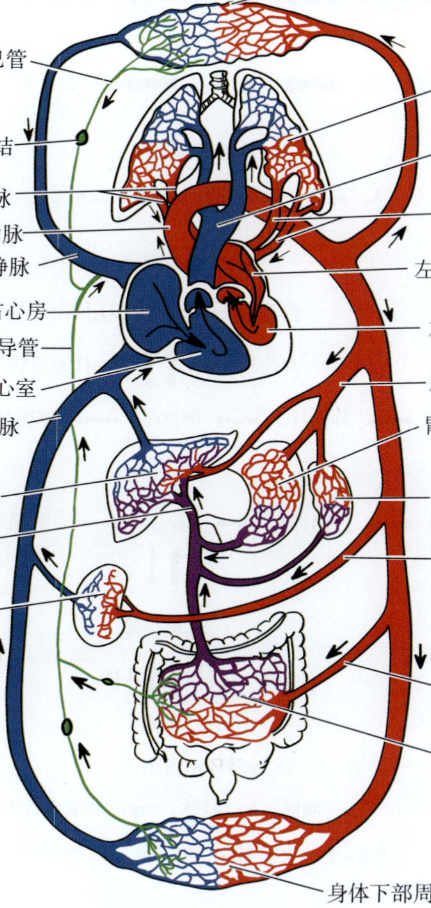

图 4-1　血液循环示意图

2. 心　是推动血液循环的动力器官，有右心房、右心室、左心房、左心室四个心腔构成。同侧心房与心室之间借房室口相通。左、右心房之间有房间隔，左、右心室之间有室间隔，所以，左半心与右半心血液不相互混流。心房接纳静脉，心室发出动脉。在房室口和动脉口处均有瓣膜，其像阀门一样，血流顺行时开放，血流逆行时关闭，保证血液在心腔内定向流动。

3. 动脉　是运输血液离心的血管。毛细血管介于小动脉和小静脉之间，连接二者成网状，是血液与组织、细胞进行物质交换的部位。静脉是运输血液回心的血管。

（二）血液循环

血液由心室射出，流经动脉、毛细血管，静脉回到心房，这种周而复始的循环过程称血液循环。根据循环途径不同，分为体循环和肺循环两种，二者同时进行，血液循环往复（图 4-2）。

1. 体循环（大循环）　当左心室收缩时，动脉血由左心室射入主动脉，再经主动脉的分支到达全身各器官的毛细血管，血液在此与周围的组织、细胞进行物质交换，把 O_2 和营养物质输送给组织、细胞，同时各组织、细胞产生的代谢废物回流入血液，经过此过程鲜红的动脉血转换为暗红色的静脉血，再经小静脉、中静脉，最后由上、下腔静脉及心壁的冠状窦返回右心房。体循环的特点是流程长，流经范围广，主要功能是将 O_2 和营养物质运输至全身各组织、细胞，并将代谢产物运回心脏。

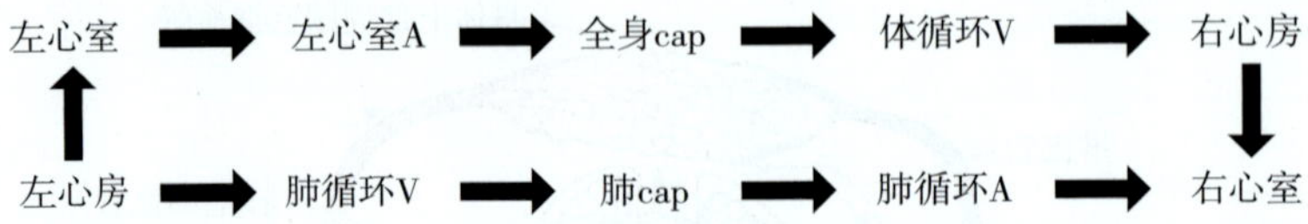

体循环示意图

（A：动脉；V：静脉；cap：毛细血管）

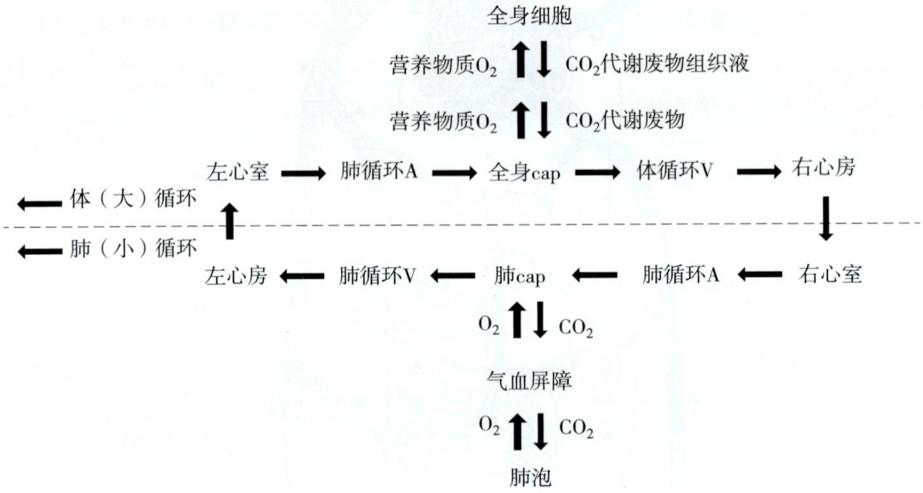

肺循环示意图

（A：动脉；V：静脉；cap：毛细血管）

图 4-2　体循环和肺循环示意图

2. 肺循环（小循环）　当右心室收缩时，静脉血由右心室射入肺动脉，再经肺动脉的各级分支到达肺泡周围的毛细血管，在此进行气体交换，血液中的 CO_2 进入肺泡，肺泡内的 O_2 进入血液，这样静脉血转化为动脉血，再经肺静脉进入左心房。肺循环的特点是流程短，只流经肺，主要功能是排出 CO_2，获得 O_2。

（三）血管的分类及结构

1. 血管的分类　血管分布于身体各部，分为动脉、静脉和毛细血管三类。动脉和静脉又依管径大小分为大、中、小 3 级，但其间逐渐移行并无明显的界限。

动脉是导血离心的血管，起于心室，止于毛细血管。分为大动脉、中动脉和小动脉。小动脉接近毛细血管的部分称为微动脉。动脉在分支过程中越分越细，最后移行为毛细血管。

毛细血管是连接动、静脉之间的微细管道，彼此吻合成网。除软骨、角膜、晶状体、毛发、牙釉质和被覆上皮等处外，毛细血管几乎遍布全身各处。毛细血管数量多，管壁薄，通透性大，血流缓慢，是血液与组织液进行物质交换的场所。

静脉是导血回心的血管，起于毛细血管，止于心房。分为大静脉、中静脉和小静脉。

小静脉与毛细血管相连的部分称微静脉。小静脉在向心回流过程中不断接受属支，逐渐汇合成中静脉、大静脉，最后注入心房。

2. 血管的微细结构　除毛细血管壁主要由单层内皮细胞和基膜构成外，动脉和静脉均由内膜、中膜和外膜3层结构构成。其中动脉血管内膜由内皮、内皮下层和内弹性膜组成，中膜由平滑肌、弹性纤维和胶原纤维构成，外膜由结缔组织构成。大动脉的中膜以弹性纤维为主，故有较大的弹性而被称为弹性动脉；中动脉和小动脉的中膜以平滑肌为主，被称为肌性动脉（图4-3）。

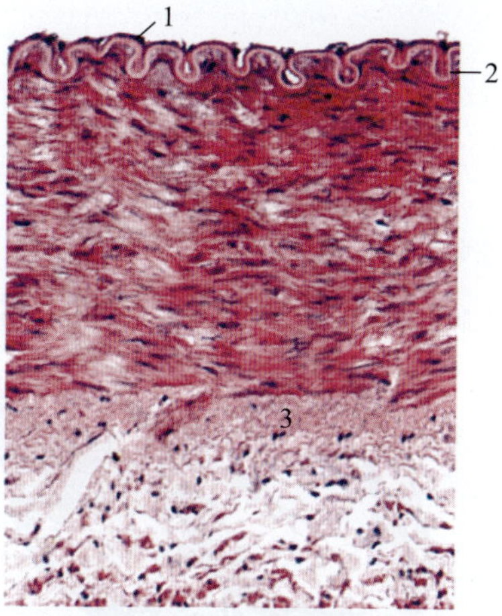

图4-3　中动脉结构模式图

1. 内皮　2. 内弹性膜　3. 外弹性膜

扫码“看一看”

二、心

心是血液循环的动力器官，通过心节律性的收缩与舒张，吸纳和射出血液，从而推动血液循环。

（一）心的位置和外形

1. 心的位置　心位于胸腔的中纵隔内，约2/3居正中线的左侧，1/3在正中线的右侧。心的前面大部分被肺和胸膜遮盖，只有一小部分与胸骨体下部左半和左侧第4~6肋软骨相邻，没有被遮盖。心的后方平第5~8胸椎，邻食管和胸主动脉等。心的上方与大血管相连，下方与膈相邻。心的两侧借纵隔胸膜与肺相邻（图4-4）。

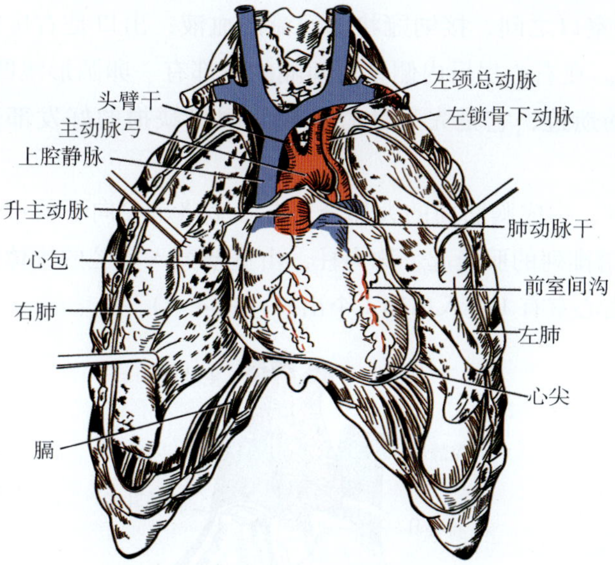

图4-4　心的位置

2. 心的外形　心近似倒置的、前后略扁的圆锥体，体积约和本人的拳头类似，具有一尖、一底、两面、三缘和三条沟。一尖称心尖，朝向左前下方，由左心室构成，位于左侧第5肋间隙与左锁骨中线交点内侧1~2cm处，该处可轻触到心尖的搏动。一底即心底，朝向右后上方，由左、右心房构成，与出入心的大血管相邻。心的两面分别是前面和下面：前面朝向胸骨体和肋软骨，又称胸肋面，大部分由右心房和右心室构成，小部分由左心耳和左心室构成；心的下面与膈相邻，又称膈面，大部分由左心室构成，小部分由右心室构成。三缘分别是：右缘由右心房构成；下缘较锐利，朝向前下，由右心室和心尖构成；左缘由左心室和左心耳构成。三条沟分别是：冠状沟靠近心底，近似环形，前方被肺动脉干中断，该沟是心脏表面心房与心室的分界；前室间沟与后室间沟分别位于心前面和后面，两沟在心尖右侧相汇，是心表面左、右心室的分界线。三条沟内容纳有心的血管和脂肪组织（图4-5）。

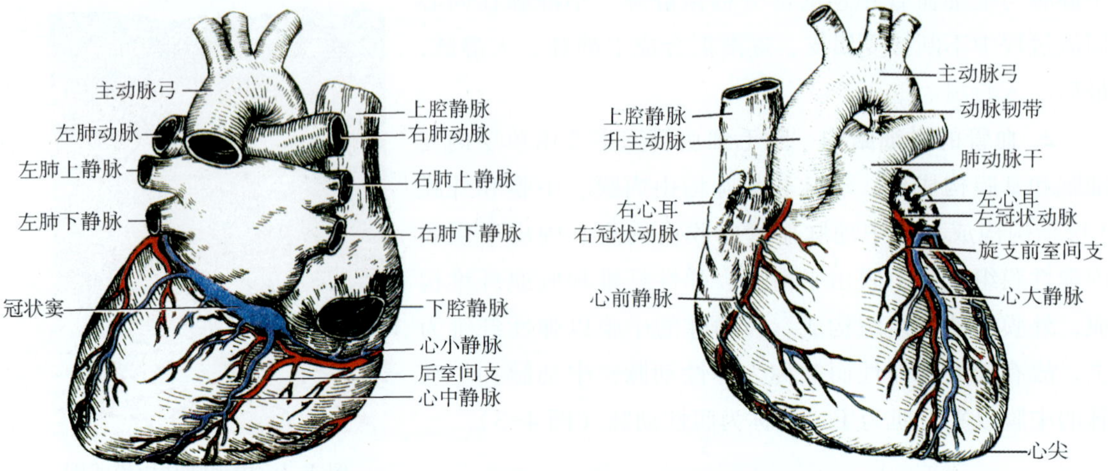

图 4-5　心的外形（左：前面观；右：后面观）

（二）心腔

1. 右心房　位于心的右上部，壁薄腔大。其突向左前方的部分，称右心耳，其内有许多平行的肌隆起，称梳状肌。右心房有 3 个入口和 1 个出口：入口是上腔静脉口、下腔静脉口和冠状窦口。上、下腔静脉口分别位于右心房右侧的上、下方，接纳上腔静脉与下腔静脉，冠状窦口位于下腔静脉口与右房室口之间，接纳冠状窦回流的血液；出口是右房室口，位于右心房的前下部，通向右心室。在右心房后内侧壁房间隔的下部有一卵圆形浅凹，称卵圆窝，是胎儿时期卵圆孔闭合后的遗迹，它是先天性心脏病房间隔缺损的好发部位（图 4-6）。

2. 右心室　位于右心房的左前下方，构成胸肋面的大部分。右心室略呈尖向下的锥体形，其前下部室壁凸凹不平，有许多交错排列的肌隆起，称肉柱，由室壁突入室腔的锥体形肌隆起称乳头肌；其左上部腔面光滑。右心室有 1 个入口和 1 个出口（图 4-7）。

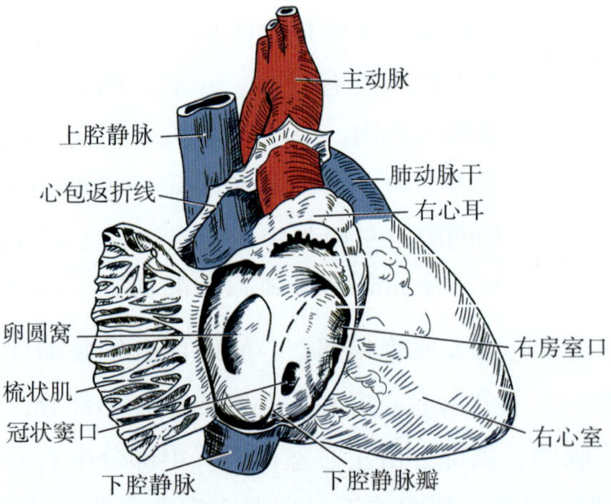

图 4-6　右心房的腔面

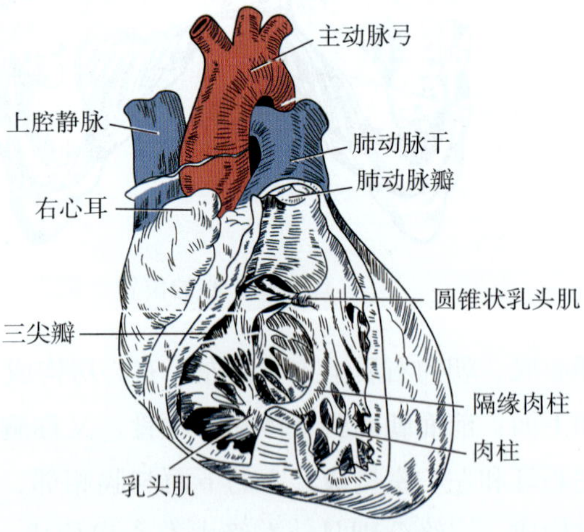

图 4-7　右心室的腔面

入口是右房室口，其周围的纤维环上附有三片三角形的瓣膜，称三尖瓣，瓣膜的边缘借腱索连于室壁乳头肌。当右心室收缩时，血液推动三尖瓣，使其相互对合，封闭右房口。同时，由于腱索和乳头肌的牵拉，瓣膜又不至于翻入右心房。纤维环、三尖瓣、腱索和乳头肌在结构和功能上是一个整体，总称为三尖瓣复合体，共同防止血液逆流入右心房。

出口是肺动脉口，位于右心室的左上部，通向肺动脉，其起始部形似倒置的漏斗，称动脉圆锥。肺动脉口周围的纤维环上附有三个半月形的瓣膜，称肺动脉瓣。肺动脉瓣与肺动脉干壁之间形成开口向上的袋状腔隙。当右心室舒张时，肺动脉干内血液回落，使袋状间隙充盈，三片肺动脉瓣相互挤压，关闭肺动脉口，防止血液回流入右心室。

3. 左心房 构成心底的大部分，其左侧向前突出的部分称左心耳，其内也有发达的梳状肌。左心房有4个入口和1个出口：入口统称为肺静脉口，位于左心房壁的两侧，左右分别是上、下肺静脉口；出口是左房室口，位于左心房的前下方，通向左心室（图4-8）。

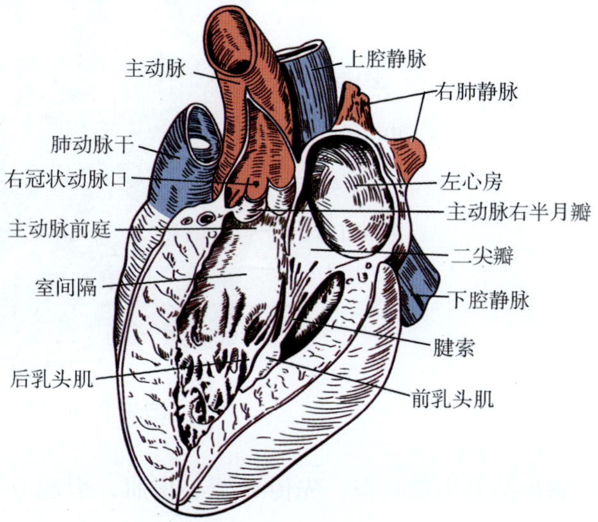

图4-8 左心房和左心室

4. 左心室 大部分位于右心室的左后方，呈圆锥状，构成心左缘和心尖。左心室后外侧，室壁肉柱发达，也有凸向室腔的乳头肌。前内侧部室壁光滑。左心室有1个入口和1个出口（图4-8）。

入口是左房室口，其周围的纤维环上附有两片三角形的瓣膜，称二尖瓣，瓣膜的边缘借腱索连于室壁乳头肌。二尖瓣的功能与三尖瓣一致，防止血液由左心室返流入左心房。

出口是主动脉口，位于左房室口的前内侧，通向主动脉。其口周围的纤维环上附有3个袋口向上、呈半月形的主动脉瓣，其形态、功能同肺动脉瓣一致。主动脉瓣与主动脉壁之间形成3个开口向上的主动脉窦，其中左窦和右窦分别有左、右冠状动脉的开口。

房室口和动脉口周围的瓣膜，随心室的收缩与舒张，开放或关闭，保证血液呈单向流动。心室收缩时，二尖瓣、三尖瓣关闭，主动脉瓣、肺动脉瓣开放，血液由心室射入动脉；心室舒张时，二尖瓣、三尖瓣开放，主动脉瓣、肺动脉瓣关闭，血液由心房流入心室。

（三）心的传导系统

心的传导系统由特殊分化的心肌细胞构成，其功能是自主发出节律性兴奋和传导冲动，以维持正常的心跳活动。心的传导系统由窦房结、房室结、房室束及其分支组成（图4-9）。

1. 窦房结 位于上腔静脉与右心耳交界处心外膜的深面，呈长椭圆形。能自动发出节律性兴奋，是心的正常起搏点。

2. 房室结 位于冠状窦口与右房室口之间的心内膜深面，呈扁椭圆形，其前端发出房室束。接受来自窦房结的兴奋，并将兴奋作短暂延搁，再传向心室，这样保证心肌收缩时心房先收缩然后心室再收缩。房室结也能产生兴奋，但频率较窦房结低，所以正常情况下其兴奋性不表现。

3. 房室束及其分支 房室束又称His束，起于房室结前端，沿室间隔膜部后下缘下降，至室间隔肌部上缘分为左、右束支，分别在室间隔两侧心内膜深面下降。最后分为细小的浦肯野纤维（Purkinje），与普通心肌纤维相连。

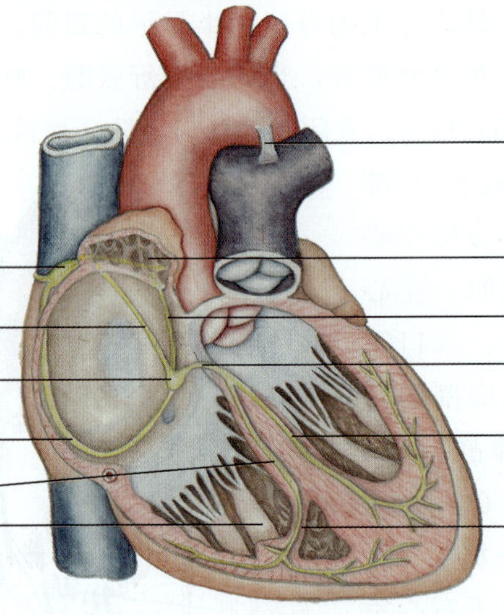

图 4-9　心传导系

窦房结发出的兴奋，先传导至心房肌，引起心房肌收缩，同时传到房室结。兴奋在房室结内作短暂延搁，再沿房室束、左、右束支和浦肯野纤维传至心室肌，引起心室肌收缩。所以心房肌收缩和心室肌收缩是交替进行的。

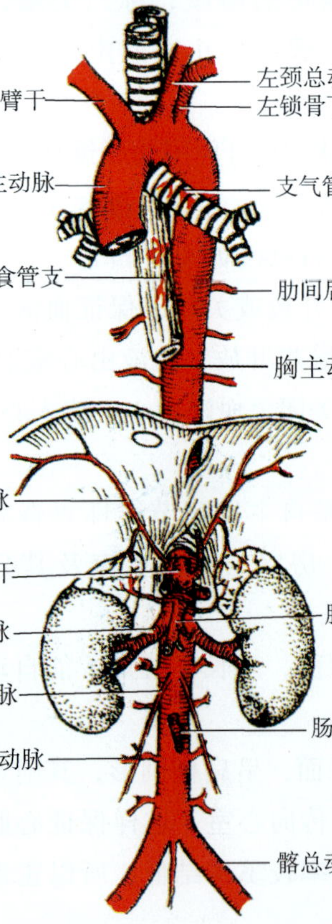

图 4-10　主动脉分部及其分支

（四）心的血管

1. 心的动脉　营养心的动脉来源于左、右冠状动脉（图 4-10）。

（1）右冠状动脉　起于主动脉右窦，沿冠状沟右行，绕心右缘至膈面后室间沟与冠状沟交界处，发出后室间支和左室后支。后室间支沿后室间沟走行，左室后支走行至左心室膈面右侧。右冠状动脉主要分布于右心房、右心室、左心室的后壁、室间隔后下1/3、窦房结和房室结等处。

（2）左冠状动脉　起于主动脉左窦，在肺动脉干与左心耳之间左行至冠状沟，分为前室间支和旋支。前室间支沿前室间沟下行，在心尖右侧与右冠状动脉的后室间支吻合，分支分布于左心室前壁、右心室前壁一部分和室间隔前上 2/3。旋支绕心左缘至左心室膈面，分支分布于左心房、左心室侧壁和后壁。

2. 心的静脉　心壁绝大部分的静脉血由冠状窦收集，冠状窦位于冠状沟后部，左心房与左心室之间，开口于右心房。其主要属支有心大静脉、心中静脉和心小静脉。心大静脉走行于前室间沟内，绕心左缘至膈面，注入冠状窦左端；心中静脉走行于后室间沟内，注入冠状窦右端；心小静脉在膈面沿冠状沟左行，注入冠状窦右端。

知识链接

冠心病

冠心病是一种由冠状动脉器质性（动脉粥样硬化或动力性血管痉挛）狭窄或阻塞引起的心肌缺血缺氧（心绞痛）或心肌坏死（心肌梗死）的心脏病，亦称缺血性心脏病。日常说的冠心病是指动脉器质性狭窄或阻塞，全称冠状动脉粥样硬化性心脏病。冠状动脉狭窄常见脂肪物质在血管内壁堆积，这一过程称为动脉硬化。动脉硬化发展到一定程度，冠状动脉狭窄逐渐加重，减少心肌的供血，心脏缺少氧气，就会发生胸部不适，即心绞痛。多数人是“胸部压迫感”“闷胀感”“憋闷感”，少数人感觉向左侧肩部、背部放散，休息或者含服硝酸甘油缓解。心肌梗死为冠心病的另一种表现，胸痛持久而严重，休息或含服硝酸甘油无效。心肌梗死时冠状动脉完全阻塞，心肌因为缺血缺氧而坏死。

（五）心包

心包是包裹心和出入心的大血管根部的纤维浆膜囊。分内、外两层，外层为纤维心包，内层为浆膜心包（图 4-11）。

纤维心包是坚韧的结缔组织囊，伸缩性很小，上与出入心的大血管外膜相续，下附着于膈的中心腱。浆膜心包分为脏、壁两层，脏层衬于心表面，即心外膜，壁层贴于纤维心包内面。脏、壁两层在出入心的大血管根部相互移行，围成的潜在性间隙称心包腔，内含少量浆液，起润滑作用。心包可防止心过度扩张，减少心搏动时的摩擦。

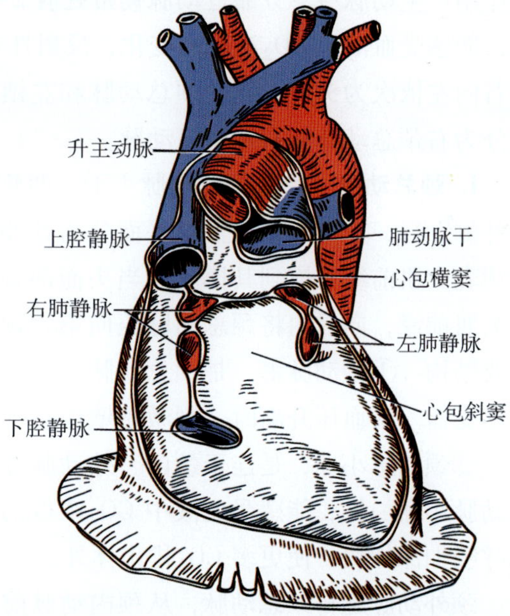

图 4-11　心包

三、肺循环的血管

（一）肺循环的动脉

肺动脉干粗而短，起自右心室，向左后上方斜行，至主动脉弓下方，分为左、右肺动脉，分别行向左、右两侧，经左、右肺门入肺。肺动脉在肺内反复分支，最后在肺泡周围形成毛细血管网。

在肺动脉分叉处稍左侧，与主动脉弓下缘之间连有一结缔组织索，称动脉韧带，是胎儿时期动脉导管闭锁后的遗迹（图 4-5）。动脉导管如果出生后 6 个月还未封闭，则称为动脉导管未闭，是先天性心脏病的一种。

（二）肺的静脉

肺静脉左、右各有两条，分别是左肺上静脉、左肺下静脉和右肺上静脉、右肺下静脉。起自于肺泡周围毛细血管，在肺内逐级汇合，出肺门，向内穿心包注入左心房。

四、体循环的血管

（一）体循环的动脉

体循环的动脉是将血液由心运输到全身各个器官的血管，由主动脉及其各级分支组成（图 4-1）。

体循环动脉管的主干是主动脉，由左心室发出，先行向右上至右侧第二胸肋关节后方，再呈弓形弯向左后下方至第四胸椎体下缘水平，沿脊柱左前方下行，穿膈的主动脉裂孔入腹腔，至第四腰椎下缘分为左、右髂总动脉。主动脉以胸骨角平面为界分为升主动脉、主动脉弓和降主动脉，其中降主动脉又以膈的主动脉裂孔为界分为胸主动脉和腹主动脉。

升主动脉自左心室发出，于肺动脉干与上腔静脉之间行向右前上方，至右第二胸肋关节的后方移行为主动脉弓，其根部发出左、右冠状动脉。

主动脉弓位于胸骨柄后方，自右第二胸肋关节后方弓形向左后下方至第四胸椎下缘，移行为降主动脉，其后方与气管和食管相邻。主动脉弓壁内有压力感受器，具有调节血压的作用。主动脉弓下方靠近动脉韧带处有 2~3 个粟粒样小体，称主动脉小球，为化学感受器，能感受血液中 CO_2浓度的变化，反射性参与呼吸调节。在主动脉弓凸侧发出三大分支，从右向左依次为头臂干、左颈总动脉和左锁骨下动脉。头臂干向右上行至右胸锁关节的后方分为右颈总动脉和右锁骨下动脉。

1. 颈总动脉　是头颈部动脉主干，两侧颈总动脉经胸锁关节后方，沿气管、喉和食管的外侧上行，至甲状软骨上缘平面分为颈外动脉和颈内动脉。颈总动脉上段位置表浅，在胸锁乳突肌前缘可摸到其搏动。当头面部有损伤大出血时，可在环状软骨平面高度、胸锁乳突肌前缘，向后内将颈总动脉压向第六颈椎横突，暂时止血。在颈总动脉分叉处有两个重要结构：①颈动脉窦，是颈总动脉末端和颈内动脉起始处管径膨大的部分，其壁内有压力感受器。当血压升高时，刺激窦壁内感受器，可通过中枢反射性引起心跳减慢，血压下降。②颈动脉小球，是连于颈内、外动脉分叉处后方的一椭圆形小体，属化学感受器，与主动脉小球一样，能感受血液中 CO_2浓度的变化。当血液中 CO_2浓度升高时，可反射性引起呼吸加深加快，使更多 CO_2排出体外。

颈外动脉起自颈总动脉，从颈内动脉前内逐渐转向其前外上行，穿腮腺实质于下颌颈高度分为颞浅动脉和上颌动脉两终支。主要分支有甲状腺上动脉、面动脉、颞浅动脉、上颌动脉。

颈内动脉在颈部没有分支，于咽外侧垂直上行，经颈动脉管入颅，分支分布于脑和视器（详见中枢神经系统）。

2. 锁骨下动脉　右侧起自头臂干，左侧起自主动脉弓。从胸锁关节后方斜向外至颈根部，呈弓形经胸膜顶前面，穿斜角肌间隙至第一肋外缘，延续为腋动脉。当上肢出血时，可在锁骨中点上方向后下将锁骨下动脉压向第一肋进行止血。

腋动脉在第一肋的外缘续于锁骨下动脉，经腋窝行向外下，至大圆肌下缘移行为肱动脉。

肱动脉沿肱二头肌内侧缘下行至肘窝，平桡骨颈高度分为桡动脉和尺动脉。在肘窝内上、肱二头肌肌腱内侧，肱动脉位置表浅，可触摸其搏动，是测血压听诊的部位。当上肢远侧外伤大出血时，可在臂中部肱二头肌内侧将肱动脉压向肱骨，进行止血。肱动脉的主要分支是肱深动脉，行向后下外方，分布于肱三头肌和肱骨。其余分支分布于臂部和肘关节。

3. 胸主动脉 是胸部动脉主干，发出壁支和脏支。壁支包括 9 对肋间后动脉和 1 对肋下动脉，分支分布于脊髓、背部的肌肉皮肤、胸壁和腹壁上部等处。脏支细小，有支气管支、食管支和心包支，分别分布于气管支气管、食管和心包。

4. 腹主动脉 是腹部动脉的主干，也发出壁支和脏支，脏支比壁支粗大。

（1）脏支分为成对脏支和不成对脏支两种。成对脏支包括肾上腺中动脉、肾动脉和睾丸动脉（卵巢动脉），不成对脏支包括腹腔干、肠系膜上动脉和肠系膜下动脉。

腹腔干主干粗短，在主动脉裂孔稍下方由腹主动脉前壁发出，立即分为胃左动脉、肝总动脉和脾动脉三支。

肠系膜上动脉在腹腔干起始处稍下，起自腹主动脉前壁，经胰头后方、十二指肠水平部前面下行，进入小肠系膜根，向右下至右髂窝。主要分支有空肠动脉和回肠动脉、回结肠动脉（回结肠动脉发出阑尾动脉）、右结肠动脉、中结肠动脉。

肠系膜下动脉平第三腰椎高度起自腹主动脉前壁，沿腹后壁行向左下。主要分支有左结肠动脉、乙状结肠动脉、直肠上动脉。

（2）壁支主要有四对腰动脉，起自腹主动脉后壁，横行向外，分布于腹后壁和脊髓。

5. 髂总动脉 自第四腰椎体下缘由腹主动脉分出，左右各一，沿腰大肌内侧行向外下，至骶髂关节前面分为髂内动脉和髂外动脉。

髂内动脉是盆部动脉的主干，沿盆侧壁下行，发出壁支和脏支。

（1）脏支有脐动脉、膀胱下动脉、直肠下动脉、阴部内动脉、子宫动脉（在行子宫切除术结扎子宫动脉时，应靠近子宫颈，以免伤及输尿管）。

（2）壁支有闭孔动脉、臀上动脉、臀下动脉。

髂外动脉沿腰大肌内侧缘下行，经腹股沟韧带中点深面到股部，移行为股动脉。主要分支有腹壁下动脉，在腹股沟韧带上方发出，经腹股沟管深环内侧，行向内上从腹直肌后面进入腹直肌鞘，分布于腹直肌，并与腹壁上动脉吻合。

6. 股动脉 在股三角内行向内下，经收肌管至腘窝，移行为腘动脉。分支分布于大腿肌和髋关节。在腹股沟韧带中点稍下方，股动脉位置表浅，可触到其搏动。腘动脉经腘窝深部下行，至腘窝下角分为胫前动脉和胫后动脉。胫后动脉在小腿后群浅、深层肌之间下行，经内踝后方至足底，分为足底内侧动脉和足底外侧动脉。胫后动脉在小腿后面的分支分布于胫、腓骨和小腿后群与外侧肌群，在足底分支分布于足底与足趾。胫前动脉穿小腿骨间膜上部至小腿前面，在小腿前群肌之间下行，经踝关节前面至足背，移行为足背动脉。沿途发出分支，分布于小腿前群肌及附近皮肤。

足背动脉经足背内侧至第一跖骨间隙，分支分布于足背和足趾。踝关节前面足背动脉位置表浅，在内、外踝连线中点处可触及其搏动。

体循环动脉的主要分支归纳如图（图 4-12）。

- 心
- ↓ 升主动脉→左、右冠状动脉
- ↓ 主动脉弓
  - 头臂干
    - 右颈总动脉
      - 颈外动脉
        - 甲状腺上动脉
        - 舌动脉
        - 面动脉
        - 颞浅动脉
        - 上颌动脉→脑膜中动脉
      - 颈内动脉
    - 右锁骨下动脉→腋动脉→肱动脉→
      - 桡动脉、尺动脉 → 掌浅弓、掌深弓
  - 左颈总动脉
  - 左锁骨下动脉
    - 椎动脉
    - 甲状颈干→甲状腺下动脉
    - 胸廓内动脉→腹壁上动脉
- ↓ 胸主动脉
  - 肋间后动脉、肋下动脉
  - 支气管支
  - 食管支
  - 心包支
- ↓ 腹主动脉
  - 单脏支
    - 腹腔干
      - 胃左动脉
      - 肝总动脉
        - 肝固有动脉
          - 胃右动脉
          - 左支
          - 右支→胆囊动脉
        - 胃十二指肠动脉
          - 胃网膜右动脉
          - 胰十二指肠上动脉
      - 脾动脉
        - 胰支
        - 脾支
        - 胃短动脉
        - 胃网膜左动脉
    - 肠系膜上动脉
      - 空、回肠动脉
      - 回结肠动脉→阑尾动脉
      - 右结肠动脉
      - 中结肠动脉
    - 肠系膜下动脉
      - 左结肠动脉
      - 乙状结肠动脉
      - 直肠上动脉
  - 成对脏支：肾上腺中动脉、肾动脉、睾丸动脉
  - 壁支：腰动脉
- ↓ 左、右髂总动脉
  - 髂内动脉
    - 脐动脉→膀胱上动脉
    - 膀胱下动脉
    - 直肠下动脉
    - 子宫动脉（女性）
    - 阴部内动脉→肛动脉
    - 闭孔动脉
    - 臀上动脉
    - 臀下动脉
  - 髂外动脉→股动脉→腘动脉→
    - 胫前动脉→足背动脉
    - 胫后动脉
      - 腓动脉
      - 足底内侧动脉
      - 足底外侧动脉

图 4-12　体循环的动脉分支

（二）体循环的静脉

体循环的静脉与动脉比较，主要有以下特点：①静脉管腔大，管壁薄，弹性小，其内血流缓慢，压力低，数量多于动脉，静脉内的血容量超过动脉的 1 倍以上，以维持单位时间内与动脉的血流量保持一致。②体循环的静脉分为浅、深静脉浅静脉位于皮下浅筋膜内，又称皮下静脉。浅静脉不与动脉伴行，最后注入深静脉。一些大的浅静脉，体表可观察到其轮廓，临床上可进行注射、输液和采血。深静脉位于深筋膜深面或体腔内，多数与动脉伴随走行，命名与相应动脉同名，有的动脉有两条伴行静脉。③静脉的吻合丰富，浅静脉吻合形成静脉网或静脉弓。深静脉在一些器官周围或器官壁内吻合形成静脉丛。④一些静脉内具有静脉瓣，静脉瓣成对分布，呈半月形，其作用为保证血液流向回心方向，防止其逆流。静脉瓣主要分布于受重力影响大的静脉血管，如四肢的静脉血管内。

体循环的静脉包括上腔静脉系、下腔静脉系和心静脉系。

1. 上腔静脉系　上腔静脉系由上腔静脉及其属支组成，收集头颈、上肢、胸部（心除外）和脐以上腹前外侧壁的静脉血（图 4-13）。

上腔静脉由左、右头臂静脉在右侧第一胸肋结合后方汇合而成，沿升主动脉右侧下

降，在右侧第三胸肋关节水平注入右心房。上腔静脉注入右心房之前有奇静脉汇入。

头臂静脉左、右各一，由同侧颈内静脉和锁骨下静脉在胸锁关节后方汇合而成，汇合处的夹角称静脉角，有淋巴导管注入。

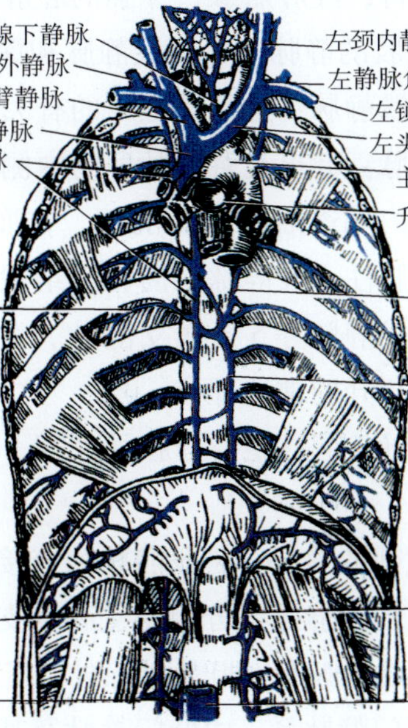

图 4-13　上腔静脉及其属支

（1）头颈部的静脉　颈内静脉在颈静脉孔处与乙状窦相续，伴随颈内动脉和颈总动脉下行，至胸锁关节后方与锁骨下静脉汇合形成头臂静脉。颈内静脉与颈内、颈总动脉共同位于颈动脉鞘内，其壁与颈动脉鞘筋膜相连，管腔常处开放状态。当颈内静脉损伤破裂时，管腔不易闭锁，加之胸腔负压对静脉回流的吸引，从而使空气容易进入，导致空气栓塞发生。

颈内静脉的分支分为颅内支和颅外支。颅内支通过硬脑膜窦收集脑、视器及颅骨等处的静脉血。颅外支收集面部和颈部的静脉血，属支较多，主要有面静脉、下颌后静脉。

知识链接

危险三角

面静脉借眼上、下静脉、面深静脉与颅内海绵窦交通，而且在口角平面以上部分无静脉瓣，因此，面部发生化脓性感染时，若处理不当（如挤压等），感染可经上述途径传入颅内，导致颅内感染。因此将鼻根至两侧口角的三角区称为“危险三角”。

颈外静脉是颈部最大的浅静脉，由耳后静脉与下颌后静脉后支汇合而成。沿胸锁乳突肌表面下行，注入锁骨下静脉。颈外静脉体表可见，用作静脉穿刺部位。颈外静脉穿深筋膜处，管壁附着于深筋膜，此处若损伤，管壁不易自行闭合，吸气时空气可被吸入，从而导致发生空气栓塞。

（2）锁骨下静脉　在第一肋的外缘续腋静脉，向内经前斜角肌前面至胸锁关节后方，与颈内静脉汇合形成头臂静脉。

（3）上肢的静脉　分浅静脉和深静脉。上肢的深静脉与同名动脉伴行，收集同名动脉分布区域的静脉血。上肢的浅静脉较多，相互吻合，比较恒定的有头静脉、贵要静脉、肘正中静脉，临床上常用于采血或静脉注射。

（4）胸部的静脉　主要有奇静脉、半奇静脉、副半奇静脉。奇静脉是连通上、下腔静脉系的重要通道之一。

2. 下腔静脉系　下腔静脉系由下腔静脉及其属支组成，收集腹、盆、下肢的静脉血。

下腔静脉是全身最粗大的静脉，由左、右髂总静脉在第五腰椎高度汇合而成，沿腹主动脉右侧上行，经肝后缘，穿膈的腔静脉孔入胸腔，注入右心房。

（1）下肢的静脉　也分浅静脉和深静脉，静脉瓣比上肢静脉多。

下肢的浅静脉：走行较恒定的有大隐静脉和小隐静脉。

大隐静脉：起自足背静脉弓的内侧，经内踝的前方，沿小腿内侧上行至膝关节的内后，再沿大腿的内侧逐渐转至其前面，在耻骨结节外下方 3～4cm 处穿隐静脉裂孔，注入股静脉。大隐静脉注入股静脉之前，接纳股外侧浅静脉、股内侧浅静脉、阴部外静脉、腹壁浅静脉和旋髂浅静脉等 5 条属支静脉。大隐静脉在内踝前方，位置表浅恒定，是临床上静脉穿刺或静脉切开的常选部位。

小隐静脉：起自足背静脉弓外侧，经外踝后方，沿小腿后面上行，至腘窝穿深筋膜注入腘静脉。

（2）盆部的静脉　是股静脉的直接延续，伴随同名动脉走行。

（3）腹部的静脉　分为壁支和脏支。壁支主要有 4 对腰静脉，脏支分成对脏支和不成对脏支。不成对脏支（肝静脉除外）汇合形成肝门静脉。

（4）肝门静脉系　由肝门静脉及其属支组成。收集腹腔内不成对脏器（肝除外）的静脉血。肝门静脉由肠系膜上静脉和脾静脉在胰头后方汇合而成，长 6～8cm，经十二指肠上部后方，行向右上，进入肝十二指肠韧带，在胆总管和肝固有动脉后方上行至肝门，分左、右两支经肝门入肝（图 4-14）。

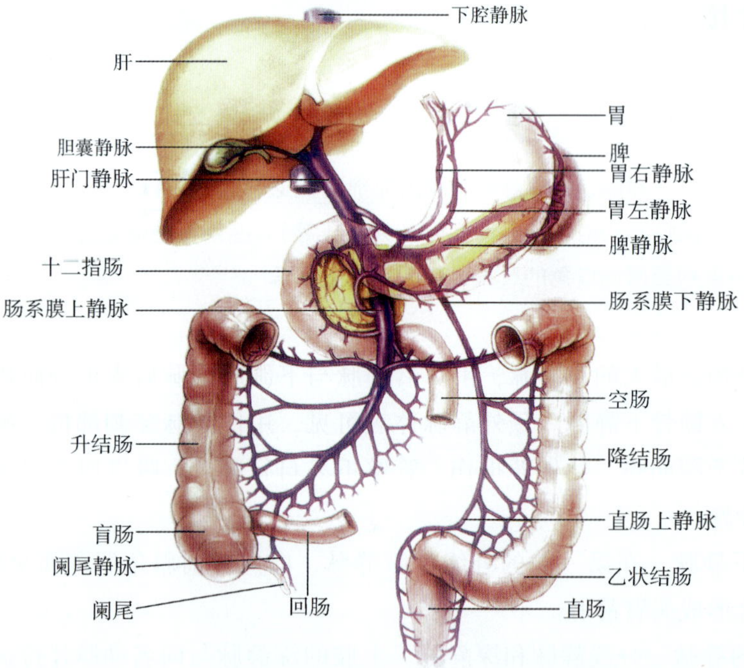

图 4-14　肝门静脉及其属支

肝门静脉主要结构特点：①肝门静脉起始两端均是毛细血管。②在肝门静脉内流动的是有丰富营养物质的静脉血。③肝门静脉及其属支内一般无静脉瓣，当肝门静脉压力增高时，血液可发生逆流。

肝门静脉的主要属支：①肠系膜上静脉：在肠系膜内，行于同名动脉右侧，收集同名动脉分布区域的静脉血。②脾静脉：在脾门处由脾支汇合而成，沿胰后面经脾动脉下方右行，收集脾动脉分布区域的静脉血。③肠系膜下静脉：收集肠系膜下动脉分布区域的静脉血，一般注入脾静脉。④胃左静脉：与同名动脉伴行，在胃贲门处接受来自食管静脉丛的静脉血，右行注入肝门静脉。⑤胃右静脉：与胃右动脉伴行，右行注入肝门静脉，在幽门上方接受幽门前静脉，幽门前静脉位于幽门前方，是手术时确定幽门位置的标志。⑥胆囊静脉：收集胆囊壁的静脉血，注入肝门静脉或其右支。⑦附脐静脉：起自脐周静脉网，沿肝圆韧带走行，注入肝门静脉。

肝门静脉与上、下腔静脉的吻合：当肝门静脉压力增高时，肝门静脉内的血液可通过其与上、下腔静脉吻合的部位，进行回流。重要的吻合部位有 3 处：食管静脉丛、直肠静脉丛、脐周静脉网。

体循环的主要静脉回流，可归纳如图 4-15。

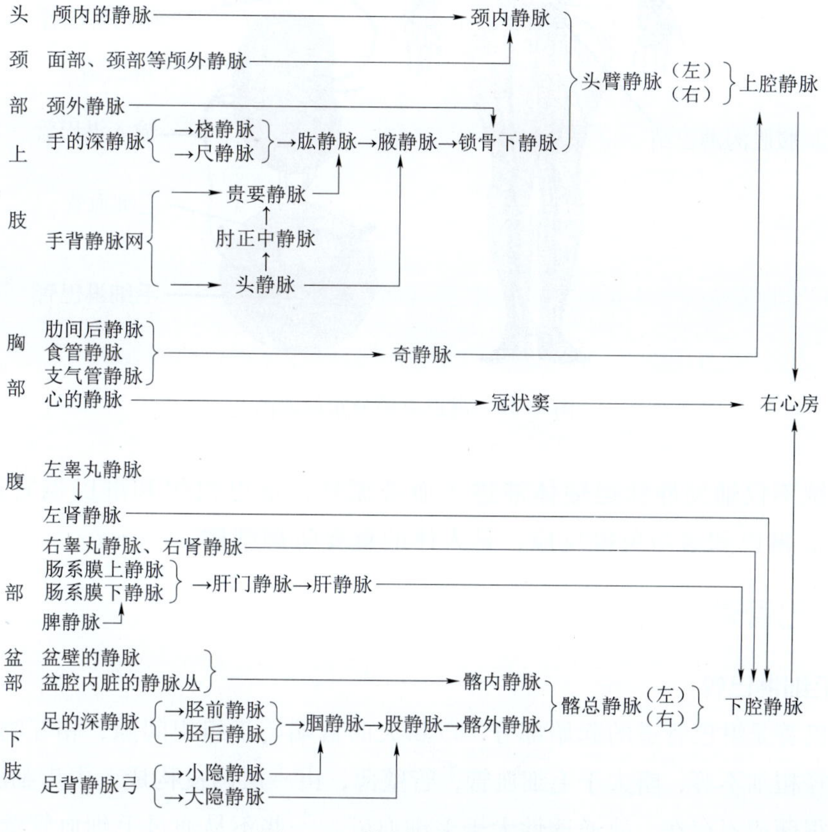

图 4-15　体循环的静脉回流

第二节　淋巴系统

淋巴系统由淋巴管道、淋巴器官和淋巴组织组成（图 4-16）。淋巴管道包括毛细淋巴管、淋巴管、淋巴干和淋巴导管。淋巴器官包括淋巴结、脾、胸腺和扁桃体等。淋巴组织除参与淋巴器官的构成外，还分布于消化道、呼吸道等的黏膜。

当血液流经毛细血管时，一部分血浆成分由毛细血管动脉端进入组织间隙形成组织液。

组织液与细胞进行物质交换后，大部分组织液由毛细血管静脉端重吸收回血液，少部分组织液则进入毛细淋巴管形成淋巴。淋巴是无色透明的液体（但小肠淋巴管道内的淋巴除外，因其含乳糜微粒，呈乳白色）。淋巴沿淋巴管道向心流动，途经一系列淋巴结，最后汇入静脉。因此，淋巴管道可被看作是静脉的辅助部分。

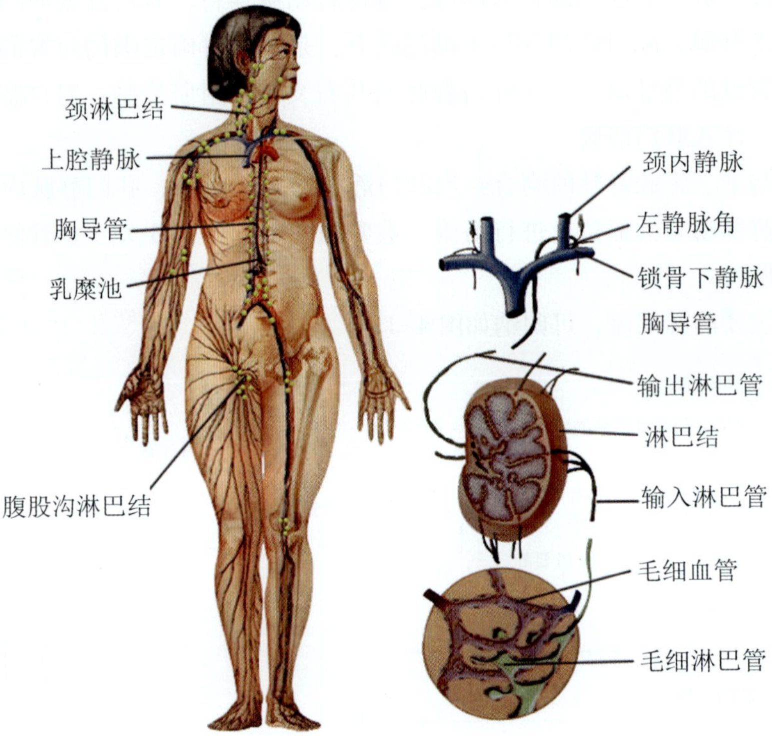

图 4-16　淋巴系统分布模式图

淋巴系统不仅辅助静脉运输体液进入血液循环，淋巴组织和淋巴器官还能产生淋巴细胞、过滤淋巴和参与免疫反应，是人体的重要防御结构。

一、淋巴管道

（一）毛细淋巴管

毛细淋巴管是淋巴管道的起始部分，以膨大的盲端始于组织间隙，相互吻合成网。毛细淋巴管管径粗细不等，略大于毛细血管，管壁薄，由一层内皮构成，内皮细胞间有间隙，内皮外基膜很薄或不存在，故通透性大于毛细血管。一些不易通过毛细血管壁的大分子物质，如蛋白质、细菌、癌细胞及异物等则易进入毛细淋巴管。

（二）淋巴管

淋巴管由毛细淋巴管汇合而成（图 4-17）。其管壁结构与静脉相似，但管径较细、管壁较薄、其内瓣膜丰富，外观呈串珠状。淋巴管在向心的行程中，要经过一个或多个淋巴结。淋巴管分为浅、深两种：浅淋巴管位于皮下浅筋膜内，常与浅静脉伴行；深淋巴管位于深筋膜深面，与深部血管伴行。浅、深淋巴管间具有广泛的交通。

（三）淋巴干

浅、深淋巴管经过一系列淋巴结后，由最后一群淋巴结的输出淋巴管汇合构成淋巴干

（图 4-17）。全身淋巴干共 9 条，分别是：左、右颈干，左、右锁骨下干，左、右支气管纵隔干，左、右腰干和一条肠干。

（四）淋巴导管

9 条淋巴干最后汇合形成 2 条淋巴导管，分别是胸导管和右淋巴导管。

1. 胸导管 是全身最大的淋巴导管，长 30~40cm，由左、右腰干和肠干在第 1 腰椎前面汇合而成，其起始处膨大称乳糜池。胸导管起始后，经膈的主动脉裂孔上行进入胸腔，在食管的后方，沿脊柱右前方上行，至第五胸椎高度转向左侧，再沿脊柱左前方上行，出胸廓上口至颈根部，弓形弯曲向外注入左静脉角。在注入左静脉角之前，胸导管还接纳左颈干、左锁骨下干和左支气管纵隔干回流的淋巴。胸导管主要收集腹部、盆部、双下肢、左半胸、左上肢和左侧头颈部的淋巴，所收集的淋巴约占的全身 3/4。

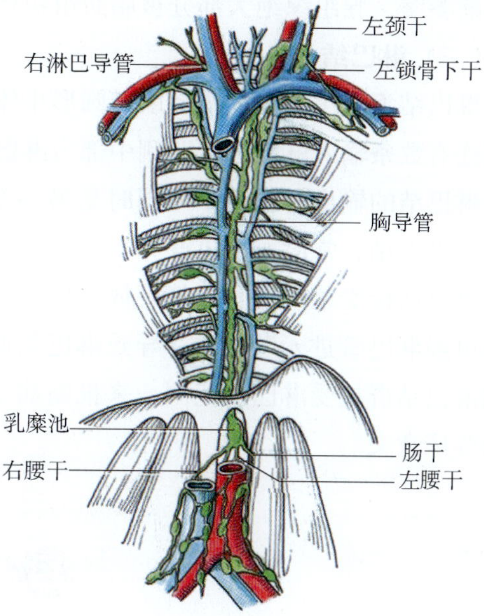

图 4-17 淋巴干和淋巴管

2. 右淋巴导管 长约 1.5cm，由右颈干、右锁骨下干和右支气管纵隔干汇合而成，注入右静脉角。收集右半胸、右上肢和右侧头颈部的淋巴，所收集的淋巴约占全身的 1/4。

二、淋巴器官

淋巴器官主要由淋巴组织组成，包括淋巴结、扁桃体、脾和胸腺等。

（一）脾

脾是人体最大的淋巴器官，位于左季肋区，与第 9~11 肋相对，长轴与第 10 肋一致。正常时，左肋弓下缘不能触及脾。脾呈暗红色，质软而脆，若左季肋区受到暴力打击，容易导致脾破裂。

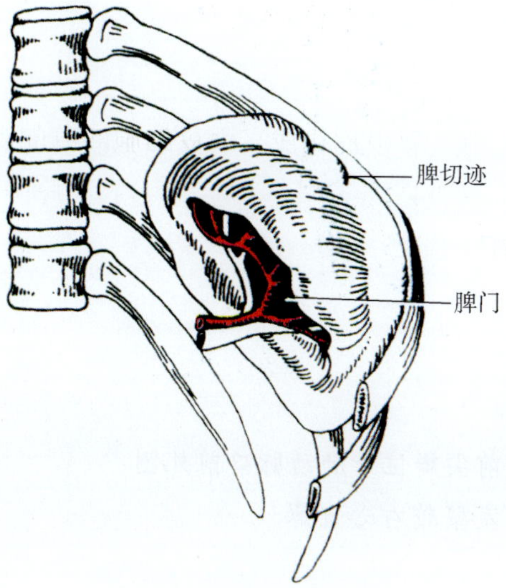

图 4-18 脾的形态和位置

脾呈扁椭圆形，可分为内、外侧两面，前、后两端和上、下两缘。脾的外侧面凸隆，与膈相对，又称膈面；脾的内侧面凹陷，与胃底、胰尾、左肾及左肾上腺等相邻，又称脏面，其近中央处称脾门，是血管、神经出入脾的部位。脾的前、后端圆钝。脾的下缘钝厚；脾的上缘较薄，有 2~3 个凹陷，称脾切迹，是临床上脾肿大时触诊脾的标志（图 4-18）。

（二）胸腺

胸腺位于胸骨柄的后方，上纵隔的前部。质软，色灰红，上窄下宽，可分为不对称的左、右两叶。新生儿及幼儿胸腺体积相对较大，随着年龄的增长，胸腺继续发育，青春期达到高峰，以后逐渐萎缩，腺组织绝大部分被脂肪组织代替。

（三）淋巴结

淋巴结为大小不等的圆形或椭圆形小体，质地软，色灰红。一般一侧凸隆，一侧凹陷，凸侧连有数条输入淋巴管，凹侧中部为淋巴结门，有1~2 条输出淋巴管及血管、神经出入，一个淋巴结的输出淋巴管，可同时是另一个淋巴结的输入淋巴管。淋巴结数目较多，分为浅、深淋巴结，常沿血管成群分布于身体相对较隐蔽的部位。

淋巴结接受某一器官或某一局部回流的淋巴。当某一局部有感染或肿瘤时，细菌或癌细胞可经淋巴管进入淋巴结，导致淋巴结肿大。反之，当人体某一群淋巴发生肿大时，可根据淋巴结群接受淋巴的范围，来推断病变所在。学习淋巴结的位置和收集范围，具有一定的临床意义。

目标检测

一、A 型选择题

1. 脉管系统由哪些部分组成
   A. 心、静脉、毛细血管和动脉　B. 毛细淋巴管、淋巴干、淋巴导管
   C. 静脉系统和淋巴系统　D. 心血管系统和淋巴系统
   E. 动脉和静脉
2. 二尖瓣位于
   A. 主动脉口　B. 肺动脉口　C. 左房室口
   D. 右房室口　E. 冠状窦口
3. 左心室的入口是
   A. 上腔静脉口　B. 下腔静脉口　C. 冠状窦口
   D. 左房室口　E. 主动脉口
4. 心正常起搏点是
   A. 窦房结　B. 房室结　C. 房室束
   D. 左、右束支　E. 浦肯野纤维网
5. 主动脉弓从右向左依次发出那些动脉
   A. 头臂干、左锁骨下动脉、左颈总动脉
   B. 头臂干、左颈总动脉、左锁骨下动脉
   C. 左颈总动脉、右锁骨下动脉、头臂干
   D. 右锁骨下动脉、右颈总动脉、头臂干
   E. 头臂干、右锁骨下动脉、右颈总动脉
6. 关于左心室的叙述，下列哪项是正确的
   A. 房室口有三尖瓣　B. 前尖瓣位于肺动脉口前外侧
   C. 房室口有二尖瓣　D. 室壁较右心室薄
   E. 与肺动脉相通
7. 肺循环起止心腔

A. 右心室-左心房　　B. 右心房-右心室
C. 主动脉-肺动脉　　D. 左心房-右心室
E. 右心室-右心房

8. 不属于静脉的特点是
A. 壁薄　　B. 富有弹性压力较低
C. 数目较动脉多　　D. 有静脉瓣
E. 管径粗，管腔大

9. 关于肝门静脉的叙述，下列哪项是正确的
A. 由肠系膜上静脉和下静脉汇合而成
B. 由脾静脉和肠系膜上静脉汇合而成
C. 由脾静脉和肠系膜下静脉汇合而成
D. 由肝静脉和脾静脉汇合而成
E. 由胃左静脉和脾静脉汇合而成

10. 三尖瓣位于那个部位
A. 肺动脉口　　B. 左房室口　　C. 主动脉口
D. 右房室口　　E. 冠状窦口

11. 不成对的淋巴干是
A. 颈干　　B. 腰干　　C. 锁骨下干
D. 支气管纵隔干　　E. 肠干

二、简答题

1. 肺循环和体循环的途径如何？
2. 试述心的位置。
3. 简述肝门静脉的收集范围及其属支。
4. 淋巴管道的组成如何？

扫码“练一练”

实验八　脉管系统的观察

【实验目的】

1. 掌握心的位置、外形；主动脉的起止、分部及各部分支；头颈、上肢、胸、腹部、盆部、下肢的动脉主干名称、行程、起止及其主要分支、分布；上、下腔静脉的组成；门静脉的组成及属支；上、下肢浅静脉的位置及其注入部位；脾的位置和形态。

2. 熟悉各心腔形态；心的血管；心传导系的组成及位置；血管的微细结构。

3. 了解心的体表投影；主要的压迫止血部位。

【实验材料】

1. 胸腔纵隔标本（切开心包）。
2. 离体心脏标本（开窗、剖面及横切示瓣膜标本）。
3. 心的血管标本。

4. 心肺联合标本。
5. 头、颈、胸部与上肢的动脉标本或模型。
6. 下肢动脉标本。
7. 全身各部的主要静脉标本或模型。
8. 肝门静脉的标本或模型。

【实验内容和方法】

1. 利用纵隔的标本观察心的位置、外形及与周围的毗邻关系。
2. 利用心脏的标本及模型指出右心房、右心室、左心房、左心室及其结构和出、入口。
3. 利用心的血管标本观察左、右冠状动脉的走行、分支及分布。
4. 利用标本或模型指出心传导系的构成。
5. 利用胸、腹后壁的动脉标本及离体心的标本观察主动脉的行程、分段、主要分支及其分布。
6. 利用头颈部的动脉标本观察头颈部动脉的主要分支、分布和主要压迫止血点部位。
7. 利用胸部及上肢的动脉标本观察锁骨下动脉、腋动脉、肱动脉、桡动脉和尺动脉的分支、分布及主要压迫止血点部位。
8. 利用盆腔及下肢的动脉标本观察股动脉、腘动脉的行程、分支、分布及主要压迫止血点部位。
9. 利用上肢浅静脉的标本观察头静脉、肘正中静脉和贵要静脉的行程、注入部位。
10. 利用腹部、盆部及下肢的静脉标本观察下腔静脉的合成及其属支。
11. 利用下肢浅静脉的标本观察大隐静脉和小隐静脉的行程、注入部位。
12. 利用肝门静脉的标本或模型指出肝门静脉合成及属支，并辨认食管静脉丛、直肠静脉丛和脐周围静脉网。

【思考题】

1. 简述心传导系的组成、位置及功能。
2. 试述从右肱动脉插管到达左冠状动脉的途径。

（宋　宇）

第五章

神经系统

学习目标

知识目标

1. 掌握神经系统的常用术语；脊髓的位置和外形；端脑的外形、内部结构、大脑皮质的机能定位；脊神经的组成、纤维成分及分支；颈丛、臂丛、腰丛、骶丛的组成、位置、主要分支；十二对脑神经的名称、顺序、纤维成分、性质和连脑部位。硬膜外隙、蛛网膜下隙的概念。
2. 熟悉神经系统的区分；脑干的外形及与之相连的脑神经；小脑的位置、功能；十二对脑神经的纤维成分；脑和脊髓的被膜；内脏神经的概念、内脏运动神经与躯体运动神经的差别。
3. 了解脊髓的内部结构；下丘脑主要核团的功能；中枢神经传导通路。

技能目标

1. 具有辨认脊髓的位置，外形；脑的分部；脑干的组成和外形，第 3~12 对脑神经连脑的位置；小脑的位置、外形；脑室的位置及连通；大脑半球各面的主要沟、回、分叶；内囊的位置和分部；脑、脊髓被膜的层次；颈丛、臂丛、腰丛、骶丛的组成、位置及重要分支和分布的能力。
2. 学会理解动眼神经、三叉神经、面神经、舌咽神经、迷走神经的行程、分支分布及损伤后的症状。

第一节　概　述

扫码“学一学”

一、神经系统的功能及活动方式

神经系统由位于颅腔的脑、椎管内的脊髓和遍布全身的神经所组成，是人体中起主导作用的系统。一方面能协调人体内各系统、器官的功能活动，使人体成为一个有机的整体；另一方面使人体适应内、外环境的变化，维持人体与内、外环境的平衡。

神经系统活动的基本方式是反射。反射是神经系统对内、外环境的刺激所作出的适宜反应。反射活动的结构基础是反射弧，由感受器、传入神经元、中枢、传出神经元和效应器。反射弧的完整是反射进行的必要条件。

二、神经系统的区分

神经系统分为中枢神经系统和周围神经系统两部分（图 5-1）。中枢神经系统包括脑和脊髓。周围神经系统包括脑神经和脊神经。将脑神经和脊神经中分布于皮肤、骨、关节和骨骼肌等处的神经为躯体神经；分布于内脏、心血管和腺体的神经为内脏神经。它们均含感觉纤维和运动纤维，其中内脏神经的运动纤维按功能分为交感神经和副交感神经。

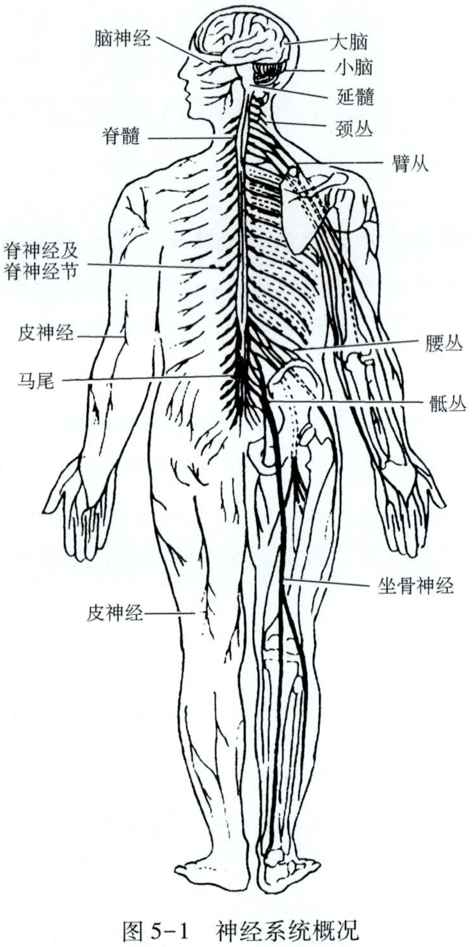

图 5-1　神经系统概况

三、神经系统的常用术语

神经系统中，根据不同部位神经元胞体和神经纤维的配布，特用不同的术语。

（一）灰质和皮质

中枢神经系统内，神经元胞体及其树突聚集的部位，在新鲜标本上，色泽灰暗，称灰质。在大、小脑表面的灰质称皮质。

（二）白质和髓质

中枢神经系统内，神经元的轴突集中的部位，因色泽苍白，称白质。大、小脑深面的白质称髓质。

（三）神经核和神经节

中枢神经系统内，散在的灰质团块，称神经核。在周围神经系统内，神经元胞体聚集成团块状，称神经节。

（四）纤维束和神经

中枢神经系统内，起止、行程和功能相同的神经纤维聚集成束，称纤维束。周围神经系统内，神经纤维所聚集成束，称神经。

（五）网状结构

中枢神经系统内，神经纤维交织呈网，神经元胞体散在其中，称网状结构。

第二节　脊髓与脊神经

一、脊髓

扫码“学一学”

（一）脊髓的位置与外形

脊髓位于椎管内，约占椎管的上 2/3，长 45cm。上端在枕骨大孔处与延髓相续，下端成人平第 1 腰椎下缘（新生儿可达第 3 腰椎下缘平面）。借软脊膜构成的细丝，称终丝，固定于尾骨背面。

脊髓呈前后稍扁的圆柱形，全长粗细不等，有两处膨大：上段的颈膨大和下段的腰骶膨大。脊髓下端变细呈圆锥状，称脊髓圆锥（图 5-2）。

脊髓表面有 6 条纵行沟裂：前面的前正中裂，较深；其两侧有左、右前外侧沟，后面的后正中沟，较浅，其两侧有左、右后外侧沟。前外侧沟连脊神经的前根，后外侧沟连脊神经的后根，前、后根在椎间孔处合并成脊神经。在后根处有一膨大，称脊神经节，由假单极神经元的胞体聚集而成（图 5-3）。

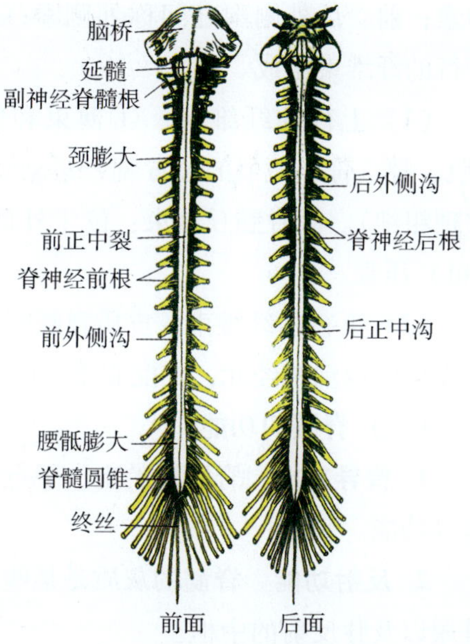

图 5-2　脊髓的外形

脊髓表面无明显节段性。为了学习方便，通常把每对脊神经所连的一段脊髓称一个脊髓节段，共 31 个节段：8 个颈节、12 个胸节、5 个腰节、5 个骶节和 1 个尾节。

在脊髓圆锥下方，腰、骶、尾的神经根围绕终丝，形成马尾。由于成人在第 1 腰椎以下已无脊髓而只有马尾（图 5-2）。故临床作腰椎穿刺时，常选择在第 3、4 或第 4、5 腰椎棘突之间进行，可避免损伤脊髓。

（二）脊髓的内部结构

脊髓由位于中央的灰质和周围的白质构成（图 5-3）。

1. 灰质　在脊髓横切面上呈“H”形，其正中有一纵行小管，称中央管，向上通第四脑室。灰质前部膨大称前角（前柱），内含有运动神经元胞体，其轴突组成脊神经的前根，支配骨骼肌；灰质后部狭长称后角（后柱），内含联络神经元胞体，它与脊神经后根的纤维形成突触，接受由后根传入的神经冲动；在脊髓第 1 胸节至第 3 腰节的前角与后角之间，有一对向外侧突出的侧角（侧柱），内含有交感神经元胞体；骶髓无侧角，在骶 2~4 节段的前角与后角之间，称骶副交感核，含有副交感神经元胞体，它们的轴突参与组成脊神经前根，支配平滑肌、心肌和腺体。

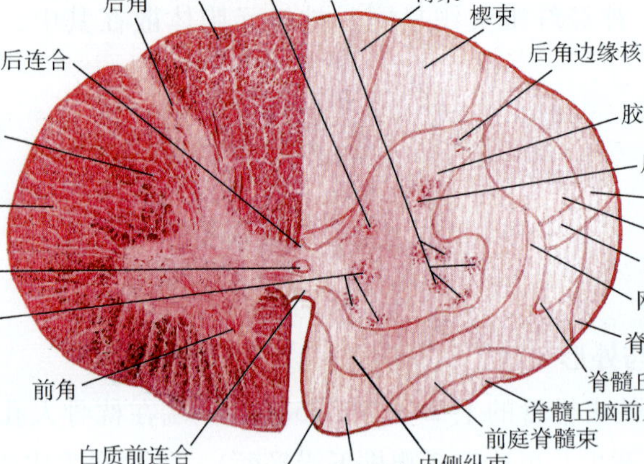

图 5-3　脊髓（横断面）

2. 白质　位于灰质的周围，借表面的沟裂，分为三个索：前正中裂与前外侧沟之间称前索；前、后外侧沟之间称外侧索；后正中沟与后外侧沟之间称后索。各索由许多上行、下行的纤维束组成。

（1）上行的纤维束　①薄束和楔束：位于白质后索，传导躯干和四肢的本体感觉（肌、腱、骨、关节的位置觉、运动觉和振动觉）和精细触觉（用于辨别两点距离和物体纹理粗细）。②脊髓丘脑束：位于外侧索和前索，传导躯干和四肢的皮肤的痛、温觉，触（粗）压觉。

（2）下行的纤维束　皮质脊髓前束和皮质脊髓侧束，分别位于前索和外侧索，起自大脑皮质的运动神经元，支配躯干、四肢骨骼肌随意运动。

（三）脊髓的功能

1. 传导功能　脊髓内的上、下行纤维束是脑与感受器和效应器联系的神经通路，具有传导功能。

2. 反射功能　脊髓的灰质是某些反射的低级中枢。例如，在脊髓的腰、骶段内有排便、排尿以及膝反射的中枢。

二、脊神经

脊神经连于脊髓，共 31 对，其中颈神经 8 对、胸神经 12 对、腰神经 5 对、骶神经 5 对、尾神经 1 对。每条脊神经干都由前根和后根在椎间孔处合成。前根含运动纤维，发自脊髓灰质的运动神经元；后根上有一膨大的脊神经节，节内含假单极神经元的胞体，其中枢突组成后根，周围突构成脊神经的感觉纤维。可见，每条脊神经都是含有运动纤维和感觉纤维的混合神经（图 5-4）。

脊神经干出椎间孔后，立即分为前支和后支。后支细小，分布于躯干背面的深群肌和

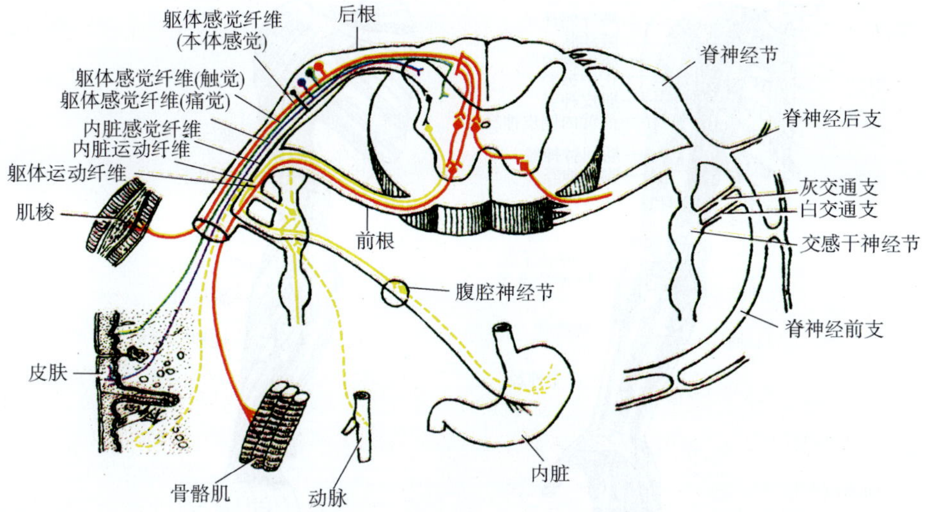

图 5-4　脊神经组成和分部

皮肤。前支粗大，除胸神经外，其余的脊神经前支均分别交织成脊神经丛，计有颈丛、臂丛、腰丛和骶丛，再由这些丛发出分支至各自分布的区域。

（一）颈丛

颈丛由第 1~4 颈神经的前支组成，位于胸锁乳突肌上份的深面，其分支分布于颈部、肩部、枕区和耳郭的皮肤以及部分颈肌和膈。颈丛的分支中最重要的是膈神经。

膈神经：由胸廓上口进入胸腔，经肺门前方，沿纵隔两侧面下行至膈。膈神经的运动纤维支配膈肌，感觉纤维分布于胸膜、心包和膈下面的腹膜，右膈神经还有分支到肝、胆囊和胆总管等处（图 5-5）。

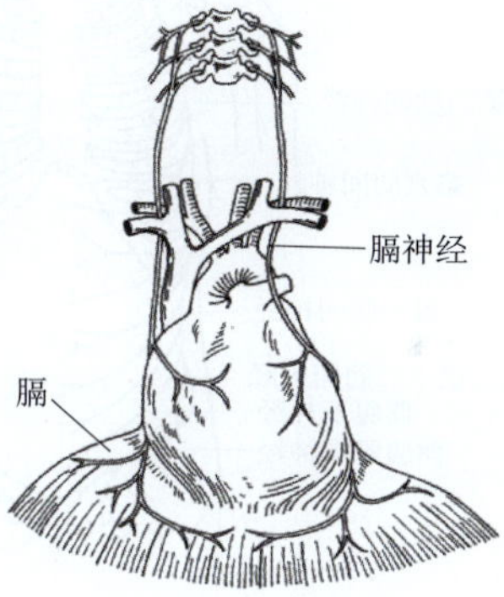

图 5-5　膈神经

（二）臂丛

由第 5~8 颈神经的前支和第 1 胸神经的前支组成，经锁骨后方进入腋窝，围绕腋动脉排列，其分支分布于上肢的肌和皮肤以及胸、背部的浅层肌（斜方肌除外）。臂丛的主要分支如下。

1. 正中神经　沿肱二头肌内侧缘伴肱动脉下行到肘窝，然后行经前臂正中，在前臂前群肌之间下降至手掌。正中神经的分支分布于前臂前群大部分肌、手肌的外侧群以及手掌桡侧半和桡侧三个半指掌面的皮肤（图 5-6）。若损伤可导致“猿手”。

2. 尺神经　伴肱动脉内侧下行，绕过桡骨下端内侧的后面至前臂前区，再伴尺动脉下行至手掌。尺神经的分支分布于前臂前群一块半肌和手肌大部分以及手掌尺侧半、尺侧一个半指、手背尺侧半和手背尺侧两个半指的皮肤（图 5-6）。若损伤可导致“爪形手”。

3. 桡神经　经腋动脉后方，绕肱骨中份后面向外下方行，经前臂后区至手背。桡神经的分支分布于臂和前臂肌的后群以及臂和前臂后面、手背桡侧半和桡侧两半指背面的皮肤（图 5-6）。若损伤可导致“垂腕”。

4. 腋神经　在肩关节囊下方，绕肱骨外科颈分布于三角肌、肩关节及肩部皮肤。若损伤可导致“方肩”。

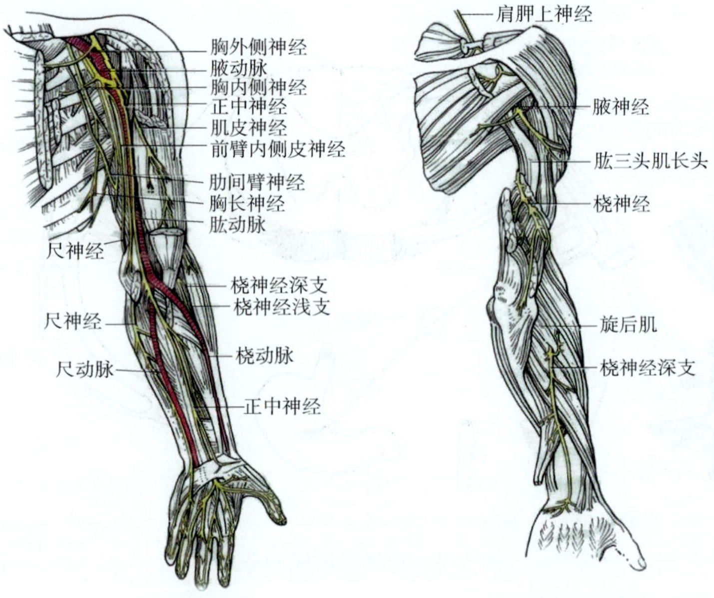

图 5-6　上肢的神经及损伤后的表现

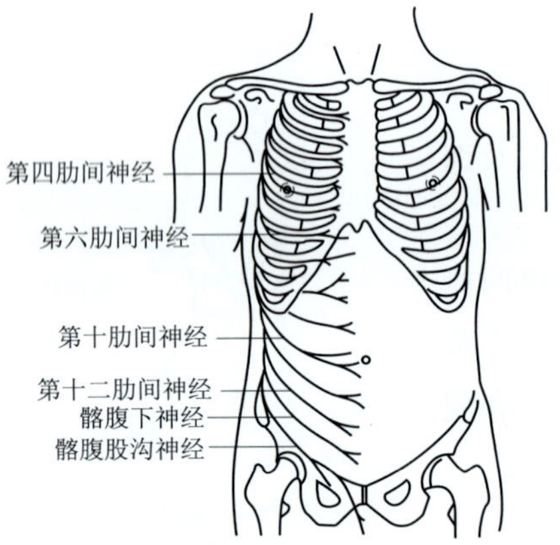

图 5-7　胸神经前支

5. 肌皮神经　沿肱二头肌深面走行，分支分布于臂肌前群和前臂外侧的皮肤。

（三）胸神经的前支

胸神经的前支共 12 对，除第 1 对和第 12 对的部分纤维加入臂丛和腰丛外，均不形成丛。第 1～11 对胸神经的前支行于各自相应的肋间隙内，称为肋间神经；第 12 对行于第 12 肋的下方，称为肋下神经（图 5-7）。胸神经的前支分布于肋间内、外肌和腹前外侧壁的肌、胸壁、腹壁的皮肤以及壁胸膜和壁腹膜。

（四）腰丛

由第 12 胸神经的前支的一部分和第 1～3 腰神经的前支及第 4 腰神经一部分组成，位于腰大肌的深面。最主要的分支是股神经。

股神经：沿腰大肌与髂肌之间下行，经腹股沟韧带深面，下行于股动脉的外侧。分支分布于大腿前群肌以及其表面、小腿内侧面和足内侧缘的皮肤（图 5-8）。

（五）骶丛

骶丛由第 4 腰神经前支的一部分和第 5 腰神经、全部骶神经和尾神经的前支组成，位于小骨盆腔，梨状肌的前面，最主要的分支是坐骨神经。

坐骨神经：是人体最粗大的神经，经梨状肌下缘出骨盆，在臀大肌深面经股骨大转子与坐骨结节之间，下行于股二头肌深面至腘窝，在腘窝上角，分为胫神经和腓总神经（图 5-8）。其主干分布于大腿后肌群和膝关节。

胫神经：经小腿三头肌深面下行，其分支分布于小腿后区及足底的肌和皮肤；若胫神经损伤，可导致“钩状足”（仰趾足）。

腓总神经：向外下方斜行，绕过腓骨上端分为两支，分别布于小腿肌前群和外侧群以及小腿外侧份和足背的皮肤。若腓总神经损伤可导致“马蹄内翻足”。

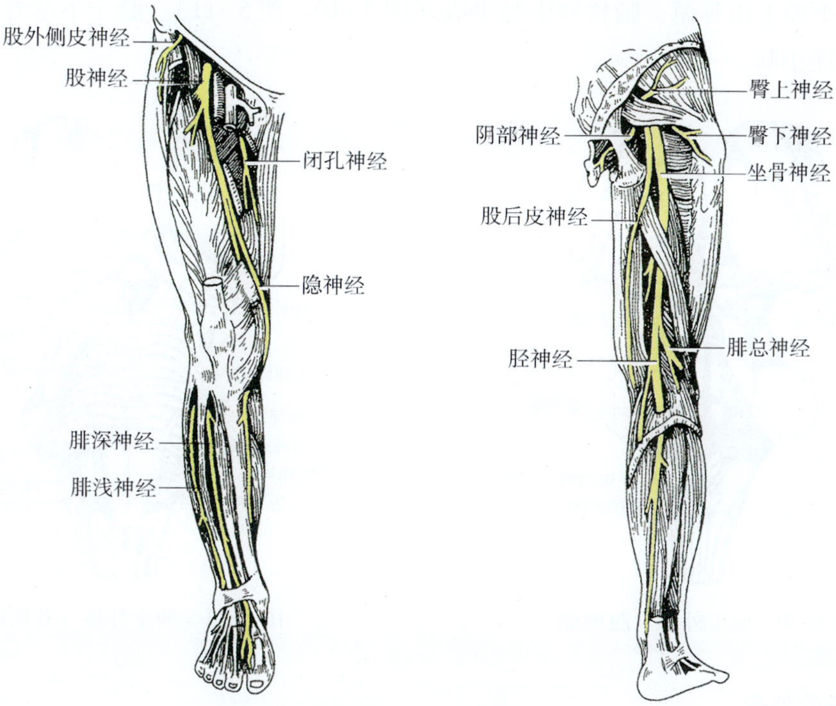

图 5-8　下肢的神经

第三节　脑与脑神经

扫码“学一学”

一、脑

脑位于颅腔内，可分为脑干、小脑、间脑和大脑四部分（图 5-9）。

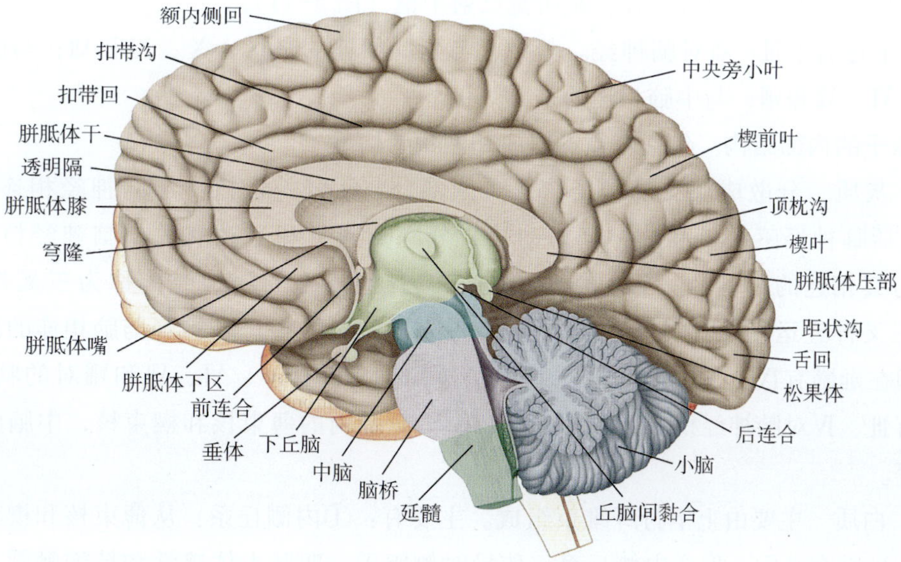

图 5-9　脑（正中矢状切面）

（一）脑干

脑干自下而上由延髓、脑桥和中脑组成（图 5-10、图 5-11）。脑干下续脊髓，上接间脑，背侧面连小脑。

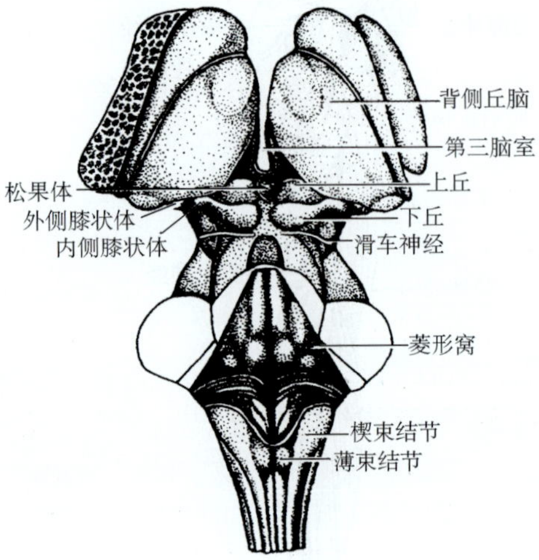

图 5-10　脑干外形（腹侧面）

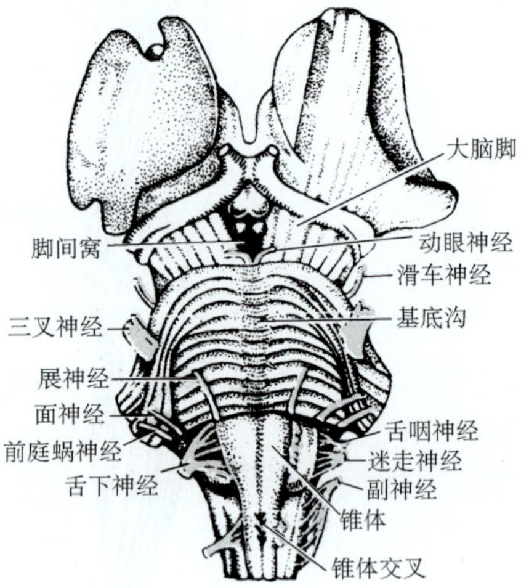

图 5-11　脑干外形（背侧面）

1. 脑干的外形

（1）脑干腹侧面　延髓腹侧面的下半，与脊髓的同名沟、裂相续。前正中裂两侧的纵行隆起，称为锥体，内有皮质脊髓束通过。锥体的下方，左、右侧皮质脊髓束的大部分纤维交叉到对侧，形成锥体交叉（图 5-10）。

脑桥腹侧面膨隆，正中有基底沟，容纳基底动脉；两侧逐渐变窄连于小脑。中脑腹侧面有一对柱状结构，称为大脑脚。两脚之间称脚间窝。

（2）脑干背侧面　延髓背侧面下份有后正中沟，其两侧各有两个较小的隆起，内侧的称薄束结节，内有薄束核；外侧的称楔束结节，内有楔束核。延髓背侧面上份和脑桥背侧面共同形成的菱形凹窝，称为菱形窝。中脑背侧面有两对隆起，上方的一对称上丘，是视觉反射中枢；下方的一对称下丘，是听觉反射中枢（图 5-11）。

脑干上连有第Ⅲ～Ⅻ对脑神经。其中，与延髓相连的是Ⅸ、Ⅹ、Ⅺ和Ⅻ；与脑桥相连的是Ⅴ、Ⅵ、Ⅶ和Ⅷ；与中脑相连的是Ⅲ、Ⅳ。

2. 脑干的内部结构　包括灰质、白质和网状结构。

（1）灰质　分散成块状的神经核。分两部分：①脑神经核：与脑神经相连（图 5-12），包括脑神经感觉核和脑神经运动核，分别与感觉和运动有关。脑神经核的名称，大多和与其相连的脑神经一致。例如，与三叉神经相连的脑神经核称为三叉神经感觉核群和三叉神经运动核。脑干内脑神经核的位置，亦与各对脑神经与脑相连的部位大致对应，即在延髓有Ⅸ、Ⅹ、Ⅺ和Ⅻ对脑神经核，在脑桥有Ⅴ、Ⅵ、Ⅶ和Ⅷ对的脑神经核，在中脑有Ⅲ、Ⅳ对脑神经核。②非脑神经核，如延髓内的薄束核和楔束核，中脑内的红核和黑质等。

（2）白质　主要由上下行纤维束组成。主要有：①内侧丘系：从薄束核和楔束核发出的纤维在延髓交叉后，形成内侧丘系，传导对侧躯干、四肢本体感觉和精细触觉。②脊髓丘系：即脊髓丘脑束，在内侧丘系的外侧上行，传导对侧躯干及四肢的痛、温和（粗）触觉；③三叉丘系：行于内侧丘系的外侧，传导头面部痛、温和（粗）触觉；④锥体束：是大脑控制随意运动的下行纤维束，包括皮质脊髓束和皮质核束，其中皮质脊髓束支配躯干、四肢骨骼肌随意运动；皮质核束支配头面部骨骼肌随意运动。

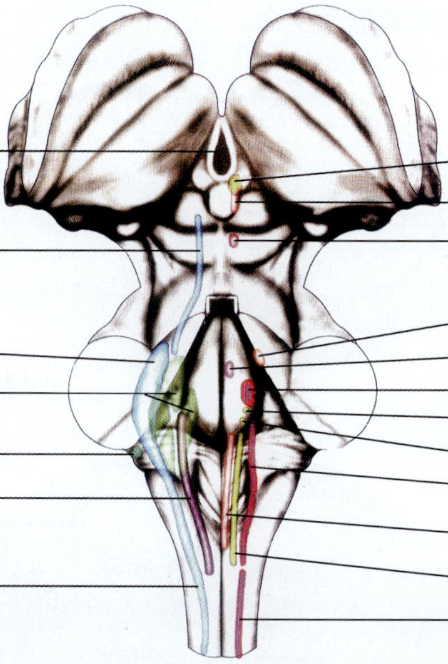

图 5-12　脑神经核

（3）网状结构　位于脑干的灰白质交织区，并与间脑、脊髓的网状结构相续。

知识链接

震颤麻痹

又称帕金森综合征，是一种以肢体震颤、肌肉强直和运动迟缓为主要临床特点的中枢神经系统变性疾病。此病好发于50~60岁之间的中、老年人，男性多发于女性，起病缓慢，逐渐发展。主要病变在黑质和纹状体，因多巴胺介质分泌减少而引起。

本病致病原因至今尚不明确，可能与下列因素有关：脑萎缩、脑炎、脑动脉硬化、颅脑损伤、脑部肿瘤、药物中毒、化学物质中毒。

3. 脑干的功能

（1）传导功能　脑干内有许多上行和下行的纤维束通过，故能传导各种上、下行神经冲动。

（2）反射功能　脑干内有多个反射的低级中枢，如中脑内的瞳孔对光反射中枢，脑桥内的角膜反射中枢，延髓内调节心、血管和呼吸运动的“生命中枢”等。

（3）调节功能　脑干网状结构对维持大脑皮质觉醒、调节骨骼肌张力和调节内脏活动等有重要作用。

（二）小脑

1. 小脑的位置　位于颅后窝，连于脑干的背侧。

2. 小脑的外形和功能 小脑的两侧部膨大，称为小脑半球，主要功能是调节肌张力，协调随意运动；小脑的中间部缩窄，称为小脑蚓（图 5-13）。主要功能是维持身体平衡。半球腹侧面，小脑蚓两侧有一对小脑扁桃体，当颅内压增高时，可能被挤压而嵌入枕骨大孔，形成小脑扁桃体疝，压迫延髓危及生命。

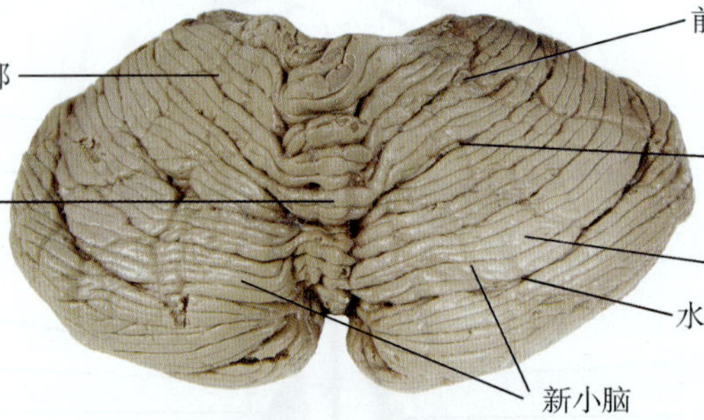

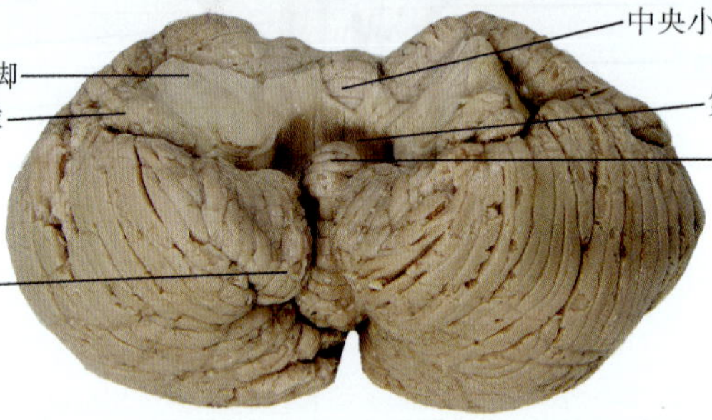

图 5-13 小脑外形

3. 小脑的内部结构 小脑的表层为灰质，称小脑皮质；深部为白质，其中有数对灰质团块，统称小脑核。

第四脑室：是位于延髓、脑桥与小脑之间的腔室，其底为菱形窝。第四脑室向上经中脑水管（贯穿中脑实质的细管）通第三脑室，向下通脊髓中央管。第四脑室借三个小孔（一个正中孔和两个外侧孔）通蛛网膜下隙。

（三）间脑

间脑位于中脑的前上方，大部分被端脑所掩盖。主要包括背侧丘脑和下丘脑等部分。间脑正中呈矢状位的裂隙称第三脑室，它向前经室间孔通侧脑室，向后经中脑水管通第四脑室。

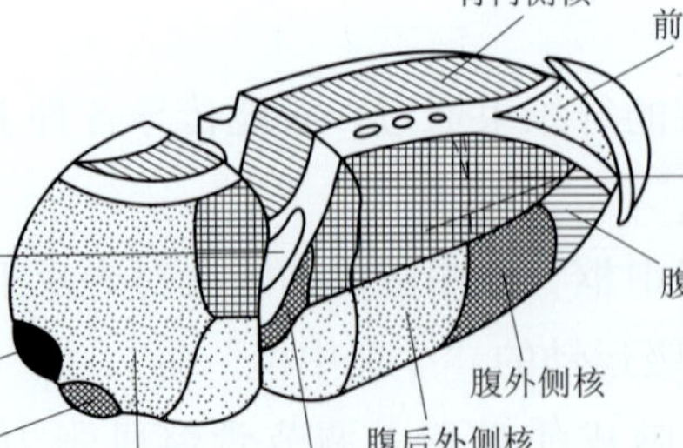

图 5-14 丘脑和后丘脑

1. 背侧丘脑 简称丘脑（图 5-14），是位于间脑背侧份的一对卵圆形灰质团块。背侧丘脑被“Y”形的白质板分隔成三部分，即前核群、内侧核群和外侧核群。外侧核群腹侧面后部称腹后核，包括腹后内、外侧核，是躯体感觉传导通路的中继核，人体各部的躯体感觉冲动，均需经此核中继后，才能传到大脑皮质躯体感觉中枢。在背侧丘脑后外下方，各有一对隆起，称内侧膝状体和外侧膝状体，它们分别是听觉和视觉传导通路的中继核。

2. 下丘脑　下丘脑位于背侧丘脑的前下方，自前向后为视交叉、灰结节、乳头体；以及灰结节下方所连的漏斗和垂体。

下丘脑内重要的核团有：视上核位于视交叉外端的背外侧，分泌加压素；室旁核位于第三脑室侧壁的上部，分泌催产素。

下丘脑是调节内脏活动的较高级中枢，并对内分泌、体温、摄食、水平衡和情绪反应等起重要的调节作用。

扫码"看一看"

（四）大脑

又称端脑，借正中矢状位的大脑纵裂分为左、右大脑半球。在大脑纵裂的底，有连接两侧大脑半球的宽而厚的白质板，称为胼胝体。

1. 大脑半球的外形　每侧大脑半球都可分为上外侧面、内侧面和下面。大脑半球表面有许多深浅不同的沟，称大脑沟，相邻大脑沟之间的隆起称大脑回。

（1）大脑半球的分叶　每侧大脑半球由 3 条恒定的叶间沟分为 5 叶。

3 条沟分别是：①外侧沟，位于大脑半球上外侧面，由前下行向后上方。②中央沟，自大脑半球上缘中点的稍后方，沿上外侧面向前下方斜行（图 5-15、图 5-16）。③顶枕沟，在大脑半球内侧面的后部。

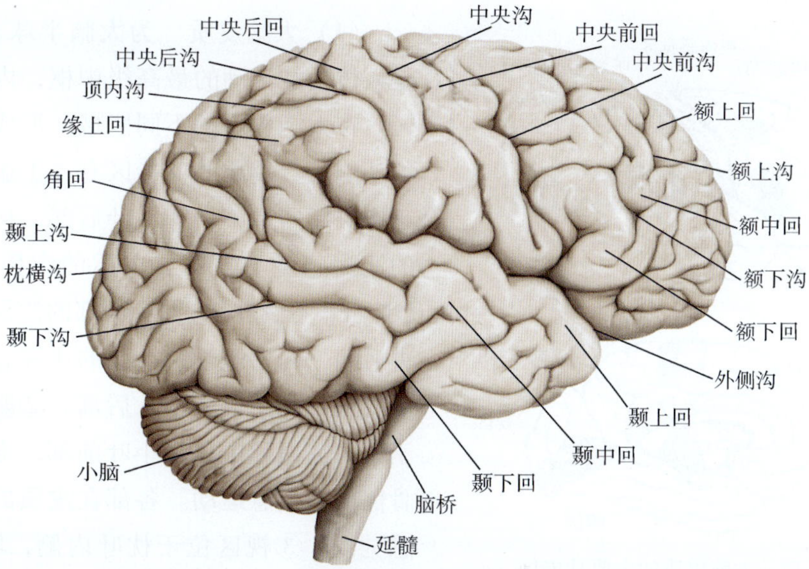

图 5-15　大脑半球外形（上外侧面）

5 个叶分别是：①额叶，在中央沟之前、外侧沟以上的部分。②顶叶，在中央沟与顶枕沟之间、外侧沟以上的部分。③颞叶，在顶枕沟之前、外侧沟以下的部分。④枕叶，在顶枕沟之后的部分。⑤岛叶，位于外侧沟的深部。

（2）大脑半球各面主要的沟、回　在上外侧面，有中央沟前方的中央前回，中央沟后方的中央后回，中央前后回延伸到半球内侧面，称中央旁小叶；紧邻外侧沟下方称颞上回，此回上有几个脑回被外侧沟掩盖称颞横回。在大脑半球内侧面，有距状沟；在胼胝体上方有扣带回，经胼胝体后端入颞叶，称海马旁回，其前端弯成钩状，称钩。扣带回、海马旁回和钩几乎围成环形，位于大脑与间脑的边缘故称边缘叶（图 5-16）。边缘叶及皮质下的相关结构，如下丘脑、背侧丘脑前核群等，共同组成边缘系统。边缘系统与内脏活动、情绪和记忆等有密切关系，又称“内脏脑”。

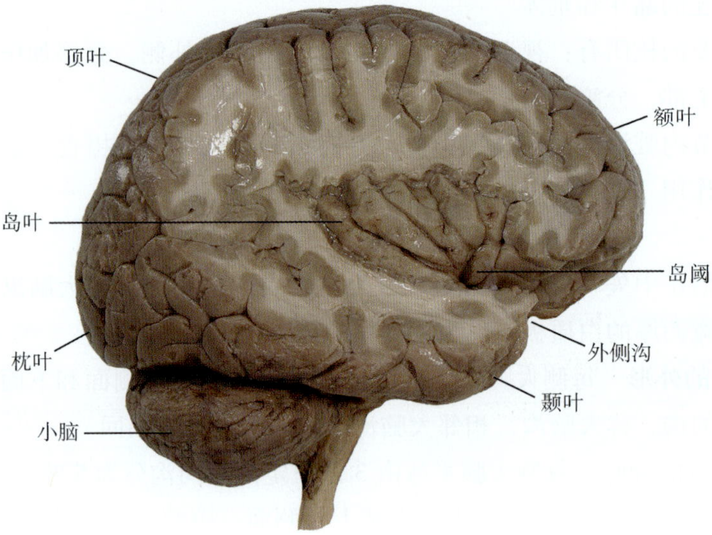

图 5-16　大脑半球外形

2. 大脑半球的内部结构

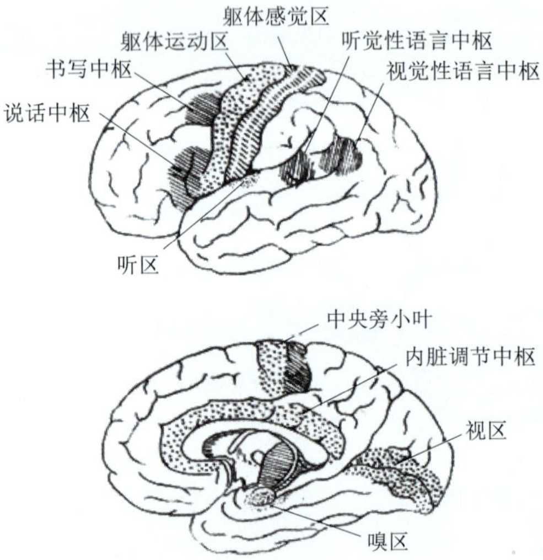

图 5-17　大脑皮质的主要功能区

（1）大脑皮质　为大脑半球表层的灰质，是人体功能活动的最高级中枢，内含大量神经元。在大脑皮质的不同区域，形成了各种相对的功能区。重要的功能区有：①躯体感觉区位于中央后回和中央旁小叶后部，接受对侧半身的浅深感觉。各部在皮质的定位如倒置人体（头面部不倒立），即头面部的浅深感觉传至中央后回下部，躯干和下肢的浅深感觉传至中央后回上部和中央旁小叶后部。②躯体运动区位于中央前回和中央旁小叶前部，支配对侧半身骨骼肌的随意运动。各部在皮质的定位同躯体感觉区。③视区位于枕叶内侧，距状沟两侧。④听区位于颞横回。⑤语言区，语言是指对文字符号的听、说、读、写活动，为人类大脑皮质特有；四种活动都有其功能区（图 5-17）。

（2）基底核　位于大脑半球基底部白质内的灰质核团，称为基底核，包括尾状核、豆状核和杏仁体等（图 5-18）。尾状核呈弓形环绕背侧丘脑。豆状核位于背侧丘脑的外侧，可分为外侧部的壳和内侧部的苍白球。尾状核和豆状核合称纹状体，苍白球为旧纹状体，壳和尾状核又合称新纹状体。纹状体的功能是维持骨骼肌的张力，协调肌群的运动。

（3）白质　位于大脑皮质的深面，又称髓质。可分联络纤维、连合纤维（胼胝体）和投射纤维（内囊）。

内囊位于尾状核、背侧丘脑与豆状核之间，由上、下行纤维束构成（图 5-18）。可分为内囊前肢、内囊膝、内囊后肢。内囊损伤（如脑出血）后，可出现对侧半身感觉和运动障碍。

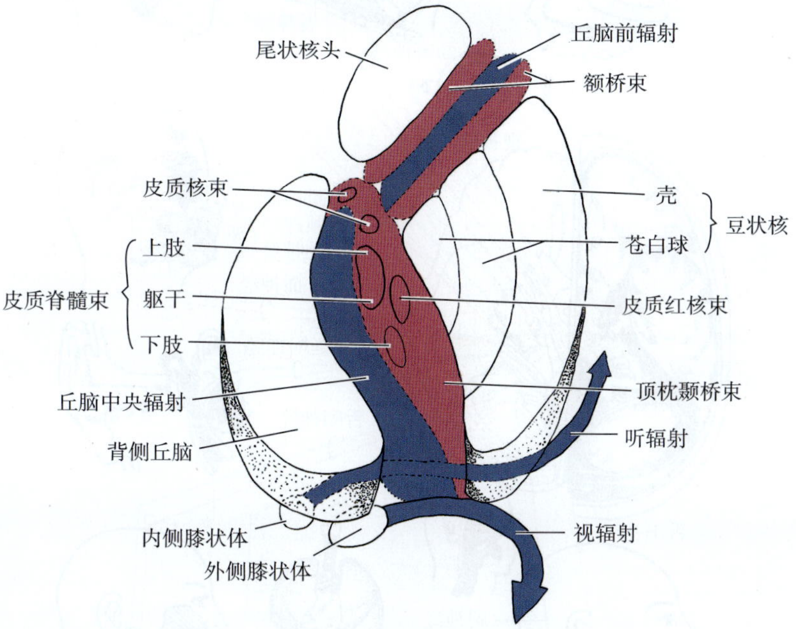

图 5-18 基底核和内囊

知识链接

三偏综合征

即偏瘫、偏身感觉障碍、偏盲。它是内囊出血的典型症状。

（1）偏瘫 病变对侧肢体瘫痪（皮质脊髓束、皮质核束损伤）。

（2）偏身感觉障碍 病灶对侧肢体感觉减退或消失（丘脑中央辐射受损）。

（3）偏盲 病灶对侧同向偏盲（视辐射受损），比如病灶在右侧内囊，则左眼外侧一半及右眼内侧一半看不见。

二、脑神经

脑神经连于脑，共 12 对（图 5-19）。脑神经的排列顺序和名称，常用下列记忆口诀：一嗅、二视、三动眼，四滑（车）、五（三）叉、六外展，七面、八（前庭）蜗、九舌咽，迷（走）、副、舌下神经全。

脑神经根据其所含的纤维成分，可分为三类：第Ⅰ、Ⅱ、Ⅷ对脑神经只含感觉纤维，为感觉性神经，第Ⅲ、Ⅳ、Ⅵ、Ⅺ、Ⅻ对只含运动纤维，为运动性神经，第Ⅴ、Ⅶ、Ⅸ、Ⅹ对含有感觉和运动两种纤维，为混合性神经。

（一）嗅神经

嗅神经由起自鼻黏膜嗅区的许多条细小的嗅丝组成。嗅丝向上穿过筛孔，连于大脑半

扫码“看一看”

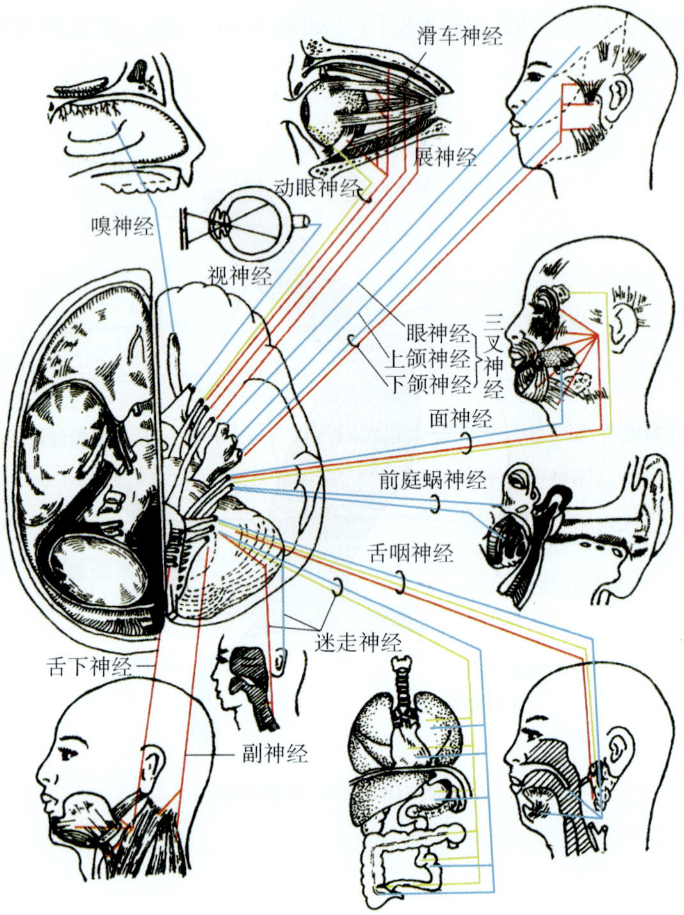

图 5-19　脑神经概况

球额叶下方的嗅球，传导嗅觉冲动。

（二）视神经

视神经由视网膜中节细胞的轴突组成。视神经离开眼球后，行于眶内，向后进入颅腔，连于视交叉，再经视束止于外侧膝状体，传导视觉冲动。

（三）动眼神经

动眼神经由中脑发出，进入眶内。含两种运动纤维：躯体运动纤维和内脏运动纤维（副交感）。前者支配上睑提肌、上、下、内直肌和下斜肌，后者支配瞳孔括约肌和睫状肌。

（四）滑车神经

滑车神经含躯体运动纤维由中脑发出，进入眶内，支配上斜肌。

（五）三叉神经

三叉神经连于脑桥，含有躯体感觉纤维和躯体运动纤维。三叉神经上有三叉神经节，节内含假单极神经元，其周围突构成躯体感觉纤维，分别组成三叉神经的三大分支，即眼神经、上颌神经和下颌神经。三叉神经的躯体运动纤维加入下颌神经内。

1. 眼神经　为感觉神经，分布于眼球、泪腺以及鼻背和睑裂以上的皮肤。

2. 上颌神经　为感觉神经，分布于鼻腔的黏膜、上颌牙齿和牙龈以及睑裂与口裂之间的皮肤。

3. 下颌神经 为混合神经，躯体感觉纤维分布于下颌牙齿、牙龈、口裂以下的皮肤，舌前 2/3 的黏膜；传导一般感觉。躯体运动纤维支配咀嚼肌。

知识链接

三叉神经痛

三叉神经痛是最常见的脑神经疾病，三叉神经痛多发生于中老年人，右侧多于左侧，女略多于男，该病的特点是：在头面部三叉神经分布区域内，发病骤发，骤停、闪电样、刀割样、烧灼样、顽固性、难以忍受的剧烈性疼痛。疼痛历时数秒或数分钟，疼痛呈周期性发作，发作间歇期同正常人。发病最常见于上颌神经，其次是下颌神经，眼神经很少发病。

说话、吃饭、洗脸、剃须、刷牙以及风吹等均可诱发疼痛。

（六）展神经

展神经含躯体运动纤维，由脑桥发出，进入眶内，支配外直肌。

（七）面神经

面神经连于脑桥，含有躯体运动纤维、内脏运动纤维（副交感）和内脏感觉纤维。面神经出颅后，穿过腮腺到达面部，呈辐射状发出许多分支（均由躯体运动纤维构成），支配面肌。面神经中的内脏运动纤维（副交感）支配泪腺、下颌下腺和舌下腺；面神经中的内脏感觉纤维传导舌前 2/3 味觉。

（八）前庭蜗神经

前庭蜗神经进入脑桥，由前庭神经和蜗神经组成。前庭神经分布于内耳球囊斑、椭圆囊斑和壶腹嵴，传导平衡觉冲动；蜗神经分布于螺旋器，传导听觉冲动。

（九）舌咽神经

舌咽神经连于延髓，含内脏感觉纤维、躯体运动纤维和内脏运动纤维（副交感）。舌咽神经的感觉纤维分布于 1/3 的黏膜，传导一般感觉和味觉冲动；并有颈动脉窦支分布于颈动脉窦和颈动脉小球，参与血压和呼吸的反射性调节。舌咽神经的躯体运动纤维支配部分咽肌；其副交感纤维支配腮腺的分泌。

（十）迷走神经

迷走神经连于延髓，含躯体运动纤维、躯体感觉纤维、内脏运动纤维（副交感）、内脏感觉纤维。迷走神经是人体中行程最长、分布最广的脑神经，它出颅腔后，行经颈部、胸部至腹部，沿途发出许多分支。迷走神经的躯体运动纤维支配咽、喉肌；内脏运动纤维（副交感），为迷走神经的主要成分，支配心、肺、气管与支气管、食管、胃、小肠、大肠（到结肠左曲）、肝、胰、肾、脾等器官的活动和腺的分泌。迷走神经的内脏感觉纤维分布于咽、喉黏膜以及胸、腹腔脏器，传导内脏感觉冲动；躯体感觉纤维分布于耳郭、外耳道等处，传导一般感觉冲动。

（十一）副神经

副神经含躯体运动纤维由延髓发出，支配胸锁乳突肌和斜方肌。

（十二）舌下神经

舌下神经含躯体运动纤维，由延髓发出，支配舌肌。

第四节　内脏神经

内脏神经主要分布于内脏、心、血管和腺体，含有内脏运动和内脏感觉两种纤维。

扫码“学一学”

一、内脏运动神经

内脏运动纤维支配心肌、平滑肌的活动和腺的分泌。

（一）内脏运动神经的特点

又叫自主神经或植物性神经，与躯体运动神经比较主要有下列不同点。

1. 内脏运动神经从脊髓或脑干发出后，须在内脏神经节内换神经元，才能到达它所支配的器官。也就是说，内脏运动神经从脊髓或脑干到达它所支配的器官需要两个神经元：第一个神经元的胞体位于脊髓或脑干内，称节前神经元，其轴突组成节前纤维，终止于内脏神经节；第二个神经元的胞体位于内脏神经节内，称节后神经元，其轴突组成节后纤维，分布于平滑肌、心肌和腺。躯体运动纤维，从脑干或脊髓直接到达它所支配的骨骼肌，只有一个神经元。

2. 内脏运动神经有交感、副交感两种纤维成分，它们大多共同支配同一器官；躯体运动纤维只有一种成分。

内脏运动神经由中枢部和周围部组成，可分为交感神经和副交感神经（图 5-20）。

（二）交感神经

交感神经的低级中枢位于脊髓第 1 胸节至第 3 腰节的灰质侧角内，交感神经的周围部包括节前纤维、交感神经节和节后纤维。交感神经节包括位于脊柱两旁的交感干神经节（椎旁节）和位于脊柱前方的椎前节。每侧的交感干神经节借节间支互相连结，构成交感干。在交感干与脊神经干之间有交通支相连。交感神经的节前纤维较短，加入相应的脊神经前根内，经脊神经干和交通支到交感神经节，在节内换神经元后，成为较长的节后纤维。交感神经的节后纤维一部分经交通支返回脊神经；另一部分缠绕动脉而行，并随动脉分支布于其所支配的器官；还有的独立走行，直达所支配的器官。

（三）副交感神经

副交感部的低级中枢位于脑干和脊髓第 2~4 骶节的副交感核内，副交感神经的周围部包括节前纤维、副交感神经节、节后纤维。副交感神经节位于其所支配的器官附近或器官壁内，故其节前纤维长而节后纤维短。

脑部的副交感神经：脑干内的内脏运动核（副交感核）发出的节前纤维，分别加入第Ⅲ、Ⅶ、Ⅸ、Ⅹ对脑神经内，经各自的副交感神经节换神经元后，其节后纤维分别支配下列器官：瞳孔括约肌和睫状肌（动眼神经）；泪腺、下颌下腺和舌下腺（面神经）；腮腺（舌咽神经）；胸腔脏器、腹腔内横结肠以上的消化管以及肝、胰、肾、脾等脏器（迷走神经）。

骶部的副交感神经：脊髓第 2~4 骶节的副交感核发出的节前纤维，随骶神经前支入骨盆腔，到其所支配的器官附近或器官壁内的副交感神经节内，换神经元后，其节后纤维支配结肠左曲以下的消化管、盆腔脏器以及外生殖器。

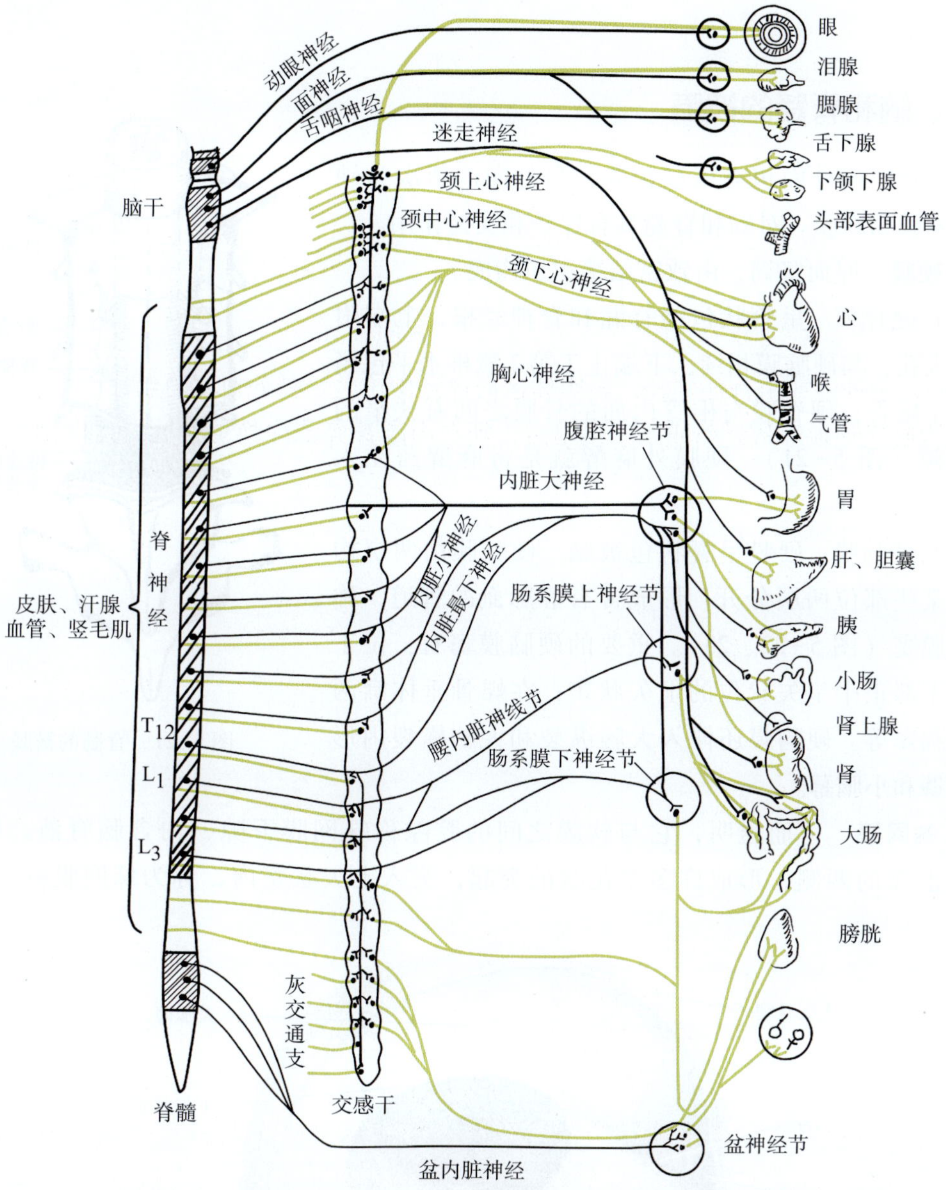

图 5-20 内脏运动神经分布、走行模式图

副交感神经的分布范围不如交感神经广。一般认为大部分血管、汗腺、肾上腺髓质等无副交感神经分布。

二、内脏的感觉神经

内脏感觉纤维将来自内脏、心、血管等器官的感觉神经冲动传到脑和脊髓。

扫码"学一学"

第五节　脑和脊髓的被膜、血管和脑脊液

一、脑和脊髓的被膜

脑和脊髓的外面包有三层被膜，自外向内依次为硬膜、蛛网膜和软膜。对脑和脊髓具有保护和支持作用。

1. 硬膜　厚而坚韧，由致密结缔组织构成。

（1）硬脊膜　呈管状包绕脊髓和脊神经根，上端附于枕骨大孔，与硬脑膜相续，下端止于第 2 骶椎水平包裹终丝附于尾骨；硬脊膜与椎管内面的骨膜之间有狭窄的硬膜外隙（图 5-21）。硬膜外麻醉就是将麻醉药注入此隙。

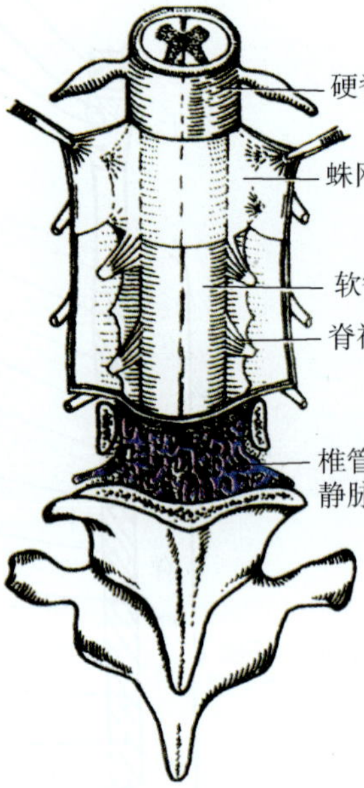

图 5-21　脊髓的被膜

（2）硬脑膜　硬膜呈囊状包被脑。硬脑膜由两层构成，在某些部位两层分开，形成含有静脉血的管道，称为硬脑膜窦（图 5-22、23）。重要的硬脑膜窦有：位于硬脑膜上部正中呈矢状位的上矢状窦；在蝶骨垂体窝两侧的海绵窦等。硬脑膜还伸入大脑纵裂和大脑横裂内形成大脑镰和小脑幕。

2. 蛛网膜　薄而透明，它与软膜之间的腔隙称蛛网膜下隙，内含脑脊液。蛛网膜在上矢状窦的两侧，形成许多菜花状的突起，突入上矢状窦内，称为蛛网膜粒。

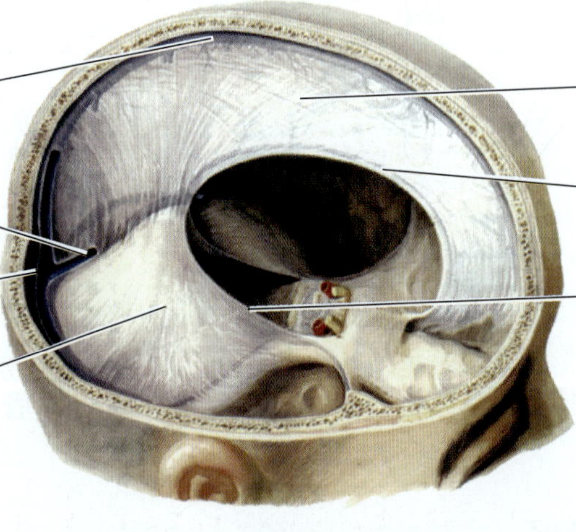

图 5-22　硬脑膜和硬脑膜窦

3. 软膜　薄而透明，富有血管。软膜紧贴在脊髓和脑的表面，分别称为软脊膜和软脑膜。在脑室的某些部位，软脑膜的血管反复分支形成毛细血管丛，它们与软脑膜及室管膜上皮共同突入脑室内，形成脉络丛，产生脑脊液。

二、脑和脊髓的血管

（一）脑的血管

脑的动脉来自颈内动脉和椎动脉，在脑的下面借交通支互相吻合形成大脑动脉环。脑动脉的分支有两类：分布于大脑半球浅层，称皮质支；分布于大脑白质深部、基底核、内囊和间脑等处，称中央支。患有高血压病或出现动脉硬化时，如供应内囊及其附近结构的中央支破裂出血（脑溢血），可出现严重的症状。

脑的静脉不与动脉伴行，分深、浅两组，汇入硬脑膜窦，最后汇入颈内静脉。

（二）脊髓的血管

脊髓的动脉主要来自椎动脉、肋间后动脉及腰动脉发出的分支；脊髓的静脉与动脉伴行，汇入椎内静脉丛。

三、脑脊液及其循环

脑脊液由各脑室脉络丛产生的无色透明液体，在脑室和蛛网膜下隙内循环流动（图 5-23）。

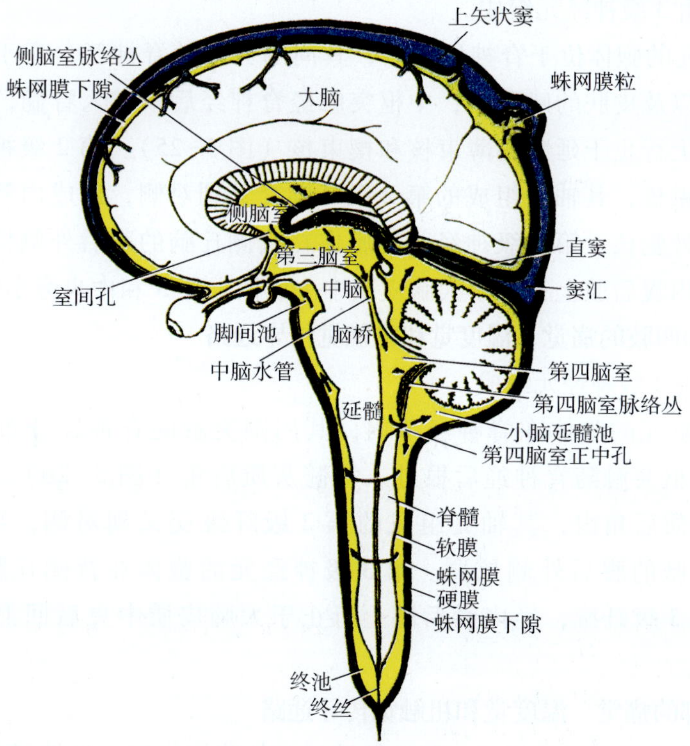

图 5-23　脑脊液循环

通过脑脊液循环，将营养物质运送到脑和脊髓，并带走代谢产物。脑脊液还具有缓冲震荡、分散压力和调整颅内压等重要作用。当脑脊液循环受阻，可导致脑水肿和颅内压增高。脑脊液循环的途径如图 5-24 所示。

左、右侧脑室 —室间孔→ 第三脑室 —中脑水管→ 第四脑室 —正中孔/外侧孔→ 蛛网膜下隙 —蛛网膜粒（渗入）→

上矢状窦 → 窦汇 → 横窦 → 乙状窦 → 颈内静脉

图 5-24　脑脊液循环的途径

第六节　脑和脊髓的传导通路

扫码“学一学”

脑和脊髓的传导通路是从感受器到大脑皮质，或从大脑皮质到效应器的神经元链所组成的反射弧。其中，从感受器到大脑皮质的部分，称感觉传导通路；从大脑皮质到效应器的部分，称运动传导通路。

一、感觉传导通路

（一）躯干和四肢的本体感觉及精细触觉传导通路

本体感觉是指骨骼肌、腱、关节的位置觉、运动觉和振动觉。皮肤的精细触觉是指辨别两点距离、物体纹理粗细等感觉。

该传导通路由 3 级神经元组成。

第 1 级神经元的胞体位于脊神经节内，其周围突触随脊神经分布于躯干和四肢的骨骼肌、腱、关节以及皮肤的感受器，中枢突触经脊神经后根进入脊髓，在同侧的后索内组成薄束和楔束上行止于延髓的薄束核和楔束核（图 5-25）。第 2 级神经元的胞体在延髓的薄束核和楔束核，其轴突组成的第 2 级纤维交叉到对侧，形成内侧丘系，上行止于背侧丘脑的腹后外侧核。第 3 级神经元的胞体在背侧丘脑的腹后外侧核，其轴突组成的第 3 级纤维，经内囊后肢上行止于大脑皮质中央后回上 2/3 和中央旁小叶后部。

（二）躯干和四肢的痛觉、温度觉和粗触觉传导通路

该传导通路由 3 级神经元组成。

第 1 级神经触元的胞体在脊神经节内，其周围突触随脊神经分布于躯干和四肢皮肤的感受器，中枢突触随脊神经后根进入脊髓灰质后角（图 5-26）。第 2 级神经元的胞体位于脊髓灰质后角内，其轴突组成的第 2 级纤维交叉到对侧，组成脊髓丘脑束，上行止于背侧丘脑的腹后外侧核群。第 3 级神经元的胞体在背侧丘脑的腹后外侧核，其轴突组成的第 3 级纤维，经内囊后肢上行止于大脑皮质中央后回上 2/3 和中央旁小叶后部。

（三）头面部的痛觉、温度觉和粗触觉传导通路

该传导通路由 3 级神经元组成。第 1 级神经元的胞体位于三叉神经节，其周围突组成三叉神经的三大分支分布于头面部的皮肤和口、鼻腔黏膜的感受器，中枢突经三叉神经根进入脑干内的止于三叉神经感觉核群（图 5-27）。第 2 级神经元的胞体在三叉神经感觉核群，其轴突组成的第 2 级纤维交叉到对侧，上行止于背侧丘脑的腹后内侧核。第 3 级神经元的胞体在背侧丘脑的腹后内侧核，其轴突组成的第 3 级纤维，经内囊后肢上行止于大脑皮质中央后回的下 1/3。

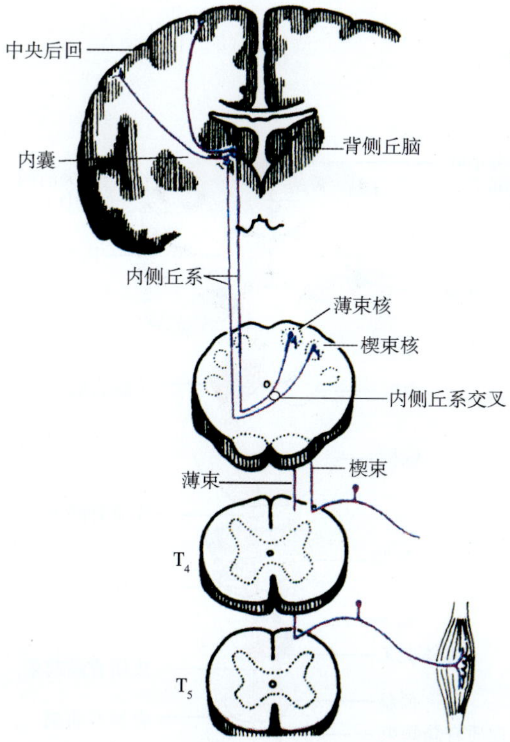

图 5-25 躯干、四肢的本体感觉和精细触觉传导通路

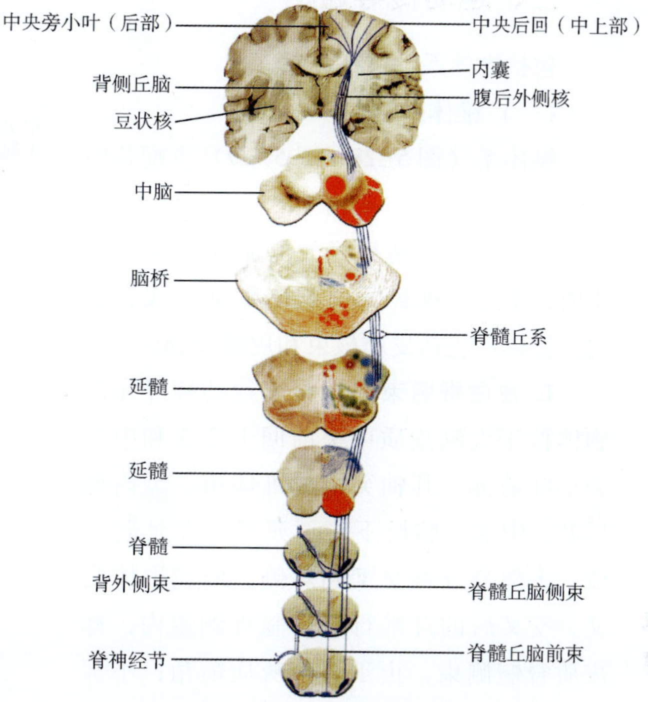

图 5-26 躯干、四肢痛、温觉和触觉（粗）传导通路

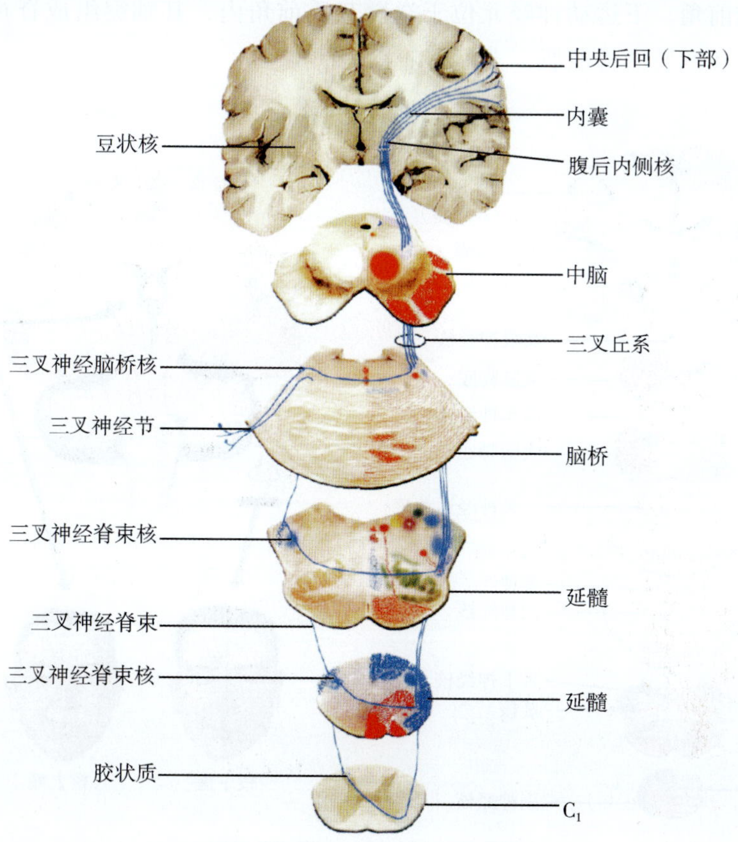

图 5-27 头面部浅感觉传导通路

二、运动传导通路

包括锥体系和锥体外系。

（一）锥体系

锥体系（图5-28、图5-29）支配骨骼肌的随意运动，主要由上、下两级运动神经元组成。上运动神经元的胞体在大脑皮质内，下运动神经元的胞体在脑干或脊髓内。锥体系包括皮质核束和皮质脊髓束。

1. 皮质脊髓束 该束上运动神经元的胞体位于大脑皮质中央前回上2/3和中央旁小叶前部，其轴突组成锥体束，经内囊后肢、中脑、脑桥下行至延髓。在延髓下段，大部分纤维交叉到对侧，形成锥体交叉。交叉后的纤维行于脊髓外侧索内，称皮质脊髓侧束，止于脊髓灰质前角；小部分在延髓未交叉的纤维，下行于同侧的脊髓前索内，称皮质脊髓前束，在脊髓内逐段交叉到对侧（少量纤维始终不交叉），止于双侧脊髓灰质前角。下运动神经元位于脊髓灰质前角内，其轴突组成脊神经前根，随脊神经分布到躯干和四肢的骨骼肌，支配其随意运动。

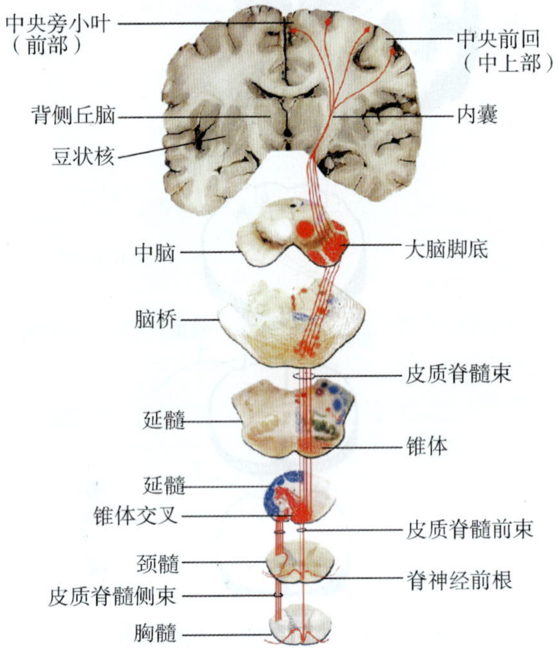

图5-28 锥体系（皮质脊髓束）

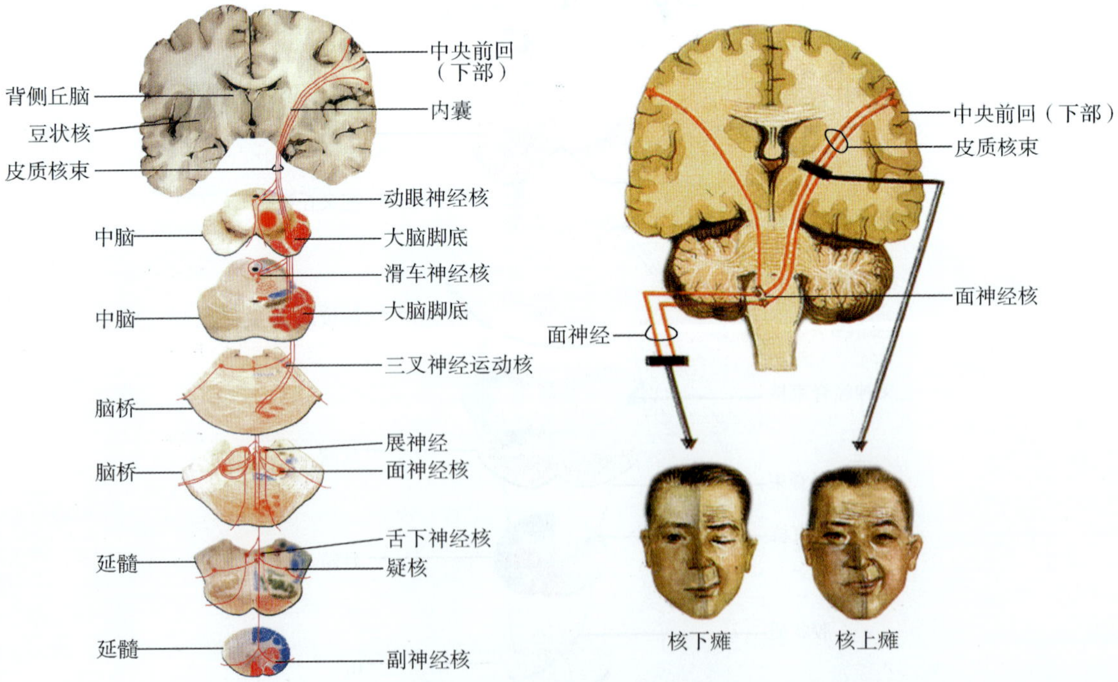

图5-29 锥体系（皮质核束）

2. 皮质核（脑干）束　该束上运动神经元的胞体位于大脑皮质中央前回下 1/3 内，其轴突组成皮质核束，经内囊膝下行至脑干。大部分纤维止于双侧的脑神经躯体运动核，但支配面肌下份的面神经核下部和支配舌肌的舌下神经核只接受对侧皮质核束的纤维。下运动神经元的胞体在脑干的脑神经运动核内，其轴突组成脑神经的躯体运动纤维，分布到头、颈、咽、喉的骨骼肌，支配其随意运动。

（二）锥体外系

锥体外系由锥体系以外的调节骨骼肌活动的传导通路组成。锥体外系的纤维起自大脑皮质，下行途中在纹状体、红核、黑质、小脑、网状结构等处多次换神经元，最后到达脑神经躯体运动核或脊髓灰质前角。其主要功能是协调肌群的运动、维持骨骼肌的张力，协助锥体系完成随意运动和精细动作。

目标检测

一、A 型选择题

1. 成人脊髓下端平对
   A. 第 1 腰椎体下缘　B. 第 2 腰椎体下缘
   C. 第 3 腰椎体下缘　D. 第 4 腰椎体下缘
   E. 第 5 腰椎体下缘
2. 脊髓前角的神经元是
   A. 运动神经元　B. 感觉神经元
   C. 联络神经元　D. 交感神经元
   E. 副交感神经元
3. 不属于臂丛的分支是
   A. 尺神经　B. 膈神经　C. 桡神经
   D. 腋神经　E. 正中神经
4. 从脑干背面出脑的神经是
   A. 动眼神经　B. 滑车神经　C. 三叉神经
   D. 展神经　E. 面神经
5. 不属于下丘脑的是
   A. 视交叉　B. 灰结节　C. 漏斗
   D. 乳头体　E. 杏仁体
6. 躯体运动区位于
   A. 中央后回　B. 中央前回
   C. 中央后回和中央旁小叶后部　D. 中央前回和中央旁小叶前部
   E. 中央前回和中央旁小叶后部
7. 视区位于
   A. 额上回　B. 缘上回　C. 角回
   D. 扣带回　E. 距状沟两侧的皮质

8. 面神经不分布于
A. 舌下腺　B. 下颌下腺　C. 腮腺
D. 泪腺　E. 面肌
9. 蛛网膜下隙
A. 在硬膜与蛛网膜之间
B. 在蛛网膜与软膜之间
C. 有脊神经通过
D. 脑蛛网膜与软脑膜之间无蛛网膜下隙
E. 脑和脊髓的蛛网膜下隙不相通
10. 具有内分泌功能的神经核是
A. 视上核及室旁核　B. 薄束核　C. 尾状核
D. 豆状核　E. 红核
11. 肱骨中段骨折易损伤
A. 正中神经　B. 尺神经　C. 桡神经
D. 肌皮神经　E. 腋神经
12. 支配舌肌的脑神经是
A. 舌咽神经　B. 下颌神经　C. 舌下神经
D. 迷走神经　E. 面神经
13. 含有副交感神经纤维的脑神经是
A. 三叉神经　B. 动眼神经　C. 滑车神经
D. 舌下神经　E. 副神经
14. 在脊髓内传导精细触觉的纤维是
A. 皮质脊髓侧束　B. 内侧丘系　C. 脊髓丘脑束
D. 皮质脊髓前束　E. 薄束和楔束
15. 管理腮腺分泌的神经是
A. 舌下神经　B. 舌咽神经　C. 面神经
D. 迷走神经　E. 三叉神经
16. 不与延髓相连的脑神经是
A. 舌咽神经　B. 动眼神经　C. 迷走神经
D. 舌下神经　E. 副神经
17. 小脑扁桃体疝可危及生命，是因为压迫了
A. 大脑　B. 间脑　C. 中脑
D. 脑桥　E. 延髓
18. 脑脊液的循环途径中不经过
A. 第四脑室　B. 蛛网膜下隙
C. 蛛网膜颗粒　D. 硬膜外隙
E. 上矢状窦
19. 右侧内囊损伤可导致
A. 左侧半身软瘫　B. 右侧半身软瘫

C. 左侧半身硬瘫　　D. 右侧半身硬瘫
E. 左眼全盲

20. 属于脑干腹侧面的结构是
A. 菱形窝　　B. 上丘　　C. 下丘
D. 锥体交叉　　E. 滑车神经根

21. 硬膜外麻醉将药物注入
A. 中央管内　　B. 硬膜外隙　　C. 硬脑膜窦
D. 蛛网膜下隙　　E. 硬膜下隙

22. 肱骨外科颈骨折易损伤
A. 尺神经　　B. 桡神经　　C. 腋神经
D. 肌皮神经　　E. 正中神经

23. 某患者一侧额纹消失，闭眼困难，鼻唇沟变浅，笑时口角偏向健侧，是损伤了
A. 动眼神经　　B. 滑车神经　　C. 三叉神经
D. 面神经　　E. 舌咽神经

24. 某甲状腺术后患者出现声音嘶哑，发音困难，可能损伤的神经是
A. 三叉神经　　B. 面神经　　C. 舌咽神经
D. 喉返神经　　E. 舌下神经

25. 一侧舌下神经损伤时，表现为
A. 不能伸舌　　B. 伸舌时舌尖偏向健侧
C. 伸舌时舌尖偏向患侧　　D. 伸舌时舌尖向上卷曲
E. 伸舌时舌尖向下

26. 生命中枢位于
A. 中脑　　B. 脑桥　　C. 下丘脑
D. 延髓　　E. 端脑

27. 躯干、四肢本体感觉传导通路第 2 级神经元的胞体位于
A. 脊神经节　　B. 三叉神经脊束核
C. 薄束核和楔束核　　D. 脊髓灰质后角
E. 背侧丘脑的腹后外侧核

28. 听觉中枢位于
A. 中央前回　　B. 中央后回　　C. 枕叶
D. 颞横回　　E. 海马旁回

29. 动眼神经损伤后出现
A. 瞳孔缩小　　B. 上睑下垂
C. 眼睑不能闭合　　D. 角膜反射消失
E. 泪腺分泌障碍

30. 交感神经
A. 低级中枢位于脊髓　　B. 低级中枢位于脑干
C. 节后纤维短　　D. 低级中枢位于间脑
E. 节前纤维长

扫码“练一练”

二、简答题

1. 说出臂丛的组成、位置及主要分支的名称。
2. 试述脑脊液的产生，功能及循环途径。
3. 简述脑分哪几部分？大脑分哪几个叶？

实验九　神经系统的观察

一、脊髓与脊神经

【实验目的】

1. 掌握脊髓的位置和外形，掌握脊髓灰质和白质的配布及分部。
2. 掌握脊神经的组成。
3. 掌握各脊神经丛的位置及其主要分支分布。
4. 熟悉胸神经前支在胸腹壁的节段性分布。

【实验材料】

①切除椎管后壁的脊髓标本；②包有被膜的离体脊髓标本；③脊髓切片；④脊髓横切面模型；⑤全身血管神经标本。

【实验内容】

（一）脊髓

1. 在切除椎管后壁的脊髓标本上，观察脊髓的位置，脊髓下端及马尾。

2. 在离体脊髓标本上，观察脊髓表面的6条沟、沟内连接的脊神经前、后根、颈膨大和腰骶膨大；找到终丝及马尾。

3. 在脊髓切片上，用放大镜观察脊髓表面的6条纵沟和中央管的位置，灰质和白质的配布及分部。

4. 在脊髓横切面模型上，观察或用水笔画出薄束、楔束、脊髓丘脑束、皮质脊髓侧束和前束的位置。

（二）脊神经丛的位置及主要分支

1. 颈丛　观察颈丛的位置和膈神经的走行，膈神经与锁骨下动、静脉的关系。

2. 臂丛

（1）观察臂丛的位置及其与斜角肌间隙的关系。

（2）观察肌皮神经的走行及分布；正中神经的走行、在手部的分支分布；尺神经的走行、在手部的分支分布、易损伤部位；桡神经的走行、在手部的分布、易损伤部位；腋神经的走行、易损伤部位。

3. 腰丛

（1）在腹后壁标本上观察腰丛的位置。

（2）观察股神经的走行、分布及其与股动脉的关系。

4. 骶丛

（1）在腹后壁标本上观察骶丛的位置。

（2）臀上、下神经的穿出部位及其分布区。

（3）坐骨神经的走行、分支及分布、易损伤部位。

5. 胸神经前支 在胸、腹壁标本上观察：肋间、肋下神经的走行和节段分布。

二、脑与脑神经

【实验目的】

1. 熟悉脑的分部；掌握脑干的组成、外形和第Ⅲ～Ⅻ对脑神经的连脑部位；掌握脑干内脑神经核的位置、性质；熟悉脑于白质中主要传导系的位置。

2. 掌握小脑的位置、外形、功能；熟悉第四脑室的位置、形态和连通关系。

3. 掌握间脑的位置和分部，背侧丘脑的位置、外形，内、外侧膝状体的位置，下丘脑的组成和位置，熟悉第三脑室的位置和连通关系。

4. 掌握端脑的外形和分叶、表面的主要沟回、灰质结构和功能定位。

5. 掌握基底核、纹状体、内囊、侧脑室的位置。

6. 掌握脑神经出入颅位置及与脑相连的部位。

7. 掌握第Ⅲ、Ⅴ、Ⅶ、Ⅹ对脑神经的走行及其主要分布。

【实验材料】

脑标本；脑正中矢状切面标本；电动透明脑干模型；小脑标本；端脑水平切面标本；颅底标本；三叉神经标本；面神经标本；迷走神经标本。

【实验内容】

（一）脑干

1. 在整脑标本和脑正中矢状面标本上，观察脑的分部以及脑干、小脑、间脑和端脑的位置。

2. 在脑干和间脑标本上，观察脑干的组成（延髓、脑桥和中脑）、外形，菱形窝的构成。

3. 在电动透明脑干模型上，观察脑干各部内脑神经核的位置、性质及类别；观察薄束核、楔束核的位置。

4. 在离体小脑标本上和小脑水平面标本上，观察小脑的外形、分叶。

5. 在脑正中矢状面标本上，观察第四脑室、第三脑室的位置、形态和连通关系。

（二）小脑

1. 观察小脑的位置，小脑与第四脑室的关系。

2. 观察小脑半球、小脑蚓的形态、小脑扁桃体，理解小脑扁桃体疝的形成和位置关系。

（三）间脑

1. 观察背侧丘脑、后丘脑、上丘脑的位置和形态。

2. 观察下丘脑的组成，由前向后依次为视交叉、灰结节、漏斗、垂体和乳头体。

3. 辨认背侧丘脑后下方的一对小隆起，内侧的为内侧膝状体，有白质纤维与下丘相连；外侧的为外侧膝状体，向前连于视束。

（四）端脑

1. 辨认端脑的三个面，即上外侧面、内侧面和下面。在上外侧面找到外侧沟和中央沟，在半球的内侧面胼胝体的后下方可见到顶枕沟。以上述三条沟为界观察端脑的分叶，即额叶、顶叶、枕叶、颞叶和岛叶。

2. 辨认各叶的主要沟回：额叶中央沟前方纵行的中央前沟、中央前回，顶叶中央沟后方的中央后沟、中央后回，在中央后沟中部的向后横行的顶内沟，颞叶外侧面可观察到和外侧沟平行的颞上、下沟及颞上、中、下回，颞上回中的颞横回。端脑内侧面的中部有弓形的胼胝体，其上方为扣带回，中部有中央旁小叶为中央前、后回的延伸。枕叶内面有与顶枕沟垂直的距状沟。

3. 端脑的内部结构：取端脑水平切面标本，在该切面中可显示出外部的灰质和深部的髓质。在端脑髓质中可见几个灰质团块，称为基底核，即切为前、后两部的尾状核、呈三角形的豆状核，其内侧为丘脑。在尾状核、背侧丘脑与豆状核之间有里“><”形区域，称为内囊，内囊主要由上、下行纤维束构成。

4. 侧脑室　取端脑水平切面标本，可显示端脑内部的空隙，即为侧脑室。

5. 观察脑标本，辨认各脑神经与脑相连的部位。

6. 观察三叉神经标本，辨认三叉神经节及节前缘的三大分支；各分支的主要分布范围。

7. 观察面神经在面部的五大分支及分布区。

8. 辨认副神经、舌咽神经及其分布部位。辨认迷走神经的走行、与颈动、静脉的关系；迷走神经在颈部的分支：喉上、下神经；迷走神经在胸腹腔的走行、分支及分布概况。

三、脊髓和脑的被膜、血管及传导通路

【实验目的】

1. 掌握躯干四肢本体感觉、精细触觉及浅感觉传导通路的组成、行程及投射部位。

2. 掌握头面部深、浅感觉传导通路的走行。

3. 掌握皮质脊髓束、皮质核束的起始、行程和上下神经元的组成。

4. 掌握脑和脊髓被膜的分布、硬膜外隙的位置、硬脑膜与颅骨骨膜的关系。掌握蛛网膜、蛛网膜粒的位置、蛛网膜下隙、软膜的位置和结构。

5. 掌握脑动脉、脊髓动脉的来源。

【实验材料】

①各种传导通路模型；②带被膜的脊髓标本，脑标本，游离的脑被膜；③带血管的脑标本和脊髓标本；④头颈正中矢状切面标本。

【实验内容】

1. 取脊髓模型和感觉传导通路模型，结合本体感觉传导通路挂图，观察本体感觉传导通路第 1 级神经元（脊神经节）的位置、第 2 级神经元（薄束核、楔束核）的位置、内侧

丘系交叉和交叉部位、内侧丘系的行程、第 3 级神经元（丘脑腹后外侧核）的位置及其发出的纤维经过内囊（后肢）投射到感觉中枢的部位。

2. 取脊髓模型、感觉传导通路模型及痛、温、粗触觉传导通路挂图，观察痛、温、粗触觉传导通路第 1 级神经元（脊神经节）的位置、第 2 级神经元（后角固有核）的位置、二级纤维的交叉的行程、第 3 级神经元（丘脑腹后外侧核）的位置及其发出的纤维经过内囊（后肢）投射到感觉中枢的部位。

3. 取运动传导通路模型和挂图，观察皮质核束的起始、穿过内囊的位置，显示下运动神经元（脑干脑神经躯体运动核）的位置、理解面神经核和舌下神经核接受皮质核束支配的特点及皮质核束损伤后的临床表现。

4. 取运动传导通路模型和挂图，观察皮质脊髓束的起始、通过内囊的位置，锥体交叉的形成，皮质脊髓侧束的行程和终止（脊髓前角），皮质脊髓前束的行程和终止。

5. 取带被膜的脊髓标本，从外向内观察脊髓外面三层被膜，即硬脊髓、蛛网膜和软脊膜。在冠状切开椎管标本上，辨认硬膜外隙的位置。

6. 取完整脊髓被膜纵行切开，观察三层被膜及其之间的关系，找出蛛网膜下隙的位置，结合标本演示穿刺针穿过的结构。

7. 取完整脑被膜，观察硬脑膜的形态、大脑镰的形态和位置、小脑幕的形态和位置、小脑幕切迹的位置以及与中脑的关系，理解其临床意义（小脑幕切迹疝的形成）。

【思考题】

1. 大脑皮质的运动、感觉、视觉、听觉及语言运动中枢各位于何处？
2. 试述坐骨神经的走行及分支。
3. 臂丛有哪些分支？损伤可能出现什么症状？

（魏启玉　赵　丹）

第二篇

正常人体功能

第六章

人体的基本生理功能

扫码“学一学”

学习目标

知识目标

1. 掌握兴奋性、阈值的概念，细胞膜的物质转运方式及特点。
2. 熟悉反射、内环境、反馈的概念，新陈代谢的内容及意义，静息电位和动作电位的产生机制和生理意义，神经-肌接头兴奋传递的特点，肌细胞的收缩形式，影响肌肉收缩的因素，人体功能的调节方式及特点，反馈的类型及意义。
3. 了解生殖的概念。

技能目标

1. 学会坐骨神经-腓肠肌标本的制作方法，并能够测出实验标本的阈值和最大刺激，单收缩和复合收缩。
2. 能说出常用实验器械的名称和使用方法，能熟练操作电脑及使用实验软件。

第一节　生命活动的基本特征

生命是物质的，但不是所有的物质都具有生命。生命活动具有以下四个基本特征：新陈代谢、兴奋性、适应性和生殖。

一、新陈代谢

新陈代谢是指人体与环境之间不断地进行物质交换和能量交换以实现自我更新的过程，包括合成代谢（同化）和分解代谢（异化）两个过程。合成代谢是指人体从环境中摄取营养物质合成自身成分的过程，同时伴有能量的储存；分解代谢是指人体分解自身成分的过程，同时伴有能量的释放和利用。可以看出，物质代谢和能量代谢是紧密联系在一起的。

新陈代谢是生命活动最基本的特征，生命的其他特征都是在新陈代谢基础上产生的。可以说有新陈代谢就有生命，而新陈代谢一旦停止生命则彻底结束。

二、兴奋性

兴奋性是指人体对刺激发生反应的能力或特性。

（一）刺激和反应

刺激是指能引起人体发生反应的内外环境变化。常见的刺激类型有：①化学性刺激，如酸、碱、盐、某些人工合成的化学药物等；②物理性刺激，如声、光、电、温度、放射线等；③生物性刺激，如细菌、病毒、支原体等；④社会-心理性刺激，如来自生活或工作中的压力、情绪变化等。

反应是指人体或组织细胞受到刺激后所产生的功能活动的变化。根据反应的结果不同，可将反应分为兴奋和抑制两种形式。兴奋是指人体或组织细胞受到刺激后，由相对静止变为活动或是其活动在原有基础上增强的变化；抑制是指人体或组织细胞受刺激后，由活动变为相对静止或是其活动在原有基础上减弱的变化。

（二）衡量兴奋性的指标——阈值

人体内不同的组织，其兴奋性的高低也不相同；即使是同一组织，在不同的环境中或不同的功能状态下，其兴奋性的高低也不完全相同。组织兴奋性的高低可以用阈值进行衡量比较，阈值是指在强度-时间变化率不变、刺激时间不变的情况下，引起组织兴奋的最小刺激强度。强度等于阈值的刺激称为阈刺激；强度小于阈值的刺激称为阈下刺激；强度大于阈值的刺激称为阈上刺激。组织兴奋性的高低与阈值呈反比关系，即：兴奋性$\propto$1/阈值。如果给予阈刺激可引起组织兴奋，表明组织的兴奋性正常；如果给予阈下刺激即可引起组织兴奋，表明组织的兴奋性高于正常；如果用阈上刺激方可引起组织兴奋，表明组织兴奋性低于正常。人体内的神经组织、肌肉组织、腺体组织的兴奋性比较高，通常将它们称为可兴奋组织或易兴奋组织。一般的生理实验通常选用这些兴奋性高即反应能力强的组织作为观察对象。

三、适应性

人体根据环境变化调整自身生理功能以适应环境的能力称为适应性。例如，长期居住在高原地区的人，其血液中红细胞数远远超过平原地区的人，因此提高了血液的运氧能力，从而克服并适应高原缺氧对人体生命活动产生的影响。

四、生殖

人的生命是有限的。人体发展到一定阶段后能够产生与自身相似的子代个体称为生殖或繁殖。通过生殖可以使人类的生命绵延不断，并世世代代繁衍生息。

第二节　细胞的基本功能

细胞是构成人体的基本结构和功能单位。因此，了解细胞的基本功能，对更好地认识和掌握人体各组成部分的生理功能是十分重要的。

一、细胞膜的物质转运功能

生命活动的最基本特征是新陈代谢，而新陈代谢的基本结构和功能单位是细胞。无论是合成代谢还是分解代谢过程都会有各种各样的物质通过细胞膜进或出细胞，而细胞膜对不同的物质有着不同的转运方式。

（一）单纯扩散

单纯扩散是指脂溶性小分子物质由细胞膜高浓度一侧向低浓度一侧跨膜扩散的过程，例如人体内的 O_2、CO_2 等脂溶性小分子物质就是以单纯扩散的方式进或出细胞的，此过程属于一种简单的物理扩散。单纯扩散的量和速度取决于膜两侧扩散物质的浓度差和其脂溶性的高低。临床上给缺氧的患者进行吸氧，通过提高肺泡气与肺泡毛细血管血液之间的 O_2 浓度差，使吸入肺泡气中的 O_2 能够快速扩散到肺泡毛细血管血液中，以提高血氧含量，从而缓解或改善患者因缺氧而产生的一系列临床症状；而在药品研发过程中，通过改变某些药物分子的结构或组成，改变其脂溶性，就可以影响该药物的生物利用度。

（二）易化扩散

易化扩散是指水溶性的小分子物质或离子，在特殊膜蛋白的帮助下，由细胞膜高浓度一侧向膜的低浓度一侧跨膜扩散的过程。根据膜蛋白转运物质、转运机制的不同，将易化扩散分为载体易化扩散和通道易化扩散。

1. 载体易化扩散 借助细胞膜载体蛋白帮助完成的易化扩散，称为载体易化扩散（图 6-1）。通过载体易化扩散的物质有葡萄糖、氨基酸、核苷酸等小分子物质，其转运特点如下：①特异性：即某种载体只能与某种物质特异性结合后进行转运，如葡萄糖载体只能与葡萄糖结合后再对其进行易化扩散，而氨基酸载体也只能与氨基酸结合后再对其进行易化扩散；②饱和现象：由于细胞膜上载体数量有限以及载体上能与物质结合的位点数量有限，如果易化扩散的物质浓度过高，就会超过膜对该物质的转运能力，即使再增加易化扩散物质的浓度，转运量也不会继续增加，此现象即为饱和现象；③竞争性抑制：某一膜载体对结构相似的 A、B 两种物质都有转运能力，如果在环境中增加 B 物质将会减弱此载体对 A 物质的转运能力，其主要原因是有一定数量的载体或其结合位点被 B 物质占据的结果；相反如果增加 A 物质将会减弱此载体对 B 物质的转运能力，即“此长彼消”或“此消彼长”。

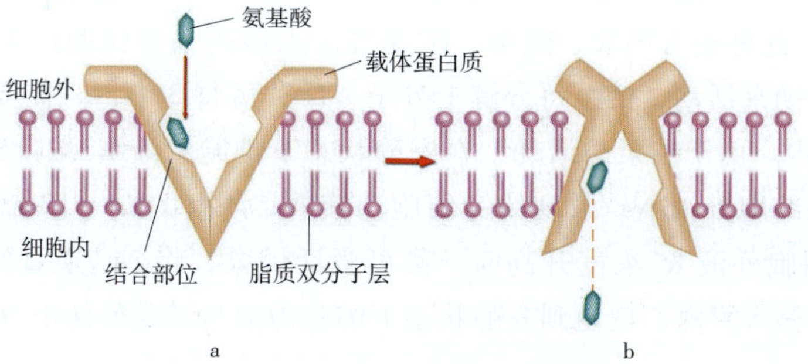

图 6-1 载体易化扩散转运机制示意图

a：载体蛋白质在膜的一侧与被转运物质结合

b：载体蛋白质在膜的另一侧与被转运物质分离

2. 通道易化扩散 借助细胞膜通道蛋白帮助完成的易化扩散，称为通道易化扩散（图 6-2）。通道易化扩散转运的物质主要是无机离子如 Na^+、K^+、Ca^{2+}、Cl^- 等。离子通道具有两个重要的特性：离子的选择性和通道的门控特性。根据膜通道易化扩散的离子不同，可将离子通道分为Na^+通道、K^+通道、Ca^{2+}通道、Cl^-通道等；而根据控制膜通道开放的因素不同，又可将其分为电压门控式通道、化学门控式通道和机械门控式通道。只有当膜通道处于开放状态时，相应的离子才能够顺着浓度差和电位差经过离子通道进或出细胞，其转运特点是：①特异性不高：通道蛋白的特异性不如载体蛋白那样严格；②无饱和现象：只要通道处于开放状态，相应的离子即可顺着浓度差进行易化扩散，直到通道关闭为止。某些化学物质可以阻断离子通道的开放称为通道阻断剂，如河豚毒素可阻断细胞膜上的Na^+通道，四乙基胺、4-氨基吡啶可阻断细胞膜上的K^+通道，维拉帕米可阻断细胞膜上的Ca^{2+}通道，尼氟酸（NFA）可阻断细胞膜上的Cl^-通道，离子通道阻断剂的研究成果已经或即将应用于临床对某些疾病的治疗。

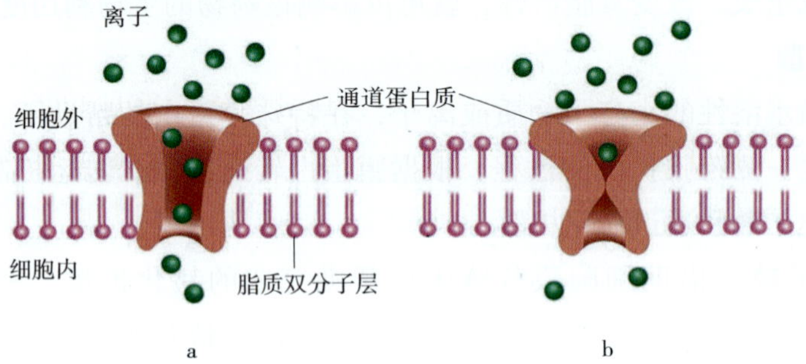

图 6-2　通道易化扩散的转运机制示意图

a：通道开放　b：通道关闭

上面提到的单纯扩散和易化扩散两种物质转运方式，被转运物质都是顺着浓度差或顺着电位差跨膜扩散的，其转运动力都是来自高浓度溶液中所蕴含的势能贮备（浓度差），不需要消耗细胞代谢产生的能量（ATP）。因此，单纯扩散和易化扩散又被称作被动转运。

（三）主动转运

主动转运是指通过细胞膜离子泵的作用，将物质由细胞膜的低浓度、低电位一侧转运到细胞膜高浓度、高电位一侧的过程。离子泵是一种特殊的膜蛋白，是一种具有 ATP 酶功能的转运蛋白。在哺乳动物细胞膜上普遍存在的离子泵是钠-钾泵（简称钠泵），也称为Na^+,K^+-ATP 酶，此外还有钙泵、碘泵、H^+泵等。人体内细胞代谢产生的能量，大约有1/3以上用于维持钠泵活动，钠泵每分解 1 分子 ATP，可将 3 个Na^+移至细胞外，同时将 2 个K^+移入细胞内。由于钠泵的活动，在安静状态下细胞内液K^+浓度约为细胞外液K^+浓度的 30 倍，而细胞外液Na^+浓度约为细胞内液Na^+浓度的 10～12 倍；而当细胞内液Na^+浓度升高或细胞外液K^+浓度升高时，都可激活钠泵，将Na^+逆着浓度差移至膜外、将K^+逆着浓度差移入膜内，恢复到安静状态下细胞内液与细胞外液中Na^+和K^+的浓度分布（图 6-3）。

钠泵活动造成的细胞内高K^+、细胞外高Na^+具有重要的生理意义：①是细胞产生生物电的重要条件；②细胞内高K^+是细胞内代谢反应的需要，如核糖体合成蛋白质的过程需要在高K^+环境中完成；③降低细胞内Na^+浓度，防止细胞内渗透压过高，以避免过多水分子进入细胞内，维持细胞的正常容积及正常形态；④Na^+在膜两侧的浓度差是继发性主动转运（如葡萄糖、氨基酸等物质在肾小管、消化管的吸收过程）的动力，也是细胞内外进行Na^+-H^+交换、Na^+-K^+交换、Na^+-Ca^{2+}交换的动力。

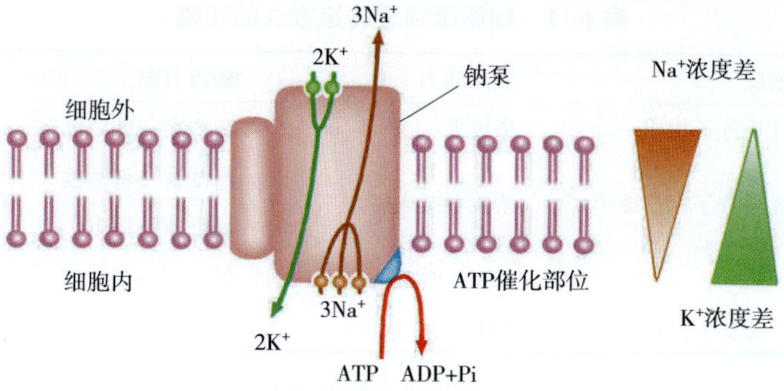

图 6-3　钠泵主动转运示意图

图示钠泵将 ATP 分解为 ADP，释放能量，将 Na^+ 逆浓度差移出膜外，同时将 K^+ 逆浓度移入膜内

主动转运与被动转运的区别主要是：①是否逆着浓度差或电位差；②是否消耗能量（ATP）。

（四）入胞和出胞

小分子物质或离子可以通过上述的物理扩散或经膜蛋白的介导通过细胞膜，而大分子物质或物质团块是不能直接穿过细胞膜的，需要细胞膜做特殊的“变形运动”，以入胞（胞吞）或出胞（胞吐）的方式完成跨膜转运。细胞膜的变形运动需要消耗能量（ATP），因此从能量消耗的角度来看“入胞和出胞”也属于主动转运过程。

1. 入胞　大分子物质或物质团块（细菌或细胞碎片等），通过细胞膜变形运动或是在膜受体的介导下进入细胞的过程称为入胞（图 6-4）。入胞又分为吞噬和吞饮。入胞的物质是固态的，此入胞过程被称为吞噬，例如白细胞对细菌的吞噬；入胞的物质是液态的，此入胞过程被称为吞饮，人体内的蛋白质分子进入细胞的过程是通过吞饮完成的。

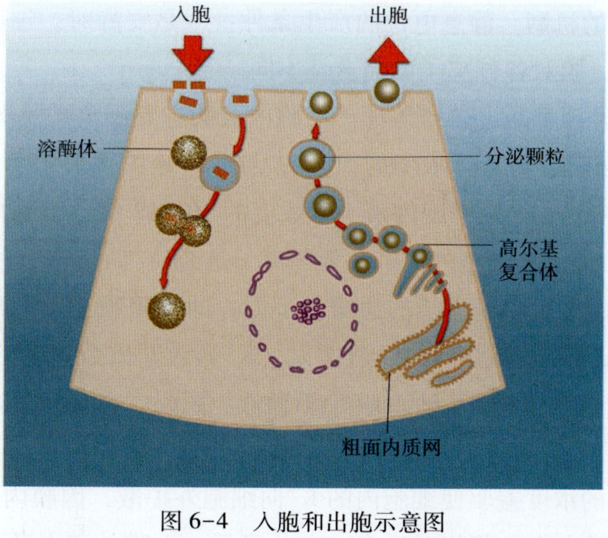

图 6-4　入胞和出胞示意图

2. 出胞　胞质内的大分子物质通过细胞膜变形运动排出细胞的过程称为出胞（图 6-4）。出胞过程主要见于细胞的各种分泌活动，如内分泌腺分泌激素、神经末梢释放递质、消化腺分泌消化酶都是通过出胞方式完成的。

细胞膜的物质转运方式主要有以上四种，现总结归纳如下（表 6-1）。

表 6-1　细胞膜物质转运方式的比较

转运方式	转运物质	转运动力	转运方向	是否需要膜蛋白
单纯扩散	脂溶性小分子物质	浓度差	高浓度→低浓度	不需要
易化扩散	水溶性小分子物质或离子	浓度差或电位差	高浓度→低浓度 高电位→低电位	载体或通道蛋白
主动转运	离子	ATP	低浓度→高浓度	离子泵
出胞和入胞	大分子或物质团块	ATP	细胞内⟺细胞外	不需要或需要受体

二、细胞的生物电现象

生命活动自始至终伴随着电现象，称为生物电。细胞水平的生物电现象主要有两种形式，一种是安静状态时的静息电位，另一种是受刺激后在静息电位基础上产生的动作电位。在此是以神经细胞为例对生物电现象进行阐述。

（一）静息电位

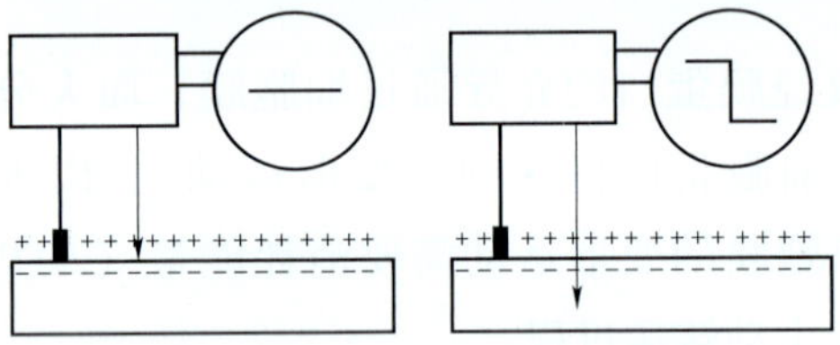

图 6-5　测定静息电位示意图

左：两个电极均置于细胞外表面

右：一个电极插入细胞内，另一电极置于细胞膜外表面，细胞膜呈外正内负的极化状态

1. 静息电位的概念　静息电位是指安静状态下存在于细胞膜两侧的电位差，即膜外相对为正而膜内相对为负，这种电位差值是一种比较稳定的直流电位（图 6-5）。不同的细胞其静息电位值是不同的，一般静息电位的变化范围为-10～-100mV，如神经细胞约为 -70mV，骨骼肌细胞约为 - 90mV，心肌工作细胞为 -80～-90mV，平滑肌细胞约为 -55mV，红细胞约为-10mV。

2. 静息电位产生的机制　静息电位的产生条件：一是安静时，细胞内外的离子浓度分布不同；二是安静时，膜对各种离子的通透性不同。

细胞内液与细胞外液都是电解质溶液。细胞内液的主要阳离子是 K^+，安静状态下，细胞内液 K^+浓度大约是细胞外液 K^+浓度的 30 倍；细胞外液的主要阳离子是 Na^+，安静状态下，细胞外液的 Na^+浓度大约是细胞内液 Na^+浓度的 10～12 倍；细胞内液中的主要阴离子是 A^-（有机负离子）离子；细胞外液的主要阴离子是 Cl^-。

由于安静状态下，细胞膜对离子的通透性不同，即细胞膜上不同离子通道的开放数量不同。在静息状态下，细胞膜对 K^+的通透性大（K^+通道开放数量多），对 Na^+的通透性很小（Na^+和 Cl^-通道开放数量少），对 A^-几乎不通透。因此，在安静状态下，主要表现为 K^+的跨膜易化扩散。

静息状态下，K^+的浓度差驱使细胞内的 K^+向细胞外扩散，因膜内 A^-不能透过细胞膜，被阻止在膜内，导致膜内负电荷相对增多、电位降低，而膜外正电荷增多、电位升高，形成了一个膜内为负、膜外为正的电荷分布状态；与此同时在膜两侧形成的电场，其中的电场力的方向是从膜外向膜内，是阻止 K^+外流的力量。随着 K^+外流量不断地增加，促进 K^+外流的浓度差（动力）逐渐减小，而阻止 K^+外流的电场力（阻力）逐渐增大，当促使 K^+外流的浓度差与阻止 K^+外流的电位差相等时，K^+的净通量为零，此时膜内、外的电位差处于相对稳定的状态，此时膜内为负、膜外为正的电位差就是静息电位；对于神经细胞来说，此时膜内电位比膜外电位低 70mV。

综上所述，K^+的外流是静息电位产生的主要原因，静息电位是 K^+外流的平衡电位，是细胞处于安静状态的标志。

扫码“看一看”

（二）动作电位

1. 动作电位的概念　可兴奋细胞受到一定强度刺激后，在静息电位的基础上爆发一次可传播的电位变化，称为动作电位。动作电位由锋电位、后电位两部分组成，一般所说的动作电位就是指锋电位。锋电位又包括上升支（去极化波）和下降支（复极化波）（图 6-6）。

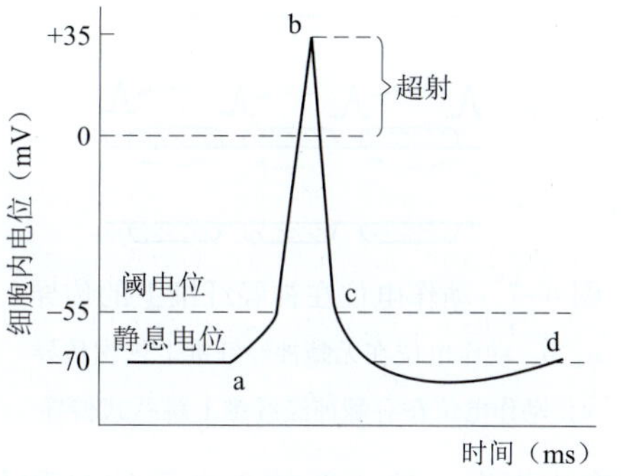

图 6-6　单一神经纤维的动作电位示意图

细胞在安静时膜两侧所保持的内负外正的状态，称为极化（状态）；当细胞受刺激后，静息电位会发生变化，如果在极化状态的基础上，膜内负电位增大（如细胞内电位由 −70mV 变为 −100mV）被称为超极化，表示膜极化状态的增强；膜内负电位减小（如细胞内电位由−70mV 变为−60mV）被称为去极化，表示膜极化状态的减弱；与极化相反的状态，即膜内为正、膜外为负的状态，称为反极化；膜电位高出零电位的部分称为超射；受刺激后膜电位可能发生去极化或超极化，当刺激解除后，膜电位逐渐恢复到原来的静息电位水平的过程称为复极化。

2. 动作电位产生的机制　当细胞受到一定强度的刺激时，膜对离子的通透性发生改变：对 K^+的通透性减小（K^+通道关闭），而对 Na^+的通透性增加（Na^+通道开放）。细胞外的 Na^+顺浓度差易化扩散流入细胞内，导致膜内负电位减小，当膜内负电位由原来的静息电位（−70mV）减小到某一临界值时（约为−55mV），可使膜上的 Na^+通道大量开放，而 Na^+通道一旦大量开放，Na^+顺浓度梯度快速大量的内流，细胞内正电荷迅速增加，膜内负电位从减小到消失进而出现膜内正电位，形成锋电位的上升支，超射值大小相当于 Na^+内流的平衡电位。能够触发动作电位的临界膜电位值称为阈电位，神经细胞的阈电位值约为 −55mV。此后，Na^+通道关闭、失活，而 K^+通道重又大量开放，并产生 K^+的快速外流，导致膜内负电位迅速上升，直至恢复到静息电位水平，形成动作电位的下降支。当复极化结束后，由于膜内外的离子分布与静息状态时相比，膜内 Na^+有所增加、而 K^+有所减少，膜外 K^+有所增加、而 Na^+有所减少，这种离子浓度差的改变可激活膜上 Na^+-K^+泵，把膜内增多的 Na^+泵到膜外，同时把膜外增多的 K^+泵入膜内，恢复到静息状态时细胞内外 K^+、Na^+的离子浓度分布。

综上所述，当细胞受到一定强度的刺激后，使细胞膜去极化达到阈电位时，就会产生动作电位；动作电位一旦产生，膜两侧电位就会出现暂时倒转，即变化为膜内为正，膜外为负。动作电位或锋电位的产生是所有组织细胞兴奋的共同标志。

3. 动作电位传导机制　动作电位是可传播的电位变化，即动作电位由受刺激的部位产生后，可迅速沿着细胞膜向周围扩布，使整个细胞膜依次都发生一次动作电位。动作电位传导的机制可用局部电流学说来阐述。当一条无髓神经纤维的某一部位，因受到一定强度的有效刺激而产生动作电位时，该处膜两侧电位由安静时的内负外正变化为内正外负，而

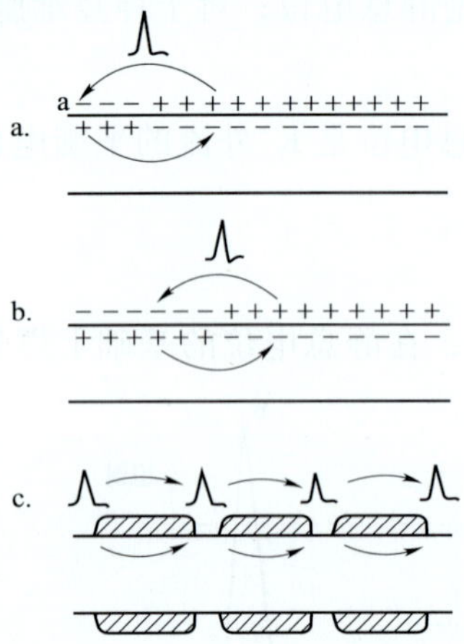

图 6-7　动作电位在神经纤维上的传导
a，b：动作电位在无髓神经纤维上依次传导
c：动作电位在有髓神经纤维上跳跃式传导

与之邻近的未兴奋部位的细胞膜仍处于内负外正的极化状态；由于膜两侧的细胞内液、细胞外液都是电解质溶液（具有良好的导电性），于是在已兴奋的细胞膜和与它相邻的未兴奋的细胞膜之间，由于电位差的存在而产生电荷移动（由正电荷部位向负电荷部位移动），称为局部电流（图 6-7，a、b）。电荷运动的方向是：安静（未兴奋）部位膜外的正电荷移向已兴奋部位的膜外，已兴奋部位膜内的正电荷则移向安静（未兴奋）部位的膜内。结果是，邻近安静部位的膜内电位升高，而膜外电位降低，即引起该处膜的去极化，当膜去极化达到阈电位水平时，引起该部位的 Na^+通道大量开放，Na^+大量快速内流而产生动作电位，使原来安静（未兴奋）部位产生兴奋，这一新的兴奋部位又和与之邻近的安静部位之间产生电位差，又形成局部电流。这样的过程在膜表面依次连续进行，导致兴奋在整个细胞膜的快速传导。沿着神经纤维传导的一个个动作电位又被称为神经冲动。

在有髓神经纤维，由于髓鞘具有电绝缘性，动作电位的传导只能在相邻的两个郎飞结之间产生，形成跨度更大的局部电流而呈跳跃式传导，因此有髓神经纤维兴奋传导速度比无髓纤维或一般肌细胞的传导速度更快（图 6-7，c）。

综上所述，动作电位传导就是已兴奋部位的细胞膜通过局部电流刺激安静部位的细胞膜，使其依次连续产生动作电位的过程。动作电位具有的特点是：①全或无现象；②不衰减性传导；③双向性传导；④脉冲式。

三、肌细胞的收缩功能

人体的肌肉分为骨骼肌、心肌、平滑肌三种。骨骼肌是随意肌，其活动受意识控制，这是与心肌和平滑肌的不同点之一。本节以骨骼肌为例讨论肌细胞的兴奋-收缩耦联过程，肌肉的收缩过程、形式及影响肌肉收缩的因素。心肌与平滑肌的收缩功能将分别在第八章循环生理和第十章消化生理中介绍。

（一）神经-骨骼肌接头处兴奋的传递

1. 神经-骨骼肌接头处的结构　神经-骨骼肌接头由接头前膜、接头间隙、接头后膜组成（图 6-8）。接头前膜是运动神经轴突的细胞膜，即突触小体膜，其特点是突触小体内含有大量的乙酰胆碱（ACh）递质囊泡。接头后膜是骨骼肌运动终板膜，它是骨骼肌细胞膜反折或打褶增厚的部位，分布有与 ACh 结合的 N_2 型胆碱能受体；在终板膜皱褶内还存有胆碱酯酶。接头间隙是接头前膜与接头后膜之间的缝隙，约 50nm，其间充满细胞外液和胆碱酯酶等物质。

2. 神经-骨骼肌接头处兴奋的传递过程　支配骨骼肌的神经称为躯体运动神经。运动中枢产生的兴奋由运动神经通过神经-骨骼肌接头处传递给骨骼肌，支配和控制骨骼肌的收缩活动，具体过程是（图 6-8）：当运动神经兴奋时，兴奋（动作电位）沿着神经纤维以局部电流的方式传导到轴突末梢，引起轴突膜上的 Ca^{2+}通道开放，Ca^{2+}由细胞外液顺着电-化

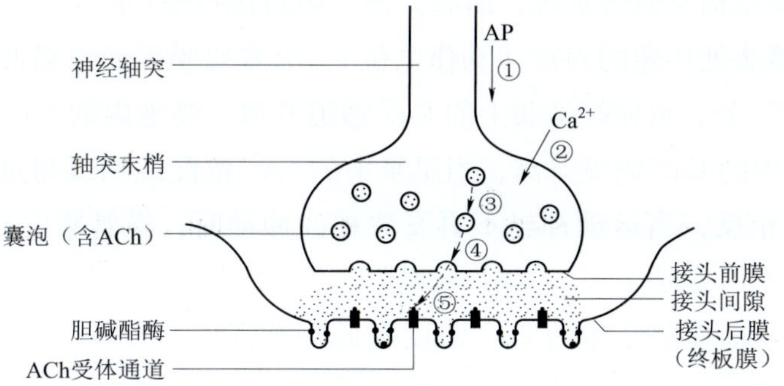

图 6-8 神经-骨骼肌接头的结构及其兴奋传递过程示意

①AP 到达神经轴突末梢 ②细胞外 Ca^{2+} 进入轴突末梢

③囊泡向接头前膜移动 ④囊泡与接头前膜融合并破裂，释放 ACh

⑤乙酰胆碱进入接头间隙与接头后膜上的 ACh 受体通道结合

学梯度易化扩散流入轴突末梢内，使其中的 ACh 递质囊泡向接头前膜发生定向移动，随后递质囊泡膜与接头前膜发生融合破裂，其中的递质以出胞的方式释放进入接头间隙。释放的递质快速通过接头间隙抵达接头后膜，与接头后膜上的 N_2 型胆碱能受体结合，使其通道开放，并允许 Na^+、K^+等通过（以 Na^+为主），Na^+顺着电-化学梯度易化扩散流入终板膜内并使其发生去极化，产生终板电位。终板电位属于局部电位，其去极化的幅度与接头前膜释放的 ACh 的量呈正变关系。由于终板膜去极化，使终板膜与其邻近的普通肌细胞膜之间出现电位差并产生电流，电流刺激邻近肌细胞膜上的 Na^+通道使其大量开放，直到产生动作电位。动作电位再通过局部电流的方式传遍整个肌膜，引起骨骼肌兴奋。接头前膜释放的 ACh 并不进入肌细胞内，它只在神经与肌细胞之间起信息传递作用，并很快被存在于接头间隙与接头后膜上的胆碱酯酶水解为胆碱和乙酸而失去作用，这样就能够保证一次神经兴奋只引起它所支配的骨骼肌兴奋一次，随后引发一次收缩。

3. 神经-骨骼肌接头处兴奋传递的特点 神经-骨骼肌接头处兴奋传递主要有以下特点。①单向传递：即兴奋只能由接头前膜传向接头后膜。这是因为此传递过程的重要物质 ACh 是由接头前膜释放的，需要与后膜上的 N_2 型胆碱能受体结合，才能引起骨骼肌兴奋；②时间延搁：是指传递过程耗时较长，需要 0.5~1.5 毫秒，远比以局部电流方式传导的神经冲动速度慢得多；③易受环境和药物因素的影响：这一点具有重要的药物研发价值和临床治疗意义。临床治疗中，可以根据患者病情的需要，从递质释放、受体的数量和功能、酶的活性三个方面对神经-骨骼肌接头处的兴奋传递过程施加影响，从而改变肌肉的收缩力。例如肉毒杆菌产生的肉毒素，可以抑制接头前膜释放 ACh，从而使神经-骨骼肌接头处兴奋传递受到抑制，使骨骼肌收缩力降低，因此在临床美容医学上，可通过局部注射肉毒杆菌毒素达到去除皱纹的效果；通过呼吸道、消化道或皮肤进入人体内的有机磷酸酯类物质能与胆碱酯酶结合并使其失活，从而使神经-骨骼肌接头处的 ACh 堆积，引起骨骼肌持续兴奋和收缩，因此有机磷农药中毒时可出现肌肉震颤等一系列症状；筒箭毒碱是 N 型胆碱能受体阻断剂，能与 ACh 争夺终板膜上的 N_2 型胆碱能受体，使之不能产生终板电位，从而使骨骼肌细胞不能产生兴奋和收缩，在外科手术中用作肌松药。

（二）骨骼肌的兴奋-收缩耦联

骨骼肌细胞由其兴奋的电变化导致其收缩的机械性变化的过程称为兴奋-收缩耦联。兴奋-收缩耦联的重要结构是肌管系统，而起关键作用的物质是 Ca^{2+}。

神经-骨骼肌接头处传递的兴奋（动作电位），沿着肌膜表面以局部电流的形式，经过横管到达“三联管”处，可使终池膜上的 Ca^{2+} 通道开放，终池内的 Ca^{2+} 顺着浓度差大量的流入肌浆，使肌浆中的 Ca^{2+} 浓度升高；当肌浆中的 Ca^{2+} 浓度达到或超过某一数值时，即可引起肌细胞收缩；相反，当运动神经不再发放神经冲动时，横管膜电位恢复到静息电位，其两侧终池膜上的 Ca^{2+} 通道关闭，同时终池膜上的 Ca^{2+} 泵激活，将肌浆中的 Ca^{2+} 逆着浓度差转运到终池内，从而使肌浆中的 Ca^{2+} 浓度降低，当肌浆中的 Ca^{2+} 浓度低于某一数值时，即可引起肌细胞舒张。

（三）骨骼肌的收缩形式

骨骼肌受刺激收缩时，产生两种变化：一是长度缩短，二是张力增加。

1. 等长收缩与等张收缩 等长收缩是指肌肉长度不变、张力增加的收缩，其意义是维持人体的姿势。等张收缩是指肌肉张力不变、长度缩短的收缩，其意义是使负荷发生位移（做功）。

2. 单收缩与强直收缩 肌肉受到一次刺激，产生一次兴奋，随之出现一次收缩，称为单收缩。单收缩可分为三个期：①潜伏期：是指从肌肉受到刺激到肌肉刚开始出现收缩的时间。②收缩期：是指肌肉刚开始收缩到收缩达峰值的时间。③舒张期：从收缩峰值到回到收缩基线的时间。因此，一个单收缩所需要的时间应当是潜伏期、收缩期与舒张期时间之和。若要使肌肉保持单收缩，给予肌肉刺激的间隔时间需要比每个单收缩的时间长。

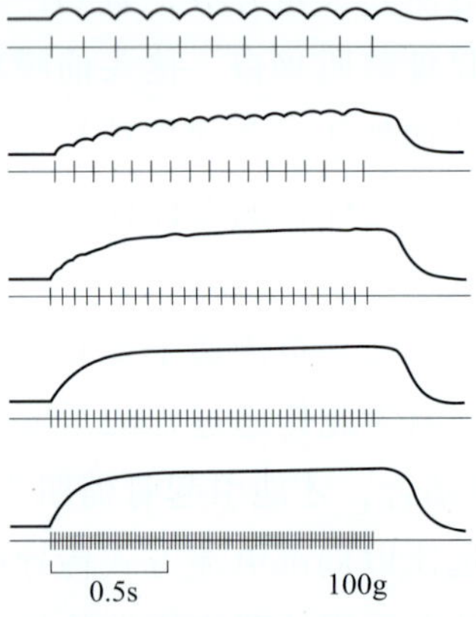

图 6-9 骨骼肌收缩曲线

随着刺激频率的增加，逐渐产生单收缩的复合。当刺激频率增加，使每一个刺激都落在前一次收缩的舒张期，则出现不完全强直收缩；如刺激频率继续增加，使每个刺激都落在前一次收缩的收缩期内，则出现强直收缩（图 6-9）。

强直收缩时产生的肌张力要比单收缩大 3~4 倍。在人体内，心肌是以单收缩为主，推动血液循环流动，而骨骼肌则是以强直收缩为主，产生形式多样的躯体运动。

（四）影响骨骼肌收缩的因素

影响骨骼肌收缩的因素主要有前负荷、后负荷与肌肉收缩能力。其中前负荷与后负荷是来自骨骼肌以外的外部因素，而肌肉收缩能力是来自骨骼肌自身的内部因素。

1. 前负荷 前负荷是肌肉收缩前所承受的负荷。前负荷的大小决定肌肉收缩之前的长度（肌肉的初长度），而肌肉的初长度也可反映前负荷的大小。就像在一条垂直悬挂的弹簧下方连接不同重量的物体，弹簧的长短会随之发生变化。肌肉也是弹性物体，作用于肌肉的前负荷不同，肌肉收缩之前的初长度不同。在一定范围内肌肉收缩力与肌肉初长度成正比，即前负荷越大，肌肉初长度越长，产生的收缩力越大。而超出一定的范围后，即前负荷过大或过小，肌肉收缩力都会降低。

2. 后负荷 后负荷是肌肉收缩后承受的负荷，是肌肉收缩需要克服的阻力或做功的对象。肌肉在有后负荷的情况下收缩，先进行等长收缩使肌肉的张力增加以克服后负荷的阻力，然后再做等张收缩表现出肌肉长度的缩短。后负荷增加，肌肉做等长收缩的时间将延长，出现缩短的时间将延后，缩短的距离减小，收缩速度变慢。

3. 肌肉收缩能力　肌肉收缩能力是指与前、后负荷无关的决定肌肉收缩效能的肌肉内在收缩特性。它主要取决于兴奋-收缩耦联过程肌浆中的 Ca^{2+} 水平和横桥的 ATP 酶活性。在前负荷与后负荷不变的情况下，肌肉收缩能力增强，可以使肌肉的收缩力增加、收缩速度加快、做功效率提高。

知识拓展

他汀类降脂药与横纹肌溶解症

他汀类药物是目前临床常用的降脂药物，但他汀类药物导致的横纹肌溶解的危险不容忽视。人体内的肌肉分为骨骼肌、心肌和平滑肌三类，而横纹肌指的是骨骼肌和心肌，特别是骨骼肌。横纹肌溶解症是多种原因（包括服用他汀类降脂药）引起的临床重症，此病是由于横纹肌损伤引起细胞的溶解，释放大量肌红蛋白、肌酸磷酸肌酶、乳酸脱氢酶进入外周血液造成的临床综合征，常伴有严重的代谢紊乱，急性肾衰竭，严重者可因多脏器功能衰竭而死亡。

第三节　人体生理功能的调节

一、人体与环境

（一）外环境

对于人类而言，外环境包括自然环境和社会环境。随着社会的发展，外环境的变化对人体功能活动的影响日益明显，良好的外环境已成为人体健康的重要保证。

自然环境对人体的影响因素按其性质可分为物理因素、化学因素和生物因素。例如空气质量（包括气温、气压、湿度、有毒气体、PM2.5 等）的不断变化，会对人体造成比较大的刺激，人体不得不做出适应性的反应，然而人体对自然环境变化的适应能力是有限的，如果环境因素发生过度的、人体无法适应的变化，将会导致相关疾病的发生，甚至是死亡。因此，人与自然要和谐相处。

社会环境对人体的影响因素包括社会因素与心理因素。由于这二者之间存在着较为密切的联系，因此又常常称为社会-心理因素。社会-心理因素影响到人体后，可以通过神经系统特别是通过大脑皮质，作用于人体的一个或几个器官系统，使其正常的功能活动发生改变而产生心身疾病如胃溃疡、过敏性哮喘、抑郁症等。目前严重威胁人类健康的心脑血管疾病、恶性肿瘤等疾病的发生也都与社会-心理因素有关。因此，良好的心态也是人体健康的重要保证。

（二）内环境与稳态

1. 内环境　人体内的绝大多数细胞是不与外环境直接接触的，而是浸浴在细胞外液之中。由细胞外液构成细胞的生存环境，称为内环境，包括组织液、血浆、脑脊液、淋巴液等，其中最重要的内环境是血浆。

内环境能够为细胞的新陈代谢提供场所，如细胞代谢所需要的 O_2、营养物质等只能直接从内环境中摄取，而细胞代谢产生的 CO_2、代谢尾产物等也只能直接排到内环境中，然后再通过血液循环运送到排泄器官排出体外。内环境还能够为细胞的生存及活动提供必要的理化条件，如温度、渗透压、酸碱度及各种物质的浓度等。

2. 稳态 维持内环境理化性质相对恒定的状态，称为稳态。这个相对恒定的状态是指在一定范围内波动或变化的动态平衡，例如细胞外液的温度、渗透压、酸碱度、各种离子浓度等要经常保持相对恒定，生理情况下不能够发生明显波动，否则就会导致疾病的发生。

目前，稳态已经泛指从细胞到人体功能的相对恒定。从稳态的角度分析健康与疾病，可以认为健康就是人体功能处于稳态水平，疾病就是人体功能较大幅度的偏离了稳态，而治疗的目的就是让人体功能重新恢复到稳态。

二、人体功能的调节

人体所处的内外环境时刻都在发生着变化，当人体感受到这些变化（刺激）时，会在体内多种调节机制的调控下产生准确的反应。人体功能的调节方式主要有三种：神经调节、体液调节和自身调节。

（一）神经调节

通过神经系统的活动对人体功能进行的调节称为神经调节，是人体功能调节的最重要方式。神经调节的基本方式是反射。反射是指在中枢神经系统的参与下，人体对刺激产生的规律性反应。反射活动的结构基础是反射弧，它由感受器、传入神经、神经中枢、传出神经和效应器 5 个部分组成（图 6-10）。

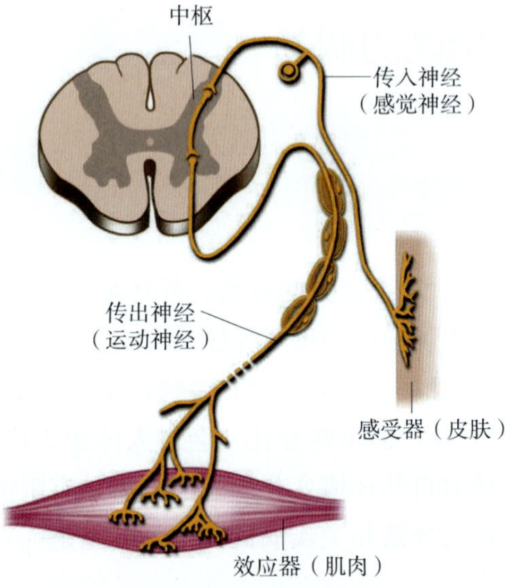

图 6-10　反射弧模式图

感受器是专门感受环境变化（刺激）的结构和装置，它可将感受到的各种刺激能量转变成电信号，沿传入神经传向神经中枢；神经中枢对传入信号进行整合分析后做出指令，通过传出神经，同样以电信号的形式传达到效应器；效应器则在中枢指令的调控下增强或减弱其本身的活动。反射过程是按着反射弧的顺序进行的，反射弧中的任何一个部分受损，与此相关的反射活动都会受到影响、甚至消失。人和高等动物的反射活动分为非条件反射和条件反射两种。

神经调节的特点是迅速、准确、持续时间短暂。

（二）体液调节

体液中的化学物质对人体功能进行的调节称为体液调节。在生理学中主要是指激素进行的调节。激素是由内分泌细胞或内分泌腺分泌的高效能生物活性物质。激素作用的细胞、组织、器官，分别叫作这种激素的靶细胞、靶组织、靶器官。一种激素可有多种靶细胞，而一种靶细胞可接受多种激素的调节。

体液调节的特点是缓慢、作用范围广、持续时间较长。

一般情况下，体液调节中的内分泌腺分泌激素是一个独立系统，而人体的主要内分泌腺的分泌活动大都受神经调节，使体液调节成为神经调节的一个环节，即反射弧传出神经通路上的分支或延长。这种以神经调节为主导、又有体液调节参与的复合调节方式称为神经-体液调节（图6-11）。

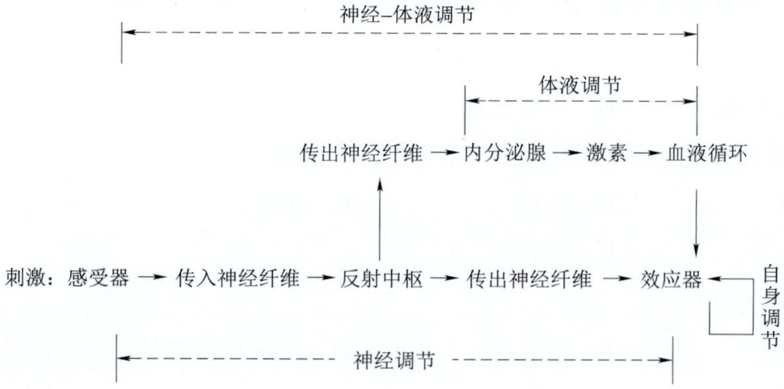

图6-11　神经-体液调节示意图

（三）自身调节

自身调节是指组织细胞在不依靠神经调节和体液调节的情况下，对刺激自动产生适应性反应的过程。例如当动脉血压在80~180mmHg之间变化时，肾血流量保持相对恒定就是肾血管自身调节的结果。

自身调节的特点是调节幅度较小、灵敏度较低。

三、人体功能调节的自动控制

按照控制论的原理，可将人体内的神经调节系统与体液调节系统看作是“自动控制系统”。其中的反射中枢或内分泌腺是“控制部分”，神经递质或激素是控制信息，效应器或靶细胞是“受控部分”，效应器或靶细胞活动的变化是“反馈信息”。在控制部分和受控部分之间，存在着双向的信息联系，即控制部分通过发放控制信息（神经递质或激素），调节受控部分的活动；而受控部分又可通过反馈信息，对控制部分的活动施加影响，并不断地纠正和调整控制部分的活动，从而达到精确调节的结果。这种由受控部分反过来影响控制部分活动的调节方式称为反馈。根据反馈结果的不同，可分为正反馈和负反馈两种类型。

（一）负反馈

使控制部分活动减弱的反馈调节过程，称为负反馈。负反馈在人体功能的调节过程中普遍存在，其意义是维持稳态。人体血压、体温、激素水平的相对恒定都与负反馈调节有关。

（二）正反馈

使控制部分活动增强的反馈调节过程，称为正反馈。正反馈在人体功能的调节过程中相对较少，其意义是使人体内的某一活动一旦发生，在短时间内达到最大的反应程度，从而使这一过程尽快完成或终止。人体的分娩、血液凝固、排尿反射、射精等过程都存在着正反馈调节机制。

目标检测

一、A 型选择题

1. 生命活动的最基本特征是
   A. 新陈代谢　B. 物质代谢　C. 能量代谢
   D. 合成代谢　E. 分解代谢
2. 能够引起人体发生反应的各种环境变化，统称为
   A. 反射　B. 反馈　C. 刺激
   D. 兴奋　E. 兴奋性
3. 反应的形式有
   A. 兴奋　B. 抑制　C. 兴奋和兴奋性
   D. 兴奋和抑制　E. 兴奋性和抑制
4. 衡量组织兴奋性的指标是
   A. 阈电位　B. 阈值　C. 强度/时间变化率
   D. 静息电位　E. 动作电位
5. 阈值是引起组织兴奋的
   A. 最大刺激强度　B. 最小刺激强度　C. 最长刺激时间
   D. 最短刺激时间　E. 最小刺激时间和最小刺激强度
6. 内环境是指
   A. 组织液　B. 淋巴液　C. 血浆
   D. 细胞内液　E. 细胞外液
7. 内环境的稳态是指
   A. 细胞内液理化性质保持不变　B. 细胞外液理化性质保持不变
   C. 细胞内液理化性质相对恒定　D. 细胞外液理化性质相对恒定
   E. 细胞内液和细胞外液化学成分相对恒定
8. 神经调节的基本方式是
   A. 反应　B. 反射　C. 反馈
   D. 正反馈　E. 负反馈
9. 下列哪一过程不存在正反馈调节
   A. 排尿反射　B. 射精过程　C. 降压反射
   D. 分娩　E. 血液凝固
10. 维持人体某种功能状态的稳定主要依赖于下列哪一调节过程
    A. 神经调节　B. 体液调节　C. 自身调节
    D. 正反馈调节　E. 负反馈调节
11. 体液调节的特点是
    A. 速度快　B. 范围广　C. 持续时间短
    D. 不存在负反馈　E. 灵敏度不高

12. 下列哪些物质是以单纯扩散方式进出细胞的

A. NaCl、H_2O　B. O_2、CO_2　C. 葡萄糖、氨基酸

D. 激素和酶　E. 细菌和病毒

13. 消化腺分泌消化酶的过程属于

A. 单纯扩散　B. 通道易化扩散　C. 载体易化扩散

D. 主动转运　E. 出胞作用

14. 神经细胞动作电位复极化过程的 K^+ 外流属于

A. 单纯扩散　B. 载体易化扩散　C. 通道易化扩散

D. 主动转运　E. 入胞作用

15. Na^+ 通过细胞膜的方式是

A. 单纯扩散和易化扩散　B. 单纯扩散和主动转运

C. 入胞和出胞　D. 易化扩散和主动转运

E. 易化扩散、入胞和出胞

16. 组织细胞兴奋的共同标志是产生

A. 静息电位　B. 阈电位　C. 局部电位

D. 终板电位　E. 动作电位

17. 细胞内液的阳离子主要是

A. K^+　B. Na^+　C. Ca^{2+}

D. H^+　E. Mg^{2+}

18. 神经细胞膜电位由 -70mV 变化到 +30mV 的过程叫

A. 去极化　B. 超极化　C. 反极化

D. 复极化　E. 极化

19. 神经纤维传导兴奋的机制是

A. 化学传导　B. 局部电流传导　C. 电紧张扩布

D. 突触传递　E. 单向性传导

20. 神经-肌接头处兴奋传递的化学物质是

A. 肾上腺素　B. 去甲肾上腺素　C. 乙酰胆碱

D. 谷氨酸　E. 酪氨酸

21. 水解神经-肌接头处乙酰胆碱的酶是

A. 胆碱乙酰化酶　B. 胆碱酯酶　C. 单胺酶

D. 链激酶　E. 转换酶

22. 神经-肌接头处接头后膜上的受体是

A. α_2 受体　B. β_2 受体　C. M_2 受体

D. N_2 受体　E. V_2 受体

23. 兴奋-收缩耦联的重要物质是

A. Na^+　B. K^+　C. Ca^{2+}

D. Mg^{2+}　E. H^+

24. 刺激频率增加，使每个刺激落在前一次收缩的收缩期内，骨骼肌可出现

A. 单收缩　B. 不完全强直收缩　C. 强直收缩

D. 等张收缩　　E. 等长收缩

25. 肌肉的初长度可用来表示

A. 前负荷的大小　B. 后负荷的大小　C. 肌肉收缩能力

D. 肌肉收缩速度　E. 肌肉缩短的距离

二、简答题

1. 细胞膜物质转运方式有几种？主动转运与被动转运有什么区别？
2. 影响肌肉收缩的因素有哪些？
3. 简述人体功能的调节方式及调节特点。

扫码“练一练”

实验十　不同强度、不同频率刺激对骨骼肌收缩的影响

【实验目的】

学会神经肌肉标本的制备；观察刺激强度和刺激频率的变化对骨骼肌收缩的影响，并通过观察骨骼肌的收缩及收缩形式的变化，理解阈值、阈刺激、阈下刺激、阈上刺激、最大刺激的概念，了解单收缩、不完全强直收缩和强直收缩。

【实验原理】

活的神经肌肉标本具有兴奋性，受到一定强度的刺激后会产生兴奋反应，导致肌肉收缩。但刺激要能够引起组织兴奋，其强度必须达到阈值。骨骼肌组织有许多骨骼肌纤维组成，每条肌纤维的兴奋性高低不同，即如果刺激强度低，则不能引起骨骼肌产生收缩反应，只有当刺激强度增加到能引起少数肌纤维兴奋时，可产生较小的复合动作电位，引起肌肉产生微弱的收缩反应，这种刚能引起组织产生反应的最小刺激强度称为阈值，与阈值相等的刺激称为阈刺激，低于阈值的刺激叫阈下刺激，高于阈值的刺激叫阈上刺激；随着刺激强度的增加，兴奋的肌纤维数量逐渐增多，收缩强度逐渐加大，当刺激强度增大到某一数值即可使该肌组织中的全部肌纤维都兴奋时，肌肉产生最大的收缩反应，此后再继续增加刺激强度，收缩反应不会随之增强，这种使肌肉产生最大收缩反应的最小刺激强度称为最大刺激。

刺激频率不同，肌肉产生的收缩形式不同。用频率不同的阈上刺激作用于同一肌组织，当刺激频率较低时，每次刺激的间隔大于肌肉单收缩所用时间，肌肉就会产生单收缩；如果刺激频率加快，刺激的间隔小于单收缩所用时间，使每个刺激落在前一次收缩的舒张期，则产生不完全强直收缩（舒张期复合收缩）；如果刺激频率继续加快，使刺激的间隔不但小于单收缩所用时间，并且使每个刺激落在前一次收缩的收缩期，则产生强直收缩（收缩期复合收缩）。

【实验对象】

蟾蜍

【实验用品】

任氏液，常规蛙手术器械一套（蛙手术板、探针、粗剪刀、手术剪、眼科剪、镊子、丝线、玻璃分针、培养皿、锌铜弓等），肌动器，张力换能器，铁支架，双凹夹，滴管，烧杯，生物信号采集系统。

【实验步骤】

1. 坐骨神经-腓肠肌标本的制备

（1）破坏脑和脊髓 。

（2）去除头、双上肢和内脏。

（3）剥离双下肢皮肤，沿耻骨联合剪断，将双下肢分开。

（4）游离坐骨神经、腓肠肌，并检查标本兴奋性。

2. 将坐骨神经-腓肠肌标本固定于连接刺激电极的肌动器中，然后再将标本与张力换能器连接，注意连线要松紧适宜，标本连线需要与张力换能器、实验台面保持垂直。

3. 将刺激电极、张力换能器分别与配备生物信号采集系统的电脑连接，观察收缩曲线的变化。

【观察项目】

1. 观察刺激强度改变对腓肠肌收缩的影响，找到实验标本的阈值和最大刺激。

（1）刺激模式的设置：选择单刺激模式，波宽 0.5 毫秒，强度从零开始逐渐增大。

（2）当输出较低电刺激时，肌肉标本不出现收缩；当刺激强度增加到某一数值时，肌肉标本出现轻度收缩反应，同时在电脑上可出现微弱的收缩和舒张曲线，而这一刚引起组织兴奋的最小刺激强度就是阈值。

（3）继续增加输出电刺激强度，观察到随刺激强度增加而收缩幅度逐渐增高的曲线，而当刺激强度增加某一数值时，再继续增加刺激强度，肌肉收缩幅度不再继续增加，使肌肉收缩达到最大幅度的最小刺激强度就是该肌肉标本的最大刺激。

2. 观察刺激频率改变，腓肠肌收缩形式的变化，即单收缩、不完全强直收缩、强直收缩。

（1）刺激模式的设置：选择串刺激模式，波宽是 0.5 毫秒，强度为阈上刺激。

（2）调整刺激频率，刺激的间隔时间长于肌肉标本单收缩所需的时长，可连续记录到单收缩曲线。

（3）当增加刺激频率到一定数值后，可分别记录到不完全强直收缩和强直收缩曲线。

【思考题】

1. 为什么当刺激强度增加到某一数值时，骨骼肌标本开始出现收缩，而随着刺激强度的增加骨骼肌收缩力会逐渐增强？当刺激强度增大到某一数值时，骨骼肌的收缩力不再继续增加？

2. 骨骼肌和心肌的主要收缩形式及生理意义。

（张承玉）

扫码“学一学”

第七章

血　液

学习目标

知识目标

1. 掌握红细胞的正常值、功能，血液凝固的基本过程，ABO 血型的分型。
2. 熟悉血液的组成及理化特性，血小板的生理特性及功能，凝血因子的概念及特点。
3. 了解白细胞的正常值、分类及主要功能，人体内主要抗凝物质（抗凝血酶Ⅲ和肝素）的作用，纤维蛋白溶解的过程和纤溶酶原激活物，输血的原则。

技能目标

1. 学会 ABO 血型的鉴定方法。
2. 能说出鉴定 ABO 血型所用的器械，标准血清，消毒和采血的方法，以及 ABO 血型鉴定的有关注意事项。

第一节　血量、血液的组成和理化特性

血液是一种黏稠略带有腥味的红色流体组织。在心脏泵功能的作用下，血液在心血管系统内不断地循环流动。血液具有物质运输、调节酸碱平衡和免疫防御等功能，在维持人体内环境和人体功能的稳态中有着重要意义。如果人体出现大失血、血液成分或性质改变及血液循环障碍等情况，可导致人体代谢活动紊乱、生理功能失调、组织细胞损伤等后果，严重时甚至可以危及生命。

一、血量

人体内血液的总量称为血量。一个健康成年人的血量大约相当于体重的 7%～8%，即每千克体重有 70～80ml 血液。血管中的大部分血液在心血管系统中快速循环流动，称为循环血量；还有一小部分血液滞留在肝、肺和腹腔静脉丛内，其流速极为缓慢，称为贮存血量。人在剧烈运动或大出血等情况下，贮存血量可被释放到血液循环中，以补充循环血量的不足。

正常情况下，人体内的血量保持相对恒定，这有助于维持血压和组织器官血流量的正常。在临床工作中，经常会遇到由于各种原因导致失血的患者，失血量不同，对人体产生的影响不同。一般情况下，成人一次失血在500ml以下，不超过总血量的10%，可通过人体功能的调节得以代偿，不表现出明显的临床症状；但随着失血量的增加，如果一次失血量在1000ml左右，即达到总血量的20%时，人体功能的调节将难以代偿，会表现出一系列循环血量不足的症状，如血压下降、眩晕、口渴、恶心、少尿、乏力等，甚至出现晕厥；当失血量达到1500ml即总血量的30%或以上时，血压将骤降甚至休克，如不及时抢救，可危及生命。

对于大失血或缺血的患者而言，输血是重要的抢救和治疗手段。而血液至今仍无法人工制造合成，义务献血仍然是目前临床用血的主要来源。对于健康成人而言，通常一次献血量为200ml或400ml，不超过总血量的10%，不会产生明显不适的感觉，更不会给献血者的健康造成伤害。

二、血液的组成

血液由血浆和血细胞组成。把新采集的血液样品放在一个经抗凝剂处理过的玻璃管中，血液能保持液体状态，经快速离心沉淀后，由于血细胞和血浆的比重不同，能观察到试管内的血液分为三层：上层的淡黄色液体是血浆，下层深红色的沉淀物质为红细胞，上下两层之间有一很薄的、灰白色物质层为白细胞和血小板（图7-1）。红细胞和血浆分别约占全血容积的45%和55%，白细胞和血小板所占容积不足1%。血细胞在血液中所占的容积百分比称血细胞比容，正常成年男性为40%～50%，成年女性为37%～48%。大面积烧伤的患者通常血细胞比容增高；而贫血的患者血细胞比容则往往降低。

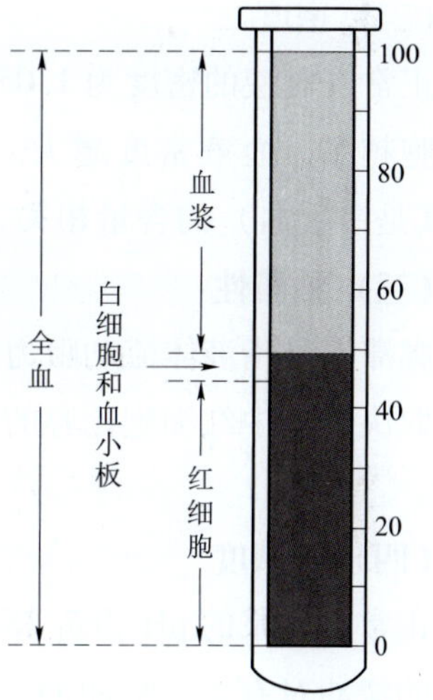

图7-1 血液的组成示意图

血浆是血细胞的细胞外液，是人体最重要的内环境。血浆主要由水和溶质组成，其中，水占血浆总重的91%～92%，溶质占8%～9%；溶质主要有血浆蛋白质和无机盐，此外还有脂类、糖类、氨基酸、维生素、矿物质、气体、激素及各种细胞的代谢产物等。

血浆蛋白主要包括白蛋白、球蛋白和纤维蛋白原三大类。正常成人血浆蛋白含量为65～85g/L，其中白蛋白为40～48g/L、球蛋白为15～30g/L、纤维蛋白原2～4g/L，正常人白蛋白/球蛋白的浓度比值为1.5～2.5。血浆中的白蛋白主要由肝脏合成，肝病可导致白蛋白/球蛋白比值下降。血浆蛋白具有形成血浆胶体渗透压、运输物质、生理性止血、免疫防御和营养等功能。

血液的主要组成简示如下。

- 血液
  - 血细胞（40%～50%）
    - 红细胞
    - 白细胞
    - 血小板
  - 血浆（50%～60%）
    - 水（91%～92%）
    - 溶质（8%～9%）
      - 血浆蛋白：白蛋白、球蛋白、纤维蛋白
      - 电解质：Na^+、K^+、Ca^{2+}、Cl^-、HCO_3^-
      - 其他物质：代谢产物、激素、营养物质

三、血液的理化特性

（一）颜色

血液呈红色，但由于红细胞内氧合血红蛋白的含量不同，使动脉血和静脉血的颜色有着较明显的不同。动脉血中氧合血红蛋白含量高（动脉血含氧量高），因此动脉血呈鲜红色；而静脉血氧合血红蛋白少（静脉血含氧量低），因此静脉血呈暗红色。血浆因含有微量的胆色素而呈淡黄色。

（二）密度

正常人血液的密度为1.050～1.060，血液密度的高低主要与红细胞的数量有关，通常红细胞越多，血液密度越大。血浆的密度为1.025～1.030，血浆的密度主要与血浆蛋白（尤其是白蛋白）的含量相关，血浆蛋白含量越多，血浆密度越大。

（三）黏滞性

黏滞性是指液体流动阻力的大小。如设定水的黏滞性为1，则血液相对黏滞性为4～5，主要取决于其中红细胞比容的高低；血浆相对黏滞性为1.6～2.4，主要取决于血浆蛋白的含量。

（四）酸碱度

正常人血浆的pH为7.35～7.45，呈弱碱性。血浆pH保持相对恒定，这与血浆和红细胞中的缓冲对有关。$NaHCO_3/H_2CO_3$是血浆中最重要的缓冲对。一般酸性或碱性物质进入血液时，由于有缓冲物质的存在，使血浆pH只能在很小的范围内波动。血浆中缓冲对的作用需要在呼吸系统和泌尿系统的配合下才能顺利完成。通过肺和肾的排泄功能，可以不断排出过多的酸或碱，以维持血浆pH的相对恒定。

临床检验中，如果患者血浆pH低于7.35为酸中毒，高于7.45为碱中毒。如果血浆pH低于6.9或高于7.8，都将危及生命。

（五）血浆渗透压

血浆是一种晶体物质溶液。溶液的渗透压是指溶液中溶质颗粒所具有吸引和保留水分子的能力。人体内血浆渗透压约为300mmol/L，相当于770kPa或5800mmHg。渗透压的大小取决于单位溶液体积中溶质颗粒的数目，颗粒数目越多，渗透压越大，而与溶质颗粒的大小和种类无关。

血浆渗透压由两部分构成。由晶体物质形成的吸水力称为血浆晶体渗透压，占血浆总渗透压的绝大部分；而由血浆蛋白（主要是白蛋白）形成的吸水力称为血浆胶体渗透压，其数值很小，不足总渗透压的1%。

由于血浆中的晶体物质比较容易通过毛细血管壁而不易通过细胞膜，因而晶体物质在血浆和组织液中的浓度几乎相等，这对维持血细胞内外的水平衡以及血细胞的正常形态和功能有重要作用。如果血浆晶体渗透压增高，红细胞内的水分就会渗出而发生皱缩；如果血浆晶体渗透压降低，则进入红细胞内的水分就会增多，使红细胞肿胀甚至破裂。血浆胶体渗透压虽然很低，但由于血浆蛋白不易通过毛细血管壁，对于调节血管内外水平衡和维持正常的血浆容量具有重要作用。当血浆蛋白浓度降低时，血浆胶体渗透压就会下降，而使组织液生成增多，出现水肿。

临床静脉输液时通常使用的溶液如0.9% NaCl溶液（生理盐水）和5%葡萄糖溶液等，其渗透压都与血浆渗透压相等，故称为等渗溶液；而高于或低于血浆渗透压的溶液分别称为高渗溶液或低渗溶液。特别指出，不是所有的等渗溶液都能使红细胞的体积和形态保持正常。例如1.9%的尿素溶液虽然与血浆等渗，但将红细胞置于其中，因为尿素分子可以自由地通过红细胞膜，使红细胞内的渗透压升高，水分子进入红细胞，导致红细胞肿胀甚至破裂，发生溶血现象。使悬浮于其中的红细胞保持正常体积和形态的盐溶液，称为等张溶液。也就是说，等渗溶液不一定是等张溶液。由于NaCl不易通过细胞膜，因此，0.9% NaCl溶液既是等渗溶液，也是等张溶液；而尿素能自由通过细胞膜，故1.9%的尿素溶液虽然是等渗溶液，但却不是等张溶液。

第二节 血细胞

血细胞包括红细胞、白细胞和血小板。下面分别介绍这三种血细胞的生理特征及其功能。

一、红细胞

（一）红细胞的形态、数量和功能

红细胞是血液中数量最多的血细胞。正常男性血液中的红细胞数量为（4.0~5.5）$\times 10^{12}$/L，平均5.0$\times 10^{12}$/L；女性为（3.5~5.0）$\times 10^{12}$/L，平均4.2$\times 10^{12}$/L；新生儿可达到（6.0~7.0）$\times 10^{12}$/L，生后数周逐渐下降，儿童期低于成年期，青春期接近成人水平。

成熟红细胞无核，无细胞器，呈双凹圆碟形，直径为7~8μm。这种特点使其表面积和体积的比值较大，一方面可极大地提高与组织细胞间进行气体交换的能力，另一方面还可增加红细胞的可塑性，利于通过比其直径小的毛细血管或血窦孔隙，而不易发生破裂，这对保持红细胞的数目有重要意义。

红细胞胞质内的蛋白质主要是血红蛋白，血红蛋白是含铁的蛋白质，约占红细胞重量的33%。新生儿血液中的血红蛋白含量为170~200g/L，正常成年男性为120~160g/L，成年女性为110~150g/L。外周血中单位容积内血红蛋白浓度、红细胞数量和（或）红细胞比容低于正常标准称为贫血，其中以血红蛋白浓度降低最为重要。

红细胞的主要功能是运输氧和二氧化碳；其次红细胞内有多种缓冲对，对血液的酸碱度有一定的缓冲作用。红细胞的功能主要是依靠红细胞内的血红蛋白完成的。

（二）红细胞的生理特性

1. 红细胞的可塑变形性 可塑变形性是红细胞按照实际需要改变自身形态的特性。红

细胞在全身血管中循环运行时，经常要发生卷曲变形才能挤过口径比它直径还细小的毛细血管或血窦孔隙，然后再恢复其正常形状。红细胞易于变形取决于红细胞的表面积和体积的比值较大。遗传性球形红细胞增多症、衰老的红细胞都会使可塑变形能力降低。

2. 红细胞的渗透脆性 正常情况下，红细胞内的渗透压与血浆的渗透压基本相等，所以红细胞在血浆中可以保持正常的形态。如果将红细胞置于高渗溶液中，将引起红细胞内的水分向高渗溶液渗透，红细胞会因失水发生皱缩；与之相反，将红细胞置于低渗盐溶液中来，则水分将过多的进入红细胞，引起红细胞膨胀甚至破裂。实验中可以观察到，若将红细胞放在 0.8% ~0.6% NaCl 溶液中，水渗入红细胞使之发生膨胀而呈球形，但并不破裂；在 0.46% ~0.42% NaCl 溶液中，有部分红细胞由于过度膨胀而开始破裂；在 0.34% ~0.32% NaCl 溶液中，全部的红细胞破裂。这种当血浆渗透压降低时过量水分进入红细胞内而使其发生肿胀、破裂，释放血红蛋白的现象，称为溶血。红细胞在低渗溶液中抵抗膜破裂的能力，称为红细胞的渗透脆性。红细胞对低渗溶液的抵抗能力小，说明其脆性大、易于破裂；反之，红细胞脆性小、不易破裂。一般来说，刚成熟的红细胞脆性较小，而衰老的红细胞脆性较大。

3. 红细胞的悬浮稳定性 红细胞具有较长时间地悬浮于血浆中而不易下沉的特性，称为红细胞的悬浮稳定性。将盛有抗凝血的血沉管垂直静置，经过一定时间后，红细胞由于自身比重大，将逐渐下沉，通常以第 1 小时末血沉管内红细胞下沉的高度称为红细胞沉降率，简称血沉。血沉速度越快，表明红细胞悬浮稳定性越小；血沉速度越慢，表明红细胞悬浮稳定性越大。正常成年男性的红细胞沉降率为 0 ~ 15mm/h，正常成年女性为 0 ~ 20mm/h。

血沉的快慢与红细胞本身无关，主要与血浆蛋白等物质的含量与种类有关，球蛋白和纤维蛋白原可降低红细胞悬浮稳定性，使血沉速度加快；白蛋白可提高红细胞的悬浮稳定性，使血沉速度减慢。某些疾病如活动性肺结核、风湿病等，由于红细胞相互叠连，表面积与体积之比减小，使血沉加快。

（三）红细胞的生成与破坏

1. 红细胞的生成

（1）生成过程 胚胎发育早期，造血的部位为卵黄囊。胚胎发育 5 个月后，变为红骨髓造血。红骨髓是成年人生成红细胞的唯一场所。其中的造血干细胞通过自我复制和分化产生髓样干细胞、淋巴干细胞。髓样干细胞进一步分化成红系祖细胞，然后依次经过原红细胞→早幼红细胞→中幼红细胞→晚幼红细胞→网织红细胞和成熟红细胞。

红细胞成熟过程特点是：①细胞体积由大变小；②细胞核从有到无；③血红蛋白从无到有；④细胞颜色由浅到深。当骨髓受到一定强度的放射线照射或某些药物的作用后，其造血功能会受到抑制，会使红细胞的生成和血红蛋白合成减少，发生再生障碍性贫血。

（2）红细胞生成所需原料 蛋白质和铁是合成血红蛋白的基本原料；维生素 B_{12} 和叶酸是促进红细胞成熟的重要物质。正常的饮食能保证蛋白质的供给，因某些原因引起的蛋白质供给不足或人体丢失蛋白质过多，会导致营养不良性贫血。儿童生长期、女性妊娠期和哺乳期，人体对铁的需要量增加，如摄入不足，会引起缺铁性贫血（小细胞性贫血）。如果体内缺乏维生素 B_{12} 和叶酸，可导致红细胞分裂增殖的速度减慢、血红蛋白合成减少，从而引起巨幼红细胞性贫血（大细胞性贫血）。

（3）调节红细胞生成的物质　红细胞的生成主要受促红细胞生成素和雄激素的调节。当组织缺氧时，可刺激肾脏分泌促红细胞生成素。促红细胞生成素能够刺激骨髓干细胞的分裂、分化和成熟使造血速度加快，同时能够促进骨髓中成熟的红细胞更快地进入血液。此外，雄激素能直接刺激骨髓使其造血功能增强，从而使红细胞生成增多。

2. 红细胞的破坏　红细胞的寿命平均约 120 天。当红细胞衰老时，红细胞膜脆性增加、变形能力减弱，容易受血流的冲击而破损，当衰老破损的红细胞随血液循环流经肝、脾等脏器时，容易被搁置在肝脏和脾脏的血窦中，并被其中的巨噬细胞吞噬。

生理情况下，红细胞的生成与破坏的数量基本保持平衡，从而使血液中的红细胞数量维持在稳态水平。

二、白细胞

（一）白细胞的数量和分类

白细胞是血液中数量最少的血细胞。与红细胞不同，白细胞是一类无色有核的血细胞。一般成年人的白细胞总数为（4.0~10.0）$\times10^9$/L。在血液中白细胞一般呈球形，在组织中则有不同程度的变形。血液中的白细胞分为两大类：一类是粒细胞，因所含染色颗粒的嗜色性质不同分为中性粒细胞、嗜酸性粒细胞和嗜碱性粒细胞；另一类是无粒白细胞，包括单核细胞和淋巴细胞（表 7-1）。

表 7-1　血液中各类白细胞的正常值

名称	均值	百分比（%）
粒细胞		
中性粒细胞	4.5$\times10^9$/L	50~70
嗜酸性粒细胞	0.1$\times10^9$/L	0.5~5
嗜碱性粒细胞	0.025$\times10^9$/L	0~1
无粒白细胞		
单核细胞	0.45$\times10^9$/L	3~8
淋巴细胞	1.8$\times10^9$/L	20~40
白细胞总数	7.0$\times10^9$/L	

（二）白细胞的生理功能和特性

白细胞可以通过变形运动穿过微血管壁进入周围组织，发挥其防御和免疫功能，防止病原微生物的入侵。但各类白细胞的生理功能又有所不同。

1. 中性粒细胞　白细胞中数量最多的是中性粒细胞。中性粒细胞在人体的非特异性免疫系统中起着极其重要的作用。当细菌侵入人体或局部组织产生炎症时，中性粒细胞通过自身的变形运动，大量聚集在病灶部位并将其中的细菌吞噬，在细胞内溶酶体的作用下将细菌消化分解；吞噬分解细菌的同时，白细胞自身也被分解破坏，释放的各种溶酶体酶又可溶解病灶周围的组织形成脓液。当中性粒细胞数量明显减少时，人体抵抗力明显降低，容易发生感染。此外，中性粒细胞还可以吞噬和清除抗原-抗体复合物、衰老的红细胞及组织碎片等。

2. 嗜酸性粒细胞　嗜酸性粒细胞的胞质颗粒中含有过氧化物酶和碱性蛋白质，可以对寄生虫进行消化和分解；嗜酸性粒细胞还能够限制嗜碱性粒细胞引起的过敏反应，减弱过敏反应的程度。

3. 嗜碱性粒细胞 嗜碱性粒细胞胞质中的染色颗粒，含有多种生物活性物质，主要包括组胺、过敏性慢反应物质，可使小动脉和组织毛细血管壁通透性增加、支气管和细支气管平滑肌收缩增强，引起荨麻疹、哮喘等过敏反应。

4. 单核细胞 在所有白细胞中，单核细胞的体积最大，吞噬能力较弱。单核细胞在血液中停留 2~3 天后迁移到周围组织中，转变成具有更强吞噬能力的巨噬细胞。单核-巨噬细胞有吞噬细菌和异物、识别和杀伤肿瘤细胞、激活淋巴细胞并启动特异性免疫应答等功能。

5. 淋巴细胞 血液中的淋巴细胞包括 T 淋巴细胞、B 淋巴细胞和自然杀伤细胞三大类。T 淋巴细胞是在胸腺组织中发育成熟，与细胞免疫有关；B 淋巴细胞是在骨髓及肠道淋巴组织中发育成熟，与体液免疫有关；自然杀伤细胞由骨髓生成，主要分布在外周血中，是人体抗肿瘤、抗感染的重要免疫因素。

（三）白细胞的生成和破坏

成人的各类白细胞与红细胞、血小板一样均起源于骨髓的造血干细胞。白细胞的平均寿命比红细胞短。因为白细胞常到组织中发挥作用，故白细胞寿命难以准确判断。白细胞被破坏的部位主要在肝脏和脾脏内被巨噬细胞吞噬和分解，还有一部分白细胞可由黏膜上皮渗出，并随分泌物（如唾液、鼻涕等）一起排出。

三、血小板

（一）血小板的形态、数量

血小板是骨髓巨核细胞裂解后脱离下来的细胞碎片，体积很小，直径为 2~3μm，正常时呈双面微凹的圆盘状，有时可伸出伪足，呈不规则形状。血小板无细胞核，但有完整的细胞膜，胞质内含有多种储存颗粒和细胞器。血小板平均寿命 7~14 天。衰老的血小板被脾、肝和肺组织中的单核-吞噬细胞系统所吞噬破坏，也有少数衰老血小板在血液循环过程中发挥功能时被破坏或消耗。

我国健康成年人，血小板数为（100~300）$\times10^9$/L。血小板数大于 1000×10^9/L 为血小板过多，容易引起血栓；血小板低于 50×10^9/L 为血小板过少，容易导致出血。

（二）血小板的生理特性

血小板的生理特性主要有黏附、聚集、释放、吸附和收缩等。这些特性与血小板的止血功能和加速凝血的功能密切相关。

1. 黏附与聚集 黏附是指血小板与非血小板表面相互黏着。血小板不能黏附于正常血管内皮细胞表面，当血管内皮损伤，暴露出内皮下的胶原纤维时，使血小板激活并黏附其上。所谓聚集，是指血小板与血小板相互黏着在一起，聚集成团的现象。黏附、聚集的血小板形成止血栓封闭创口，在创口处形成第一道生理屏障，有利于止血。

2. 吸附与释放 血小板能吸附血浆中的凝血因子（凝血因子Ⅰ、Ⅴ、Ⅺ等），使血小板聚集的局部凝血因子的浓度增高，促进凝血反应。血小板激活后、可将贮存颗粒中的 Ca^{2+}、ADP、5-羟色胺（5-HT）和儿茶酚胺等活性物质释放出来。内源性的 Ca^{2+}、ADP 又进一步使血小板聚集，5-HT 和儿茶酚胺使小动脉收缩，均有利于止血。

3. 收缩 血小板内含有血小板收缩蛋白，使血小板具有收缩性。血小板活化后，胞质内的 Ca^{2+} 增多，引起血小板的收缩反应。促使凝血块紧缩、止血栓硬化，加强止血效果。

（三）血小板的功能

1. 参与生理止血与凝血 血液由血管内流到血管外的过程称为出血，制止出血的过程称为止血。正常情况下，小血管破损后引起出血，数分钟后出血可自行停止的过程称为生理性止血。生理止血过程包括：①血管反射性收缩；②血小板血栓形成；③血液凝固。出血后，血管收缩，可使血管口径变小、血流阻力增大，可减少出血或封闭血管止血；血小板黏附、聚集在血管破损部位，形成松软的止血栓加强止血；血小板血栓表面吸附血浆中的凝血因子，促使流经血小板血栓处的血液发生凝固，形成更加牢固的止血栓，达到更为有效的止血。

2. 维持血管内皮完整性 血小板可沉着在毛细血管壁上，填补血管内皮脱落留下的空隙，并融入毛细血管内皮细胞进行“修补”，以维持正常毛细血管壁的通透性。当血小板过少时，可使毛细血管壁通透性增大，使红细胞由毛细血管内渗出，临床可表现为皮肤或黏膜下出血点或紫癜。

第三节 血液凝固和纤维蛋白溶解

一、血液凝固

血液从流动的液体状态变成不能流动的胶冻状凝块的过程称为血液凝固，简称凝血。血液凝固是一种复杂的酶促反应过程，需要多种凝血因子共同参与。在凝血过程中，血浆中可溶性的纤维蛋白原转变为不溶的纤维蛋白，纤维蛋白交织成网，将大量血细胞网罗在内，形成凝血块。血液凝固后 1~2 小时，凝血块发生回缩并析出淡黄色的血清。

（一）凝血因子

血液和组织中直接参与血液凝固过程的物质统称为凝血因子。按照凝血因子被发现的先后顺序，用罗马数字编号的有 12 种（表 7-2），其中因子Ⅵ是血清中活化的Ⅴa，故不再视其为独立的凝血因子。此外，还有前激肽释放酶以及高分子激肽原和血小板磷脂等。

表 7-2 按国际命名法编号的凝血因子

编号	同义名	编号	同义名
因子Ⅰ	纤维蛋白原	因子Ⅷ	抗血友病因子（AHF）
因子Ⅱ	凝血酶原	因子Ⅸ	血浆凝血激酶（PTC）
因子Ⅲ	组织因子（组织凝血激酶）	因子Ⅹ	斯图亚特因子
因子Ⅳ	钙离子（Ca^{2+}）	因子Ⅺ	血浆凝血激酶前质（PTA）
因子Ⅴ	前加速素	因子Ⅻ	接触因子
因子Ⅶ	前转变素	因子ⅩⅢ	纤维蛋白稳定因子

上述凝血因子的特点是：①除因子Ⅳ（Ca^{2+}）外，其余的凝血因子都是蛋白质；②除因子Ⅲ（组织因子）外，其余均存在于血浆中；③因子Ⅱ、Ⅶ、Ⅸ、Ⅹ在肝脏合成过程中需要维生素 K 参与，称为依赖维生素 K 的凝血因子。因此，维生素 K 缺乏或肝功能受损可

能会导致凝血过程障碍而发生出血。④有些凝血因子不仅是蛋白质，而且还是蛋白酶，这些蛋白酶大多数是以酶原的形式存在，须经过水解去掉部分肽链，以暴露或形成活性中心，才能成为有活性的酶。被激活的凝血因子，习惯上于该因子代号的右下角标一个“a”，表示其为“活化型”凝血因子，如因子Ⅱ代表凝血酶原，而Ⅱa则代表凝血酶。

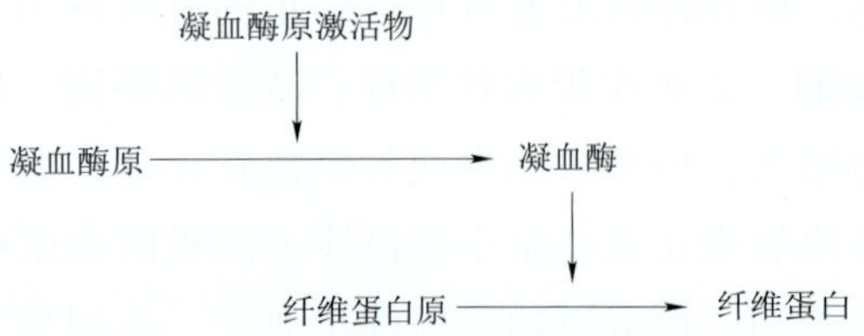

图 7-2　血液凝固的基本步骤

（二）血液凝固的过程

血液凝固是一系列循序发生的酶促反应过程，凝血过程一旦开始，各种凝血因子便按照一定的顺序先后被激活，形成“瀑布”样的级联放大反应。血液凝固的基本过程大体上可分为三个步骤（图 7-2）：①凝血酶原激活物的形成；②凝血酶原激活形成凝血酶；③纤维蛋白原激活形成纤维蛋白。

1. 凝血酶原激活物的形成　根据凝血酶原激活物形成的途径不同，将血液凝固分为内源性凝血和外源性凝血。

（1）内源性凝血　参与凝血的因子全部存在于血浆中的凝血途径称为内源性凝血。血管内膜损伤并暴露内膜下的胶原纤维，与血浆中的Ⅻ因子接触后可使其激活为Ⅻa；而Ⅻa可激活前激肽释放酶（PK）使之成为激肽释放酶（K），并通过正反馈形成大量Ⅻa；Ⅻa可激活因子Ⅺ；活化的因子Ⅺa在Ca^{2+}存在的条件下，将激活因子Ⅸ；活化的Ⅸa再与因子Ⅷ$_a$、Ca^{2+}和血小板第三因子（PF_3）形成复合物，该复合物进一步激活因子Ⅹ，激活的因子Ⅹa与因子Ⅴa、PF_3和Ca^{2+}形成凝血酶原激活物。

（2）外源性凝血途径　由血管外的凝血因子Ⅲ（组织因子）与血液接触而产生的凝血途径称为外源性凝血。组织损伤后释放出来因子Ⅲ，进入血液后与血浆中的因子Ⅶ、Ca^{2+}形成复合物，该复合物又激活因子Ⅹ；活化的Ⅹa与因子Ⅴa、PF_3和Ca^{2+}形成凝血酶原激活物。

2. 凝血酶的形成　由内源性凝血和外源性凝血途径的凝血酶原激活物形成后，可迅速将血浆中没有活性的凝血酶原转变成有活性的凝血酶。

3. 纤维蛋白的形成　凝血酶能够快速催化纤维蛋白原形成纤维蛋白单体；同时，凝血酶在Ca^{2+}的作用下还能激活因子ⅩⅢ，ⅩⅢa使纤维蛋白单体变成不溶于水的纤维蛋白多聚体凝块（图 7-3），即血液发生凝固。

二、抗凝物质

（一）抗凝系统及其作用

正常情况下，血管内皮光滑、完整，血液不会发生凝固。组织血管损伤时，血液凝固也只发生在受损血管局部，原因主要在于血液中存在着抗凝物质。正常人血浆中存在着多种抗凝物质，其中最主要的为抗凝血酶Ⅲ和肝素。抗凝血酶Ⅲ是由肝和血管内皮细胞合成的蛋白酶，在血液中可与凝血酶结合成复合物，使凝血酶失活；抗凝血酶Ⅲ还能与因子Ⅶa、Ⅸa、Ⅹa活性中心的丝氨酸残基结合而抑制其活性，从而使凝血速度延缓或不能发生而发挥抗凝作用。肝素主要由组织中的肥大细胞和血液中的嗜碱性粒细胞产生，几乎存在于所有组织中，肺和肝组织细胞中含量最高。它能与抗凝血酶Ⅲ结合，使抗凝血酶Ⅲ与凝血酶的亲和力提高约100倍，从而促使凝血酶更为迅速地失活。人体的凝血和抗凝血作用

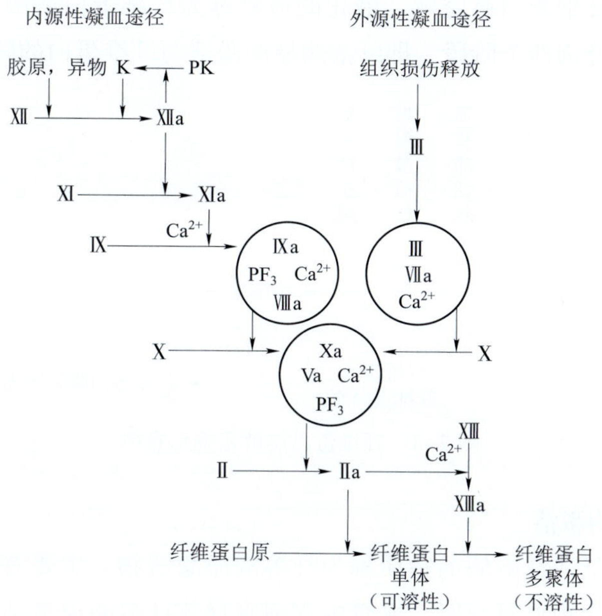

图 7-3 血液凝固过程示意图

应保持相对平衡，如凝血作用过强，容易发生血栓；而抗凝作用过强，则容易导致出血。

（二）影响血液凝固的体外因素

1. 物理因素 如用纱布或明胶海绵压迫伤口，使伤口处的血液与粗糙面接触，激活凝血因子Ⅻ，加速凝血；利用温热（如手术中使用的温盐水纱布）来提高酶的活性，从而加速血液凝固，有利于止血。

2. 化学因素 血液凝固的多个环节都需要 Ca^{2+}，如果去除血浆中的 Ca^{2+} 就能阻止凝血过程的发生。临床检验血浆标本时，常用草酸盐或柠檬酸钠与血浆中的 Ca^{2+} 形成可溶性的络合物，从而减少或去除血浆中游离的 Ca^{2+}，使凝血速度延缓或不能发生而起到抗凝作用。

知识链接

肝素与低分子肝素

肝素是黏多糖硫酸酯类抗凝血药，是由猪或牛的肠黏膜中提取的硫酸氨基葡聚糖的钠盐，属黏多糖类物质。肝素临床上用于防治血栓形成或栓塞性疾病（如心肌梗死、血栓性静脉炎、肺栓塞等）和各种原因引起的弥漫性血管内凝血（DIC）；也用于血液透析，体外循环，导管术，微血管手术等操作中及某些血液标本或器械的抗凝处理。近年来研究证明肝素还有降血脂作用。

低分子肝素是普通肝素的短链制剂，相对肝素而言，低分子肝素的抗 Xa 因子作用强，而抗凝血酶作用弱。低分子肝素临床上用于预防血栓栓塞性疾病，特别是预防普外手术或骨科手术中高危患者；治疗血栓栓塞性疾病；在血液透析中预防血凝块形成。

三、纤维蛋白溶解

正常情况下，生理性止血过程中产生的“血凝块”在完成止血作用后将被逐步溶解，从而保证血管畅通。纤维蛋白被降解、液化的过程称为纤维蛋白溶解，简称纤溶。纤维蛋白溶解的基本过程可分为两个阶段，即纤溶酶原的激活与纤维蛋白的降解（图 7-4）。

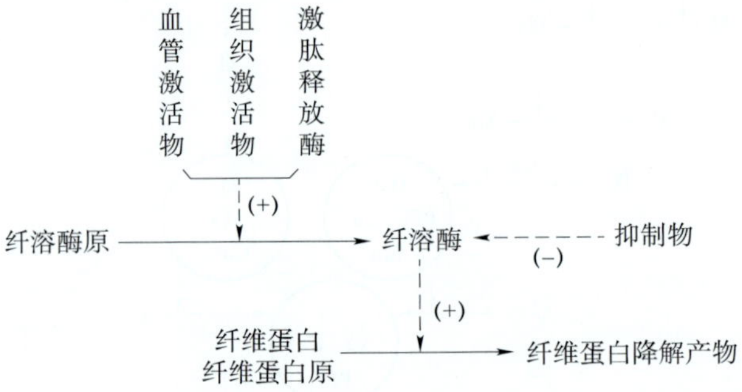

图 7-4　纤维蛋白溶解系统示意图

（一）纤溶酶原的激活

能使纤溶酶原激活成纤溶酶的物质称为纤溶酶原激活物。主要有三类：①血管纤溶酶原激活物：当血管内出现血凝块时，血管内皮细胞释放纤溶酶原激活物，并大部分吸附于血凝块上，以促进纤维蛋白降解；②组织纤溶酶原激活物：存在于很多组织中，主要是在组织修复、伤口愈合的情况下，促进血管外纤维蛋白溶解；肾组织合成与分泌的尿激酶目前已经能够人工提取，并在临床上用于溶栓治疗；③依赖于凝血因子Ⅻ的纤溶酶原激活物，如前激肽释放酶，其激活后生成的激肽释放酶就可激活纤溶酶原。

（二）纤维蛋白的降解

纤溶酶是血浆中活性最强的蛋白酶，能水解纤维蛋白原和纤维蛋白，从而将其分割成许多可溶性的小肽，纤维蛋白降解产物一般不会再发生凝固。

（三）纤溶抑制物

血液中有多种对抗纤维蛋白溶解的物质，称为纤溶抑制物，主要有两类：一类是抗纤溶酶，可与纤溶酶结合并使其失活，从而对抗纤维蛋白溶解；另一类是激活物的抑制物，它能与激活物结合而使之灭活。

第四节　血型和输血

一、血型

血型是指红细胞膜上特异性抗原的类型。与临床关系最为密切的血型有 ABO 血型系统和 Rh 血型系统。

（一）ABO 血型系统

ABO 血型系统是奥地利生理学家卡尔 · 兰德思坦纳（Karl Landsteiner，1868—1943）于 1900 年发现的第一个人类血型系统，这一发现使安全输血成为临床重要的治疗手段，他本人也因此获得了 1930 年的诺贝尔生理学或医学奖。

1. ABO 血型的分型依据　ABO 血型系统可根据红细胞膜上 A 凝集原（抗原）和 B 凝集原（抗原）的不同或有无分为 4 种类型（表 7-3）。红细胞膜上只有 A 凝集原的为 A 型；只含 B 凝集原的为 B 型；既含有 A 凝集原又含有 B 凝集原的为 AB 型；既不含有 A 凝集原又不含有B凝集原，则为O型。

表7-3 ABO血型系统的分型

血型	红细胞膜上的凝集原（抗原）	血清凝集素（抗体）
A型	A凝集原	抗B凝集素
B型	B凝集原	抗A凝集素
AB型	A凝集原、B凝集原	无
O型	无	抗A凝集素、抗B凝集素

2. 凝集反应 当红细胞膜上的凝集原和与之相对应的凝集素相遇时，红细胞会被凝集素凝集成一簇簇大小不等、形状不规则的细胞团的现象称为红细胞凝集反应。一旦发生凝集反应，在补体的参与下还伴有溶血现象。

不同血型的人血清中含有不同的凝集素，但不含与自身所含凝集原相对应的凝集素。即在A型血的血清中，只含有抗B凝集素；B型血的血清中只含有抗A凝集素；AB型血的血清中没有抗A凝集素和抗B凝集素；而O型血的血清中则既有抗A凝集素又有抗B凝集素（表7-3）。

3. ABO血型的鉴定 鉴定原理是根据凝集反应是否发生，用已知的标准A凝集素和标准B凝集素检测未知血型凝集原。具体鉴定方法，在双凹载玻片上分别滴加一滴标准抗A凝集素（左侧）、抗B凝集素（右侧），然后在每种凝集素中滴加一滴待测者稀释的血液，混匀并静置几分钟后，依据同种凝集原和凝集素发生特异性结合的原理，观察有无凝集现象发生，判定待测者的红细胞膜上所含凝集原的类型，即可确定其ABO血型。

（二）Rh血型系统

1. Rh血型系统的抗原 1940年Landsteiner和Wiener首次在恒河猴（Rhesus monkey）的红细胞表面发现了一类抗原，取其学名的前两个字母，命名为Rh抗原。后来通过实验证实，绝大多数人类的红细胞膜上也存在Rh抗原，这种血型系统就称为Rh血型系统。现已知Rh血型系统有C、c、D、E、e五种凝集原，其中以D凝集原的抗原性最强。

2. Rh血型系统的分型 Rh血型系统是根据红细胞膜上有或无D凝集原进行分型。红细胞膜表面含有D凝集原者，为Rh阳性；红细胞膜表面无D凝集原者，为Rh阴性。在我国汉族和其他大部分民族中，99%的人是Rh阳性，只有1%的人是Rh阴性。有些少数民族，Rh阴性者比例偏高，如苗族为12.3%，塔塔尔族为15.8%。由于Rh阴性血稀缺，因此又被称为“熊猫血”。

3. Rh血型在临床医学实践中的意义 人血清中存在着ABO血型系统的天然抗体，而且均属于完全抗体，分子较大不能通过胎盘。但在人血清中不存在天然的抗D抗体，只有当Rh阴性的人接受Rh阳性的血液后，通过体液性免疫才能产生抗D抗体。抗D抗体属于不完全抗体，分子较小能通过胎盘。

（1）输血反应 在临床实践中，如果Rh阴性的患者，输入Rh阳性的血液后，输血后不久，在Rh阴性者的血液中就能发现抗D抗体。对于Rh阴性的人来讲，第一次输Rh阳性血液时，一般不产生明显的反应，这是因为Rh阴性受血者的免疫系统需要一段时间才能产生抗D抗体；但如果再次输入Rh阳性血液时即可发生抗原-抗体结合反应，使输入的Rh阳性血液的红细胞发生凝集反应而导致溶血。

（2）母婴血型不合　当 Rh 阴性的母亲孕育 Rh 阳性的胎儿时，在分娩时可有较多的胎儿红细胞通过胎盘进入母体，刺激母体产生抗 D 抗体。这种抗体可以透过胎盘进入胎儿的血液，使胎儿的红细胞发生溶血，造成新生儿溶血病，严重时可导致胎儿死亡。由于一般只有在妊娠末期或分娩时才有足量的胎儿红细胞进入母体，而母体血浆中抗体的浓度是缓慢增加的，因此 Rh 阴性的母体怀第一胎 Rh 阳性的胎儿时，很少出现新生儿溶血的情况；但如果 Rh 阴性母亲第二次孕育的仍然是 Rh 阳性的胎儿，母体内的高浓度抗 D 抗体便有可能进入胎儿的血液，使胎儿的红细胞凝集并造成新生儿溶血。因此，对于多次怀孕均死胎的孕妇，特别是少数民族妇女，其 Rh 血型应引起医务人员高度关注。

二、输血

输血是抢救大失血和治疗某些疾病的重要手段，输血的根本原则是要避免发生红细胞的凝集反应。因此，在输血前必须进行交叉配血试验。

随着医学和科学技术的进步，输血种类和成分可因疾病不同需要而采用相应的成分输血。例如严重贫血者，可输入浓缩的红细胞悬液；大面积烧伤的患者，最好输入血浆或血浆替代品，如果输入全血则可能使红细胞浓缩。成分输血既能提高疗效，减少不良反应，又能节约血液资源，即“一血多用”。

知识链接

血液的贮存

采集到的血液是如何在血库中贮存的？血液的贮存要求做到：防止血液凝固，保证细胞新陈代谢所需的营养，延长其在体外的寿命，并保证给患者输入后能够发挥相应的功能。因此，要在贮存的血液中加入抗凝剂、细胞新陈代谢所需要的营养，温度需要控制在一定范围内等。由于各种血细胞的特点不同，保存的方法不同，保存期也不同。目前，全血和红细胞在 4℃±2℃ 的环境中可保存 35 天，新鲜冰冻血浆在-20℃以下的环境中可保存 1 年，血小板在特制的保存袋内，在 22℃±2℃ 的环境中可保存 5 天。

目标检测

一、A 型选择题

1. 一个体重 60kg 的正常人，其体内的血量为

A. 2.8~4.0L　　B. 4.2~4.8L　　C. 5.0~7.0L
D. 7.0~8.0L　　E. 8.0~10.0L

2. 血浆中的蛋白质主要包括

A. 白蛋白、球蛋白和胶原蛋白　　B. 白蛋白、胶原蛋白和纤维蛋白原
C. 白蛋白、球蛋白和胶原蛋白　　D. 白蛋白、球蛋白和纤维蛋白原
E. 白蛋白、胶原蛋白和血红蛋白

3. 全血的密度主要决定于

A. 血浆蛋白含量　B. 渗透压的高低　C. 红细胞的数量

D. 白细胞的数量　E. NaCl 的浓度

4. 红细胞比容是指

A. 红细胞与血浆容积之比　B. 红细胞与血管容积之比

C. 红细胞在血液中所占的容积百分比　D. 红细胞与白细胞体积之比

E. 红细胞与血小板体积之比

5. 合成血红蛋白的基本原料是

A. 铁和叶酸　B. 铁和维生素 B_{12}　C. 蛋白和内因子

D. 铁和蛋白质　E. 铁

6. 调节红细胞生成最主要的物质是

A. 血管紧张素　B. 肾上腺素　C. 性激素

D. 糖皮质激素　E. 促红细胞生成素

7. 当血液中血小板在多少以下时，可引起出血现象

A. 150×10^9/L　B. 120×10^9/L　C. 50×10^9/L

D. 100×10^9/L　E. 200×10^9/L

8. 血小板彼此黏着的现象称血小板

A. 黏附　B. 收缩　C. 释放

D. 凝集　E. 聚集

9. 血小板减少的患者，皮肤黏膜常出现自发性出血点和紫癜，主要是由于

A. 不易形成止血栓　B. 血管不易收缩

C. 不能维持血管内皮的完整性　D. 血凝块回缩障碍

E. 血液凝固障碍

10. 血液凝固的发生是由于

A. 纤维蛋白原变为纤维蛋白　B. 因子Ⅷ的激活

C. 纤维蛋白溶解　D. 纤维蛋白的激活

E. 血小板聚集与红细胞叠连

11. 内源性和外源性凝血途径的共同途径始于

A. 凝血因子Ⅴ　B. 凝血因子Ⅷ　C. 凝血因子Ⅸ

D. 凝血因子Ⅹ　E. 凝血因子Ⅲ

12. 检验血浆标本时，常用草酸盐或柠檬酸钠，其抗凝机制是

A. 去掉血浆中的纤维蛋白　B. 增加肝素的作用

C. 抑制凝血酶的形成　D. 去掉血浆中 Ca^{2+}

E. 促进凝血酶的形成

13. 某人的红细胞与 B 型血的血清凝集，而其血清与 B 型血的红细胞不凝集，此人的血型可能是

A. AB 型　B. B 型　C. A 型

D. O 型　E. 无法判断

14. Rh 阳性是指红细胞膜上含有

扫码“看一看”

A. C 抗原　　B. A 抗原　　C. D 抗原
D. E 抗原　　E. B 抗原

二、简答题

1. 简述血液凝固的基本步骤。
2. 简述血浆渗透压的组成及作用。

实验十一　ABO 血型的鉴定

【实验目的】

1. 理解间接鉴定血型的原理。
2. 掌握人体 ABO 血型鉴定的方法。
3. 通过实验了解血型鉴定在输血中的重要性。

【实验原理】

血型是指红细胞膜上特异性抗原的类型。将血型不相符的两个人的血液滴于玻片上，红细胞将聚集成簇，这种现象称为红细胞凝集。红细胞凝集的机制是抗原-抗体反应，即位于红细胞膜上的抗原与相应血清中的抗体发生免疫反应。在 ABO 血型系统中，血型鉴定就是将检测血液分别加入已知含有抗 A 抗体或抗 B 抗体的标准试剂中，观察凝集现象是否发生，用以判断待检血液红细胞上含何种抗原，由此确定待测者的血型。

【实验对象】

正常人。

【实验用品】

采血针，玻片，牙签，棉球，吸管，小试管，记号笔，标准抗 A 抗体、抗 B 抗体，生理盐水，75% 乙醇或碘伏。

【实验步骤】

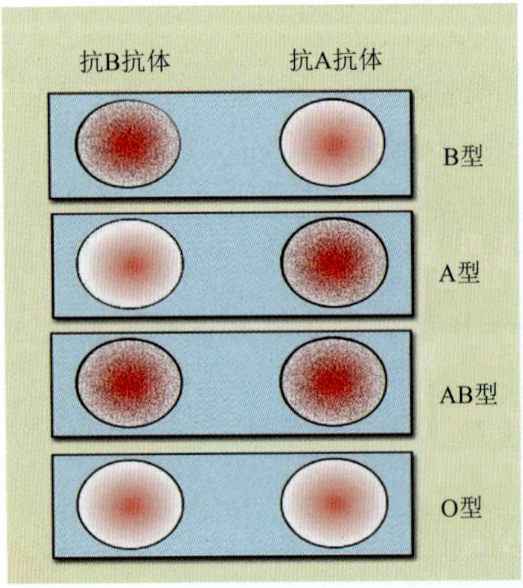

1. 将标准抗 A 抗体、抗 B 抗体各一滴，滴在玻片的两侧，分别标明抗 A 与抗 B。

2. 用 75% 乙醇棉球消毒左手无名指端，用消毒采血针刺破皮肤。滴 1 滴血于盛有 1ml 生理盐水的小试管中，混匀制成红细胞悬液（浓度约 5%）。

3. 用滴管吸取红细胞悬液，分别滴一滴于玻片两侧的血清上，用两支牙签分别混匀（注意严防两种血清接触）。

4. 15 分钟后用肉眼观察有无凝集现象。根据图判定血型。

【注意事项】

①吸 A 型、B 型标准血清及红细胞悬液时，应使用不同的滴管。②不要用牙签一端同时在抗 A 抗体和抗 B 抗体中搅拌。③肉眼看不清凝集现象时，在低倍显微镜下观察。④红细胞悬液不能太浓或太稀，否则可出现假阳性或假阴性反应。

【思考题】

根据自己的血型，分析一下你能接受哪种 ABO 血型的血液或可为哪种 ABO 血型的人输血？

（张承玉 唐 红）

第八章

循环生理

学习目标

知识目标

1. 掌握心动周期、心输出量、收缩压、舒张压、中心静脉压、微循环的概念，动脉血压的形成、正常值及影响因素，组织液生成的动力及影响组织液生成的因素，颈动脉窦、主动脉弓压力感受反射的调节过程及意义。
2. 熟悉血流量、血流阻力和血压的概念，心肌生物电的产生机制，心肌的生理特性，影响静脉回流的因素，微循环的血流通路及功能，肾上腺素、去甲肾上腺素对心血管的作用，冠脉循环的特点及调节。
3. 了解心音与心电图，肺循环和脑循环的特点。

技能要求

1. 学会动脉血压测量的方法。
2. 能说出心音的听诊方法，第一心音与第二心音的特点。

血液循环系统是由心脏和血管组成。心脏是推动血液流动的动力器官，其主要的功能是泵血；血管是血液流动的管道，起着运输血液、分配血液和物质交换的作用。心肌进行收缩实现其泵血功能，推动血液在心血管闭合的管道系统内按一定方向周而复始地流动，称之为血液循环。

血液循环途径可分为：①体循环途径：左心室→主动脉→器官内毛细血管→静脉→右心房；②肺循环途径：右心室→肺动脉→肺毛细血管→肺静脉→左心房。完成体内的物质运输是血液循环的主要功能，如运输氧气、营养物质、代谢产物、激素、药物等，从而使人体新陈代谢能正常进行。除此之外，还对维持人体内环境的稳态以及实现血液的防卫机能起着重要作用。

心脏除了有泵血功能外，还具有内分泌功能。如合成分泌心房钠尿肽素等。目前对于心脏内分泌功能的研究进展很快，使人们对心脏功能的认识更加丰富。

扫码“学一学”

第一节 心脏生理

心脏主要是由心肌细胞组成的空腔器官。组成心脏的心肌细胞根据它们的组织学、电生理及功能上的特点，可分为两大类：一类是普通心肌细胞，包括心房肌和心室肌，因其主要执行收缩功能，故称为工作细胞。它们具有稳定的静息电位，不能自动产生节律性兴奋，因而又被称为非自律细胞。另一类是特殊心肌细胞，包括窦房结、房室交界、房室束、左右束支和浦肯野纤维的细胞。这类细胞大多没有稳定的静息电位，能自动产生节律性兴奋，其主要功能是产生和传播兴奋，控制心脏活动的节律，称为自律细胞。

心脏的生理功能以心肌的生理特性为基础，这些特性与心肌生物电现象密切相关。

一、心肌细胞的生物电现象

心肌细胞与骨骼肌细胞一样，在静息和活动时也伴有生物电变化。包括静息状态下的静息电位和兴奋时的动作电位。不同心肌细胞的跨膜电位形成的离子基础、跨膜电位的幅度及持续的时间等都有所不同。

（一）工作细胞的跨膜电位及形成机制

以心室肌细胞为例。人和哺乳类动物的心室肌细胞静息电位约为 -90mV，其形成机制与神经细胞、骨骼肌细胞基本相同，主要是由于细胞内 K^+ 外流形成的 K^+ 平衡电位。动作电位由除极化（去极化）和复极化两个过程组成，它与骨骼肌细胞动作电位不同之处是：骨骼肌细胞动作电位的时程很短，仅持续几个毫秒，复极化速度与去极化速度几乎相等，记录曲线呈升支和降支基本对称的尖锋状；心室肌细胞动作电位的复极化过程比较复杂，持续时间很长，动作电位降支与升支很不对称，整个过程分为 0 期、1 期、2 期、3 期、4 期共五个时期（图 8-1），其中 2 期是心室肌细胞动作电位与神经和骨骼肌细胞动作电位的主要区别。

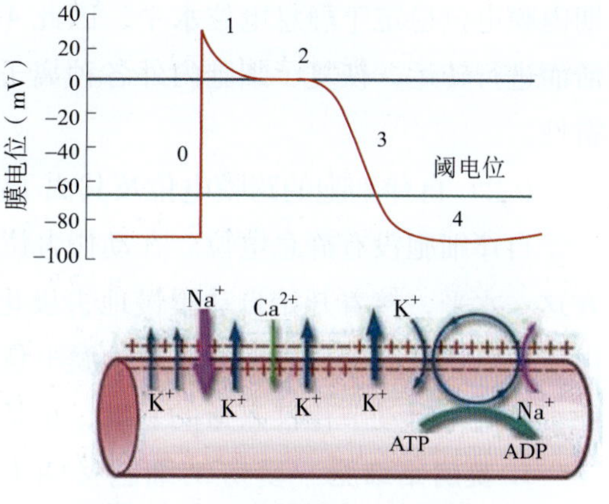

图 8-1 心室肌细胞的动作电位及其形成的离子机制

1. 除极化（去极化）过程 除极化过程又称 0 期。在适宜的刺激作用下，心室肌细胞发生兴奋，膜内电位由静息状态下的-90mV 迅速上升到+30mV 左右，即细胞膜两侧原有的极化状态被消除并呈极化倒转，构成动作电位的升支。整个除极化过程非常短暂，仅占 1~2 毫秒，除极幅度很大，达到 120mV。其形成机制是心室肌细胞兴奋时导致膜上 Na^+ 通道的开放，在浓度差和电位差的驱动下，Na^+ 由细胞外流入细胞内，膜内电位逐渐上升，当电位上升到 0mV 时，内流速度开始逐渐减慢。当动作电位达到峰值时，停止内流。决定 0 期去极的 Na^+ 通道是一种快通道，它不但激活、开放的速度很快，而且激活后很快就失活。快 Na^+ 通道可被河豚毒（TTX）所阻断。由于 Na^+ 通道激活速度非常之快，又有再生性循环出现，使心室肌细胞 0 期去极速度很快，是形成电位升支非常陡峭的原因。这种由快 Na^+ 通道开放引起快速去极化的细胞，称之为快反应细胞。以区别于后面将要介绍的慢反应细胞。

2. 复极过程 当心室细胞除极达到最高值之后，立即开始复极化，但整个复极过程比较缓慢，包括以下三个阶段。

1 期复极：在复极初期，仅出现部分复极，膜内电位由+30mV 迅速下降到 0mV 左右，故 1 期又称为快速复极初期，占时约 10 毫秒。其形成机制主要为细胞膜上 K^+通道开放，使 K^+顺浓度梯度从膜内流向膜外所至。

2 期复极：当 1 期复极膜内电位达到 0mV 左右时，复极过程就变得非常缓慢，膜内电位基本上维持在 0mV 左右，图形比较平坦，故复极 2 期又称为缓慢复极期或平台期，持续 100~150 毫秒，是整个动作电位持续时间长的主要原因。此期形成机制主要是细胞膜上的 Ca^{2+}通道和 K^+通道都开放，Ca^{2+}离子和少量 Na^+离子内流，而与 K^+离子外流相抗衡，使得进出细胞的正电荷数量基本相同，膜内电位维持在 0mV 水平而形成了平台期。此期是心室肌动作电位区别于骨骼肌和神经细胞动作电位的主要特征。

3 期复极：2 期复极过程中，随着时间的推移，膜内电位以较慢的速度由 0mV 逐渐下降，进入到 3 期复极，事实上 2 期和 3 期之间没有明显的界线。在 3 期，细胞膜复极速度加快，膜内电位由 0mV 左右较快地下降到-90mV，完成复极化过程。故 3 期又称为快速复极末期，占时 100~150 毫秒。此期形成机制是因 2 期末 Ca^{2+}通道失活，K^+离子外流速度加快，因而完成了心室肌细胞的复极化过程。

4 期：4 期是膜复极完毕，膜电位恢复后的时期。在心室肌细胞或其他非自律细胞，4 期内膜电位稳定于静息电位水平，因此 4 期又可称为静息期。此期细胞膜上的离子泵被激活而进行转运，恢复了细胞内外各种离子静息状态下的浓度梯度，维持心肌细胞的正常兴奋性。

（二）自律细胞的跨膜电位及其离子基础

自律细胞没有静息电位。在动作电位复极化达到最大舒张电位后，4 期膜电位没有稳定在这一水平，接着开始自动缓慢地去极化，当去极化达到阈电位后，就产生一次新的动作电位。自律细胞动作电位复极末的膜电位数值通常称为最大复极电位。4 期自动去极化是自律细胞产生自动节律性兴奋的基础，也是自律细胞的最重要的特点。

1. 窦房结细胞 窦房结细胞又叫 P 细胞，其动作电位有以下主要特点（图 8-2）：①最大复极电位负值小，为-60~-65mV，阈电位约为-40mV。②0 期去极化速度慢；幅值小（约 70mV）；时间长。③无明显的 1 期和 2 期，0 期去极化后直接进入复极 3 期。④4 期自动去极化且速度快。

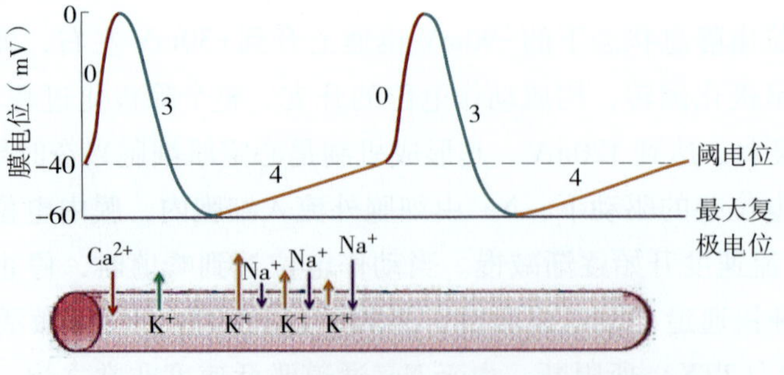

图 8-2 窦房结细胞动作电位和离子流形成机制

注：在 4 期，K^+外流随时间递减，Na^+内流随时间递增

2. 浦肯野细胞 属于快反应自律细胞。浦肯野细胞动作电位与心室肌细胞类似。动作电位过程也包括0期、1期、2期、3期和4期，2期持续时间也较长，但主要是4期能够自动去极化。

二、心肌的生理特性

心肌的生理特性包括自律性、兴奋性、传导性和收缩性。其中自律性、兴奋性和传导性是以心肌细胞膜的生物电活动为基础的，属电生理特性；收缩性是以心肌细胞收缩蛋白的功能活动为基础的，属于机械特性。

（一）自律性

心肌细胞在没有外来刺激的条件下，能够自动发生节律性兴奋的特性称为自动节律性，简称自律性。衡量自律性高低的指标是单位时间内自动发生节律性兴奋的次数。

1. 心脏起搏点与节律 在心脏特殊传导系统中，不同部位自律细胞的自律性高低不一，自律细胞的自律性从高到低依次为窦房结、房室交界、房室束和浦肯野细胞，它们每分钟自动发生兴奋的频率分别约为100、50、40和25次。

心脏存在着抢先占领和超速驱动压抑的机制。在正常情况下，窦房结的自律性最高，因而控制着整个心脏的节律性搏动，窦房结成为心脏的正常起搏点。以窦房结为起搏点的心脏节律性活动，称为窦性心律。

心脏其他自律组织的自律性较窦房结低，因此，在正常情况下不表现出来，只是起着传导兴奋的作用，称为潜在起搏点。在某些病理情况下，如窦房结P细胞的自律性降低、兴奋传导受阻或潜在起搏点的自律性异常升高时，潜在起搏点的自律性就会表现出来，控制部分或整个心脏的兴奋和收缩，成为异位起搏点。由异位起搏点引起的心脏节律性活动，称为异位节律。

2. 决定和影响自律性的因素 自律细胞能连续自动产生兴奋是4期膜自动去极化使膜电位从最大复极电位到达阈电位水平而引起的。所以，自律性高低受4期自动去极化速率、最大复极电位与阈电位之间距离的影响（图8-3）。

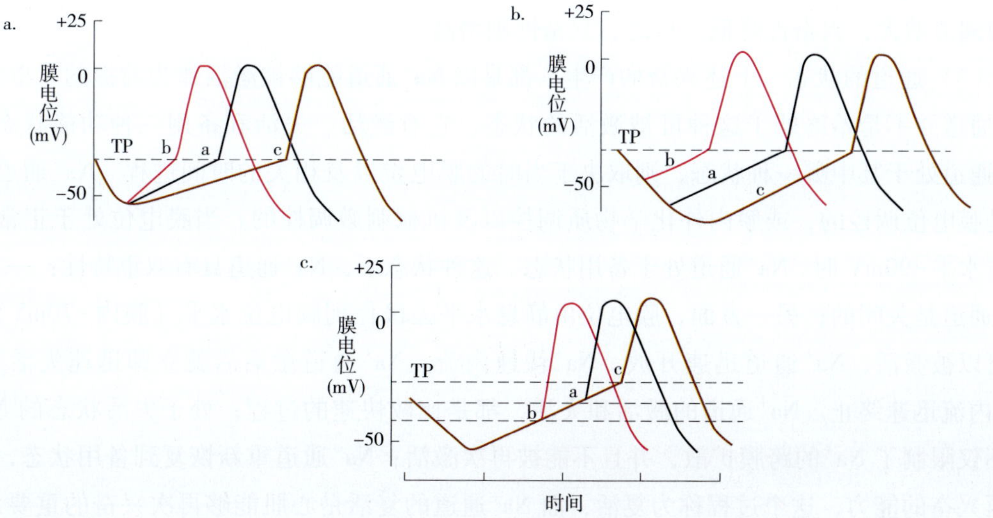

图8-3 影响自律性的因素

a. 自动除极速度对自律性的影响 b. 最大复极电位对自律性的影响 c. 阈电位水平对自律性的影响

（1）4 期自动去极化速率　4 期自动去极化速率是影响心肌自律性最重要的因素。在其他条件不变的情况下，4 期自动去极化速率快，从最大复极电位去极化达到阈电位水平需要的时间就短，单位时间内发生自动兴奋的次数就增多，自律性增高。反之，则自律性降低。

（2）最大复极电位与阈电位之间距离　在其他条件不变的情况下，最大复极电位的绝对值变小，或阈电位下移，都能使两者之间距离缩小，因而自动去极化到达阈电位所需的时间就缩短，自律性增高。反之，则自律性降低。

知识链接

心脏起搏器

心脏起搏器是由电池和电路组成的脉冲发生器，能定时发放一定频率的脉冲电流，以替代心脏的起搏点，使心脏有节律地跳动起来。运行时，心脏跳动加速；当睡眠时，心脏跳动减慢。主要用以治疗缓慢性的心律失常，如果心电系统异常，心跳缓慢，甚至完全停止跳动，人工心脏起搏器就发出有规律的电脉冲，能使心脏保持一定频率和节律的跳动。

（二）兴奋性

心肌细胞具有对刺激产生兴奋的能力或特性称为兴奋性。衡量兴奋性的指标是阈值，二者成反变关系。引起心肌细胞产生动作电位的刺激阈值越低，表示兴奋性越高。

1. 决定和影响兴奋性的因素　动作电位的产生包括静息电位去极化到阈电位水平以及 Na^+通道的激活产生动作电位这样两个环节。因此这两方面的因素发生变化时，兴奋性也将随之发生改变。

（1）静息电位水平　静息电位（在自律细胞则为最大复极电位）绝对值增大时，距离阈电位的差距就加大，引起兴奋所需的刺激阈值增大，表现为兴奋性降低；反之，兴奋性则增高。

（2）阈电位水平　阈电位水平上移，则和静息电位之间的差距增大，引起兴奋所需的刺激阈值增大，兴奋性降低；反之，兴奋性则增高。

（3）通道的状态　上述兴奋的产生，都是以 Na^+通道能够被激活作为前提的。事实上，Na^+通道并不是始终处于这种可被激活的状态，它有激活、失活和备用三种功能状态。而 Na^+通道处于其中哪一种状态，则取决于当时的膜电位以及相关的时间进程。Na^+通道的活动是膜电位调控的，或膜内外化学物质调控以及机械刺激调控的。当膜电位处于正常静息电位水平-90mV 时，Na^+通道处于备用状态。这种状态下，Na^+通道具有双重特性：一方面，Na^+通道是关闭的；另一方面，膜电位由静息水平去极化到阈电位水平（膜内-70mV）时，就可以被激活，Na^+通道迅速开放，Na^+快速内流。Na^+通道激活后就立即迅速失活关闭，Na^+内流迅速终止。Na^+通道的激活和失活，都是比较快速的过程；处于失活状态的 Na^+通道不仅限制了 Na^+的跨膜扩散，并且不能被再次激活；Na^+通道重新恢复到备用状态，即恢复再兴奋的能力，这个过程称为复活，而 Na^+通道的复活是心肌能够再次兴奋的重要条件。由此可见，Na^+通道是否处于备用状态，是该心肌细胞当时是否具有兴奋性的前提；而正常静息膜电位水平又是决定 Na^+通道能否处于或能否复活到备用状态的关键。

2. 一次兴奋过程中兴奋性的周期性变化 心肌细胞每产生一次兴奋，其膜电位将发生一系列有规律的变化，膜通道由备用状态经历激活、失活和复活等过程，兴奋性也随之发生相应的周期性改变。兴奋性的这种周期性变化，影响着心肌细胞对重复刺激的反应能力，对心肌兴奋的产生、传导过程以及收缩反应均具有重要作用。心室肌细胞一次兴奋过程中，其兴奋性的变化可分以下 3 个时期（图 8-4）。

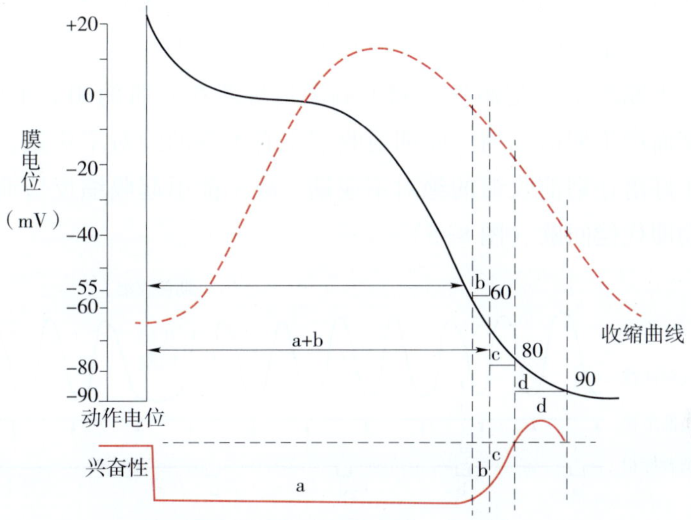

图 8-4 心室肌细胞动作电位、收缩曲线、兴奋性变化在时间上的关系

（1）有效不应期 心肌细胞发生一次兴奋后，由动作电位的 0 期去极开始到复极 3 期膜内电位达到约-55mV，这一段时期内，Na^+通道完全处于失活状态，如果再次受到刺激，不论刺激有多强，心肌细胞膜都不会发生去极化称为绝对不应期；膜内电位由复极-55mV 继续恢复到-60mV 时，有少量 Na^+通道处于备用状态，这时如果给予强刺激，心肌细胞膜可发生局部的部分去极化，但还不能引起动作电位。心肌细胞一次兴奋过程中，从 0 期开始到 3 期膜内电位恢复到-60mV，这一段不能再产生动作电位的时期，称为有效不应期。

（2）相对不应期 从有效不应期完毕（膜内电位约-60mV）到复极化基本上完成（约-80mV）的这段期间，为相对不应期。这一时期内，给予心肌细胞阈上刺激，可以引起动作电位。主要原因是：此期心肌细胞膜电位绝对值高于有效不应期末时的膜电位，但仍低于静息电位，这时 Na^+通道已逐渐复活，但其开放能力尚未恢复正常；故心肌细胞的兴奋性比有效不应期时有所恢复，但仍然低于正常，引起兴奋所需的刺激阈值必须高于正常。

（3）超常期 心肌细胞继续复极，膜内电位由-80mV 恢复到-90mV，这一段时期内，由于膜电位已经基本恢复，但其绝对值尚低于静息电位，与阈电位水平的差距较小，用以引起该细胞发生兴奋所需的刺激阈值比正常要低，表明兴奋性高于正常，故称为超常期。虽然此时 Na^+通道基本上恢复到可被激活的正常备用状态，但开放能力仍然没有恢复正常，产生的动作电位的 0 期去极的幅度和速度，兴奋传导的速度都仍然低于正常。

最后，复极完毕，膜电位恢复正常静息水平，兴奋性也恢复正常。

3. 兴奋性周期性变化与收缩活动的关系 细胞在发生一次兴奋过程中，兴奋性发生周期性变化，是所有神经和肌组织共同的特性；但心肌细胞兴奋性周期性变化的特点是有效不应期特别长，相当于机械活动整个收缩期和舒张早期。因此，只有到舒张早期之后，兴奋性变化进入相对不应期，才有可能在受到强刺激作用时产生兴奋和收缩。从收缩开始到舒张早期之间，心肌细胞不会再次产生兴奋和收缩。这个特点使得心肌不会像骨骼肌那样产生完全强直收缩，一定是收缩和舒张交替进行，以保证心脏射血和充盈。

期前收缩与代偿间歇：正常人体的心脏是按窦房结发出的兴奋进行活动的。在动物实验中描记正常在体蛙心跳动，可观察记录到节律性收缩和舒张波形曲线，如果人为地在心室舒张中期或末期给予较强的阈上刺激，可见在静脉窦下一次兴奋尚未到达之前，心脏便产生兴奋而收缩，这就是期前收缩，在期前收缩之后往往出现一个较长的心脏舒张期，称为代偿间歇。其产生原理主要是额外的阈上刺激恰好落在心肌的相对不应期或超常期中，引起心肌再次收缩而产生期前收缩。而期前收缩也有本身的绝对不应期，正常静脉窦兴奋冲动传到心室时正好落在期前收缩的绝对不应期，故不能引起收缩反应而脱漏，所以出现较长的心脏舒张期即代偿间歇（图 8-5）。

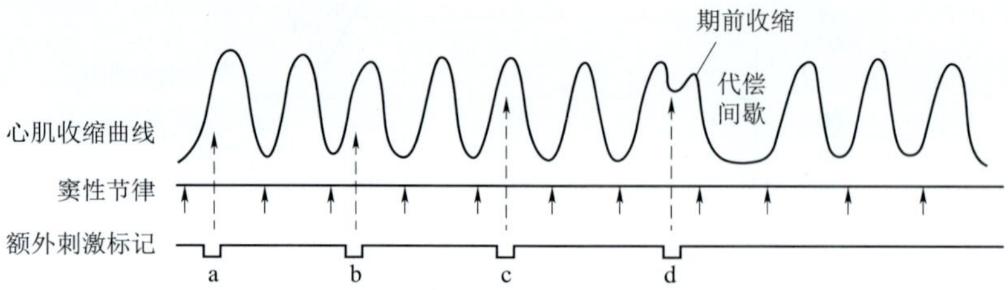

图 8-5　期前收缩与代偿性间歇

刺激 a. b. c 落在有效不应期内不引起反应，

刺激 d 落在相对不应期内，引起期前收缩与代偿间歇

（三）传导性

心肌细胞具有传导兴奋冲动的能力。心肌细胞兴奋的传导机制与神经、骨骼肌细胞相同，都是通过局部电流来完成的，由于心肌细胞与心肌细胞之间的闰盘为低电阻区，可以通过局部电流传布，所以只要有一个细胞兴奋，动作电位就会迅速传播到其他心肌细胞，并引起它们几乎同步地兴奋和收缩。因此，左右心房和左右心室各自构成一个“功能性合胞体”。通常用动作电位的传导速度来衡量传导性的高低。

1. 心脏内兴奋传播的途径和特点　正常情况下窦房结发出的兴奋通过心房肌传播到整个右、左心房，尤其是沿着心房肌组成的“优势传导通路”迅速传到房室交界区，经房室束和左、右束支传到浦肯野纤维网，引起心室肌兴奋，再直接通过心室肌将兴奋由内膜侧向外膜侧心室肌传导，最终引起整个心室兴奋。由于各种心肌细胞的传导性高低不等，兴奋在心脏各个部分传播的速度是不相同的。在心房，一般心房肌的传导速度较慢（约为 0.4m/s），而“优势传导通路”的传导速度较快，窦房结的兴奋可以沿着这些通路很快传播到房室交界区。在心室，心室肌的传导速度约为 1m/s，而心室内特殊传导组织的传导性却高得多，浦肯野纤维传导速度可达 4m/s，而且它呈网状分布于心室壁，这样，由房室交界传入心室的兴奋就沿着高速传导的浦肯野纤维网迅速而广泛地向左右两侧心室壁传导。这种多方位的快速传导对于保持心室的同步收缩是十分重要的。房室交界区细胞的传导性很低，其中又以结区最低，传导速度仅 0.02m/s。房室交界是正常时兴奋由心房进入心室的唯一通道，交界区这种缓慢传导使兴奋在这里延搁一段时间（称房-室延搁）才向心室传播，从而可以使心室在心房收缩完毕之后才开始收缩，不至于产生房室收缩重叠的现象。

可以看出，心脏内兴奋传播途径的特点和传导速度的不一致性，对于心脏各部分有次序地、协调地进行收缩活动，具有十分重要的意义。

2. 决定和影响传导性的因素 兴奋在不同细胞上的传导速度与其直径呈正变关系。直径小的细胞内电阻大，产生的局部电流小，兴奋传导速度慢；反之，则传导速度快。在同一心肌细胞上，兴奋传导主要受下列因素的影响。

（1）0 期去极化的速度和幅度 兴奋传导是通过局部电流流动来完成的。0 期去极速度越快、幅度越高，局部电流的形成也越快，很快就促使邻近未兴奋部位膜去极化达到阈电位水平，所以兴奋传导愈快。相反，0 期去极速度慢、幅度低，则兴奋传导的速度就慢。

（2）邻近部位膜的兴奋性 兴奋的传导是细胞膜依次兴奋的过程，只有邻近部位的兴奋性正常时，兴奋才能正常传导。如果邻近未兴奋部位由于离子通道的开关或其他原因引起兴奋性发生改变，兴奋传导也将发生变化。

（四）收缩性

心肌在发生兴奋时，外在表现为肌纤维的缩短，这一特性称为收缩性。心肌细胞和骨骼肌细胞同属横纹肌，收缩原理基本相同，发生兴奋时，首先是细胞膜爆发动作电位，然后通过兴奋-收缩耦联，引起肌丝滑行，使整个肌细胞收缩。但是，由于心肌细胞的组织结构和电生理特性有其自身的特点，所以又表现为以下特点。

1. 心肌收缩对细胞外液 Ca^{2+} 的依赖性 由于心肌细胞的肌质网终池不发达，贮存 Ca^{2+} 量比骨骼肌的少，所以对细胞外液的 Ca^{2+} 浓度有明显的依赖性。

2. 同步收缩 心房和心室内特殊传导组织的传导速度快，同时心肌细胞之间的闰盘低电阻，因此，兴奋在心房和心室内传导，几乎同时到达所有心房肌或心室肌，从而引起所有心房肌或心室肌同时收缩（称为同步收缩）。同步收缩效果好，力量大，有利于心脏射血。

3. 不发生强直收缩 心肌发生一次兴奋后，兴奋性周期变化的特点是有效不应期特别长，相当于整个收缩期加舒张早期。即在此期内，任何刺激都不能使心肌组织兴奋发生收缩，必须要等这一时期过后才能发生兴奋收缩。因此，心脏不会产生强直收缩，而始终保持着收缩与舒张交替的节律活动。这样有利于心脏射血和充盈的进行。

三、心脏的泵血功能

（一）心动周期与心率

1. 心动周期和心率的概念 心脏一次收缩和舒张构成的一个机械活动周期，称为心动周期（图 8-6）。心房和心室的心动周期均包括收缩期和舒张期。由于心室在心脏泵血功能中起主要作用，因此心动周期通常指心室的活动周期。

每分钟心脏跳动的次数称之为心率。正常成年人在安静状态下，心率为 60~100 次/分，平均 75 次/分。心率因年龄、性别和生理状况不同而有差异。

2. 心动周期与心率的关系及意义 心动周期的时程与心率成反变关系。以心率为 75 次/分计算，每个心动周期持续约 0.8 秒。在一个心动周期中，心房收缩期为 0.1 秒，舒张期为 0.7 秒；心室收缩期为 0.3 秒，舒张期为 0.5 秒。从心室舒张开始到下一个心动周期心房开始收缩之前的 0.4 秒，心房和心室都处于舒张状态，称为全心舒张期（图 8-6）。一个心动周期中，心房和心室各自按一定的时程进行舒张与收缩相交替的活动，左右两侧心房

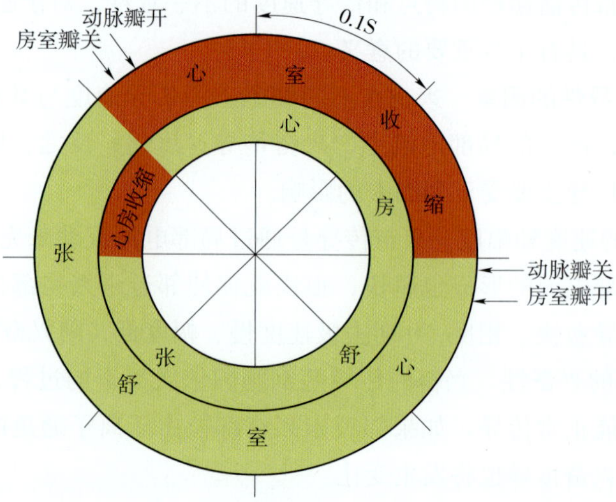

图 8-6　心动周期中心房心室活动的顺序和时间关系

或两侧心室的活动则几乎是同步的。无论心房或心室，收缩期均短于舒张期。如果心率增快，心动周期缩短，收缩期和舒张期均相应缩短，但舒张期缩短的比例明显；因此，心率加快时，心肌工作的时间相对延长，休息时间相对缩短，这对心脏的持久活动是不利的。

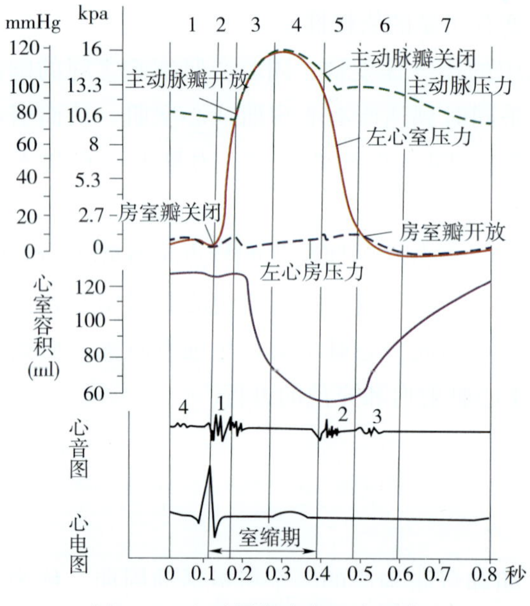

图 8-7　心动周期中左心内压力、容积和瓣膜等的变化

1：房缩期　2：等容收缩期　3：快速射血期　4：减慢射血期　5：等容舒张期　6：快速充盈期　7：减慢充盈期

（二）心脏的泵血过程

心脏泵血过程是通过心脏的收缩和舒张交替进行而完成的。在整个过程中，通过心肌收缩、舒张，造成房室内压力和容积的变化，在心内瓣膜活动的配合下，推动血液按照一定的方向流动，实现射血与充盈。下面以左心室为例，分析此过程（图 8-7）。

1. 心室收缩期与射血　这一过程可分为三个时期：等容收缩期、快速射血期和减慢射血期。

（1）等容收缩期　心室开始收缩时，室内压迅速升高。当室内压超过房内压时，推动着房室瓣的关闭，阻止了血液反流入心房，但此时室内压尚低于主动脉压，动脉瓣仍处于关闭状态，心室成为一个封闭的腔。心室肌继续收缩，心室内压力不断升高，但由于心室腔密闭和血液的不可压缩性，故心室容积不变。这一时期称为等容收缩期，历时约 0.05 秒。此期的特点是室内压上升速率最快。

（2）快速射血期　随着心室的进一步收缩，室内压升高超过主动脉压导致动脉瓣开放，血液由心室迅速流入主动脉。此期心室内压上升达到最高，射血速度很快，射血量大约占整个射血期总射血量的 2/3，这时心室容积迅速减小，这一时期称为快速射血期，历时约

0.1秒。

（3）减慢射血期　快速射血后，随着心室收缩强度的减弱和心室内血液减少，心室内压自峰值逐渐下降，射血速度减慢，这一时期称为减慢射血期，历时约0.15秒。此期末心室容积减至最小。

心室-动脉压力梯度是血液由心室进入动脉的动力；在快速射血的中期或稍后，心室内压已经低于主动脉压，但心室内血液因为受心室肌收缩的作用而具有较高的动能，依其惯性作用逆着压力梯度继续射入主动脉。

2. 心室舒张期与血液充盈　这一过程分为四个时期：等容舒张期、快速充盈期、减慢充盈期和下个心动周期的房缩期。

（1）等容舒张期　心室肌由收缩转为舒张后，室内压急剧下降，主动脉内血流向心室方向反流，导致主动脉瓣关闭，防止血液回流入心室。这时室内压仍然明显高于心房压，房室瓣仍然处于关闭状态，心室又成为封闭腔，心室的容积不变，这一时期称为等容舒张期。这一时期相当于从主动脉瓣关闭到房室瓣打开之间的时程，持续约为0.06秒。

（2）快速充盈期　心室继续舒张，室内压力低于心房内压时，房室瓣开放血液顺着房-室压力梯度由心房向心室内流动。心室继续舒张，容积迅速扩大，导致室内压进一步下降，明显低于房内压，甚至造成负压状态。这时，心房和大静脉内的血液被心室“抽吸”而迅速大量流入心室，称为快速充盈期。持续约0.1秒。

在此时期内，进入心室的血液约为总充盈量的2/3，是心室充盈的主要阶段。

（3）减慢充盈期　随着心室内血液充盈进一步增多，房室之间的压力差逐渐减少，血流速度明显减慢，这段时期称为减慢充盈期。此期全心处于舒张状态，房室瓣仍处于开放状态，房内压与室内压接近大气压。大静脉内的血液经心房缓缓流入心室，心室容积增大，约持续0.22秒。接着进入下一心动周期，心房开始收缩。

（4）心房收缩期　在心室舒张的最后0.1秒，心房收缩，房内压上升，血液顺压力差快速流入心室，使心室的血液进一步充盈。由心房收缩流入心室的血液，只占心室总充盈量的30%，而70%的充盈量是在心室舒张造成的房室压力差推动下，在快速充盈期及减慢充盈期进入心室的。

心室射血和充盈过程中，心室肌的收缩和舒张，造成的室内压力变化，是导致心房和心室之间以及心室和主动脉之间产生压力梯度的根本原因；而压力梯度是推动血液在相应腔室之间流动的主要动力，血液的单方向流动则是在瓣膜活动的配合下实现的。左心室与右心室的泵血活动过程和机制是相同的，并且是同步发生的。

（三）心脏泵血功能的评价

心脏的主要功能是泵血，以适应人体的代谢需要。对心脏泵血功能进行评价在医疗实践以及实验研究工作中十分重要。评价心脏泵血功能的方法和指标较多，下面介绍几种重要的心脏功能评价指标。

1. 每搏输出量和射血分数　一侧心室收缩一次射入动脉的血液量，称为每搏输出量，简称搏出量。正常成年人，左心室舒张末期容积约为145ml，收缩末期容积约为75ml，搏出量为60~80ml。可见，每一次心跳，心室内血液并没有全部射出。搏出量占心室舒张末期容积的百分比，称为射血分数。健康成年人射血分数为55%~65%。在心室容积异常扩大的患者，每搏输出量虽保持不变，但射血分数已降低。因此与搏出量相比射血分数更有临床参考价值。

2. 每分输出量与心指数 一侧心室每分钟射入动脉的血液量，称为每分输出量，简称心输出量，它等于心率与搏出量的乘积。左右两心室的输出量基本相等。

心输出量与人体新陈代谢水平相适应，可因性别、年龄及其他生理情况而不同。如健康成年人静息状态下，心率平均每分钟 75 次，搏出量为 60～80ml，心输出量为 5.0～6.0L/min。心输出量在剧烈运动时可高达 25～35L/min。

人体静息时的心输出量，也和基础代谢率一样，并不与体重成正比，而是与体表面积成正比。以单位体表面积（m^2）计算的心输出量，称为心指数；中等身材的成年人体表面积为 1.6～1.7m^2，安静和空腹情况下心输出量 5.0～6.0L/min，故心指数为 3.0～3.5L/（min·m^2）。安静和空腹情况下的心指数，称之为静息心指数，是分析比较不同个体心功能时常用的评价指标。

3. 心脏做功量 心脏做功所释放的能量转化为压强能和血流的动能，使血液得以从心室流入动脉，完成射血过程血液才能循环流动。一侧心室收缩一次所做的功，称为每搏功。每搏功可用心室每次收缩产生的动能和射出血液产生的压强能来表示。左心室的每搏功约为 0.85J，右心室则约为左心室的 1/6。心率和每搏功的乘积称为每分功。

用做功量来评定心脏泵血功能，其意义是显而易见的，因为心脏收缩不仅仅是排出一定量的血液，而且这部分血液具有较高的压强能以及很快的流速。在动脉压增高的情况下，心脏要射出与原先同等量的血液，就必须加强收缩；如果此时心肌收缩的强度不变，那么搏出量将会减少。实验资料表明，心肌的耗氧量与心肌的做功量是相平行的，其中，心输出量的变动不如心室射血期压力和动脉压的变动对心肌耗氧量的影响大。这就是说，心肌收缩释放的能量主要用于维持血压。由此可见，作为评定心脏泵血功能的指标，心脏做功量要比单纯的心输出量更为全面。在对不同个体（动脉血压不同）以及同一个体动脉压发生变动前后的心脏泵血功能进行分析比较时，更有临床价值。

（四）影响心脏泵血功能的因素

心输出量会随着人体不同的活动状态发生相适应的改变，通过神经和体液等因素的调节，以满足新陈代谢的需要。心输出量等于每搏输出量和心率的乘积。因此，能够影响每搏输出量和心率的因素均可影响心输出量。

1. 搏出量的调节 每搏输出量的多少取决于心室肌的收缩，与骨骼肌一样，心肌收缩也受前负荷、后负荷和肌肉收缩能力的影响。

（1）前负荷对搏出量的调节　前负荷是指肌肉收缩之前遇到的阻力或负荷，它决定着心肌的初长度。而心室肌的前负荷取决于心室舒张末期充盈量或充盈压。在心肌，初长度是控制收缩功能最重要的因素，为了分析前负荷和初长度对心脏泵血功能的影响，在实验中逐步改变心室舒张末期压力（亦称充盈压）和容积（相当于前负荷或初长），并测量射血心室的搏出功或搏出量，前者作为横坐标，后者作为纵坐标，绘制成坐标图，称为心室功能曲线。正常心室功能曲线显示：在前负荷和初长度达最适水平之前，肌肉收缩强度和做功能力随前负荷（初长度）的增加而增加；超过最适前负荷，收缩效果将会随前负荷（初长度）的继续增加而降低。

正常心室功能曲线大致可分为三段（图 8-8）：①5～15mmHg 是功能曲线升支，12～15mmHg 是人体心室最适前负荷，表明当前负荷（初长度）未达最适水平之前，搏出量随初长度的增加而增加。通常情况下，左室充盈压 5～6mmHg，可见正常心室是在功能曲线的升支段工作，前负荷（初长度）尚远离其最适水平。这一特征表明心室具有较大程度的初长度贮备。②15～20mmHg 范围内，曲线逐渐平坦，说明前负荷在上述范围内变动时对泵血功能的影响不大。③20mmHg 以后的曲线呈平坦状，或轻度下倾，并不出现明显的降支，说明正常心室充盈压即使超过 20mmHg 搏出量不变或仅轻度减少，只有心室在发生严重病理变化时，功能曲线才出现下降。在心肌肌小节的实验研究表明，在心室最适前负荷时，肌小节初长度为最适初长度，粗细肌丝处于最佳重叠状态。这种情况下，肌小节等长收缩产生的张力最大。达到最适水平之前，随着前负荷和肌小节初长度的增加，粗细肌丝有效重叠的程度增加，激活时可能形成的横桥联接的数目相应增加，肌小节以至整个心室的收缩强度增加，搏出量增加。在搏出量的这种调节机制中，引起调节的因素是心肌细胞本身初长度的改变，因此将这种形式的调节称为异长自身调节。

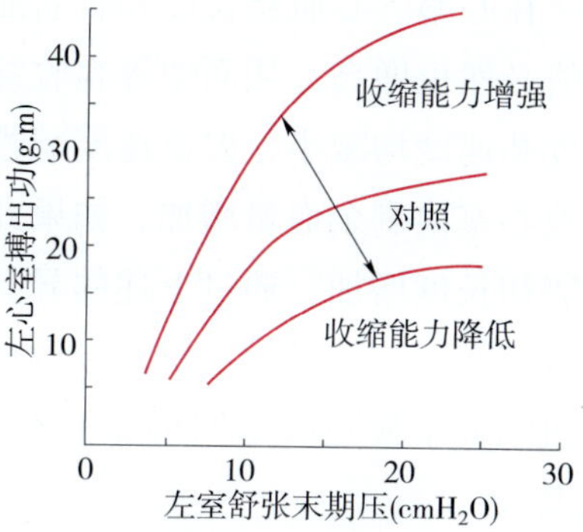

图 8-8　心功能曲线

心室充盈的血量，是静脉回心血量和心室射血剩余血量两者的总和。静脉回心血量又受下述因素的影响：①心室舒张充盈期持续时间。例如，心率增快时，充盈期缩短，心室充盈不完全，充盈压降低，搏出量减少；②静脉回流速度。在充盈期持续时间不变的情况下，静脉内血液通过心房进入心室的速度越快，充盈量越大，搏出量相应增加。静脉回流速度取决于外周静脉压与心房压和心室压之差。外周静脉压增高（如循环血量增加、外周静脉管壁张力增高等情况下）和（或）心房、心室压力降低时，可促进静脉回流。心脏每次射血之后的剩余血液量，也影响心室的充盈量。如果静脉回心血量不变，心室剩余血量增加将导致充盈量增加，充盈压增高，搏出量随之增加；但另一方面，当心室剩余血量增加时，心室舒张期内室压增高，静脉回心血量将因此减少，总充盈量不一定增加。总之，在心室射血功能不变的情况下，心室剩余血量的增减对搏出量是否有影响以及发生何种影响，取决于心室总充盈量是否改变以及发生何种改变。

知识拓展

Frank-Starling 定律

1895 年，德国生理学家 Frank 在离体蛙心实验中观察到心肌收缩力随心肌初长度增加而增强的现象。1914 年，英国生理学家 Starling 在狗的心肺制备标本上也观察到，在一定范围内，增加静脉回心血量，心室的收缩力也随之增强；但当静脉回心血量增大到一定限度时，心室收缩力不再增强，心室内压则开始下降。Starling 将心室舒张末期容积在一定范围内增大可加强心室收缩力的现象称为心定律，后人称之为 Frank-Starling 定律，而把心室功能曲线图称为 Frank-Starling 曲线。

（2）后负荷对搏出量的影响　后负荷是指肌肉收缩之后遇到的阻力或负荷，心室的后负荷是指大动脉压，又称压力负荷。

在心率、心肌初长度和收缩能力不变的情况下，如果动脉压增高，等容收缩期室内压峰值必然也增高，从而使等容收缩期延长而射血期缩短，同时，射血时心室肌纤维缩短的程度和速度均减小，射血速度减慢，搏出量因此减少。然而在正常情况下搏出量的减少将导致心室内剩余血量增加，如果此时静脉回心血量不变，将使心室舒张末期的充盈量增加，心肌初长度增加，通过上述的异长自身调节机制，搏出量可以恢复正常水平，即通过异长自身调节可以使动脉压增高导致的搏出量减少的现象得到纠正。如果动脉压持续增高，心室肌因处于强烈收缩时间太长而逐渐肥厚，即发生了病理性改变，随后将导致泵血功能减退。

（3）心肌收缩能力对搏出量的影响　人们进行强体力劳动时，搏出量和搏功可成倍增加，而此时心脏舒张末期容积不一定增大，甚至有所减小；相反，心力衰竭患者，心脏容积扩大而其做功能力反而降低。由此推测，对于心脏的泵血功能，除异长自身调节外，还有另一种与心肌初长度无关的调节机制存在，这就是心肌收缩能力。

在前后负荷不变的情况下，通过心肌细胞本身收缩活动的强度和速度改变以增加心肌收缩能力，增加每搏输出量，称为等长自身调节。它与初长度的改变无关。正常情况下，心肌收缩能力受神经和体液因素的双重影响。兴奋-收缩耦联过程中的各环节均可影响心肌的收缩能力。如胞质内钙离子的浓度、活化的横桥数目和 ATP 酶的活性等。当情绪激动和剧烈运动时，交感神经兴奋，去甲肾上腺素释放增多，心肌收缩力增强，搏出量增加，心率加快，心输出量明显增加。

2. 心率对心输出量的影响　健康成年人在安静状态下，心率为每分钟 60~100 次，平均为每分钟 75 次。不同生理条件下，心率有很大变动范围，每分钟可低至 40~50 次，高达每分钟 200 次。

在一定范围内，心输出量随心率增快而增加，但如果心率增加过快，超过每分钟 170~180 次，心室充盈时间明显缩短，充盈量减少，心输出量也减少。如心率太慢，低于每分钟 40 次，心输出量也会减少。这是因为心室舒张期过长，心室充盈已经接近极限，再延长心舒时间也不能相应增加充盈量和搏出量。可见，心率在一定范围内变化时，心输出量与心率成正变关系，而当心率过快或过慢时，心输出量都会减少。

四、心音与心电图

（一）心音

在心动周期中，心肌的收缩和舒张、瓣膜的开启和关闭、血流加速度和减速度时对心血管壁的加压和减压以及形成的涡流等因素引起的机械振动，可通过周围组织传递到胸壁，将听诊器放在胸壁某些部位，就可以听到声音，称为心音。正常心脏可听到 4 个心音：第一心音、第二心音、第三心音和第四心音。通常情况下只能听到第一和第二心音，在某些健康儿童和青年人也可听到第三心音，40 岁以上的健康人也有可能出现第四心音。

1. 第一心音　第一心音发生在心缩期，主要由心室肌收缩、房室瓣关闭以及心室射血引起大血管扩张和产生的涡流而形成。第一心音的特点是音调低，持续时间相对较长。在心尖搏动处（第五肋间隙左锁骨中线）听得最清楚。它标志着心室收缩的开始。第一心音的强弱能反映心室肌收缩力的强弱和房室瓣的功能状态。

2. 第二心音　第二心音发生在心舒期，主要是由于心室舒张时主动脉和肺动脉的半月瓣关闭，血液往回冲击动脉根部引起振动所形成的声音。其特点是音调较高，持续时间较短。在胸骨旁第 2 肋间可听得最清楚。它标志着心室舒张的开始。第二心音的强弱能反映动脉压的高低和动脉瓣的功能状态。

第三心音发生在快速充盈期末，其原因可能是快速充盈转入减慢充盈时，血流速度突然减慢，使心室壁和瓣膜产生振动。第四心音是心房收缩血液注入心室引起振动，故又称心房音。

听取心音对于诊查瓣膜功能有重要的临床意义。心脏发生某些病理性变化时，可出现杂音或其他心音异常。因此听取心音对心脏病的诊断有一定意义。

（二）心电图

在正常人体，由窦房结发出的一次兴奋，按一定的途径和进程，依次传向心房和心室，引起整个心脏的兴奋；因此，每一个心动周期中，心脏各部分兴奋过程中出现的电变化、传播方向、途径、次序和时间等都有一定的规律。这种生物电变化通过心脏周围的导电组织和体液，反映到身体表面，使身体各部位在每一心动周期中也都发生有规律的电变化。将测量电极放置在人体表面的一定部位记录出来的心脏电变化曲线，临床上称为心电图。心电图反映心脏兴奋的产生、传导和恢复过程中的生物电变化，而与心脏的机械收缩活动无直接关系。正常典型的心电图一般包括 P 波、QRS 波群和 T 波三个基本波形，有时 T 波后会出现一个小 U 波。随测量电极在体表放置位置和记录电极连接方式的不同，心电图波形也可发生不同的变化。心电图的各个波形或波间隔分别代表了心脏每次兴奋过程中不同阶段，均有各自的生理意义（图 8-9）。

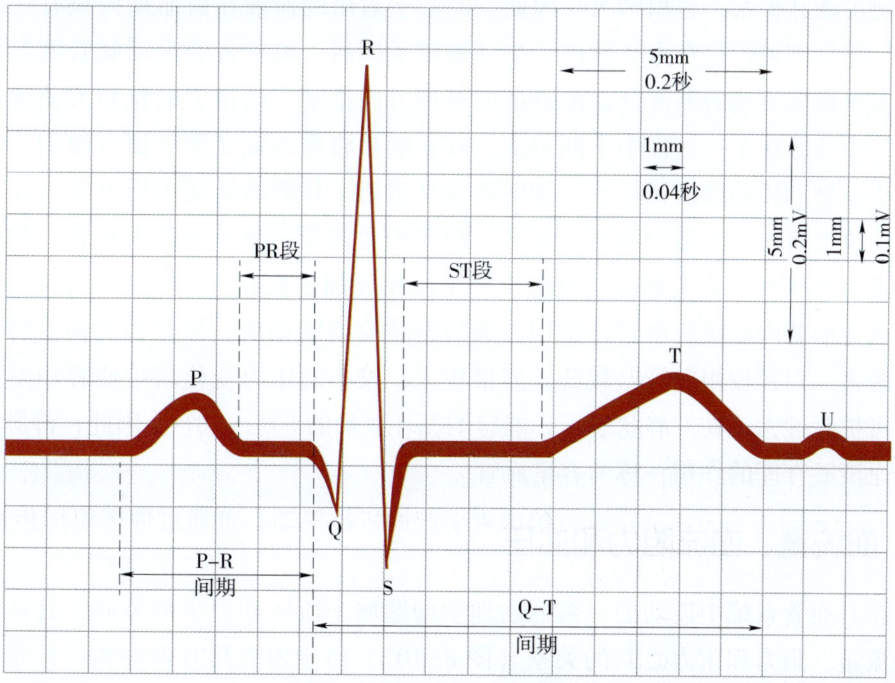

图 8-9　正常人体心电模式图

1. P 波　反映了左右心房的去极化过程。P 波幅度较小，为 0.05～0.25mV，历时 0.08～0.11s。

2. QRS 波群　反映了左右心室的去极化过程。QRS 波群波幅变化较大，历时 0.06～

0.10 秒。典型的 QRS 波群包括一个向下的 Q 波，一个向上的 R 波和紧接之后的向下 S 波。不同导联中，QRS 各波的波幅变化较大。

3. T 波 反映了心室复极化的全过程。T 波方向与 QRS 波群一致，波幅 0.1～0.8mV，历时 0.05～0.25 秒。

4. P-R 间期 是指从 P 波起点到 QRS 波起点之间的间隔，反映了从心房开始兴奋到心室开始兴奋所需要的时间，一般持续 0.12～0.20 秒。P-R 间期也称为房室传导时间，所以有房室传导阻滞的患者，其心电图的 P-R 间期会延长。

5. Q-T 间期 是指从 QRS 波起点到 T 波终点之间的距离，反映了两心室兴奋的全过程。Q-T 间期与心率成反比，心率越快，Q-T 间期越短。持续时间一般小于 0.40 秒。

6. ST 段 是指从 QRS 波终点到 T 波起点之间间隔，与心电图基线同一水平。反映了两心室均处于动作电位的平台期，各部分电位变化幅度较小。

扫码“学一学”

第二节　血管生理

血管是血液流通的管道，同时还可以在人体处于不同状况下对血液进行重新分配。但不同的血管由于其结构和功能的特点，在血液循环过程中发挥不同的作用。不论体循环或肺循环，由心室射出的血液都流经由动脉、毛细血管和静脉相互串联构成的血管系统，再返回心房。主动脉、肺动脉主干及其发出的最大的分支管壁坚厚，富含弹性纤维，有明显的可扩张性和弹性。左心室射血时，主动脉压升高，一方面推动动脉内的血液向前流动，另一方面使主动脉扩张，容积增大。因此，左心室射出的血液在射血期内只有一部分进入外周，另一部分则被贮存在大动脉内。主动脉瓣关闭后，被扩张的大动脉管壁发生弹性回缩，将在射血期多容纳的那部分血液继续向外周方向推动。故将主动脉和大动脉称为弹性贮器血管；中动脉在走行过程中不断分支，其功能是将血液输送至各器官组织，故称为分配血管；小动脉和微动脉的管径小，管壁富含平滑肌，其舒缩活动可使血管口径发生明显变化，从而改变对血流的阻力和所在器官、组织的血流量，故称为阻力血管，其产生的阻力约占总阻力的 47%；真毛细血管管壁仅由单层内皮细胞构成，外面有一薄层基膜，通透性很高，成为血管内血液与血管外组织液进行物质交换的场所，故称为交换血管；静脉血管的数量较多，口径较粗，管壁较薄，容量较大，较小的压力变化就可使容积发生较大的变化，即可扩张性大，在安静状态下，能容纳循环血量的 60%～70%。因此，静脉在血管系统中起着血液贮存库的作用，称为容量血管。

一、血流量、血流阻力和血压

血液在心血管系统中流动的一系列物理学问题属于流体动力学的范畴，其基本的研究对象也是流量、阻力和压力之间的关系（图 8-10）。由于血管具有弹性和可扩张性，血液是含有血细胞和胶体物质等多种成分的液体，而不是理想液体，因此血流动力学除与一般流体力学有共同点之外，又有它自身的特点。

（一）血流量

单位时间内流过血管某一截面的血量称为血流量，也称容积速度，其单位通常以 ml/min 或 L/min 来表示。按流体力学规律，液体在某段管道中的流量（Q）与该段管道两

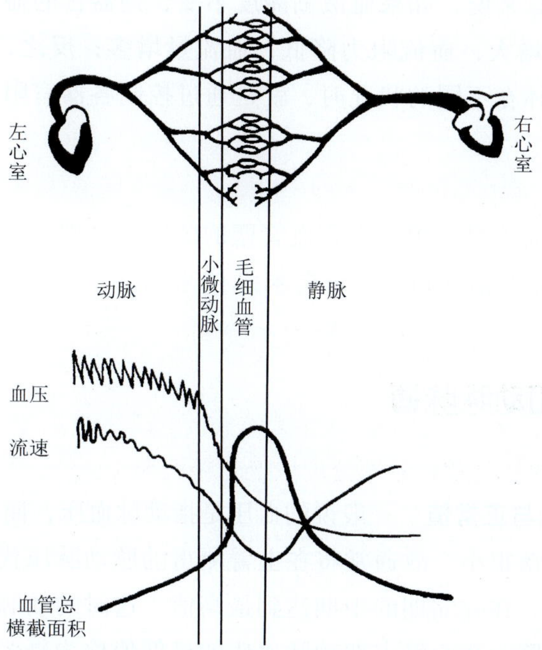

图 8-10 各段血管的血压、血液速度和血管总横截面积关系示意图

端的压力差（ΔP）成正比，与管道对液体的阻力（R）成反比，血液也不例外。可表示为：

$$Q=\frac{\Delta P}{R}$$

在封闭的管道系统中每一截面的流量都是相等的。循环系统是一封闭的系统，因此，各个截面血管中的血流量都相等，等于心输出量。这样对整个体循环而言，上式中 Q 就是心输出量，R 为体循环的血流阻力，ΔP 为主动脉压与右心房压之差。由于右心房压接近于零，则接近于主动脉压（P）。因此上式可写成 $Q=P/R$。对某个器官来说，其血流量取决于灌注该器官的动、静脉压之差和该器官对血流的阻力（ΔP）。由于正常情况下，静脉压很低，可以不计，所以主要是动脉血压和血流阻力起着决定作用。实际上，供应各器官的血管相互间呈并联关系，灌注各器官的动脉血压差值并不大。因此影响各器官血流量的主要因素是器官内的血流阻力。

血液在血管内流动时，各类血管中的血流速度与同类血管的总横截面积成反比。由于毛细血管的总横截面积最大，主动脉总横截面积最小，因此血流速度在毛细血管中最慢，在主动脉中最快。

（二）血流阻力

血液在血管内流动时所遇到的阻力，称为血流阻力。在一个血管系统中，若测得血管两端的压力差和血流量，就可根据上式计算出血流阻力。根据泊肃叶定律的方程式，则可计算出血流阻力，即

$$R=\frac{8\eta L}{\pi r^4}$$

由上式看出，血流阻力与血管的长度（L）和血液的黏滞度（η）成正比，与血管半径（r）的 4 次方成反比。由于血管的长度变化很小，因此血流阻力主要由血管口径和血液黏

滞度决定。对于一个器官来说，如果血液黏滞度不变，则器官的血流量主要取决于该器官阻力血管的口径。口径增大，血流阻力降低，血流量增多；反之，当阻力血管口径缩小，器官血流量就减少。人体在不同的状况时，就是通过控制各器官阻力血管的口径来调节各器官之间的血流分配。

（三）血压

血压是指血管内的血液对于单位面积血管壁的侧压力，即压强。按照国际标准计量单位规定，压强的单位用千帕（kPa）或毫米汞柱来表示（1mmHg = 0.133kPa 或 1kPa = 7.5mmHg）。

二、动脉血压和动脉脉搏

（一）动脉血压

1. 动脉血压的概念与正常值 一般说的血压是指动脉血压，而动脉血压是指主动脉压。因为在大动脉中血压降落很小，故通常将在上臂测得的肱动脉压代表主动脉压。心室收缩时，主动脉压急剧升高，在收缩期的中期达到最高值。这时的动脉血压值称为收缩压。心室舒张时，主动脉压下降，在心舒末期动脉血压的最低值称为舒张压。收缩压和舒张压的差值称为脉搏压，简称脉压。一个心动周期中每一个瞬间动脉血压的平均值，称为平均动脉压。因心动周期中心舒期明显长于心缩期，平均动脉压大约等于舒张压加 1/3 脉压。我国健康成年人在安静状态时的收缩压为 13.3～16.0kPa（100～120mmHg），舒张压为 8.0～10.6kPa（60～80mmHg），脉压 4.0～5.3kPa（30～40mmHg），平均动脉压约为 13.3kPa（100mmHg）左右。临床上动脉血压通常记录方式：收缩压/舒张压 kPa（mmHg）。

2. 动脉血压形成的机制 循环系统有足够的血液充盈和心脏射血是形成血压的基本因素。在动脉系统，影响动脉血压的另一个因素是外周阻力。外周阻力主要是指小动脉和微动脉对血流的阻力。假如不存在外周阻力，心室射出的血液将全部流至外周，即心室收缩释放的能量可全部表现为血流的动能，因而对血管壁的侧压不会增加。

血压的形成，首先是由于心血管系统内有血液充盈。循环系统中血液充盈的程度可用循环系统平均充盈压来表示。在动物实验中，用电刺激造成心室颤动使心脏暂时停止射血，血流也就暂停，循环系统中各处的压力很快就取得平衡。此时在循环系统中各处所测得的压力都是相同的，这一压力数值即循环系统平均充盈压。这一数值的高低取决于血量和循环系统容量之间的相对关系。

左心室的射血是间断性的。在每个心动周期中，左心室内压随着心室的收缩和舒张发生较大幅度的变化。一般情况下，左心室每次收缩时向主动脉内射出 60～80ml 血液。由于小动脉和微动脉对血流有较高的阻力，以及主动脉和大动脉管壁具有较大的可扩张性，因此左心室一次收缩所射出的血液，在心缩期内约有 1/3 流至外周，其余约 2/3 被暂时贮存在主动脉和大动脉内，使主动脉和大动脉进一步扩张，主动脉压也就随之升高。这样，心室收缩时释放的能量中有一部分以势能的形式贮存在弹性贮器血管的管壁中。心室舒张时，半月瓣关闭射血停止，被扩张的大动脉弹性贮器血管管壁发生弹性回缩，将这部分势能转变为推动血液的动能，使心缩期贮存的那部分血液继续推向外周，并使主动脉压在心舒期仍能维持在较高的水平，而不像心舒期的左心室内压接近 0（图 8-11）。可见，由于弹性贮器血管的作用，使左心室的间断射血变为动脉内的连续血流；另一方面，还使每个心动周期中动脉血压的变动幅度远小于左心室内压的变动幅度，对动脉血压起着缓冲作用。

综上所述，动脉血压的形成是以心血管系统中足够的血液充盈为前提，心脏射血和外周阻力相互作用的结果，大动脉的弹性贮器作用使心脏间断性的射血变为动脉内的持续血流，缓冲动脉压变化的幅度。

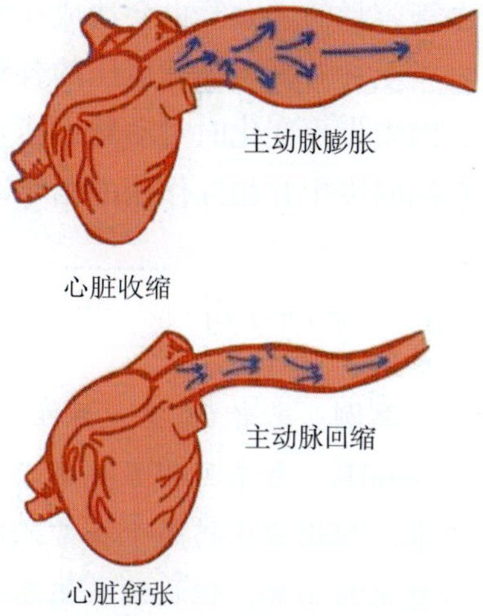

图 8-11 主动脉壁弹性对血流和血压的作用

（二）影响动脉血压的因素

凡是能影响搏出量、心率、外周阻力以及循环血量和血管系统容量之间的相互关系（即循环系统内血液充盈的程度）的各种因素都能影响动脉血压。在影响动脉血压的各种因素中，通常不是单个因素的作用，而是多个因素共同作用的结果。现将影响动脉血压的因素分析如下。

1. 每搏输出量 如果每搏量增大，心缩期射入主动脉的血量增多，心缩期主动脉和大动脉内增加的血量增多，管壁所受的张力也更大，故收缩期动脉血压的升高更加明显。由于动脉血压升高，血流速度就加快，如果外周阻力和心率的变化不大，则大动脉内增多的血量仍可在心舒期流至外周，到舒张期末，大动脉内存留的血量增加并不多。因此，动脉血压的升高主要表现为收缩压的升高，舒张压升高不如收缩压明显，故脉压增大。反之，当每搏输出量减少时，则主要使收缩压降低，脉压减小。可见，在一般情况下，收缩压的高低主要反映心脏每搏输出量的多少。

2. 心率 如果心率加快，而每搏输出量和外周阻力均不变，由于心舒期缩短，在心舒期内流至外周的血量减少，故心舒期末主动脉内存留的血量增多，舒张压升高。由于动脉血压升高可使血流速度加快，因此在心缩期内有较多的血液流至外周，收缩压的升高不如舒张压的升高明显，脉压减小。反之，心率减慢时，舒张压降低的幅度比收缩压降低的幅度大，故脉压增大。

3. 外周阻力 如果心输出量不变而外周阻力加大，则心舒期中血液向外周流动的速度减慢，心舒期末存留在主动脉中的血量增多，故舒张压升高。在心缩期，由于动脉血压升高使血流速度加快，因此收缩压的升高不如舒张压的升高明显，故脉压减小。可见，在一般情况下，舒张压的高低主要反映外周阻力的大小。

外周阻力的改变，主要是由于骨骼肌和腹腔器官阻力血管口径的改变。原发性高血压的发病，主要是由于阻力血管口径变小而造成外周阻力过高。所以在临床诊断高血压时更重视舒张压的改变。

4. 主动脉和大动脉的弹性贮器作用 如前所述，由于主动脉和大动脉的弹性贮器作用，对动脉血压起着缓冲的作用，所以动脉血压的波动幅度明显小于心室内压的波动幅度。如果动脉管壁硬化，大动脉的弹贮器作用减弱，缓冲作用减小，表现为收缩压升高，舒张压下降，脉压增大。

5. 循环血量和血管系统容量的比例 循环血量和血管系统容量相适应，才能使血管系统足够地充盈，产生一定的体循环平均充盈压。在正常情况下，循环血量和血管容量是相适应的，血管系统充盈程度的变化不大。大失血后，循环血量减少，则体循环平均充盈压必然降低，动脉血压降低。在另一些情况下，如药物过敏引起的外周血管广泛扩张导致的血管容量的增大等也会造成动脉血压下降。

上述对影响动脉血压的各种因素的讨论，都是在假设其他因素不变的前提下，分析某一因素发生变化时对动脉血压可能发生的影响。实际上，动脉血压的变化，往往是多种因素同时发生并相互作用的结果。

案例分析

案例：患者68岁，男性，半年前自觉头晕，尤以下午为重，就诊查体发现血压为160/110mmHg，余未见明显异常。经降压药治疗一段时间后，症状好转，经测量舒张压已基本正常，但收缩压仍高于正常范围，150/86mmHg。诊断：高血压病。为什么患者服用降压药后舒张压正常，但收缩压仍高于正常？

分析：目前大多数降压药主要改变血管平滑肌的紧张性为主，所以主要导致舒张压的下降。而收缩压升高主要是大动脉弹性下降引起。

（三）动脉脉搏

在每个心动周期中，动脉内的压力发生周期性的波动。这种周期性的压力变化可引起动脉血管发生搏动，称为动脉脉搏。在手术时暴露动脉，可以直接看到动脉随每次心搏而发生的搏动。用手指也可摸到身体浅表部位的动脉搏动。其传播的速度远较血流的速度为快。脉搏常用于检查心率的快慢，它也可用于判断血管弹性好坏。中医就比较重视切脉诊断，可通过手指对脉搏的触摸来判断心肌收缩力量、心率、动脉弹性等情况，由此来诊断心血管系统和其他系统的一些疾患。

三、静脉血压与血流

在功能上静脉不仅是血液回流入心脏的通道，而且起着血液贮存库的作用。它的收缩或舒张可有效地调节回心血量和心输出量，使循环系统的功能适应人体在各种生理状态时的需要。

（一）静脉血压

静脉血管内血液对血管壁的侧压力称为静脉血压。当体循环血液通过毛细血管汇集到小静脉时，血压降低到15~20mmHg，流经下腔静脉时，静脉血压为3~4mmHg，最后流入右心房时，压力最低，已经接近于零。生理学上通常把胸腔内大静脉或右心房的压力称为中心静脉压，其正常值为4~12cmH_2O。数值的高低主要决定于心脏的射血功能和静脉回心血量之间的相互关系。各器官静脉的血压称为外周静脉压。

临床上在用输液治疗休克时，除观察动脉血压变化外，也要观察中心静脉压的变化。如果中心静脉压偏低或有下降趋势，常提示输液量不足；如果中心静脉压高于正常并有进行性升高的趋势，则提示输液过快或心脏射血功能不全。当心脏射血功能减弱而使中心静脉压升高时，静脉回流将会减慢，较多的血液滞留在外周静脉内，故外周静脉压升高。

（二）静脉回心血量及其影响因素

单位时间内的静脉回心血量取决于外周静脉压和中心静脉压之差，以及静脉对血流的阻力。故凡能影响外周静脉压、中心静脉压以及静脉阻力的因素，都能影响静脉回心血量。

1. 体循环平均充盈压 体循环平均充盈压是反映心血管系统充盈程度的指标。如果血管系统内血液充盈程度越高，静脉回心血量也就越多。实验证明，当血量增加或容量血管收缩时，体循环平均充盈压升高，静脉回心血量也就增多。反之，血量减少或容量血管舒张时，体循环平均充盈压降低，静脉回心血量减少。

2. 心脏收缩力量　心脏收缩时将血液射入动脉，舒张时则可以从静脉抽吸血液。如果心脏收缩力量强，射血时心室排空较完全，在心舒期心室内压就较低，对心房和大静脉内血液的抽吸力量也就较大，静脉回心血量增多。

3. 体位改变　当人体从卧位转变为立位时，身体低垂部分静脉扩张，容量增大，故回心血量减少。长期卧床的患者，静脉管壁的紧张性较低，可扩张性较高，加之腹腔和下肢肌肉的收缩力量减弱，对静脉的挤压作用减小，如果由平卧位突然站起来时，可因大量血液积滞在下肢，回心血量过小而发生昏厥。

4. 骨骼肌的挤压作用　人体在站立位的情况下，如果下肢进行肌肉运动，回心血量和在没有肌肉运动时是不一样的。一方面，肌肉收缩时可对肌肉内和肌肉间的静脉发生挤压，使静脉血流加快；另一方面，因静脉内有瓣膜存在，使静脉内的血液只能向心脏方向流动而不能倒流。这样，骨骼肌和静脉瓣膜一起，对静脉回流起着“泵”的作用，称为“静脉泵”或“肌肉泵”。下肢肌肉进行节律性舒缩活动时，例如步行，肌肉泵的作用就能很好地发挥。因为当肌肉收缩时，可将静脉内的血液挤向心脏，当肌肉舒张时，静脉内压力降低，有利于微静脉和毛细血管内的血液流入静脉，使静脉充盈。肌肉泵的这种作用，对于在立位情况下降低下肢静脉压和减少血液在下肢静脉内潴留有十分重要的生理意义。

5. 呼吸运动　呼吸运动也能影响静脉回流。胸膜腔内压一般情况下低于大气压，称为胸膜腔负压。由于胸膜腔内压为负压，胸腔内大静脉的跨壁压较大，故经常处于充盈扩张状态。在吸气时，胸腔容积加大，胸膜腔负压值进一步增大，使胸腔内的大静脉和右心房更加扩张，压力也进一步降低，因此有利于外周静脉内的血液回流入右心房。由于回心血量增加，心输出量也相应增加。呼气时，胸膜腔负压值减小，由静脉回流入右心房的血量也相应减少。可见，呼吸运动对静脉回流也起着“泵”的作用，促进了静脉血回流。

四、微循环

（一）微循环的组成和三条血流通路的功能

微循环是指微动脉和微静脉之间的血液循环。各器官、组织的结构和功能不同，微循环的结构也不同。典型的微循环由微动脉、后微动脉、毛细血管前括约肌、真毛细血管、通血毛细血管（或称直捷通路）、动-静脉吻合支和微静脉等部分组成。血液可通过以下三条通路从微动脉流向微静脉（图 8-12）。

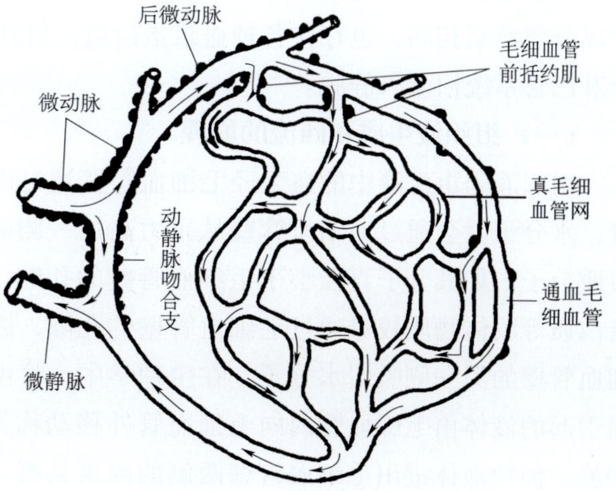

图 8-12　微循环组成模式图

1. 迂回通路　血液由微动脉进入微循环后，经后微动脉、毛细血管前括约肌、真毛细血管流入微静脉。这一通路具有以下特点：①通透性好。这是因

扫码“看一看”

为真毛细血管管壁极薄，仅由单层内皮细胞和基膜组成，内皮细胞间有孔隙存在。②血流缓慢。是由于真毛细血管口径极小，行径迂回曲折所致。③与组织细胞接触面积大。因为真毛细血管数量极多，互相连通成网，并穿插于组织细胞之间。主要功能是进行物质交换。同一器官和组织的真毛细血管是轮流开放的。

2. 直捷通路 血液经微动脉、后微动脉和通血毛细血管进入微静脉。这一通路的特点是：①经常开放，且血流速度较快。这是因为通血毛细血管的口径较大，不经过迂回曲折的真毛细血管，所以血压相对较高。②几乎不进行物质交换。这是由于通血毛细血管的管壁较厚且血流速度较快。主要功能是使一部分血液迅速通过微循环，以满足体循环有足够的静脉回心血量。直捷通路在骨骼肌组织中较为多见。

3. 动-静脉短路 血液从微动脉经过动-静脉吻合支直接流回微静脉。动-静脉吻合支管壁较厚，有完整的平滑肌，能够进行舒缩活动，但不进行物质交换；在皮肤中较为多见，主要与体温调节有关。

（二）微循环的调节

微动脉位于微循环的起始部位，微静脉则位于微循环的最后部分，它们接受交感神经的支配，也受肾上腺素、去甲肾上腺素、局部代谢产物等体液因素的调节。

微动脉的舒缩活动，可调节微循环的血流灌注量，起着“总闸门”的作用；而微静脉则起“后闸门”的作用。后微动脉和毛细血管前括约肌位于真毛细血管的起始端，主要接受缺氧和局部酸性代谢产物，如 CO_2、乳酸、腺苷、H^+ 等的调节，起着“分闸门”的作用。正常情况下，交感神经具有一定紧张性活动，维持微循环一定的血液灌注量。微循环主要受局部代谢产物的影响而使真毛细血管轮流开放，这是一种自身调节机制。在某些毛细血管床关闭一段时间后，局部出现缺氧和酸性代谢产物堆积，这些刺激物作用于后微动脉和毛细血管前括约肌，使之舒张，于是该处分闸门开放，血液进入该处分闸门所控制的毛细血管床，改善其缺氧状态并将局部代谢产物带走；由于刺激物的清除，使该处后微动脉和毛细血管前括约肌收缩，导致该处毛细血管床再次关闭。后微动脉和毛细血管前括约肌的这种收缩和舒张交替大约每分钟发生 5~10 次。

五、组织液与淋巴液的生成和回流

毛细血管的血浆通过过滤后存在于组织和细胞间隙内，称为组织液。组织液中各种离子成分与血浆相同，也存在各种血浆蛋白质，但其浓度明显低于血浆。淋巴液来自组织液，经淋巴管系统回流入静脉。

（一）组织液生成和回流的原理

组织液是由血液中的血浆经毛细血管壁滤过而形成。当毛细血管壁两侧的静水压不等时，水分子就会通过毛细血管壁从压力高的一侧向压力低的一侧移动（图 8-13）。水中的溶质分子，如其分子直径小于毛细血管壁的孔隙，也能随同水分子一起滤过。另外，由于蛋白质等胶体物质较难通过毛细血管壁的孔隙，因此胶体物质形成的胶体渗透压则能从毛细血管壁的另一侧吸引水分子。在生理学中，将由于管壁两侧静水压和胶体渗透压的差异而引起的液体由毛细血管内向毛细血管外移动称为滤过，而将液体向相反方向的移动称为回流。促使液体进出毛细血管壁两侧的因素共有 4 个：即毛细血管血压、组织液胶体渗透压、组织液静水压和血浆胶体渗透压。前两个因素是促使液体滤过的力量，而后两个是引起回流的力量。4 个因素的代数和称为有效滤过压。可用下式表示：

有效滤过压=(毛细血管血压+组织液胶体渗透压)-(血浆胶体渗透压+组织液静水压)

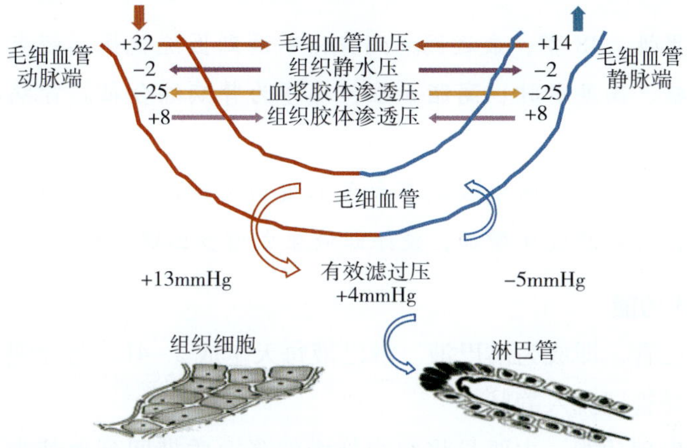

图 8-13 毛细血管、组织间隙和毛细淋巴管之间液体循环示意图

正常情况下，血液从毛细血管动脉端流向静脉端时，血压逐渐降低，动脉端毛细血管血压约为 32mmHg，在静脉端降至 14mmHg；但血浆胶体渗透压、组织液胶体渗透压、组织液静水压基本不变，分别为 25、8、2mmHg。因此，在毛细血管动脉端，有效滤过压约为+13mmHg，液体滤出毛细血管而生成组织液；在毛细血管静脉端，有效滤过压约为-5mmHg，组织液进行了回流。一般情况下，流经毛细血管的血浆约 90% 在静脉端进行了重吸收回到血液，其余约 10% 则进入毛细淋巴管，生成淋巴液并参与淋巴循环。

（二）影响组织液生成和回流的因素

组织液的生成和回流是保持动态平衡的，使得循环血量和组织液量均维持相对稳定。如果组织液生成过多而重吸收减少，则组织间隙内将有过多的液体潴留，形成组织水肿。凡能影响有效滤过压、毛细血管壁通透性和淋巴液回流的因素，都能影响组织液的生成和回流。

1. 毛细血管血压 毛细血管血压升高而其他因素不变时，有效滤过压升高，组织液生成增多。如炎症部位的微动脉扩张，使进入毛细血管的血量增加，毛细血管血压升高，因此，炎症局部可出现水肿；右心衰竭时，由于静脉回流受阻，也可逆行性引起毛细血管血压升高，组织液生成增多，从而出现全身性的组织水肿；左心衰竭时肺部静脉血压和肺毛细血管血压升高而导致肺淤血水肿。

2. 血浆胶体渗透压 血浆胶体渗透压是由血浆蛋白构成。营养不良时由于摄入的蛋白减少，严重的肝脏疾病时合成的蛋白减少，某些肾脏疾病患者可导致大量血浆蛋白随尿液排出，上述情况都可以使血浆胶体渗透压降低，因而毛细血管有效滤过压升高，组织液生成增加，也可出现水肿。

3. 淋巴液回流 一部分组织液经淋巴管回流入血，如果淋巴回流受阻，组织液的生成和回流将失去平衡。如丝虫病患者由于淋巴管阻塞而出现下肢等部位的水肿。

4. 毛细血管壁通透性 正常情况下血浆蛋白不能透过毛细血管壁，但在过敏反应时，由于局部组胺大量释放，毛细血管壁通透性增大，部分血浆蛋白渗出，使血浆胶体渗透压降低，而组织液胶体渗透压升高，结果导致组织液生成增多，引起局部水肿。

案例分析

案例：患者，男性，48岁，最近因感到身体不适到医院就医，经查：该患者有大量蛋白尿、低白蛋白血症、高度水肿、高脂血症，确诊为肾病综合征。肾病综合征的患者为何会出现比较严重的水肿？

分析：肾病综合征的患者由于长期有大量的蛋白尿情况，导致血浆蛋白丢失过多，血浆胶体渗透压降低，有效滤过压增加，使组织液生成增多出现水肿。

（三）淋巴循环功能

组织液进入淋巴管，即成为淋巴液。淋巴液每天生成2~4L。经全身淋巴管汇集，最后由右淋巴导管和胸导管回流入静脉。

淋巴液回流的生理功能，主要是将组织液中的蛋白质带回到血液中，调节血浆和组织液之间的液体平衡，并能清除组织液中不能被毛细血管重吸收的较大分子（如长链脂肪酸）以及组织中的红细胞和细菌等。

扫码“学一学”

第三节　心血管活动的调节

人体在不同的生理状况下，各器官组织的代谢水平不同，对血流量的需求也不同。通过神经和体液的因素对心脏和各部分血管的活动进行调节，从而满足各器官组织在不同情况下对血流量的需要，协调分配各器官之间的血流量。

一、神经调节

心肌和血管平滑肌接受自主神经支配。人体对心血管活动的神经调节是通过各种心血管反射实现的。

（一）心脏神经支配

支配心脏的神经为心交感神经和心迷走神经。

1. 心交感神经及其作用　心交感神经的节前神经元位于脊髓第1~5胸段的中间外侧柱，支配心脏各个部分，包括窦房结、房室交界、房室束、心房肌和心室肌。

交感节后神经纤维末梢释放的递质为去甲肾上腺素，与心肌细胞膜上的β_1肾上腺素能受体结合，从而激活腺苷酸环化酶，使细胞内的cAMP浓度升高，继而激活蛋白激酶和细胞内蛋白质的磷酸化过程，使心肌膜上的钙通道激活，故在心肌动作电位平台期的Ca^{2+}内流增加，细胞内肌浆网释放的Ca^{2+}也增加，总的结果是对心脏的活动起兴奋作用。表现为心率加快，房室交界的传导加快，心房肌和心室肌的收缩能力加强。这些效应分别称为正性变时作用、正性变传导作用和正性变力作用。

2. 心迷走神经及其作用　支配心脏的副交感神经节前纤维行走于迷走神经干中。这些节前神经元的细胞体位于延髓的迷走神经背核和疑核，在不同的动物中有种间差异。节后神经纤维支配窦房结、心房肌、房室交界、房室束及其分支。

心迷走神经节后纤维末梢释放的乙酰胆碱作用于心肌细胞膜的M型胆碱能受体，使细

胞膜对 K^+ 的通透性增大，促进 K^+ 外流。还可直接抑制 Ca^{2+} 通道，减少 Ca^{2+} 内流，使心率减慢，心房肌收缩能力减弱，心房肌不应期缩短，房室传导速度减慢，称为负性变时、变力和变传导作用。

（二）血管的神经支配

除真毛细血管外，血管壁都有平滑肌分布。支配血管平滑肌的神经纤维可分为缩血管神经纤维和舒血管神经纤维两大类，两者又统称为血管运动神经纤维。

1. 缩血管神经纤维　缩血管神经纤维属于交感神经纤维，故一般称为交感缩血管纤维。其节前神经元位于脊髓胸、腰段的中间外侧柱内，节后神经元位于椎旁和椎前神经节内，节后神经纤维末梢释放的递质为去甲肾上腺素，作用于血管平滑肌细胞的α肾上腺素能受体。α肾上腺素能受体激活，可导致血管平滑肌收缩，故缩血管纤维兴奋时引起缩血管效应，使外周阻力升高，血压升高；反之，可引起血压下降。

体内多数血管只接受交感缩血管纤维的单一神经支配。在安静状态下，交感缩血管持续发放约每秒 1~7 次的低频冲动，称为交感缩血管纤维紧张性，这种紧张性活动使血管平滑肌保持一定程度的收缩状态。当交感缩血管紧张性增强时，血管平滑肌进一步收缩；交感缩血管紧张性减弱时，血管平滑肌收缩程度减低，血管舒张。在不同的生理状况下，交感缩血管纤维的放电频率在每秒低于 1 次至每秒 8~10 次的范围内变动。这一变动范围足以使血管口径在很大范围内发生变化，从而调节不同器官的血流阻力和血流量。

2. 舒血管神经纤维　体内有一部分血管除接受缩血管纤维支配外，还接受舒血管纤维支配。舒血管神经纤维主要有两种。

（1）交感舒血管神经纤维　有些动物如狗和猫，支配骨骼肌微动脉的交感神经中除有缩血管纤维外，还有舒血管纤维。交感舒血管纤维末梢释放的递质为乙酰胆碱，阿托品可阻断其效应。交感舒血管纤维在平时没有紧张性活动，只有在动物处于情绪激动状态和发生防御反应时才发放冲动，使骨骼肌血管舒张，血流量增多。在人体内可能也有交感舒血管纤维存在。

（2）副交感舒血管神经纤维　脑膜、唾液腺、胃肠外分泌腺和外生殖器等少数器官的血管平滑肌，除接受交感缩血管纤维支配外，还接受副交感舒血管纤维支配。副交感舒血管纤维末梢释放的递质为乙酰胆碱，作用于血管平滑肌的 M 型胆碱能受体，引起血管舒张。副交感舒血管纤维的活动只对器官组织局部血流起调节作用，对循环系统总外周阻力的影响很小。

（三）心血管中枢

神经系统对心血管活动的调节是通过各种神经反射来实现的。在生理学中将与控制心血管活动有关的神经元集中的部位称为心血管中枢。控制心血管活动的神经元并不是只集中在中枢神经系统的一个部位，而是分布在中枢神经系统从脊髓到大脑皮层的各个水平上，它们各具不同的功能，又相互密切联系，因而使整个心血管系统的活动协调一致，并与整个人体的活动相适应。一般认为，最基本的心血管中枢位于延髓。

1. 延髓心血管中枢　延髓心血管中枢的神经元是指位于延髓内的心迷走神经元和控制心交感神经和交感缩血管神经活动的神经元。这些神经元在平时都有紧张性活动，分别称为心迷走紧张、心交感紧张和交感缩血管紧张。在人体处于安静状态时，延髓的这些神经元的紧张性活动表现为心迷走神经纤维和交感神经纤维持续的低频放电活动。

2. 延髓以上的心血管中枢 在延髓以上的脑干、下丘脑、大脑和小脑中均存在与心血管活动有关的神经元。它们在心血管活动调节中所起的作用较延髓心血管中枢更加高级，表现为对心血管活动和人体其他功能之间的复杂的整合。

总的来说，心血管活动的中枢调节机构是个上起大脑、下至脊髓的完整体系，通过上下联系、相互作用、统一协调来完成心血管活动调节的整合功能。

（四）心血管反射

中枢对心血管活动的调节是通过各种反射来实现的。当人体处于不同的生理状态如变换姿势、运动、睡眠等，或当人体内、外环境发生变化时，可引起各种心血管反射，使心输出量和各器官的血管收缩状况发生相应的改变，动脉血压也可发生变动，使循环系统的功能适应于当时人体所处的状态或环境变化的需要。

1. 颈动脉窦和主动脉弓压力感受性反射 当动脉血压升高时，可引起压力感受性反射，导致心率减慢，外周血管阻力降低，回心血量减少，血压回降。这一反射被称为降压反射（或减压反射）。

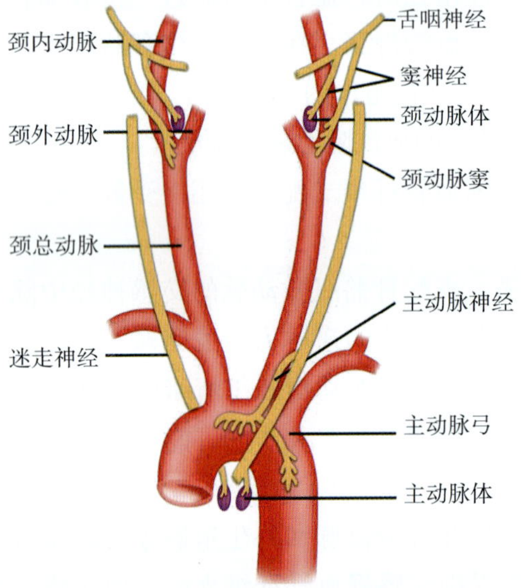

图 8-14 颈动脉窦区与主动脉弓区的压力感受器与化学感受器

压力感受性反射的感受器是位于颈动脉窦和主动脉弓血管外膜下的感觉神经末梢，称为动脉压力感受器（图 8-14）。它并不是直接感受血压的变化，而是感受血管壁的机械牵张程度。当动脉血压升高时，血管壁被牵张的程度加大，压力感受器发放的神经冲动也就增多。在一定范围内，压力感受器的传入冲动频率与动脉管壁扩张程度成正比。在一个心动周期内，随着动脉血压的波动，窦神经的传入冲动频率也发生相应的变化。

颈动脉窦压力感受器的传入神经纤维组成颈动脉窦神经，加入舌咽神经，进入延髓，和孤束核的神经元发生突触联系。主动脉弓压力感受器的传入神经纤维上行混合在迷走神经内进入延髓，到达孤束核。兔的主动脉弓压力感受器传入纤维自成一束，与迷走神经伴行，称为主动脉神经或减压神经。

压力感受器的传入神经冲动到达孤束核后，可通过延髓内的神经通路使延髓头端腹外侧部的血管运动神经元抑制，从而使交感神经紧张性活动减弱；孤束核神经元还与延髓内其他神经核团以及脑干其他部位如脑桥、下丘脑等的一些神经核团发生联系，其效应也是使交感神经紧张性活动减弱。另外，压力感受器的传入冲动到达孤束核后还与迷走神经背核和疑核发生联系，使迷走神经的活动加强。

动脉血压升高时，压力感受器传入冲动增多，通过中枢作用机制，使心迷走紧张加强，心交感紧张和交感缩血管紧张减弱，分别通过心迷走神经传出冲动增加，心交感神经和交感缩血管神经传出冲动减少，使心脏活动受抑制，心率减慢，心收缩力减弱，心输出量减少，血管扩张，外周阻力降低，故动脉血压下降。反之，当动脉血压降低时，压力感受器传入冲动减少，使迷走紧张减弱，交感紧张加强，其效应为心率加快，心输出量增加，外周血管阻力增高，血压回升。

压力感受性反射的生理意义在于经常监视动脉血压的变动。在心输出量、外周阻力、血量等发生突然变化的情况下，对动脉血压进行快速调节的过程中起重要作用，使动脉血压不致发生过大的波动，因此在生理学中将动脉压力感受器的传入神经称为缓冲神经。一般认为，压力感受性反射在动脉血压的长期调节中并不起重要作用。慢性高血压患者的压力感受器已产生适应现象，对牵张刺激的敏感性降低，压力感受性反射在一个高于正常水平的范围内工作，故血压保持在较高水平。

2. 心肺感受器反射 在心房、心室和肺循环大血管壁存在许多感受器，总称为心肺感受器，其传入神经纤维行走于迷走神经干内。引起心肺感受器兴奋的适宜刺激有两大类：一类是血管壁的机械牵张。当心房、心室或肺循环大血管中压力升高或血容量增多而使心脏或血管壁受到牵张时，这些机械或压力感受器就发生兴奋。和颈动脉窦、主动脉弓压力感受器相比较，心肺感受器位于循环系统压力较低的部分，故常称之为低压力感受器，而动脉压力感受器则称为高压力感受器。在生理情况下，心房壁的牵张主要是由血容量增多而引起的，因此心房壁的牵张感受器也称为容量感受器。另一类心肺感受器的适宜刺激是一些化学物质，如前列腺素、缓激肽等。

大多数心肺感受器受刺激时引起的反射效应是心交感紧张降低，心迷走紧张加强，导致心率减慢，心输出量减少，外周阻力降低，故血压下降。与此同时，还抑制肾交感神经活动和血管升压素的释放，使肾血流量增加，肾排水和排钠量增多。这表明心肺感受器引起的反射在血量及体液的量和成分的调节中有重要的生理意义。

3. 颈动脉体和主动脉体化学感受性反射 颈动脉体和主动脉体化学感受器位于颈总动脉分叉处和主动脉弓区域，当血液中的某些化学成分发生变化时，如缺氧、CO_2 分压过高、H^+浓度过高等，可以刺激这些感受装置。这些化学感受器受到刺激后，其感觉信号分别由颈动脉窦神经和迷走神经传入至延髓孤束核，然后使延髓内呼吸神经元和心血管活动神经元的活动发生改变。

化学感受性反射的效应主要是呼吸加深加快，同时对缩血管中枢也有兴奋作用，表现为心率减慢，心输出量减少，冠状动脉舒张，骨骼肌和内脏血管收缩。由于外周阻力增大的作用超过心输出量减少的作用，结果导致血压升高。化学感受性反射在平时对心血管活动并不起明显的调节作用，只有在低氧、窒息、失血、动脉血压过低和酸中毒情况下才发挥作用。

4. 其他感受器对心血管活动的影响 躯体感受器引起的心血管反射刺激躯体传入神经时可引起各种心血管反射。反射的效应取决于感受器的性质、刺激的强度和频率等因素。用低至中等强度的低频电脉冲刺激骨骼肌传入神经，常可引起降血压效应；而用高强度高频率电刺激皮肤传入神经，则常引起升血压效应。中医针刺治疗某些心血管疾病的生理基础，就在于激活肌肉或皮肤的一些感受器传入活动，通过中枢神经系统内复杂的机制，使异常的心血管活动得到调整。扩张肺、胃、肠、膀胱等空腔器官，挤压睾丸等，常可引起心率减慢和外周血管舒张等效应。这些内脏感受器的传入神经纤维行走于迷走神经或交感神经内。这说明循环系统的活动与各器官系统功能之间有着密切的关系。

二、体液调节

心血管活动的体液调节是指血液和组织液中一些化学物质对心肌和血管平滑肌的活动

发生影响，从而起调节作用。有些体液因素，通过血液运输到全身，广泛作用于心血管系统；有些则在组织中形成，主要作用于局部的血管，对局部组织的血流起调节作用。

（一）肾上腺素和去甲肾上腺素

肾上腺素和去甲肾上腺素在化学结构上都属于儿茶酚胺。循环血液中的肾上腺素和去甲肾上腺素主要来自肾上腺髓质的分泌，肾上腺素约占80%，去甲肾上腺素约占20%。肾上腺素能神经末梢释放的递质去甲肾上腺素也有一小部分进入血液循环。

血液中的肾上腺素和去甲肾上腺素对心脏和血管的作用既有共性，又有特殊性，因为两者对不同的肾上腺素能受体的结合能力不同。肾上腺素可与 α 和 β 两类肾上腺素能受体结合。在心脏，肾上腺素与 β_1 肾上腺素能受体结合，引起心率加快，心肌收缩力加强，使心输出量增加。在血管，肾上腺素的作用取决于血管平滑肌上 α 和 β_2 肾上腺素能受体分布的情况。在皮肤、肾、胃肠、血管平滑肌上 α 肾上腺素能受体在数量上占优势，肾上腺素的作用是使这些器官的血管收缩；在骨骼肌和肝脏的血管，β_2 肾上腺素能受体占优势，小剂量的肾上腺素常以兴奋 β_2 肾上腺素能受体的效应为主，引起血管舒张，大剂量时也兴奋 α 肾上腺素能受体，引起血管收缩。因此肾上腺素对血管的调节作用使全身器官的血流分配发生变化，特别是肌肉组织血流量大为增加。去甲肾上腺素主要与 α 肾上腺素能受体结合，也可与心肌的 β_1 肾上腺素能受体结合，但和血管平滑肌的 β_2 肾上腺素能受体结合的能力较弱。静脉注射去甲肾上腺素，可使全身血管广泛收缩，动脉血压升高；血压升高通过使压力感受性反射活动加强，引起心率减慢，掩盖了心肌 β_1 受体激活引起的直接效应。临床上，肾上腺素常用作强心药，而把去甲肾上腺素作为升压药。

（二）肾素-血管紧张素-醛固酮系统

当各种原因引起肾血流灌注减少或血浆中浓度降低，可刺激肾单位近球细胞合成和分泌一种酸性蛋白水解酶肾素。在肾素的作用下，血浆中血管紧张素原被分解成血管紧张素Ⅰ；血管紧张素转换酶可将血管紧张素Ⅰ降解，生成的血管紧张素Ⅱ继续被水解生成血管紧张素Ⅲ。对体内多数组织、细胞来说，血管紧张素Ⅰ不具有活性。血管紧张素中最重要的是血管紧张素Ⅱ。血管紧张素Ⅱ可直接使全身微动脉收缩，血压升高；也可使静脉收缩，回心血量增多。血管紧张素Ⅱ可作用于交感缩血管纤维末梢，使递质释放增多。还可作用于中枢神经系统内一些神经元的血管紧张素受体，使交感缩血管紧张加强。此外，血管紧张素Ⅱ可强烈刺激肾上腺皮质球状带细胞合成和释放醛固酮，后者可促进肾小管对水的重吸收，并使细胞外液量增加。血管紧张素Ⅲ的缩血管效应仅为血管紧张素Ⅱ的10%～20%，但刺激肾上腺皮质合成和释放醛固酮的作用较强。

在某些病理情况下，如失血时，肾素-血管紧张素-醛固酮系统的活动加强，并对循环功能的调节起重要作用。

（三）血管升压素

血管升压素是由下丘脑视上核和室旁核一部分神经元合成的，经下丘脑-垂体束贮存于垂体后叶，受刺激后释放进入血循环。血管升压素在肾脏可促进水的重吸收，故又称为抗利尿激素。此外，当其血浆浓度明显高于正常值时，血管升压素作用于血管平滑肌的相应受体，引起血管平滑肌收缩，是已知的最强的缩血管物质之一。在禁水、失水、失血等情况下，血管升压素释放增加，不仅对保留体内液体量，而且对维持动脉血压，都起重要的作用（详见第十二章）。

（四）血管内皮生成的血管活性物质

近十多年来已证实，血管内皮细胞是合成并释放血管活性物质的重要部位，调控血管平滑肌舒张或收缩。其中释放的舒血管物质有多种，比较重要的是内皮舒张因子，也就是一氧化氮；也可产生多种缩血管物质，称为内皮缩血管因子，如内皮素。

（五）激肽释放酶-激肽系统

激肽释放酶是体内的一类蛋白酶，可使某些蛋白质底物激肽原分解为激肽。激肽具有舒血管作用，可参与对血压和局部组织血流的调节，最常见的有缓激肽和血管舒张素。

（六）心钠素

心钠素是由心房肌细胞合成和释放的一类多肽。它可使血管舒张，降低外周阻力；也可使每搏输出量减少，心率减慢。心钠素作用于肾的受体，促进肾脏排水和排钠，故心钠素也称为心房钠尿肽。此外，心钠素还能抑制肾的近球细胞释放肾素，抑制肾上腺球状带细胞释放醛固酮；在脑内，心钠素可以抑制血管升压素的释放。这些作用都可导致体内细胞外液量减少。

（七）前列腺素

前列腺素是一类活性强、种类多、功能各异的脂肪酸衍生物。全身各部的组织细胞几乎都含有能够生成前列腺素的前体及酶，因此都能产生前列腺素。前列腺素按其分子结构的差别，可分为多种类型，每种类型的作用也各不相同。

（八）阿片肽

体内的阿片肽有多种，如脑啡肽、内啡肽、强啡肽等。垂体释放的β-内啡肽和促肾上腺皮质激素来自同一个前体。β-内啡肽可使血压降低。内毒素、失血等强烈刺激可引起β-内啡肽释放，并可能成为引起循环休克的原因之一。针刺穴位可引起脑内阿片肽的释放。这可能是针刺使高血压患者血压下降的机制之一。

除中枢作用外，阿片肽也可作用于外周的阿片受体，引起血管平滑肌舒张。另外，它还能作用于交感缩血管纤维末梢的接头前膜阿片受体，使交感纤维释放递质减少。

第四节　器官循环

体内每一器官的血流量与进出这一器官的动、静脉血压之差成正比，与该器官对血流的阻力成反比。由于各器官的结构和功能各不相同，器官内部的血管分布又各有特征，以下主要叙述心、肺、脑等主要器官的血液循环特征。

一、冠脉循环

（一）冠脉循环的解剖特点

心肌的血液供应来自左、右冠状动脉。冠状动脉的主干走行于心脏的表面，其小分支以垂直于心脏表面的方向穿入心肌，并在心内膜下层分支成网。这种分支方式使冠脉血管容易在心肌收缩时受到压迫。心肌的毛细血管网分布极为丰富。毛细血管数和心肌纤维数的比例为1：1。因此心肌和冠脉血液之间的物质交换可以很快地进行。冠状动脉之间有侧支互相吻合。在人类，这种吻合支在内膜下较多。正常心脏的冠脉侧支较细小，血流量很少。因此当冠状动脉突然阻塞时，不易很快建立侧支循环，常可导致心肌梗死。

（二）冠脉循环的血流特点

1. 血压高、流速快、血流量大、摄氧率高 左、右冠状动脉起始于主动脉根部，故冠脉循环血压较高、流速快、血流量大。在安静状态下，人冠脉血流量为每百克心肌 60～80ml/min。中等体重的人，总的冠脉血流量为225ml/min，占心输出量的 4%～5%。冠脉血流量的多少主要取决于心肌的活动，剧烈运动时还能增加 4～5 倍。心肌的耗氧量也最多，安静时心肌的耗氧量就很大，当人体活动增强时，由于血液再增加氧的供应量的潜力很小，主要依靠冠状动脉扩张，增加血流量，来供给心肌所需氧量。冠脉达到最大舒张状态时，冠脉血流量可增加到每百克心肌每分钟 300～400ml。

2. 心肌节律性舒缩活动对冠脉血流量影响大 由于心脏血管的大部分分支以垂直于心表面的方向深埋于心肌内，心脏在每次收缩时对埋于其内的血管产生压迫，从而影响冠脉血流。在左心室等容收缩期，由于心肌收缩的强烈压迫，左冠状动脉血流急剧减少，甚至发生倒流。在左心室射血期，主动脉血压升高，冠状动脉血压也随着升高，冠脉血流量增加。到慢速射血期，冠脉血流量有所下降。心肌舒张时，对冠脉血管的压迫解除，故冠脉血流的阻力显著减小，血流量增加。在等容舒张期，冠脉血流量突然增加，在舒张期早期达到最高峰，然后逐渐回降，在左心室深层，心肌收缩对冠脉血流的影响更为明显。左心房收缩时对冠脉血流也可产生一定的影响，但并不显著。一般左心室在收缩期血流量只有舒张期的 20%～30%。当心肌收缩加强时，心缩期血流量所占的比例更小。由此可见，动脉舒张压的高低和心舒期的长短是影响冠脉血流量的重要因素。右心室肌肉比较薄弱，收缩时对血流的影响不如左心室明显。在安静情况下，右心室收缩期的血流量和舒张期的血流量相差不多，或稍多于后者。

（三）冠脉血流量的调节

对冠脉血流量进行调节的各种因素中，最重要的是心肌本身的代谢水平。交感和副交感神经也支配冠脉血管平滑肌，但它们的调节作用是次要的。

1. 心肌代谢水平的影响 心肌收缩的能量来源几乎唯一地依靠有氧代谢。实验证明，冠脉血流量与心肌代谢水平成正比。在人体处于安静状态时，动脉血流经心脏后，其中65%～75%的氧被心肌摄取。在肌肉运动、精神紧张等情况下，心肌代谢活动增强，耗氧量也随之增加，人体主要通过冠脉血管舒张，增加冠脉血流量来满足心肌对氧的需求。在没有神经支配和循环激素作用的情况下，这种关系仍旧存在。目前认为，心肌代谢增强引起冠脉血管舒张的原因并非低氧本身，而是由于某些心肌代谢产物的增加。在各种代谢产物中，腺苷可能起最重要的作用。腺苷是在心肌代谢增强而使局部组织中氧分压降低情况下，ATP 分解过程中的产物，具有强烈的舒张小动脉的作用。腺苷生成后，在几秒钟内即被破坏，因此不会引起其他器官的血管舒张。心肌的其他代谢产物如 H^+、CO_2 和乳酸等，也有较弱的舒张冠脉作用。此外，缓激肽等体液因素也能使冠脉血管舒张。

2. 神经调节 冠状动脉受迷走神经和交感神经支配。迷走神经兴奋对冠状动脉的直接作用是引起舒张。但迷走神经兴奋又使心率减慢，心肌代谢率降低，这些因素可抵消迷走神经对冠状动脉的直接舒张作用。刺激心交感神经时，可激活冠脉平滑肌的 α 肾上腺素能受体，使血管收缩，但交感神经兴奋又同时激活心肌的 β 肾上腺素能受体，使心率加快，心肌收缩加强，耗氧量增加，从而使冠脉舒张。

总之，在整体条件下，冠脉血流量主要是由心肌本身的代谢水平来调节的。神经因素对冠脉血流的影响在很短时间内就被心肌代谢改变所引起的血流变化所掩盖。

3. 激素调节　肾上腺素和去甲肾上腺素可通过增强心肌的代谢活动和耗氧量使冠脉血流量增加；也可直接作用于冠脉血管 α 或 β_2 肾上腺素能受体，引起冠脉血管收缩或舒张。甲状腺激素增多时，心肌代谢加强，耗氧量增加，使冠状动脉舒张，血流量增加。大剂量血管升压素和血管紧张素Ⅱ使冠状动脉收缩，冠脉血流量减少。

知识链接

冠状动脉旁路移植术——冠脉“搭桥术”

冠脉循环是营养心肌的血液循环。一旦冠脉血压管狭窄，可使心肌因缺血而引发心绞痛，甚至会导致猝死。冠状动脉旁路移植术，是在充满动脉血的主动脉根部和缺血心肌之间建立起一条畅通的路径，有人形象地将其称为在心脏上架起了“桥梁”，俗称“搭桥术”。冠脉搭桥术，就是截取患者自身的血管（如胸廓内动脉、下肢的大隐静脉等）或使用血管替代品，将狭窄的冠状动脉远端和主动脉连接起来，让血液绕过其狭窄的部分，到达缺血的部位，改善心肌的血液供应，从而达到缓解心绞痛的症状、改善心脏功能，提高患者的生活质量或延长其寿命。

二、肺循环

肺循环的功能是使血液在流经肺泡时与肺泡之间进行气体交换。

（一）肺循环的生理特点

右心室的每分输出量和左心室的基本相同。肺动脉及其分支较粗，管壁较主动脉及其分支薄。肺循环的全部血管都在胸腔内，而胸腔内的压力低于大气压。这些因素使肺循环与体循环有一些不同的特点。

1. 血流阻力小、血压低　肺循环的血压明显低于体循环系统。由于右心室的收缩力比左心室的明显要弱，肺动脉压约为主动脉压的 1/6～1/5，平均肺动脉压约为 13mmHg，肺毛细血管的压力平均约为 7mmHg，故肺循环是一个低阻抗、低压力系统，易受心功能的影响。

2. 肺血容量变化大　肺部的血容量约为 450ml，占全身血量的 9%。由于肺组织和肺血管的可扩张性大，故肺部血容量的变化范围较大。正常呼吸时，肺循环的血容量随呼吸运动发生周期性的变化，并对左心室输出量和动脉血压发生影响。在吸气时，由腔静脉回流入右心房的血量增多，右心室射出的血量也就增加。由于肺扩张时可将肺循环的血管牵拉扩张，使其容量增大，能容纳较多的血液，而由肺静脉回流入左心房的血液则减少。但在几次心搏后，扩张的肺循环血管已被充盈，故肺静脉回流入左心房的血量逐渐增加。在呼气时，则发生与上述相反的过程。

3. 无组织液存在　肺循环毛细血管平均压约 7mmHg 血浆胶体渗透压平均为 25mmHg，所以将组织中的液体吸入毛细血管的力量较大，使肺泡内没有液体积聚。

（二）肺循环血流量的调节

1. 肺泡气低氧的作用　肺泡气低氧对肺部血管的舒缩活动有明显的影响。肺循环血管对局部低氧发生的反应和体循环血管不同。肺泡低氧引起局部缩血管反应，具有一定的生理意义。当一部分肺泡因通气不足而氧分压降低时，这些肺泡周围的血管收缩，血流减少，而使较多的血液流经通气充足、肺泡气氧分压高的肺泡。如果没有这种缩血管反应，血液流经通气不足的肺泡时，血液不能充分氧合，这部分含氧较低的血液回流入左心房，就会影响体循环血液的含氧量。

2. 神经体液调节 肺循环血管受交感神经和迷走神经支配。刺激交感神经对肺血管的直接作用是引起收缩和血流阻力增大。但在整体情况下，交感神经兴奋时体循环的血管收缩，将一部分血液挤入肺循环，使肺循环内血容量增加。循环血液中的儿茶酚胺也有同样的效应。刺激迷走神经可使肺血管舒张。在体液因素中，组胺、肾上腺素、去甲肾上腺素、血管紧张素Ⅱ等能引起肺循环的血管收缩，而乙酰胆碱能使肺血管舒张。

三、脑循环

脑组织的代谢水平高，血流量较多。虽然脑的比重仅占体重约2%，但血流量却占心输出量的15%左右。脑组织的耗氧量也较大。在安静情况下，每百克脑组织每分钟耗氧3~3.5ml，整个脑的耗氧量约占全身耗氧量的20%。

（一）脑循环的特点

脑位于骨性的颅腔内，其容积是固定的。由于脑组织是不可压缩的，故脑血管舒缩程度受到相当的限制，血流量的变化较其他器官的为小。血-脑屏障的存在使脑循环的毛细血管与神经元之间并不直接接触，对于物质在血液和脑组织之间的扩散起着屏障的作用。

（二）脑血流量的调节

1. 脑血管的自身调节 脑血流量取决于脑的动、静脉压力差和脑血管的血流阻力。正常情况下脑循环的灌注压为80~100mmHg，平均动脉压降低或颅内压升高都可以使脑的灌注压降低。但当平均动脉压在60~140mmHg范围内变化时，脑血管可通过自身调节的机制使脑血流量保持恒定。平均动脉压降低到60mmHg以下时，脑血流量就会显著减少，引起脑的功能障碍。反之，当平均动脉压超过脑血管自身调节的上限时，脑血流量显著增加。

2. CO_2 和 O_2 分压对脑血流量的影响 血液 CO_2 分压升高时，脑血管舒张，血流量增加。CO_2 过多时，通过使细胞外液 H^+ 浓度升高而使脑血管舒张。过度通气时，CO_2 呼出过多，动脉血 CO_2 分压过低，脑血流量减少，可引起头晕等症状。血液 O_2 分压降低时，也能使脑血管舒张。

3. 脑的代谢对脑血流的影响 脑各部分的血流量与该部分脑组织的代谢活动程度有关。实验证明，当脑的某一部分活动加强时，该部分的血流量就增多。代谢活动加强引起的局部脑血流量增加的机制，可能是通过代谢产物如 H^+、K^+、腺苷的增多以及低氧，引起脑血管舒张的。

4. 神经调节 脑血管受交感缩血管纤维和副交感舒血管纤维的支配。此外，在脑血管还有血管活性肠肽等神经肽纤维末梢分布。神经对脑血管活动的调节作用不很明显。在多种心血管反射中，脑血流量一般变化都很小。

目标检测

一、A 型选择题

1. 心脏兴奋传导速度最慢的部位是

A. 心房肌　B. 浦肯野纤维　C. 房室交界

D. 左、右束支　E. 心室肌

2. 心室肌细胞平台期的主要跨膜离子流是

A. Na^+内流、K^+外流　B. Na^+内流、Ca^{2+}外流

C. Ca^{2+}外流、K^+内流　D. Ca^{2+}内流、K^+外流

E. Na^+外流、K^+内流

3. 右心衰竭时，发生组织水肿的原因是

A. 血浆胶体渗透压降低　B. 毛细血管通透性增高

C. 毛细血管血压升高　D. 淋巴回流受阻

E. 血浆晶体渗透压升高

4. 心室肌动作电位的特点是

A. 0 期除极快　B. 复极 1 期快　C. 复极 3 期快

D. 复极 2 期缓慢　E. 有自动除极期

5.. 窦房结细胞的动作电位的特点是

A. 0 期除极慢　B. 没有复极 1 期　C. 没有复极 2 期

D. 4 期自动除极　E. 没有静息电位

6. 在一般情况下，舒张压的高低主要反映

A. 心率　B. 外周阻力　C. 循环血量

D. 每搏输出量　E. 主动脉管壁弹性

7. 心动周期中，心室内压最高的时期是

A. 等容收缩期　B. 快速射血期　C. 减慢射血期

D. 减慢射血期　E. 充盈期

8. 第一心音的强弱主要反映

A. 心缩力和房室瓣的功能　B. 心室内压

C. 主动脉血压　D. 肺动脉血压

E. 心缩力和动脉瓣的功能

9. 组织液生成与回流主要取决于

A. 动脉血压　B. 静脉血压　C. 毛细血管血压

D. 组织液胶体渗透压　E. 有效滤过压

10. 心肌不会产生强直收缩，其原因是

A. 心肌是功能上的合胞体　B. 心肌肌浆网不发达，Ca^{2+}贮存少

C. 心肌的有效不应期特别长　D. 心肌有自律性，会自动节律收缩

E. 心肌呈“全或无”收缩

11. 心室肌的后负荷是指
A. 大动脉血压
B. 快速射血期心室内压
C. 减慢射血期心室内压
D. 等容收缩期初心室内压
E. 心房压力
12. 某患者出现颈静脉怒张，肝脏肿大和双下肢水肿，最可能的心血管疾病是
A. 左心衰
B. 右心衰
C. 肺水肿
D. 高血压
E. 中心静脉压降低
13. 中心静脉压的高低取决于下列哪项关系
A. 血管容量和血量
B. 动脉血压和静脉血压
C. 心脏射血能力和静脉回心血量
D. 心脏射血能力和外周阻力
E. 外周静脉压和静脉血流阻力
14. 在微循环中，进行物质交换的主要部位是
A. 微动脉
B. 真毛细血管
C. 通血毛细血管
D. 动-静脉短路
E. 微静脉
15. 在正常情况下，快速维持动脉血压相对恒定主要是依靠
A. 颈动脉窦、主动脉弓压力感受性反射
B. 颈动脉体、主动脉体化学感受性反射
C. 容量感受性反射
D. 心肺压力感受器反射
E. 以上都不是

二、简答题

1. 心脏射血期、充盈期内，心室、心房、大动脉的压力如何变化？瓣膜的开闭及血流方向？
2. 简述心室肌动作电位的分期及每一期产生的离子基础。
3. 影响动脉血压的因素有哪些？
4. 简述微循环的血流通路及作用。

扫码“练一练”

实验十二　人体动脉血压测量

【实验目的】

学习间接测量动脉血压的原理和方法，测定人体动脉血压的收缩压和舒张压。

【实验原理】

人体动脉血压的测量，临床上常用间接测压法测量。其原理是从血管外通过加压后再减压，用听诊器根据动脉音的产生、减弱或消失测定收缩压和舒张压。血液在血管内正常流动或被完全阻断时一般不会产生血管音，如果形成涡流，则可产生血管音。就是根据这个原理来测量的。

当向缠缚于上臂的袖带内打气，使其压力超过收缩压时，完全阻断了肱动脉内血流，

这时的听诊器中听不到任何声音，也触不到桡动脉的脉搏。然后缓慢放气以降低袖带内压，当外加的压力低于肱动脉的收缩压而高于舒张压时，血液将断续地流过受压的血管，形成涡流，此时可在被压的肱动脉远端听到动脉音，也可触到桡动脉脉搏。继续放气，使外加的压力逐渐降低直至等于舒张压时，此时血流又由断续变成连续，动脉音突然由强变弱或消失。刚能听到动脉音时的袖带内压相当于收缩压，动脉音突然变弱或消失时的袖带内压则相当于舒张压。

【实验对象】

正常人。

【实验用品】

血压计，听诊器。

【实验步骤】

1. 熟悉血压计的结构

2. 测量血压的准备工作

（1）检查血压计是否完好。

（2）让受试者脱去一侧衣袖，静坐桌旁 5 分钟以上。

（3）将一侧前臂平放于桌上，手掌向上，使上臂与心脏处于同一水平，将袖带缠绕在该上臂，袖带下缘至少位于肘关节上 2cm，松紧适宜。

（4）在肘窝内侧先用手指触及肱动脉脉搏所在，将听诊器胸件放置其上（图 8-15）。

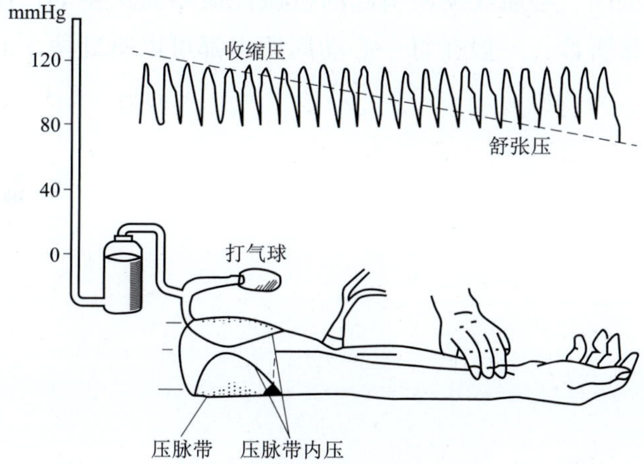

图 8-15 动脉血压测定示意

3. 测定收缩压 用橡皮球向袖带内打气加压，先使血压计上水银柱逐渐上升到触不到桡动脉脉搏，继续打气加压 30~50mmHg；随即松开气球螺丝帽缓慢放气，以降低袖带内压，在水银柱缓慢下降的同时注意听诊，当突然听到“嘣”样的第 1 声动脉音时，水银柱刻度即代表收缩压。

4. 测定舒张压 继续缓慢放气，以进一步降低袖带内压，这时动脉音有一系列变化，先由弱而强，再由强变弱，最后则完全消失。声音由强突然变弱或消失时血压计上所示水银柱刻度即代表舒张压（多规定为前者）。血压通常记录为“收缩压/舒张压 mmHg”。然后重复测量 2~3 次取其平均值。

【注意事项】

1. 室内必须保持安静，以利听诊。
2. 听诊器胸件放在肱动脉搏动处，不可用力压迫动脉，更不能压在袖带底下进行测量。
3. 重复测量时必须放气至压力降到零。

【实验结果与分析】

1. 将实验作如下记录：
姓名，性别，年龄（岁），动脉血压为：mmHg。
2. 测量血压时有哪些注意事项？
3. 制作表格，记录全组同学的血压值，按性别和年龄段进行统计分析。

实验十三　人体心音听诊

【实验目的】

学习心音听诊方法，了解正常心音的特点及其产生原理，为临床心音听诊奠定基础。

【实验原理】

心音是由心瓣膜关闭、心肌收缩所引起的机械性振动而产生的，用听诊器放置于受试者心前区的胸壁上直接听诊，一般在每一心动周期内都可以听到两个心音，即第一心音和第二心音。

【实验对象】

人。

【实验用品】

听诊器。

【实验步骤】

一、确定听诊部位

1. 受试者解开上衣，面向亮处坐好，检查者坐在其对面。
2. 认清心音听诊的各个部位（图 8-16）。
二尖瓣听诊区：左侧第五肋间锁骨中线稍内侧。
三尖瓣听诊区：胸骨下端左缘，即胸骨左缘第四、五肋间。
主动脉瓣听诊区：胸骨右缘第二肋间。

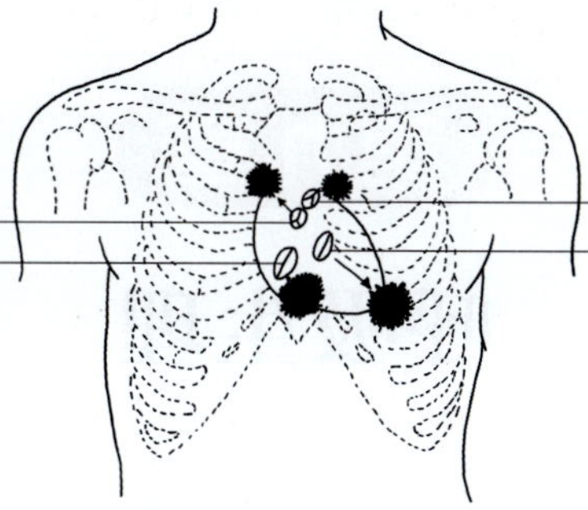

图 8-16　心音听诊部位示意图

主动脉瓣第二听诊区：胸骨左缘第三、四肋间隙处。

肺动脉瓣听诊区：胸骨左缘第二肋间。

注意：各瓣膜听诊部位与其解剖投影部位不尽相同，这是声音传导造成的变化。

二、听心音

1. 检查者戴好听诊器，听诊器的耳端应与外耳道开口方向一致（斜向前方）；以右手的食指、拇指和中指轻持听诊器胸件紧贴于受试者胸部皮肤上，按照二尖瓣听诊区→肺动脉瓣听诊区→主动脉瓣听诊区→主动脉瓣第二听诊区→三尖瓣听诊区的顺序仔细听取心音。

2. 心音听诊内容包括：

心律：正常成人心脏节律整齐。

心音：可听到第一心音与第二心音，根据两个心音在音调、响度、持续时间和时间间隔方面的差别，注意区分两个心音。

【实验结果与分析】

1. 将实验作如下记录：

姓名，性别，年龄（岁），心率：次/分。

2. 第一心音与第二心音有何区别?

3. 心音如何产生的？有何临床意义？

（张　敏　张承玉）

扫码“学一学”

第九章

呼吸生理

学习目标

知识目标

1. 掌握呼吸运动、肺泡通气量、肺活量的概念，呼吸的基本过程，肺通气的直接动力和原动力，表面活性物质的分泌部位及作用，肺换气的过程及影响因素，氧的运输形式。
2. 熟悉肺通气的结构，肺通气功能的评价，气体交换原理，二氧化碳的运输形式，呼吸的化学反射性调节。
3. 了解呼吸中枢，肺牵张反射。

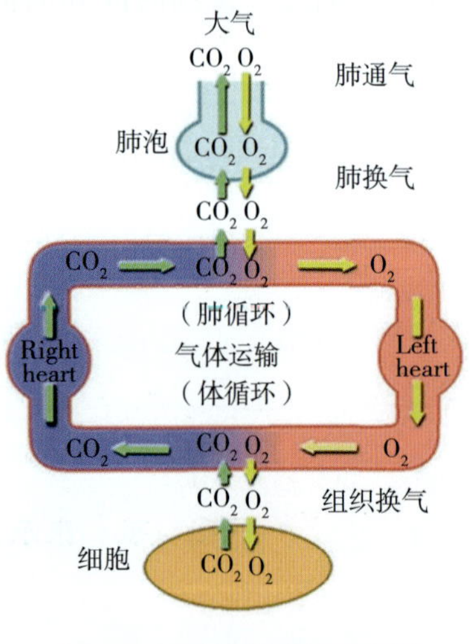

图 9-1 呼吸全过程示意图

呼吸是人体与外界环境间的气体交换过程。通过呼吸，人体不断从外界摄取氧气，排出代谢产生的二氧化碳，同时参与调节人体的酸碱平衡。作为生命活动的重要体征之一，呼吸一旦停止，生命即将终结。人体呼吸的全过程由外呼吸、气体在血液中的运输和内呼吸三个环节构成。其中外呼吸又包括肺通气和肺换气过程；内呼吸也称组织换气（图 9-1）。可见，呼吸过程需要呼吸系统和循环系统的协调配合才能实现，同时要受到神经和体液因素的调节。以上任一环节发生障碍，都会引起组织细胞缺氧和（或）二氧化碳蓄积，影响人体新陈代谢的正常进行，甚至危及生命。

第一节 肺 通 气

一、肺通气的结构

气体进出肺的过程称为肺通气。实现肺通气的主要结构包括呼吸道、肺泡、呼吸肌、胸廓和胸膜腔。呼吸道是肺泡与外界大气之间的气体通道，同时具有加温、加湿、过滤、清洁吸入气体的功能。肺泡是进行气体交换的主要部位。呼吸肌和胸廓是产生呼吸运动的动力器官。胸膜腔内压将肺与胸廓连接在一起，使肺能够随着胸廓的运动而运动。

二、肺通气的过程

肺通气的原理涉及肺通气的动力和阻力两方面内容。

（一）肺通气的动力

肺通气的直接动力来自肺泡内的压力（即肺内压）与大气压之差。通常大气压是相对恒定的，所以只能通过改变肺内压来实现肺通气。肺内压的变化取决于肺舒缩所引起的肺容积的变化。呼吸肌的收缩和舒张引起胸廓的扩大和缩小，称为呼吸运动。由于胸膜腔内压的存在，胸廓运动会牵拉着肺，使肺容积随胸廓变化而发生改变，所以呼吸运动成为肺通气的原动力。

1. 呼吸运动 呼吸运动包括吸气运动和呼气运动。

（1）吸气运动 平静呼吸时，吸气运动主要由吸气肌（包括膈肌和肋间外肌）收缩引起。当膈肌收缩时，穹窿部下降，胸腔的上下径增大；当肋间外肌收缩时，胸廓向上向外运动，胸腔前后径和左右径均增大。由于膈肌和肋间外肌的收缩，共同引起胸腔容积和肺容积的增大，导致肺内压降低，当低于大气压时，外界气体进入肺内，产生吸气运动。

（2）呼气运动 平静呼吸时，呼气运动是由吸气肌的舒张引起的。膈肌和肋间外肌舒张时，肺靠自身回缩力回位，牵引胸廓随之缩小，引起胸腔容积和肺容积缩小，导致肺内压升高，当高于大气压时，肺内气体外流，产生呼气运动。

（3）呼吸运动的形式 根据呼吸运动的深度和参与呼吸的主要呼吸肌的不同，将呼吸运动分为以下类型。

①平静呼吸和用力呼吸：平静呼吸是指人体在安静状态下，平稳而均匀的自然呼吸。平静呼吸主要由膈肌和肋间外肌有节律地收缩和舒张引起，其中吸气是主动过程，而呼气是被动过程。正常成人安静时呼吸频率为12～18次/分。用力呼吸是加深加快的呼吸形式，也称为深呼吸，一般见于运动状态下。当人体缺氧、CO_2含量增加或肺通气阻力明显增大时，可出现呼吸困难，除有呼吸加强的表现外，还有鼻翼扇动、胸部压迫等主观感受。用力吸气时，除膈肌与肋间外肌加强收缩外，辅助吸气肌（如胸锁乳突肌、斜角肌等）也参与收缩，使胸腔容积与肺容积进一步扩大，肺内压与大气压之间差值更大，吸入气体更多。用力呼气时，除吸气肌群舒张外，一些呼气肌群（如肋间内肌、腹壁肌等）也参与收缩，使胸腔容积和肺容积进一步缩小，呼出更多气体。可见，用力呼吸时，吸气和呼气都是主动过程，消耗的能量也更多。

②腹式呼吸和胸式呼吸：腹式呼吸是以膈肌舒缩为主引起的呼吸运动，腹壁起伏明显。胸式呼吸是以肋间外肌舒缩为主引起的呼吸运动，胸廓运动明显。正常成人多为混合式呼吸，婴儿由于胸廓发育尚未成熟，故以腹式呼吸为主。临床上，胸膜炎、胸腔积液、肋骨骨折等胸部活动受限的患者，以腹式呼吸为主；而腹部巨大肿块、严重腹腔积液的患者，多呈现胸式呼吸为主。

2. 肺内压 肺内压是指肺泡内的压力。在呼吸运动过程中，肺内压随胸腔容积的变化而呈现周期性波动。平静吸气初，肺容积随着胸廓的扩张而增大，肺内压逐渐下降，通常肺内压低于大气压1～2mmHg，在此压力差推动下外界大气流入肺泡，肺内压开始逐渐升高，至吸气末，肺内压与大气压相等，气流停止。平静呼气初，肺容积随着胸廓的缩小而减小，肺内压逐渐升高，肺内压高于大气压 1~2mmHg，肺泡内气体经呼吸道流出体外，肺内压逐渐降低，至呼气末，肺内压又与大气压相等，气流停止（图 9-2）。

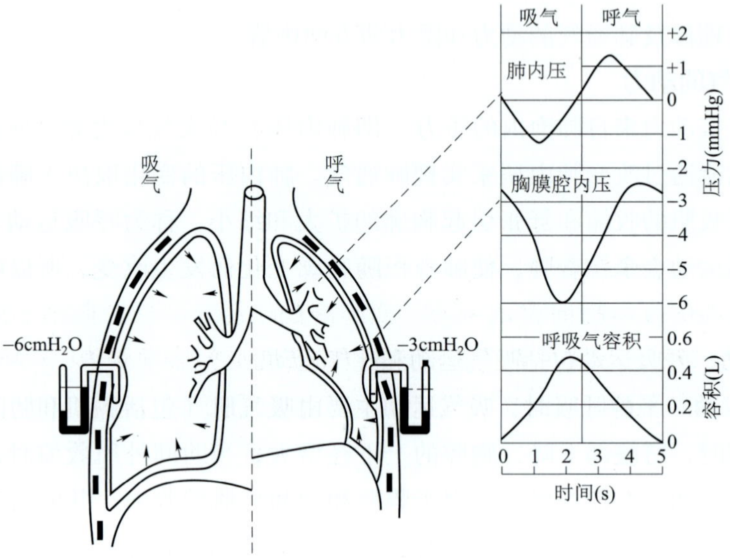

图 9-2　呼吸过程中肺内压、胸膜腔内压及潮气量的变化过程示意图

由此可见，肺内压在呼吸运动中呈现周期性变化，与大气压之间形成了压力差，这一压差成为肺通气的直接动力。临床上采用的人工呼吸就是根据肺通气的原理，通过正压或负压通气法，造成肺内压与大气压之间的压力差，从而推动气体进出肺，促进呼吸暂停的患者恢复自主呼吸。

3. 胸膜腔内压

（1）胸膜腔内压及其测定　胸膜腔内的压力称为胸膜腔内压，简称胸内压。胸膜腔是由紧贴于肺表面的脏层胸膜和紧贴于胸廓内壁的壁层胸膜形成的一个密闭的潜在的腔隙。胸膜腔内仅有少量浆液，不仅起润滑作用，减轻呼吸运动时两层胸膜的摩擦，而且由于浆液分子之间的内聚力将脏、壁两层胸膜紧紧贴在一起，从而保证肺能够随胸廓的运动而张缩。动物实验中，一般采用直接法测量胸内压（图 9-2）。将与检压计相连的注射针头刺入胸膜腔内，检压计的液面即可直接指示胸膜腔内的压力。在平静呼吸过程中，胸膜腔内压始终低于大气压，因而称为胸膜腔负压。胸膜腔内压 = 肺内压 - 肺回缩力，在吸气末或呼气末，肺内压与大气压相等，若把大气压看作零，此时胸膜腔内压 = - 肺回缩力。

（2）胸膜腔负压的生理意义　①胸膜腔负压作用于肺，可以维持肺处于扩张状态，并使肺能随胸廓的扩大而扩张；②胸膜腔负压作用于胸腔内壁薄低压的腔静脉和胸导管等，促进静脉血和淋巴液的回流。由于胸膜腔的密闭性是胸内负压形成的前提，所以，当胸膜受损时，气体将顺压力差进入胸膜腔而造成气胸。严重的气胸不但会引起肺不张，而影响呼吸功能，也会影响静脉血和淋巴液的回流，导致血液循环功能的障碍，重者可危及生命。

综上所述，肺通气的原动力来自于呼吸肌舒缩而引起的呼吸运动，直接动力是肺与外界大气间的压力差，胸膜腔负压的存在是原动力转化为直接动力的关键。

（二）肺通气的阻力

肺通气的阻力包括弹性阻力和非弹性阻力两种。正常情况下，弹性阻力约占总通气阻力的70%，非弹性阻力约占总通气阻力的30%。

1. 弹性阻力　弹性阻力是指弹性物体在外力作用下引起变形时产生的对抗力。因为肺和胸廓都是有弹性的组织，所以当呼吸运动改变其容积时都会产生弹性阻力。二者之和为肺通气的总弹性阻力。

（1）肺弹性阻力　肺弹性阻力来自两个方面：一是肺本身的弹性回缩力，约占肺弹性阻力的1/3。在一定范围内，肺被扩张得越大，弹性回缩力就越大，肺弹性阻力也越大。二是肺泡表面张力，约占肺弹性阻力的2/3。

由于在肺泡内表面覆盖的薄层液体与肺泡内气体之间形成液-气界面，因此存在肺泡表面张力。表面张力的合力指向肺泡中心，使肺泡趋于缩小，成为肺泡扩张的阻力。根据Laplace定律，$P=2T/r$，公式中P为肺泡内压力，T为肺泡表面张力，r为肺泡半径。如果大、小肺泡的表面张力相等，则肺内压与肺泡半径成反比，即小肺泡压力大，大肺泡压力小。由于大小不等的肺泡彼此相通，小肺泡的气体将流入大肺泡，导致小肺泡塌陷，而大肺泡膨胀甚至破裂（图9-3）。但生理状态下上述情况一般不会出现，这是由于肺泡内存在着表面活性物质，降低了肺泡表面张力的缘故。

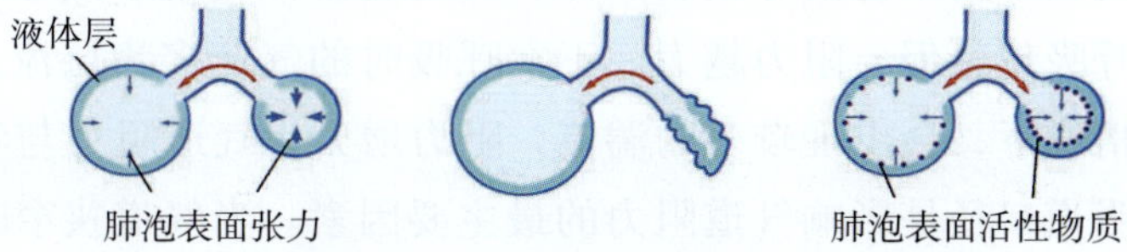

图9-3　肺泡表面张力和表面活性物质作用示意图

（→表示气流方向）

肺泡表面活性物质由肺泡Ⅱ型细胞合成分泌，主要成分是二棕榈酰卵磷脂。表面活性物质垂直排列于液-气界面，通过减小液体分子间的吸引力而降低了肺泡的表面张力。其密度随肺泡的张缩而改变，小肺泡内密度大，大肺泡内密度小（图9-3）。正常情况下，表面活性物质不断更新，通过降低肺泡的表面张力，发挥着重要的生理功能：①维持大小肺泡的稳定性；②降低吸气阻力，减小吸气做功；③减少肺泡内液体积聚，防止肺水肿的发生。

知识链接

新生儿呼吸窘迫综合征

不足32周的早产儿，由于肺泡Ⅱ型细胞尚未完全发育成熟，缺乏肺泡表面活性物质，表面张力大，导致肺泡进行性萎陷而造成肺不张。患儿表现为进行性呼吸困难，甚至死亡，此即“新生儿呼吸窘迫综合征”。病理以肺部出现嗜伊红透明膜为特征，故又称“肺透明膜病”。目前，临床中通过检测羊水中肺泡表面活性物质的含量，可以了解肺组织的成熟度。如果肺表面活性物质缺乏，可以争取延长妊娠期，或对可能发生早产的孕妇在妊娠后期给予糖皮质激素类药物促进胎儿肺成熟；对产后的新生儿还可以采用天然的肺表面活性物质进行替代治疗。

（2）胸廓的弹性阻力　胸廓弹性回位力的方向与胸廓所处的位置有关。胸廓处于自然位置时（相当于平静吸气末），胸廓回位力为零，不存在弹性阻力；胸廓大于其自然位置时（相当于深吸气时），胸廓回位力向内，是吸气的阻力，呼气的动力；胸廓小于其自然位置时（如平静呼气或深呼气时），胸廓回位力向外，是吸气的动力，呼气的阻力。

（3）肺和胸廓的顺应性　弹性阻力的大小可以用顺应性来衡量。顺应性是指在外力作用下，弹性体扩张的难易程度。顺应性与弹性阻力成反比，肺和胸廓弹性阻力大时，顺应性小，不易扩张；弹性阻力小时，顺应性大，容易扩张。肺和胸廓的顺应性通常用单位压力变化所引起的容积变化来衡量，即

$$顺应性=\frac{容积变化(\Delta V)}{压力变化(\Delta P)}$$

正常人肺和胸廓的顺应性都约为0.2L/cmH_2O。由于肺和胸廓是两个串联的弹性体，所以总顺应性应是两者倒数之和，约为0.1L/cmH_2O。

2. 非弹性阻力　非弹性阻力包括气道阻力、惯性阻力和黏滞阻力。其中惯性阻力和黏滞阻力在正常情况下可以忽略不计。气道阻力是气体流经呼吸道时，气体分子间及气体分子与气道管壁之间的摩擦力，占非弹性阻力的80%~90%。气道阻力增加是临床上发生通气障碍的最常见原因。

影响气道阻力的因素主要包括呼吸道口径、气流速度和气流形式等。气流速度与气道阻力成反比。通常呼吸越急促，阻力越大。正常呼吸时的气流多为层流，阻力小。在呼吸道部分梗阻等病理情况下，会出现较多的湍流，阻力增大。气道阻力与呼吸道半径的4次方成反比，所以呼吸道口径是影响气道阻力的最主要因素。当气道狭窄时（如呼吸道黏膜下组织水肿、支气管平滑肌痉挛、气管异物等），气道阻力会明显增加。呼吸道口径大小主要由呼吸道平滑肌的舒缩活动决定。

呼吸道平滑肌受到自主神经和体液因素的调节。交感神经节后纤维释放去甲肾上腺素，作用于平滑肌上的β_2受体，使平滑肌舒张，气道口径增大，气道阻力减小；副交感神经节后纤维释放乙酰胆碱，作用于平滑肌上的M受体，使平滑肌收缩，气道口径减小，气道阻力增加。体液中的化学因素如儿茶酚胺可使气道平滑肌舒张，气道阻力降低；肥大细胞释放的组胺、白三烯等过敏介质，气道上皮合成释放的内皮素等，会引起支气管平滑肌收缩；吸入气CO_2含量增加时，会反射性引起支气管平滑肌收缩，气道阻力增加。

知识链接

支气管哮喘的药物治疗

支气管哮喘是由多种炎细胞（如嗜酸性粒细胞等）和结构细胞（如肥大细胞、气道上皮细胞等）等参与的气道慢性炎症性疾病。由于慢性炎症引起的气道高反应性，导致肺通气功能受限。典型的支气管哮喘出现反复发作的胸闷、气喘、呼吸困难、咳嗽等症状。该病的控制性药物主要包括：糖皮质激素，用于有效控制气道炎症反应，同时对支气管上皮的修复有一定促进作用；β_2受体激动药如沙丁胺醇，能舒张支气管平滑肌，减小气道阻力；茶碱类药物如氨茶碱可直接松弛平滑肌，扩张气道；抗胆碱能药物如异丙托溴铵，能阻断支气管平滑肌上的M受体，使平滑肌舒张，降低通气阻力；肥大细

胞膜稳定药如奈多罗米，可抑制组胺、白三烯等过敏介质的释放，色苷酸钠则主要用于支气管哮喘的预防。内皮素拮抗剂、T 细胞调节剂等新药现在处于研究阶段，相信不久的将来会给哮喘患者带来更大的福音。

三、肺通气功能的评价

（一）肺容积

肺容积是指肺内气体的容积。基本肺容积包括潮气量、补吸气量、补呼气量和余气量，它们之间互不重叠（图 9-4）。

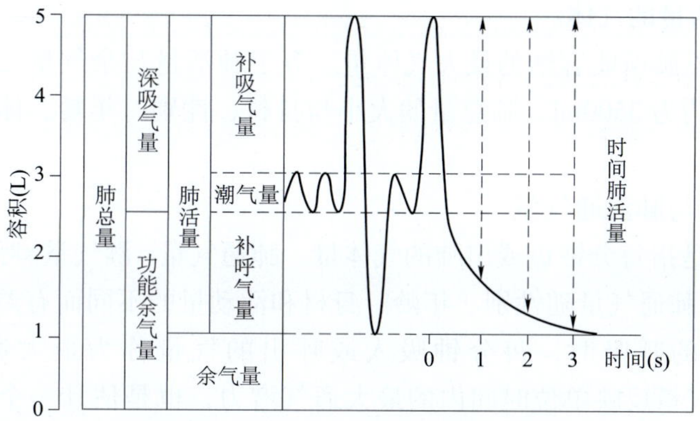

图 9-4 基本肺容积和肺容量示意图

1. 潮气量 平静呼吸时，每次吸入或呼出的气体量，称为潮气量。正常成人潮气量为 400~600ml，平均约 500ml。

2. 补吸气量 平静吸气后，再尽力吸气所能吸入的气体量，称补吸气量。正常成人补吸气量为 1500~2000ml。

3. 补呼气量 平静呼气末，再尽力呼气所能呼出的气体量，称补呼气量。正常成人为 900~1200ml。

4. 余气量 最大呼气末仍留在肺内而不能呼出的气体量，称余气量，也称残气量。正常成人为 1000~1500ml。

（二）肺容量

肺容量是肺容积中两项或两项以上的联合气体量（图 9-4）。

1. 深吸气量 平静呼气末作深吸气，所能吸入的最大气体量称为深吸气量。相当于潮气量和补吸气量之和，是衡量肺最大通气潜力的一个指标。当呼吸肌、胸廓、胸膜和肺组织等发生病变时，会导致深吸气量减小而降低肺的最大通气潜力。

2. 功能余气量 平静呼气末尚存在肺内的气体量称为功能余气量。相当于余气量和补呼气量之和，正常成人约为 2500ml。功能余气量的生理意义在于缓冲肺泡气体，使呼吸过程中肺泡气 PO_2 和 PCO_2 相对稳定，有利于气体交换过程。支气管哮喘患者发作期功能余气量明显增加，肺实质性病变时功能余气量减小。

3. 肺活量和用力肺活量 肺活量是尽力深吸气后，再尽力呼气，所能呼出的最大气体量。相当于潮气量、补吸气量和补呼气量之和，正常成年男性平均为 3500ml，女性为

2500ml。肺活量反映一次肺通气的最大能力，可作为了解静态肺通气功能的重要指标。由于肺活量没有限制呼气时间，对于肺弹性降低或气道狭窄的患者，其肺通气功能已受到明显影响，但肺活量仍可在正常范围，所以肺活量作为肺通气功能的指标还存在缺点。肺活量个体差异较大，只适宜作自身比较。

用力肺活量是尽力深吸气后，再尽力尽快呼气，所能呼出的最大气体量。正常略小于不受时间限制条件下测得的肺活量。

4. 用力呼气量 在测定用力肺活量的基础上，再分别测定第 1、2、3 秒末呼出的气体量占用力肺活量的百分数，称为用力呼气量，也叫时间肺活量。在临床上最常用的是 1 秒用力呼气量，正常约为 83%。1 秒用力呼气量是用来评定慢性阻塞性肺病严重程度的一个重要指标。在哮喘等阻塞性肺疾病患者，1 秒用力呼气量降低，所以患者需要更长时间才能呼出相当于用力肺活量的气体。

5. 肺总量 是指肺所能容纳的最大气体量。等于肺活量与余气量之和，正常成年男性约为 5000ml，女性约为 3500ml。肺总量的大小与身材、性别、年龄、体育锻炼和体位等因素有关。

（三）肺通气量与肺泡通气量

1. 肺通气量 是指每分钟进或出肺的气体量。肺通气量=潮气量×呼吸频率。成人肺通气量为 6～9L/min。肺通气量随性别、年龄、身材和活动量的不同而有差异。

尽力做深而快的呼吸时，每分钟吸入或呼出的气量称为最大通气量，可达 70～150L/min。最大通气量反映单位时间内的最大通气潜力，也是估计一个人能进行多大运动量的生理指标之一。

2. 无效腔和肺泡通气量 并不是每次吸入的气体都能到达肺泡进行气体交换，其中不参与气体交换功能的管腔就是无效腔，包括解剖无效腔和肺泡无效腔两部分。从鼻到呼吸性细支气管之前只是气体进出肺泡的通道，不具备气体交换功能，称解剖无效腔，正常成人约 150ml。进入肺泡而未能与血液发生气体交换的这部分肺泡容积，称肺泡无效腔。两者之和为生理无效腔，通常生理无效腔约等于解剖无效腔。肺泡通气量是指每分钟吸入肺泡的新鲜空气量。即：每分肺泡通气量=（潮气量-无效腔气量）×呼吸频率。

当潮气量加倍而呼吸频率减半，或潮气量减半而呼吸频率加倍时，肺通气量虽然不变，但肺泡通气量却变化明显（表 9-1）。从气体更新的角度考虑，适度的深而慢的呼吸比浅而快的呼吸更有助于提高肺通气效率，也更有利于进行气体交换。

表 9-1 不同呼吸形式对肺通气量和肺泡通气量的影响

呼吸形式	潮气量（ml）	呼吸频率（次/分）	肺通气量（ml/min）	肺泡通气量（ml/min）
平静呼吸	500	16	8000	5600
浅快呼吸	250	32	8000	3200
深慢呼吸	1000	8	8000	6800

第二节 肺换气和组织换气

肺通气实现了肺泡气体的更新，为气体交换的顺利进行提供了保障。气体交换包括肺换气和组织换气，肺换气是肺泡与其周围毛细血管之间的气体交换，组织换气是组织细胞与其周围毛细血管之间的气体交换。

一、气体交换原理

在混合气体中，每种气体所产生的压力，称该气体的分压。根据物理学原理，气体分子总是由分压高处向分压低处扩散，扩散的动力来自两处的分压差。肺换气和组织换气的原理一致，都是通过气体扩散方式进行的。单位时间内气体扩散的容积称为气体扩散速率（D），它受下列因素的影响：

$$D \propto \frac{\Delta P \cdot T \cdot A \cdot S}{d\sqrt{MW}}$$

公式中 ΔP 是某气体的分压差、T 是温度、A 是气体扩散的面积、S 是气体分子的溶解度、d 是气体扩散的距离、MW 是气体的分子量。气体扩散速率与分压差成正比，两处的分压差越大，扩散速率越大。气体扩散速率与扩散面积成正比，而与扩散距离成反比，当气体交换面积减小或扩散距离增大时，扩散速率就会降低。溶解度与分子量的平方根之比为扩散系数，取决于气体分子本身的性质。CO_2 的扩散系数是 O_2 的 20 倍。由于人体体温相对恒定，所以温度因素可以忽略不计。

二、气体的交换过程

（一）肺换气

肺部气体扩散的方向取决于肺泡内和毛细血管内的气体分压差。如图 9-5 所示，在呼

扫码“看一看”

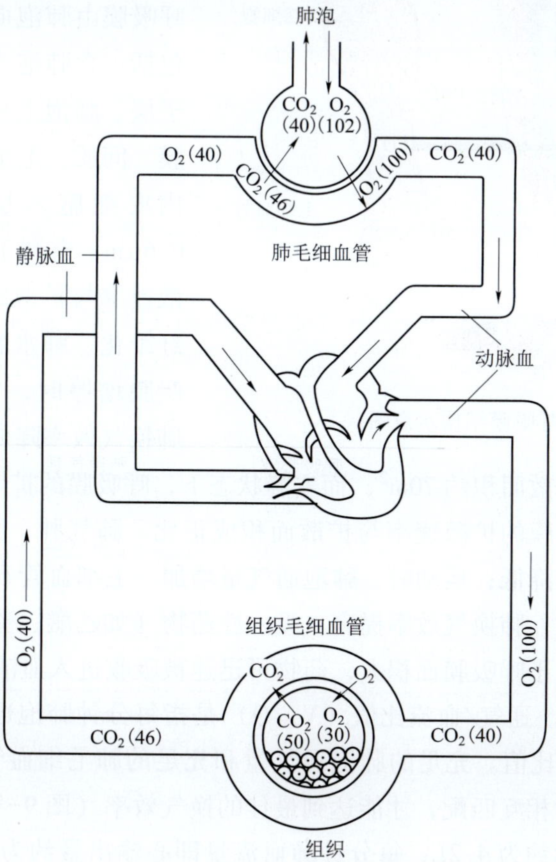

图 9-5　气体交换示意图

吸膜两侧，肺泡气中 PO_2 高于静脉血中 PO_2，而肺泡气的 PCO_2 低于静脉血的 PCO_2。混合静脉血流经肺毛细血管时，O_2 由肺泡向静脉血扩散，而 CO_2 则由静脉血向肺泡扩散。经过肺换气，人体获得了 O_2，排出了 CO_2，使静脉血转变为动脉血。通常血液流经肺毛细血管的时间约为0.7秒，肺换气时间约0.3秒，可见，当血液流经肺毛细血管全长约1/3时，已经基本完成了肺换气过程。所以肺换气有很大的储备能力。

（二）组织换气

组织部分气体扩散的方向取决于组织细胞和其周围毛细血管之间的气体分压差。在组织中，由于细胞氧化代谢不断地消耗 O_2 并产生 CO_2，故组织 PO_2 低于动脉血 PO_2，而 PCO_2 则高于动脉血 PCO_2。当动脉血流经组织毛细血管时，O_2 由血液向组织细胞扩散，CO_2 则从组织细胞向血液内扩散。经过组织换气，组织细胞获得了 O_2，排出了 CO_2，使动脉血转变为静脉血（图9-5）。

三、影响气体交换的因素

在气体交换的原理中，已经阐述了气体的分压差、温度、扩散面积、扩散距离和扩散系数等都会影响气体的扩散。下面主要对影响肺换气和组织换气的有关因素做进一步说明。

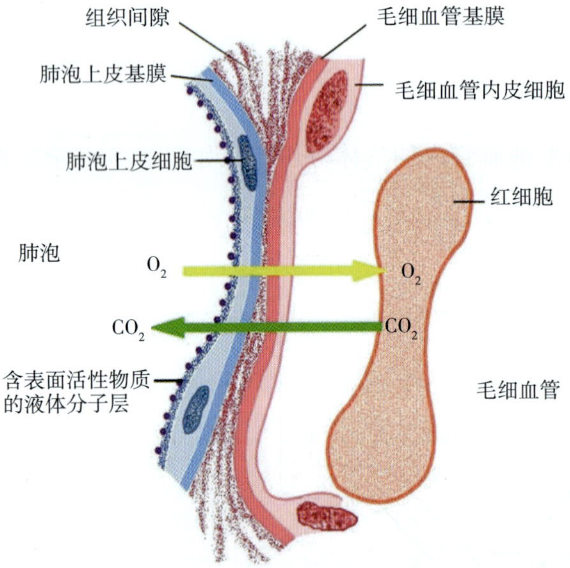

图9-6 呼吸膜结构示意图

（一）影响肺换气的因素

1. 呼吸膜的厚度和面积 呼吸膜（肺泡-毛细血管膜）是肺换气时气体分子要跨越的屏障。如图9-6所示，呼吸膜由肺泡向肺毛细血管方向依次包括：含肺泡表面活性物质的液体分子层、肺泡上皮细胞层、肺泡上皮基膜、间质、毛细血管基膜、毛细血管内皮细胞六层结构。平均厚度约0.6μm，有利于气体的扩散。气体扩散速率与扩散距离成反比关系，当肺纤维化、肺水肿、肺炎等疾病引起呼吸膜增厚时，气体的扩散速率降低，肺换气效率降低。

正常成人肺的总扩散面积约70m²，而安静状态下，呼吸膜的扩散面积约40m²，有较大的贮备。气体通过呼吸膜的扩散速率与扩散面积成正比。肺气肿、肺不张等疾病能使扩散面积减少，肺换气效率降低；运动时，肺泡通气量增加，毛细血管开放数量和程度也增大，所以扩散面积大大增加，肺换气效率提高。吸入性药物（如乙醚、硫酸特布他林气雾剂等）经呼吸道到达肺泡，由于呼吸膜面积大，药物可迅速被吸收进入血液循环。

2. 通气/血流比值 通气/血流比值（V_A/Q）是指每分钟肺泡通气量（V_A）和每分钟肺血流量（Q）之间的比值。充足的肺泡通气量和充足的肺毛细血管血流量是实现肺换气的前提条件，只有两者相互匹配，才能达到最佳的换气效率（图9-7）。正常成人安静状态下，每分钟肺泡通气量约为4.2L，每分钟肺血流量即心输出量约为5L/min，此时的 V_A/Q 比值为0.84，流经肺毛细血管的静脉血能全部转变为动脉血，肺换气效率最高。如果 V_A/Q

小于0.84，如支气管痉挛会造成通气不足，部分静脉血液流经此处肺泡时，由于血中的气体不能充分更新，所以不能完全转变为动脉血，相当于发生了功能性动-静脉短路，肺换气效率降低；如果V_A/Q大于0.84，如肺动脉部分栓塞导致血流不足时，部分肺泡气不能与血液充分进行气体交换，相当于肺泡无效腔增大，肺换气效率也降低。可见，通气/血流比值增大或减小均影响有效的气体交换，造成人体缺O_2和CO_2潴留。

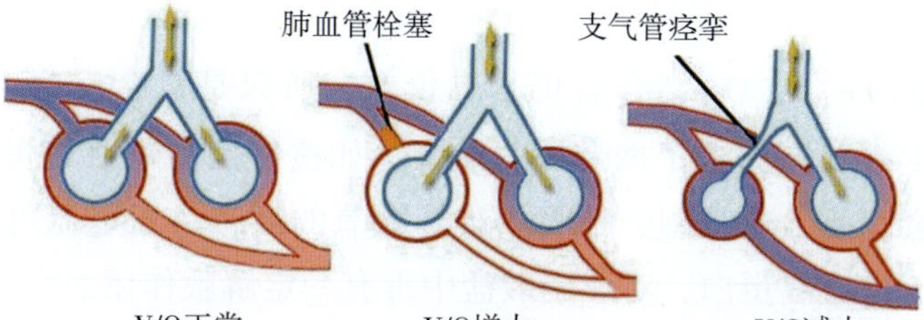

图9-7 通气/血流比值及其变化示意图

（二）影响组织换气的因素

1. 组织细胞代谢水平 组织代谢水平与组织换气呈正相关。细胞代谢活动增强时，会利用更多的O_2，同时产生更多的CO_2，造成组织细胞与动脉血之间O_2和CO_2分压差增大，气体交换增多；同时，细胞代谢增强时，代谢产物（如H^+、腺苷等）堆积，使微动脉和毛细血管前括约肌舒张，局部血流量增多，也有利于气体交换。

2. 组织细胞和毛细血管间的距离 气体扩散速率与组织细胞和毛细血管间的距离成反比，距离越小换气越充分，距离增大则影响换气。如发生组织水肿时，气体扩散的距离增大，组织换气量减少，导致组织缺氧。此外，组织水肿时毛细血管受压，进一步妨碍了气体的交换，使组织缺氧进一步加重。

第三节 气体运输

经肺换气进入血液的O_2，需要经血液循环运送到各组织细胞被利用；经组织换气进入血液的CO_2，经血液循环运送到肺泡被呼出体外。可见，气体在血液中的运输是沟通外呼吸和内呼吸的中间环节。血液中O_2和CO_2主要以两种形式存在并运输，即物理溶解和化学结合，后者是主要的形式。因为气体首先要溶于血液，提高血液中的气体分压，才能进行化学结合；结合状态的气体，也是溶解的先逸出，使血液中的气体分压下降，结合的再分离出来进行补充，所以物理溶解的量虽少却十分重要。

一、氧的运输

（一）物理溶解

一般情况下，血液中物理溶解的O_2仅占血液中O_2总含量的1.5%，主要取决于PO_2的高低。

（二）化学结合

扩散到血液的O_2绝大部分与红细胞中的血红蛋白（Hb）结合，以氧合血红蛋白

(HbO_2) 形式运输，占血液中 O_2 总含量的 98.5%。Hb 能成为有效的运输 O_2 的工具，与下列特点有关。

1. Hb 与 O_2 的结合迅速可逆、不需要酶的催化、只受 PO_2 的影响。当血液流经 PO_2 高的肺泡时，Hb 与 O_2 结合，形成 HbO_2；当血液流经 PO_2 低的组织时，HbO_2 迅速解离，释放 O_2，成为去氧 Hb。

$$Hb+O_2 \underset{PO_2\text{降低(组织内)}}{\overset{PO_2\text{升高(肺内)}}{\rightleftharpoons}} HbO_2$$

2. 血红蛋白中的 Fe^{2+} 与 O_2 结合后仍是二价铁，所以是氧合反应，而不是氧化反应。如果 Fe^{2+} 被氧化成 Fe^{3+}，就失去了携带氧的能力，如遗传性高铁血红蛋白血症患者或亚硝酸盐中毒患者，都会因此出现胸闷、呼吸困难等缺氧的症状。亚甲蓝可以将高铁血红蛋白还原为带二价铁的正常血红蛋白，对亚硝酸盐中毒有一定解救作用。

3. 每分子 Hb 可结合 4 分子 O_2。每克 Hb 可结合 1.34～1.39mlO_2。100ml 血液中，Hb 所能结合的最大 O_2 量称为 Hb 的氧容量，受 Hb 浓度的影响；而 Hb 实际结合的 O_2 量称为 Hb 的氧含量，受 PO_2 的影响。Hb 氧含量和氧容量的百分比为 Hb 氧饱和度。通常情况下，溶解的 O_2 可忽略不计，因此，Hb 氧容量、Hb 氧含量和 Hb 氧饱和度可分别看作血氧容量、血氧含量和血氧饱和度。

因为 HbO_2 呈鲜红色，去氧 Hb 呈蓝紫色，所以动脉血中 HbO_2 含量高，颜色鲜红；而静脉血中含去氧 Hb 较多，颜色暗红。如果血液中去氧血红蛋白含量达到 50g/L 以上时，则皮肤、黏膜、甲床等部位可呈青紫色，称发绀。发绀一般可作为缺 O_2 的标志，但并非绝对。例如一些严重贫血的患者，由于 Hb 含量明显减少，所以去氧 Hb 也很难超过 50g/L，故不会表现发绀，但是缺氧严重；反之，常年生活在高原地区的人，由于红细胞适应性增多，去氧 Hb 水平也相应升高，虽不出现缺 O_2，但可能有发绀的存在。另外，当一氧化碳中毒时，患者虽有严重缺 O_2，但皮肤、黏膜呈现特有的樱桃红色。亚硝酸盐中毒患者皮肤、黏膜呈现青石板色。

知识链接

CO 中毒的机制

CO 中毒俗称煤气中毒，引起组织缺氧的原因是：①CO 和 O_2 与 Hb 结合的位点相同，且 CO 与 Hb 的亲和力比 O_2 与 Hb 的亲和力大 250 倍，由于存在竞争性抑制，当发生 CO 中毒时，大量 CO 与 Hb 结合形成一氧化碳血红蛋白（HbCO），使血红蛋白失去与 O_2 结合的能力。②CO 与 Hb 分子中的某一 Fe^{2+} 结合后，将增加其余三个 Fe^{2+} 对 O_2 的亲和力，妨碍 O_2 的释放，因此更加重了组织的缺氧。CO 中毒较轻时，通过开窗通风，吸入新鲜空气，可改善症状；对严重的 CO 中毒患者，临床可采用高压氧舱进行治疗。

二、二氧化碳的运输

（一）物理溶解

正常情况下，CO_2 在血浆的溶解度比 O_2 大，所以血液中物理溶解的 CO_2 量高于 O_2，

大约占血液中 CO_2 总含量的 5%。

（二）化学结合

血液中以化学结合形式运输的 CO_2 约占 CO_2 总含量的 95%，主要包括碳酸氢盐和氨基甲酸血红蛋白两种形式，反应主要都在红细胞内进行。

1. 碳酸氢盐形式　以碳酸氢盐形式存在的 CO_2 约占总量的 88%，是血液运输 CO_2 的主要形式。此外，碳酸氢盐是体内重要的碱贮备，在调节体内酸碱平衡中起重要作用。

从组织扩散入血液的 CO_2，因其小分子脂溶性的特性，容易扩散进入红细胞。红细胞内含有丰富的碳酸酐酶，能催化 CO_2 与水结合生成 H_2CO_3，H_2CO_3 自动解离为 H^+ 和 HCO_3^-。红细胞内的 H^+ 和 HbO_2 结合，生成的 HHb 能缓冲酸的增加，同时释放出 O_2 供组织细胞利用；HCO_3^- 与 K^+ 结合生成 $KHCO_3$。随着红细胞内 HCO_3^- 的增多，HCO_3^- 会顺浓度差向血浆扩散。在红细胞膜上 HCO_3^--Cl^- 交换体的活动下，实现了 HCO_3^- 的外移和 Cl^- 的内移，维持了电荷的平衡，这一现象称为氯转移。这种跨膜离子交换，使 HCO_3^- 不会在红细胞内堆积，有利于 CO_2 的运输。血浆中的 HCO_3^- 与 Na^+ 结合生成 $NaHCO_3$。上述反应迅速、可逆、需要酶的催化。

当静脉血流经肺部时，因肺泡内 PCO_2 比静脉血的低，血浆溶解的 CO_2 首先扩散入肺泡，然后红细胞内的 CO_2 要扩散入血浆进行补充，接着依次发生逆反应过程，最后血浆中的 HCO_3^- 进入红细胞以补充消耗的 HCO_3^-，Cl^- 则转移到红细胞外（图 9-8）。经上述过程，CO_2 以 HCO_3^- 形式运输到肺部被释放出来。

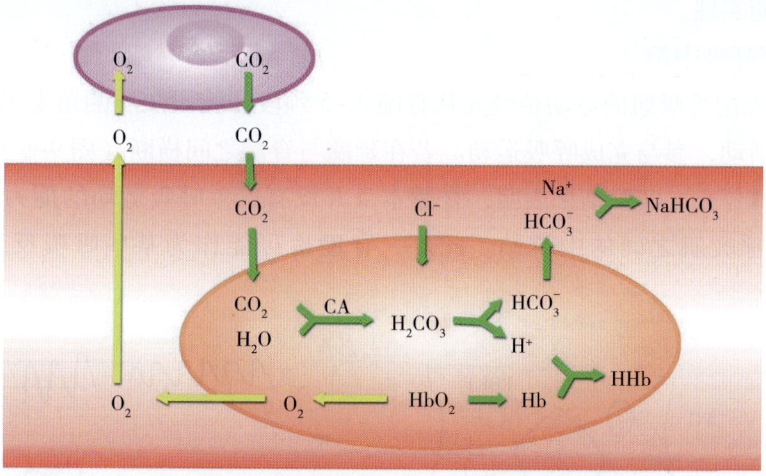

图 9-8　CO_2 在血液中运输示意图

碳酸酐酶在 CO_2 运输的过程中发挥重要催化作用，如果碳酸酐酶抑制药（如乙酰唑胺）使用不当，会影响 CO_2 在红细胞内的反应，使血中 Cl^- 向红细胞内转移减少，引起高氯性酸中毒。

2. 氨基甲酸血红蛋白形式　以氨基甲酸血红蛋白的形式存在的 CO_2 约占总量的 7%。一部分进入红细胞的 CO_2 与 Hb 的自由氨基结合形成氨基甲酸血红蛋白（HHbNHCOOH）。这一反应迅速、可逆、无需酶的催化，主要调节因素是血红蛋白的氧合作用。HbO_2 酸性高，不易与 CO_2 直接结合；而去氧 Hb 酸性低，容易与 CO_2 直接结合。因此，当动脉血流经组织时，HbO_2 释放出 O_2，去氧 Hb 增多，与 CO_2 结合力增强，生成较多 HHbNHCOOH；当血液流经肺部时，O_2 与 Hb 结合，形成 HbO_2，与 CO_2 结合力降低，释放出所结合的 CO_2，扩散入肺泡被呼出体外。以氨基甲酸血红蛋白形式运输的 CO_2 量虽然只占总量的 7% 左右，但却占肺部排出 CO_2 的 17.5%，所以这种运输形式对 CO_2 的排出有重要意义。

$$HbNH_2O_2+H^++CO_2 \underset{\text{在肺}}{\overset{\text{在组织}}{\rightleftharpoons}} HHbNHCOOH+O_2$$

第四节　呼吸运动的调节

呼吸运动是由呼吸肌舒缩完成的一种节律性运动，其运动形式会随人体功能状态的变化而改变，例如运动、劳动时，呼吸运动加深加快；唱歌、吞咽等活动时，呼吸运动也会发生相应改变；睡眠时，呼吸运动减弱。呼吸运动的调节主要由神经系统的调节来实现，通过神经反射引起呼吸的深度和频率的改变，以适应人体摄取 O_2 和排出 CO_2 的代谢需要，同时保证呼吸运动与人体其他活动的协调。

一、呼吸中枢

呼吸中枢是指中枢神经系统内产生和调节呼吸运动的神经细胞群。用经典的横切脑片和记录神经元放电的方法进行研究，发现呼吸中枢广泛分布于脊髓、脑干、间脑和大脑皮质等部位，在呼吸节律的产生和调节中发挥不同的作用。正常呼吸运动需要各级呼吸中枢的协调配合才能实现。

（一）各级呼吸中枢

1. 脊髓　支配呼吸肌的运动神经元从脊髓 3~5 颈段和胸段灰质侧角发出，分别支配膈肌和肋间肌的活动，参与完成呼吸运动。若在延髓与脊髓之间横断（图 9-9 D 平面），实验动物的呼吸立即停止。实验结果表明，脊髓本身并没有产生呼吸运动的能力，只是联系脊髓以上脑区和呼吸肌之间的中继站。此外，脊髓也可能作为某些呼吸反射的初级整合中枢。

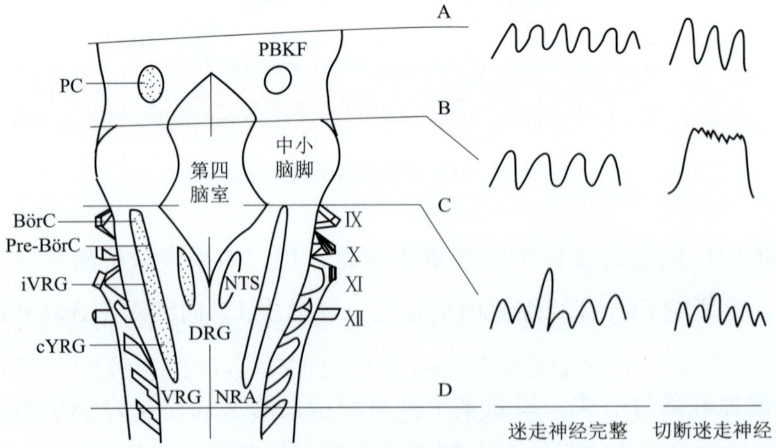

图 9-9　横切脑干后呼吸变化示意图

VRG：腹侧呼吸组；DRG：背侧呼吸组；PC：呼吸调整中枢；PBKF：臂旁内侧核和 KF 核

2. 低位脑干 低位脑干包括延髓和脑桥。若保留延髓与脊髓的联系，而在延髓和脑桥之间横断脑干（图9-9 C平面），实验动物出现无节律的喘息样呼吸。说明延髓是产生呼吸运动的基本中枢，但产生节律性呼吸运动的中枢必定位于更高级的脑。通过用微电极记录延髓呼吸神经元的放电情况，发现它们主要集中分布在延髓的背内侧部和腹外侧部，分别称为背侧呼吸组和腹侧呼吸组。背侧呼吸组主要含吸气神经元，其轴突下行投射到脊髓颈段和胸段，支配膈肌和肋间外肌运动神经元，兴奋时引起吸气。腹侧呼吸组有吸气和呼气两类神经元，其轴突下行至胸段和腰段，支配肋间外肌、肋间内肌和腹壁肌的运动神经元，还有部分轴突支配咽喉部的呼吸辅助肌。尼可刹米可以直接兴奋延髓呼吸中枢，可用于中枢性呼吸衰竭的抢救，以及麻醉药和其他中枢抑制药中毒的解救。

如果在脑桥和中脑之间横断脑干（图9-9 A平面），动物能保持基本的节律性呼吸；在脑桥上、中部横断脑干（图9-9 B平面），动物出现深慢的呼吸。上述实验结果提示，脑桥上部存在抑制吸气，使吸气向呼气转化的中枢结构，称为呼吸调整中枢。脑桥呼吸调整中枢相对集中于臂旁内侧核及其外侧的KF核（即PBKF核群），主要为呼气神经元，与延髓的呼吸神经元之间形成双向联系的神经元回路，发挥调整呼吸深度和频率的作用。

3. 高位脑 呼吸运动还要受到脑桥以上中枢的调控，如下丘脑、边缘系统和大脑皮层等。发热时呼吸频率的加快是下丘脑体温调节中枢受刺激引起的；疼痛或情绪激动时的呼吸变化受到边缘系统和下丘脑的控制；说话、唱歌、吞咽、打喷嚏、排便等活动时出现的呼吸改变要依靠大脑皮质的参与，人清醒时能在一定限度内随意屏气或加强呼吸，也是靠大脑皮质的控制实现的。

可见，脊髓是呼吸的初级中枢，延髓是呼吸的基本中枢，脑桥是呼吸的调整中枢，大脑皮质是呼吸的随意控制中枢，各级中枢协调配合，共同调控呼吸运动。

（二）呼吸节律的形成

目前关于呼吸节律的形成机制主要有两种假说。起步学说认为，延髓内存在类似窦房结起搏细胞的起步样活动神经元，节律性呼吸是由其节律性兴奋引起的；神经元网络学说认为，节律性呼吸是延髓呼吸神经元之间通过复杂的相互联系和作用产生的。其中最具影响的是20世纪70年代提出的中枢吸气活动发生器和吸气切断机制模型（图9-10）。

这一模型认为：延髓内存在着一个中枢吸气活动发生器，引发吸气神经元放电，产生吸气运动；还有一个吸气切断机制，使吸气切断而发生呼气运动。发生器兴奋的同时，通过以下三条途径兴奋吸气切断机制：①冲动上传至脑桥，兴奋呼吸调整中枢，从而激活延髓吸气切断机制；②吸气运动引起肺扩张，刺激肺牵张感受器，经迷走神经上传，兴奋吸气切断机制；③直接兴奋延髓吸气切断机制。当吸气切断机制的活动增强达到阈值时，以负反馈形式，终止中枢吸气活动发生器的活动，使吸气转为呼气。如果切断迷走神经或破坏脑桥呼吸调整中枢，吸

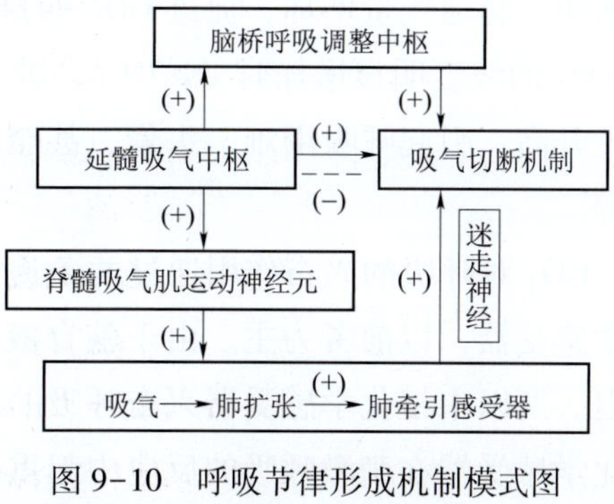

图9-10 呼吸节律形成机制模式图
+表示兴奋；−表示抑制

气切断机制达到阈值所需时间延长，就会出现长吸式呼吸。

二、呼吸反射

呼吸反射主要介绍化学感受性反射、肺牵张反射。此外，还有呼吸肌的本体感受反射、咳嗽反射、喷嚏反射等。

（一）化学感受性呼吸反射

当动脉血或脑脊液中的 PO_2、PCO_2 和 H^+浓度变化时，通过刺激化学感受器，反射性地调节呼吸运动，称为化学感受性呼吸反射。这一反射性调节维持了内环境中 O_2、CO_2和 H^+等化学因素的相对稳定。

1. 化学感受器 按所在部位的不同，将其分为外周化学感受器和中枢化学感受器。

（1）外周化学感受器 包括颈动脉体和主动脉体，它们直接感受动脉血中 PCO_2、PO_2 及 H^+浓度的变化。当动脉血中 PCO_2 升高、H^+浓度增加或 PO_2 降低时，刺激颈动脉体和主动脉体，冲动分别经窦神经和迷走神经传至延髓呼吸中枢，反射性地引起呼吸加深加快和血液循环的变化。实验表明，颈动脉体的作用远强于主动脉体。上述三种化学因素对外周化学感受器的刺激具有协同作用，即两种及三种因素同时作用比单一因素作用要强。尼可刹米可作用于颈动脉体和主动脉体化学感受器，反射性地兴奋呼吸中枢，提高呼吸中枢对二氧化碳的敏感性。

（2）中枢化学感受器 位于延髓腹外侧的浅表部位，左右对称。适宜刺激是脑脊液和局部细胞外液中的 H^+，而不感受 PO_2 降低的刺激。血液中的 CO_2 能迅速透过血-脑脊液屏障，与脑脊液中的 H_2O 在碳酸酐酶的催化下生成 H_2CO_3，然后解离出 H^+，中枢化学感受器感受 H^+浓度增加的刺激，从而兴奋延髓呼吸中枢，引起呼吸加深加快。因血液中的 H^+不易通过血-脑脊液屏障，故血液中 H^+浓度的变动对中枢化学感受器的作用很小。

2. CO_2、H^+和 O_2 对呼吸的影响

（1）CO_2 对呼吸的影响 人在过度通气后，由于动脉血 PCO_2 明显降低，可发生呼吸暂停，所以一定浓度的 CO_2 是维持呼吸最重要的生理性体液因素。吸入气中 CO_2 的浓度适度增加时（>1%），肺泡气 PCO_2 就会升高，动脉血 PCO_2 也随之升高，反射性引起呼吸加深加快，肺通气量增加，促进 CO_2 的排出，使肺泡气和动脉血 PCO_2 恢复正常。当吸入气中 CO_2 的浓度明显增加时（>7%），肺通气量增加不足以排出更多的 CO_2，使动脉血 PCO_2 明显升高，引起呼吸困难、头晕、甚至呼吸停止等中枢神经系统受抑制的表现，出现 CO_2 麻醉。

CO_2 对呼吸的兴奋作用通过两条途径实现：一是刺激中枢化学感受器；二是刺激外周化学感受器，以前者为主。由于脑脊液中碳酸酐酶含量少，CO_2 和水的反应有一定的时间延迟，所以中枢化学感受器兴奋呼吸的反应较慢。因此，当动脉血中 PCO_2 突然增高时，外周化学感受器在刺激呼吸的反应中起重要作用。另外，在中枢化学感受器对 CO_2 的敏感性降低，发生了 CO_2 适应时，外周化学感受器也发挥重要作用。

（2）H^+对呼吸的影响 当动脉血中 H^+浓度增加时，反射性引起呼吸加深加快，肺通气量增大。反之，H^+浓度降低，呼吸受到抑制，肺通气量减小。

虽然中枢化学感受器对 H^+的敏感性较外周化学感受器高约 25 倍，但由于 H^+不易通过血-脑脊液屏障，因此，H^+对呼吸的影响，主要是通过刺激外周化学感受器实现的。

（3）O_2 对呼吸的影响　吸入气 PO_2 降低时，肺泡气、动脉血 PO_2 都随之降低，反射性引起呼吸加深加快，肺通气增加，促进 O_2 的摄入，使肺泡气和动脉血 PO_2 接近正常。

低 O_2 对呼吸的兴奋作用完全通过刺激外周化学感受器实现，低 O_2 对呼吸中枢的直接作用是抑制。通常在轻、中度低 O_2 的情况下，通过对外周化学感受器的刺激而兴奋呼吸中枢，在一定程度上可以对抗低 O_2 对呼吸中枢的直接抑制作用，使呼吸加深加快，肺通气量增加，纠正低 O_2。但严重低 O_2 时，对外周化学感受器的兴奋作用不足以对抗呼吸中枢的抑制作用，因而呼吸减弱甚至停止。

通常情况下低 O_2 对正常呼吸的调节作用不大。在严重肺气肿、肺心病等病理情况下，患者因肺换气功能障碍，导致低 O_2 和 CO_2 潴留。长时间 CO_2 潴留使中枢化学感受器对 CO_2 的刺激作用发生适应，而外周化学感受器对低 O_2 刺激的适应较慢，此时，低 O_2 对外周化学感受器的作用成为驱动呼吸的主要刺激。对这种患者不宜快速给氧，应采取低浓度持续给氧，以避免由于解除了低 O_2 对呼吸的刺激，而引起呼吸暂停。

3. CO_2、H^+和 O_2 在呼吸调节中的相互作用　当动脉血中 PCO_2 升高，H^+浓度增加和 PO_2 降低时，对呼吸都有兴奋作用。单一因素变化时肺通气效应基本接近。但在自然呼吸条件下，不可能只是单因素的改变，通常是三者相继改变，互相影响。当动脉血中 PCO_2 增高时，H^+浓度也会随之增加，两者共同作用，使兴奋呼吸的作用大大增强；当 PO_2 下降时，因肺通气量增加，呼出较多 CO_2，使血中 PCO_2 和 H^+浓度降低，导致低 O_2 对呼吸的兴奋作用大为减弱。可见，只改变一种因素而不控制另两种因素的情况下，CO_2 对呼吸的调节作用最强，H^+的作用次之，O_2 的作用最弱。因此，在分析化学因素对呼吸的影响时，必须全面综合地考虑各因素间的相互作用，才能得出正确结论。

（二）机械感受性反射

1. 肺牵张反射　由肺的扩张或缩小而引起吸气抑制或兴奋的反射，称为肺牵张反射，也称黑-伯反射。它包括肺扩张反射和肺萎陷反射。

（1）肺扩张反射　是肺扩张引起吸气抑制的反射。感受器位于从气管到细支气管的平滑肌中，属于牵张感受器。吸气时，肺扩张，感受器受刺激，冲动经迷走神经传入延髓，使吸气切断机制兴奋，切断吸气，转为呼气。这样加速了吸气和呼气的交替，使呼吸频率增加。切断迷走神经后，吸气延长、加深，呼吸变得深而慢。

人类肺扩张反射敏感性低，平静呼吸时反射不明显，在深呼吸时可能起作用。初生婴儿存在此反射，在出生后 1 周内，反射就显著减弱。在肺充血、肺水肿等病理情况下，肺顺应性降低，肺扩张时对气道的牵张刺激增强，可引起肺扩张反射，使呼吸变浅变快。

（2）肺萎陷反射　是肺缩小引起吸气的反射。感受器同样位于气道平滑肌中，但其性质尚不十分清楚。肺萎陷反射只在肺过度缩小时才出现，在平静呼吸的调节中意义不大，可能对防止呼气过深、避免肺不张起一定作用。

知识链接

黑-伯反射

1868 年，Breuer（奥地利神经生理学家）和 Hering（德国生理学家）利用在吸气末和呼气末阻塞气道的简单装置，发现给麻醉动物肺充气，可以抑制吸气；给肺放气，则引起吸气；如果切断迷走神经，上述反应消失，最先证明了迷走神经在呼吸反射中的作用。后人将此反射称为黑林-伯鲁反射（Hering-Breuer reflex），简称黑-伯反射。

2. 呼吸肌本体感受性反射 呼吸肌本体感受器包括肌梭和腱器官（见第十四章），由此感受器传入冲动引起的反射性呼吸变化，称为呼吸肌本体感受性反射。当肌梭受到牵张刺激时，能反射性引起所在呼吸肌的收缩。这种本体感受性反射可以参与正常呼吸运动，在呼吸运动加强时（如运动），发挥更重要的作用。

（三）防御性呼吸反射

1. 咳嗽反射 咳嗽反射能清洁、保护呼吸道，并维持其通畅，是人体重要的防御性呼吸反射之一。当位于喉、气管和支气管黏膜的感受器受到机械或化学刺激时，传入冲动主要经迷走神经传到延髓咳嗽中枢，引起一系列有序反应。先是短促的深吸气，接着声门紧闭，呼气肌强烈收缩，肺内压和胸内压迅速升高，然后声门突然打开，气体从肺内高速冲出，将呼吸道的异物或分泌物排出体外。剧烈或频繁的咳嗽，一方面因胸内压明显增高而阻碍静脉血回流，另一方面因肺内压明显增高容易形成肺气肿，所以必要时可以应用镇咳药。临床常用的可待因通过抑制延髓咳嗽中枢发挥镇咳作用；喷托维林除能抑制咳嗽中枢外，还能抑制呼吸道黏膜感受器，适用于上呼吸道感染引起的急性咳嗽。

2. 喷嚏反射 是清除鼻腔异物的防御性反射。感受器位于鼻腔黏膜，传入神经为三叉神经，中枢也在延髓。打喷嚏时，反射性引起悬雍垂下降，舌压向软腭，高压气流主要由鼻腔冲出，有利于清除鼻腔刺激物。

目标检测

一、A 型选择题

1. 下列关于肺通气的叙述错误的是
   A. 动力克服阻力才能实现肺通气
   B. 肺内压和大气压之间的压力差是直接动力
   C. 呼吸运动是原动力
   D. 腹式呼吸以肋间外肌活动为主
   E. 是气体进出肺的过程

2. 肺内压何时与大气压相等
   A. 吸气中和呼气中　　B. 吸气中和呼气末
   C. 吸气末和呼气中　　D. 吸气末和呼气末

E. 吸气中和吸气末

3. 有关胸膜腔内压描述错误的是

A. 胸膜腔是密闭潜在的腔隙　B. 胸膜腔内压=肺内压-肺回缩力

C. 始终为负值　D. 维持肺处于扩张状态

E. 促进静脉血和淋巴液的回流

4. 关于肺通气阻力的叙述错误的是

A. 包括弹性和非弹性阻力

B. 影响气道阻力的主要因素是气道口径

C. 肺和胸廓都有弹性阻力

D. 非弹性阻力以气道阻力为主

E. 交感神经兴奋通气阻力增大

5. 引起肺泡回缩的主要因素是

A. 肺组织本身的弹性回缩力　B. 肺泡表面活性物质

C. 肺泡表面张力　D. 大气压

E. 胸内负压

6. 衡量肺弹性阻力大小的指标是

A. 肺回缩力　B. 气道阻力　C. 肺泡表面张力

D. 肺顺应性　E. 表面活性物质的多少

7. 肺活量等于

A. 潮气量+补吸气量+补呼气量　B. 深吸气量+功能余气量

C. 补吸气量+补呼气量　D. 深吸气量+余气量

E. 潮气量+功能余气量

8. 可较好地评价肺通气功能的指标

A. 潮气量　B. 肺活量　C. 余气量

D. 用力呼气量　E. 功能余气量

9. 肺的有效通气量是

A. 肺通气量　B. 肺活量　C. 潮气量

D. 肺泡通气量　E. 最大通气量

10. 决定气体扩散方向的是气体的

A. 溶解度　B. 分压差　C. 分子量

D. 扩散面积　E. 温度

11. 有关肺换气的描述错误的是

A. 指肺泡与血液之间的气体交换　B. 肺换气有较大的储备能力

C. 肺不张时肺换气减少　D. 肺水肿时肺换气减少

E. V_A/Q 比值增大时换气效率高

12. 肺通气/血流比值是指

A. 肺通气量与血流量之比　B. 潮气量与肺血流量之比

C. 肺泡通气量与心输出量之比　D. 肺通气量与心输出量之比

E. 肺活量与心输出量之比

13. O_2 运输的主要形式是

A. 物理溶解
B. 形成氨基甲酸血红蛋白
C. 形成一氧化碳血红蛋白
D. 形成氧合血红蛋白
E. 与血浆蛋白结合

14. 有关发绀的叙述错误的是

A. 严重贫血时可出现发绀
B. 每升血液中去氧 Hb 含量达到 50g 以上时可出现发绀
C. 红细胞增多症可有发绀
D. CO 中毒时不出现发绀
E. 亚硝酸盐中毒时不出现发绀

15. CO_2 在血液中的主要运输形式是

A. 形成碳酸氢盐
B. 形成氨基甲酸血红蛋白
C. 物理溶解
D. 与血浆蛋白结合
E. 形成碳酸

16. 产生呼吸运动的基本中枢位于

A. 脊髓
B. 延髓
C. 脑桥
D. 下丘脑
E. 大脑皮层

17. 脑桥呼吸调整中枢的主要作用是

A. 促使吸气转为呼气
B. 促使呼气转为吸气
C. 减慢呼吸频率
D. 接受肺牵张反射的传入信息
E. 使吸气缩短和呼气延长

18. 随意控制呼吸运动的中枢部位是

A. 延髓
B. 脑桥
C. 大脑皮质
D. 延髓和脑桥
E. 中脑

19. 中枢化学感受器

A. 接受刺激后迅速引起呼吸反应
B. 对血中 CO_2 浓度变化敏感
C. 对血中 H^+ 浓度变化敏感
D. 对脑脊液中 H^+ 浓度变化敏感
E. 对血中 O_2 含量变化敏感

20. 生理情况下，血液中调节呼吸的最重要的因素是

A. CO_2
B. O_2
C . H^+
D. OH^-
E. $NaHCO_3$

21. CO_2 增强呼吸运动主要是通过刺激

A. 中枢化学感受器
B. 外周化学感受器
C. 延髓呼吸中枢
D. 脑桥呼吸中枢
E. 大脑皮质

22. 血中 H^+ 浓度升高使呼吸运动增强，主要通过刺激

A. 延髓呼吸中枢
B. 脑桥呼吸中枢
C. 中枢化学感受器
D. 外周化学感受器

E. 颈动脉窦和主动脉弓

23. 缺 O_2 使呼吸活动增强，完全通过刺激

A. 延髓呼吸中枢　　B. 中枢化学感受器

C. 颈动脉窦和主动脉弓　　D. 脑桥呼吸中枢

E. 颈动脉体和主动脉体

24. 实验切断双侧颈迷走神经后，家兔的呼吸

A. 频率加快，幅度减小　　B. 频率加快，幅度增大

C. 频率和幅度均不变　　D. 频率减慢，幅度减小

E. 频率减慢，幅度增大

25. 下列关于肺牵张反射的叙述，错误的是

A. 感受器存在于支气管到细支气管的平滑肌中

B. 对正常人平静呼吸起重要调节作用

C. 可促进吸气及时转入呼气

D. 迷走神经是传入纤维

E. 包括肺扩张反射和肺萎陷反射

二、简答题

1. 简述呼吸的全过程及生理意义。

2. 简述影响肺换气的因素。

3. 简述 CO_2、O_2、H^+ 对呼吸的调节作用。

（张承玉）

扫码“练一练”

扫码“学一学”

第十章 消化生理

学习目标

知识目标

1. 掌握消化、吸收、胃排空的概念，胃和小肠的运动形式，胃液、胰液的组成及作用，吸收的主要部位及特点。
2. 熟悉胆汁的组成及作用，交感神经、副交感神经对消化器官的主要调节作用，重要胃肠激素的分泌部位、分泌条件及主要作用。
3. 了解唾液、小肠液、大肠液的组成及作用，小肠内主要营养物质的吸收。

食物在消化道内被分解为可吸收的小分子物质的过程，称为消化。消化的方式主要有机械性消化和化学性消化两种。机械性消化通过消化道肌肉的舒缩活动，将食物磨碎，使之与消化液充分混合，并将食物不断地向消化道的远端推送；绝大多数消化管道壁的肌肉是平滑肌，消化道平滑肌具有较低的兴奋性、自动节律性、紧张性、伸展性、对刺激的不同敏感性等一般生理特性。化学性消化是利用消化腺分泌的各种消化液（主要是消化酶），分解蛋白质、脂肪和糖类等物质，使之成为可吸收的小分子物质。正常情况下，两种消化方式同时进行，互相配合。消化后的营养物质、水、无机盐等通过消化道黏膜，进入血液和淋巴液的过程，称为吸收。只有吸收后的物质才能被人体新陈代谢所利用，以保证人体功能的正常。

第一节 消 化

一、机械性消化

机械性消化是依靠从口腔到直肠的各段消化管运动完成的消化。

（一）口腔的机械性消化

消化过程从口腔开始。食物在口腔内停留的时间短，通过咀嚼和唾液的作用，使食物成为食团并分解少量淀粉，然后经吞咽动作将食团送入胃中。

（二）胃内的机械性消化

胃是消化道中最膨大的部分，成年人胃容量一般为1.0～2.0L。胃的运动形式主要有三种。①容受性舒张：这种运动形式可容纳和暂时贮存食物，是胃特有的运动形式；②紧张性收缩：可使胃保持一定的形状和位置，同时使胃内保持一定的基础压力；③蠕动：能将食团进一步磨碎使之与胃液充分混合形成食糜，并逐步、分批地将食糜排至十二指肠。食糜由胃排入十二指肠的过程称为胃排空，混合膳食胃排空的时间为 4~6 小时。

（三）小肠内的机械性消化

在整个消化过程中，小肠内消化是最为重要的阶段，口腔内消化和胃内消化均是为小肠内消化打基础的。小肠运动形式包括分节运动、紧张性收缩和蠕动，其中分节运动是其更为特征性的运动形式。通过小肠的运动可进一步促使食糜磨碎及与小肠内的消化液充分混合，也利于食糜的彻底消化。消化后的产物，绝大部分被小肠吸收，剩余的食物残渣随着小肠的运动被推送到大肠。食物通过小肠后，消化、吸收过程基本完成。

（四）大肠内的机械性消化

1. 大肠的运动形式 包括袋状往返运动、分节或多袋推进运动和蠕动。

2. 排便反射 食糜或食物残渣排入到大肠后，大肠内容物在此处停留时间较长，一般在 10 小时以上，并形成粪便。正常人的直肠平时是没有粪便的。一旦结肠的蠕动将粪便推入直肠，就会刺激直肠壁内的压力感受器，引起排便反射，将粪便排出体外。

二、化学性消化

化学性消化是依靠各段消化道内消化液完成的消化，它与机械消化是同时进行的。

（一）唾液及其作用

口腔内的化学性消化是由唾液完成的消化。

1. 唾液的性质和成分 唾液是唾液腺分泌的无色无味近于中性（pH 6.6~7.1）的低渗液体。正常成人每日分泌的唾液量为 1.0~1.5L。唾液中水约占 99%，还有黏蛋白、球蛋白、唾液淀粉酶和溶菌酶等有机物及少量的 Na^+、K^+、Cl^- 等无机物。

2. 唾液的作用 湿润口腔，溶解食物以引起味觉利于咀嚼和吞咽；清洁和保护口腔，因为唾液可清除口腔中的食物残余，唾液中的溶菌酶还有杀菌作用；唾液淀粉酶可将食物中的少量淀粉分解成麦芽糖，因此米饭或馒头等淀粉类食物在口腔内长时间咀嚼后，可因产生的麦芽糖刺激舌黏膜上的味蕾而产生甜丝丝的感觉；进入体内的某些重金属如铅、汞等，可部分随唾液排出，有些致病微生物如狂犬病毒也可从唾液排出。

（二）胃液及其作用

胃液是由胃腺分泌的无色、透明、呈酸性的液体，pH 0.9~1.5。正常成年人每日分泌的胃液量为 1.5~2.5L。胃液的主要成分包括水、盐酸、胃蛋白酶原、黏液和内因子等。

扫码“看一看”

1. 盐酸 又称胃酸，由胃底腺壁细胞分泌。正常成人空腹时盐酸排出量（基础胃酸排出量）为 0~5mmol/h，在食物或药物（促胃液素或组胺）的刺激下，盐酸排出量大量增加，最大胃酸排出量可高达 20~25mmol/h。盐酸的排出量反映胃的分泌能力，主要取决于壁细胞的数量，也与壁细胞的功能状态有关。

胃液中 H^+ 的浓度最高可达 150mmol/L，比血浆中的高 3×10^6 倍。由此可见，壁细胞分泌 H^+ 是逆着巨大的浓度梯度进行的，需要消耗大量能量。胃液中 H^+ 来自壁细胞胞质内水

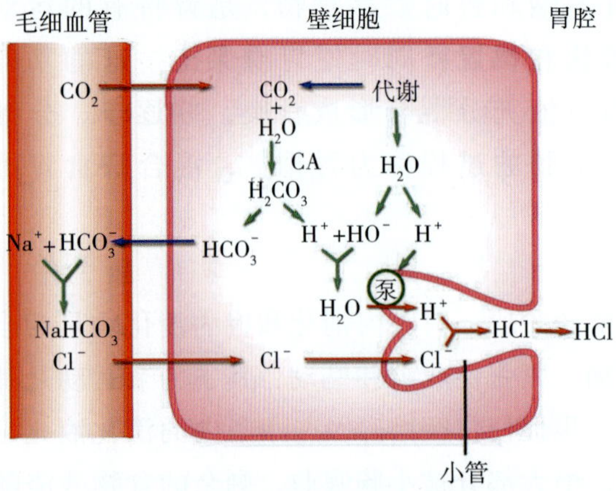

图 10-1　壁细胞分泌盐酸的基本过程

CA：碳酸酐酶

的解离，生成的 H^+ 在壁细胞内分泌小管膜上的 H^+-K^+-ATP 酶（质子泵，又称氢泵、酸泵）的作用下，主动分泌到小管腔；OH^- 则留在细胞内，在碳酸酐酶的催化下迅速与 CO_2 结合生成 HCO_3^-，HCO_3^- 则与血浆中的 Cl^- 进行交换而进入血液，进入壁细胞中的 Cl^- 则通过分泌小管膜上特异性的 Cl^- 通道进入分泌小管，与 H^+ 结合形成 HCl（图 10-1）。

目前已证实，质子泵是各种因素引起胃酸分泌的最后通路。近年来，选择性干扰胃壁细胞 H^+-K^+-ATP 酶的药物，如奥美拉唑已被用来有效地抑制胃酸分泌，成为一代新型的抗溃疡药物。

盐酸的生理作用主要有：①激活胃蛋白酶原，并为胃蛋白酶活性的发挥提供适宜的酸性环境；②使蛋白质变性而易于水解，有利于食物中蛋白质的消化；③杀死随食物进入胃内的细菌；④盐酸随食糜排入小肠后，可促进胰液、胆汁和小肠液的分泌；⑤盐酸在小肠内有助于小肠对钙和铁的吸收。

2. 胃蛋白酶原　胃蛋白酶原是由泌酸腺的主细胞合成、分泌的，本身不具有生物学活性，分泌入胃腔后，在盐酸的作用下转变为有活性的胃蛋白酶。胃蛋白酶对胃蛋白酶原也有激活作用，形成局部正反馈。

胃蛋白酶在酸性环境中能水解食物中的蛋白质。胃蛋白酶作用的最适 pH 为 1.8~3.5，随着 pH 的升高，胃蛋白酶的活性逐渐降低，当 pH 超过 5.0 时，此酶即发生不可逆的变性而失去活性。临床上用胃蛋白酶治疗消化不良时，常与稀盐酸合用，可收到较好的治疗效果。

3. 黏液和碳酸氢盐　黏液是由胃黏膜表面的上皮细胞、泌酸腺的黏液颈细胞、贲门腺和幽门腺共同分泌的，其主要成分为糖蛋白，具有较高的黏滞性和形成凝胶的特性。在正常人，黏液紧密覆盖在胃黏膜表面，形成一个厚约 500μm 的凝胶层，具有润滑作用，并能减少粗糙食物对胃黏膜的机械性损伤及盐酸的侵蚀。HCO_3^- 主要是由胃黏膜的非泌酸细胞分泌的，仅有少量的 HCO_3^- 是从组织间液渗入胃内的。覆盖在胃黏膜表面的黏液凝胶层和 HCO_3^- 一起构筑了黏液-碳酸氢盐屏障（图 10-2）。实验表明，H^+ 通过黏液凝胶层的弥散速度要比通过同样厚度的水层慢 3~4 倍。因此 HCO_3^- 由胃黏膜上皮细胞分泌后，通过黏液凝胶层向胃腔缓慢弥散的过程中，有足够的时间与由胃腔向胃黏膜上皮弥散的 H^+ 发生中和，并形成一个跨黏液层的 pH 梯度，从而使胃黏膜表面处于中性或偏碱状态，有效地保护了胃黏膜免受 H^+ 的侵蚀；同时，黏液深层的中性环境还使胃蛋白酶丧失了分解蛋白质的能力，使胃黏膜处于高酸和胃蛋白酶的环境中而不会被消化。临床常用的胃黏膜保护剂都能够起到保护和改善胃黏膜的作用，如甘珀酸钠可以增强胃黏液的分泌，促进胃黏膜上皮的修复；硫糖铝则能够与胃黏膜蛋白质络合生成一种保护膜，也可促进胃黏膜细胞的新陈代谢；蒙脱石散剂对消化道黏膜有很强的覆盖能力，可通过与黏液糖蛋白的结

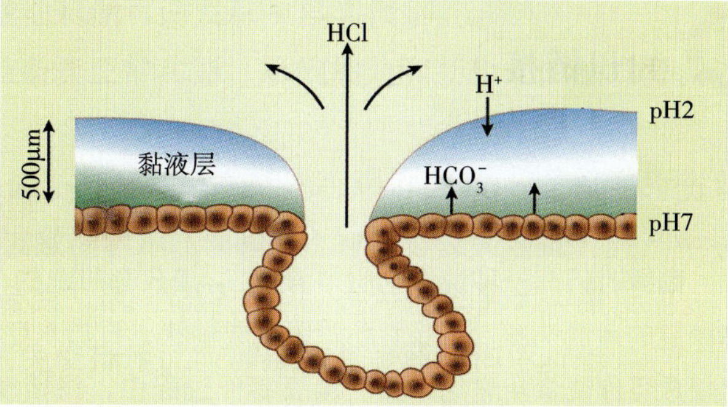

图 10-2　胃黏液-碳酸氢盐屏障模式图

合，修复和提高黏膜屏障对伤害性刺激的防御功能。

4. 内因子　内因子是由胃底腺壁细胞分泌的，它能够与维生素 B_{12} 结合成复合物，以防止小肠内的水解酶对维生素 B_{12} 的破坏。当复合物抵达回肠末端时，内因子还可与小肠黏膜细胞上的特殊受体结合，促进维生素 B_{12} 的吸收。因此，临床上胃大部切除术后的患者，可因为内因子缺乏，发生维生素 B_{12} 的吸收障碍，引起巨幼红细胞性贫血。

（三）小肠内的消化液

在整个消化过程中，小肠内消化是最为重要的阶段。食物通过小肠后，消化和吸收的过程基本完成。消化后的产物，绝大部分被小肠吸收，剩余的食物残渣随着小肠的运动被推送到大肠。小肠内的消化液包括胰液、胆汁和小肠液，其中最重要的消化液是胰液。

1. 胰液及其作用　胰液是胰腺外分泌部分泌的无色、无味的等渗液，pH 为7.8~8.4。正常成人每天胰液的分泌量为 1.0~2.0L。

胰液由水、无机盐和多种胰酶组成。在无机成分中，HCO_3^- 的含量很高，其主要作用是：①中和进入十二指肠的胃酸，使肠黏膜免受强酸的侵蚀；②为小肠内多种消化酶的活动提供了适宜的 pH 环境（pH 7~8）。此外，胰液中的无机成分还有 Cl^-、Na^+、K^+、Ca^{2+} 等。

胰酶主要包括胰蛋白酶原和糜蛋白酶原、胰淀粉酶和胰脂肪酶。

（1）胰蛋白酶原和糜蛋白酶原　二者均为无活性酶原，随胰液排入到十二指肠后，胰蛋白酶原主要是被小肠液中的肠激酶激活成有活性的胰蛋白酶，也可被胰蛋白酶本身以及组织液所激活。胰蛋白酶又能够进一步去激活糜蛋白酶原，使之成为有活性的糜蛋白酶。胰蛋白酶和糜蛋白酶一同作用于蛋白质时，可将蛋白质消化分解为小分子的多肽和氨基酸。

（2）胰淀粉酶　作用的最适 pH 为 6.7~7.0，可将进入到小肠内的生、熟淀粉水解为糊精、麦芽糖及麦芽寡糖。

（3）胰脂肪酶　作用的最适 pH 为 7.5~8.5，可将甘油三酯分解为脂肪酸、甘油一酯和甘油。胰腺分泌的辅脂酶对胰脂肪酶作用的发挥起着重要的辅助作用。胰脂肪酶与辅脂酶在甘油三酯的表面可形成一种高亲和度的复合物，牢牢地附着在脂肪颗粒表面，以防止胆盐把胰脂肪酶从脂肪颗粒表面置换下来。胰液中还含有一定数量的胆固醇酯酶和磷脂酶 A_2，可分别水解胆固醇和磷脂。

胰液中含有水解三大营养物质的消化酶，因而是人体内消化能力最强、最重要的消化液。临床和实验表明：当胰液分泌障碍时，即使其他消化腺的分泌功能都正常，食物中的脂肪和蛋白质也不能完全被消化和吸收，从而产生胰源性腹泻。

知识链接

澡豆-胰子-肥皂

魏晋时候有一种洗涤剂叫“澡豆”，唐代孙思邈的《千金要方》和《千金翼方》曾记载，把猪胰腺的污血洗净，撕除脂肪后研磨成糊状，再加入豆粉、香料等，均匀地混合后，经过自然干燥便成可作洗涤用途的澡豆。澡豆制作过程中，将猪胰研磨，增强了胰腺中所含的消化酶的渗出，混入的豆粉中含有皂甙和卵磷脂，后者有增强起泡力和乳化力的作用，不但加强了洗涤能力，而且能滋润皮肤，所以它算是当时一种比较优质的洗涤剂。然而，由于要大量取得猪胰腺这种原料很困难，所以澡豆未能广泛普及，只在少数上层贵族中使用。

后来，人们又在澡豆的制作工艺方面加以改进，他们在研磨猪胰时加入砂糖，又以碳酸钠（纯碱）或草木灰（主要成分是碳酸钾）代替豆粉，并加入熔融的猪脂，混合均匀后，压制成球状或块状，这就是“胰子”了。猪油在40℃熔融，而猪胰脏此时发挥脂肪酶的分解作用，将猪油分解为高级脂肪酸，这些脂肪酸与随后加入的草木灰碱剂发生皂化反应，生成了脂肪酸皂。这就是现代肥皂的主要化学成分。

2. 胆汁及其作用 肝细胞合成、分泌的胆汁由肝管流出，经胆总管排入十二指肠，或转入胆囊管输送到胆囊内贮存，在消化期再由胆囊排入十二指肠。

（1）胆汁的性质和成分　胆汁是一种苦味的有色液体。肝胆汁呈金黄色，pH 为 7.4，而胆囊胆汁则因水分的不断吸收发生浓缩而呈深棕色，由于碳酸氢盐在胆囊中被吸收，故 pH 为 6.8。成年人每天胆汁的分泌量为 800~1000ml。胆汁的成分除水和无机盐外，还有胆盐、胆色素、脂肪酸、胆固醇、磷脂酰胆碱和黏蛋白等有机成分。胆汁中没有消化酶，是唯一不含有消化酶的消化液。

在正常情况下，胆固醇能否成溶解状态，取决于胆盐（或胆汁酸）、胆固醇和磷脂酰胆碱的比例。当胆固醇分泌过多，或胆盐、磷脂酰胆碱合成减少时，破坏了三者的适当比例，胆固醇就容易沉积下来形成结石。

（2）胆盐的作用　胆汁对于脂肪的消化和吸收具有重要意义，该作用主要与其中的胆盐有关。

①乳化脂肪：胆盐可降低脂肪的表面张力，使脂肪乳化成微滴并分散在肠腔内，从而增加脂肪与胰脂肪酶的接触面积，有利于胰脂肪酶分解脂肪。

②促进脂肪吸收：当肠腔内的胆盐达到一定浓度后，胆盐分子可聚集成微胶粒。微胶粒能够将脂肪的分解产物脂肪酸、甘油一酯等包裹在其内部，形成水溶性复合物（混合微胶粒）。因此，胆盐是使不溶于水的脂肪水解产物到达肠黏膜表面所必需的运输载体，对于脂肪消化产物的吸收有着重要的意义。另外，胆盐还能够促进脂溶性维生素（维生素 A、D、E、K）的吸收。

③利胆作用：胆盐由肝细胞分泌后排放至十二指肠内，大部分经由回肠重新吸收入血，经门静脉运送到肝，此过程称为胆盐的肠-肝循环。胆盐通过肠-肝循环回到肝细胞后，可刺激肝细胞合成分泌胆汁，此作用称为胆盐的利胆作用。在临床，胆结石

阻塞胆道或肿瘤压迫胆管的患者，一方面可因为胆汁排放困难，影响脂肪、脂溶性维生素的消化和吸收；另一方面又可由于胆管内压力增高，一部分胆汁进入血液可出现黄疸症状。

3. 小肠液及其作用　小肠黏膜内有两种腺体：十二指肠腺和小肠腺。

十二指肠腺分泌黏稠度很高（含大量黏蛋白）的碱性液体，其主要功能是保护十二指肠黏膜避免胃酸侵蚀。黏液中的 HCO_3^- 可中和由胃排入十二指肠的酸性内容物，维持小肠内的碱性环境。

小肠腺分布于小肠黏膜层内，其分泌量很大，是小肠液的主要组成部分。小肠液是一种弱碱性液体，pH 约为 7.6，渗透压与血浆相近。成年人每天小肠液的分泌量为 1.0~3.0L，分泌量的变化范围比较大，有时是较稀薄的液体，可以稀释消化产物，使其渗透压下降，有利于营养物质和消化产物的吸收；有时则由于含有大量黏蛋白而黏稠。近年来研究认为，真正由小肠腺分泌的酶只有肠激酶一种，它能够激活胰液中的胰蛋白酶原，使之成为有活性的胰蛋白酶，有利于蛋白质的消化和吸收。肠黏膜上皮细胞内含有多种消化酶，如分解多肽的肽酶、分解双糖的蔗糖酶和麦芽糖酶等，当营养物质被吸收入小肠上皮细胞后，它们可对消化不完全的产物再继续进行消化。但是当这些酶随脱落的肠上皮细胞进入肠腔内，它们对小肠内发生的消化并不起作用。

（四）大肠液的作用

大肠液是由大肠黏膜表面的柱状上皮细胞和杯状细胞分泌的。大肠液含有丰富的黏液和碳酸氢盐，其 pH 为 8.3~8.4。大肠液的主要作用是润滑粪便，减少食物残渣对肠黏膜的摩擦；粘连肠内容物，有助于形成粪便，减少或阻止大肠内的细菌活动对肠壁的影响。大肠液中可能还含有少量的二肽酶和淀粉酶，但它们对物质的分解作用不大。

大肠内细菌的作用：①保护作用。大肠内有多种细菌，这些细菌主要来自食物和大肠内的繁殖，包括厌氧菌和兼厌氧菌，它们能够抑制某些病原菌（有害菌）的生长；②大肠细菌还能利用大肠的食物残渣合成某些人体必需的维生素，如硫胺素、核黄素及叶酸等 B 族维生素和维生素 K，是人体该类维生素的一个重要来源；③发酵作用和腐败作用。细菌中含有能分解食物残渣的酶，对食物残渣中的糖类和脂肪的分解作用称发酵，而对蛋白质的分解作用称为腐败。

知识拓展

抗生素与菌群失调

菌群失调是最容易被人们忽视的不良反应。人体内的细菌大部分是有益菌。有益菌除了可产生维生素、消化酶等人体所需要的物质外，同时能够抑制有害菌的生长。长期大量使用抗生素（尤其是广谱抗生素）后，杀死致病菌的同时，也会杀死有益菌，从而导致人体内菌群失调，最常见的表现是腹泻、维生素缺乏、消化不良。另外，人体内的有害菌经常接触抗生素，还会产生耐药性。合理使用抗生素已成为一个广为关注的问题。

第二节 吸 收

消化是吸收的前提，吸收可为人体组织细胞内的新陈代谢提供物质和能量保障。

一、吸收的部位

食物在消化道不同部位的吸收能力和吸收速度，主要取决于食物在各部位被消化的程度和停留的时间、消化道各部位毛细血管和毛细淋巴管的分布及回流情况以及吸收面积的大小。

食物在口腔和食管内一般不进行吸收，而某些药物（如硝酸甘油）可被口腔黏膜吸收。胃黏膜只能吸收少量的水分、乙醇及弱酸性药物（如阿司匹林）。

小肠的吸收能力最强，是吸收的主要部位，这是因为：①食物在小肠内消化完全。小肠内酶的种类和数量多，糖类、脂肪及蛋白质可被彻底消化为可吸收的小分子物质；②小肠的吸收面积大。成年人的小肠长 5~7m，黏膜形成许多环形皱褶，皱褶上有大量的绒毛，每根绒毛的上皮细胞上有许多微绒毛，这些结构可使小肠的吸收面积增加约 600 倍，达到 200m^{2}左右（图 10-3）；③小肠绒毛内有丰富的毛细血管和毛细淋巴管。空腹时，绒毛不活动；进食后，绒毛会发生节律性伸缩和摆动，这些运动可加速绒毛内血液和淋巴液的回流，有利于吸收；④食物在小肠内停留时间长。一般情况下食物在小肠内停留的时间为 3~8 小时。这既有助于其充分消化，也有助于营养物质有充足的时间被吸收。绝大多数的糖类、蛋白质和脂肪的消化产物是在十二指肠和空肠吸收的，而回肠可主动吸收胆盐和维生素 B_{12}。

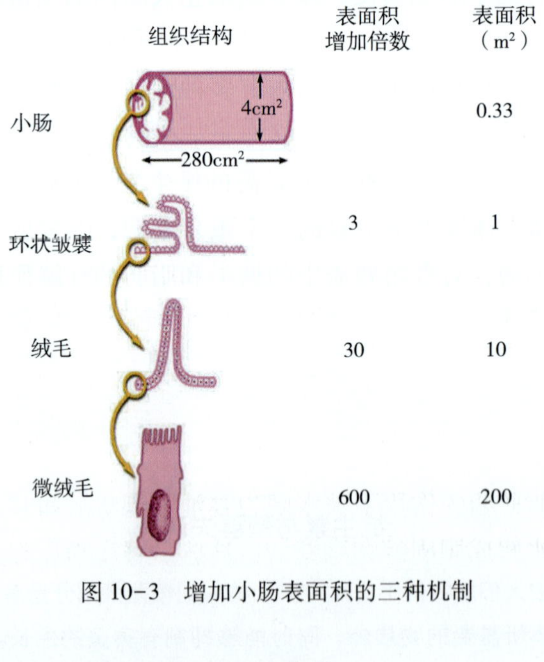

图 10-3 增加小肠表面积的三种机制

大肠主要吸收食物残渣中剩余的水和无机盐类。

二、小肠内几种重要营养物质的吸收

（一）糖的吸收

食物中有多种糖类物质，如多糖（糖原、淀粉）、双糖（乳糖、麦芽糖、蔗糖）和

单糖（葡萄糖、半乳糖、果糖）。糖类只有被分解成为单糖时才可被小肠黏膜上皮细胞吸收，其主要吸收形式是葡萄糖，约占单糖总量的80%。如果小肠缺乏水解双糖的酶，可导致肠腔内双糖过多、肠内渗透压增加，而使小肠内液体的吸收量减少、肠内容物体积增加，引起腹胀；而当未经消化吸收的双糖进入结肠后，又在细菌的发酵作用下产生大量气体，进一步加重腹胀，并产生腹泻等症状。某些成年人，由于小肠内缺乏乳糖酶或其活性较降低，在饮用牛奶后，就会出现明显的腹胀和腹泻等症状。

葡萄糖是通过继发性主动转运的方式吸收进入血液的。小肠黏膜上皮细胞的刷状缘上有葡萄糖转运体（同向转运体），而在侧膜上有钠泵。钠泵可将肠黏膜上皮细胞内的Na^+泵到细胞间液，造成肠腔内Na^+的高势能。当Na^+与葡萄糖转运体结合顺浓度差进入细胞内的同时，其释放的能量可用于葡萄糖分子逆浓度差进入细胞。随着肠黏膜上皮细胞内葡萄糖浓度的逐渐升高，葡萄糖可借助基底膜上的载体，顺着浓度差易化扩散入细胞间液后吸收入血。同时，进入细胞内的Na^+被细胞侧膜上的钠泵转运到细胞外（图10-4）。综上所述，葡萄糖的吸收依赖于Na^+的主动转运，二者同时进行、相互偶联，并且需要消耗能量，因此是继发性主动转运的过程。

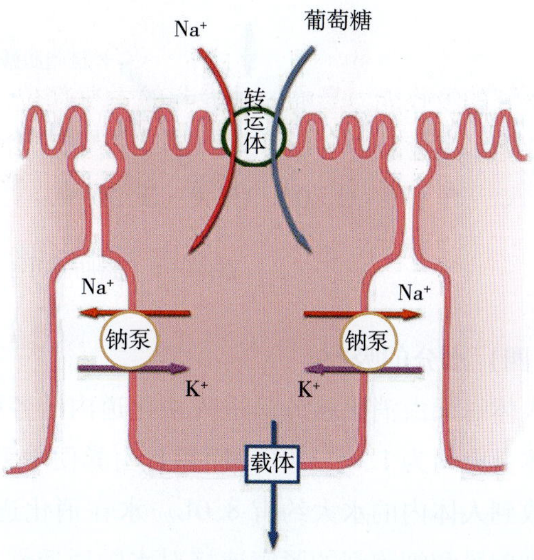

图10-4　小肠上皮细胞吸收葡萄糖的机制示意图

（二）蛋白质的吸收

食物中的蛋白质被蛋白酶消化分解成氨基酸才能够被小肠黏膜上皮细胞吸收，其吸收形式类似于葡萄糖的吸收，也属于继发性主动转运。在婴儿，少量未消化的蛋白质，如母亲初乳中的某些抗体蛋白，也可完整地被小肠黏膜吸收入血，从而提高婴儿对病原体的免疫力，这也成为“母乳喂养好”的重要原因之一。随着年龄增长，完整蛋白质的吸收越来越少。外来的异种蛋白质被吸收后，将会引起淋巴细胞产生特异性抗体，如果以后再有同样蛋白质被吸收，即可作为抗原而引起过敏反应，这可能就是有些人在吃了某些异种蛋白食物（如虾、蟹、鸡蛋等）后发生过敏反应的原因之一。

（三）脂肪的吸收

食物中的脂肪在胰脂肪酶的作用下被水解为甘油、脂肪酸和甘油一酯，胆固醇酯在胰胆固醇酯酶的作用下被水解成胆固醇和脂肪酸。这些水解产物是脂溶性分子，由于小肠黏膜上皮细胞刷状缘的表面有一层不流动的水分子层，它们很难直接通过静水层到达细胞的微绒毛处。胆汁中的胆盐有助于脂溶性水解产物的吸收（详见本章第一节）。

脂肪水解产物进入细胞后的去路取决于脂肪酸分子的大小。短链脂肪酸（1~12个碳原子的脂肪酸）及含短链脂肪酸的甘油一酯，可直接从细胞内扩散到组织间液中，随后再扩散到血液中。长链脂肪酸（大于12个碳原子的脂肪酸）及含长链脂肪酸的甘油一酯则在细胞的内质网中大部分重新合成为甘油三酯，或是与胆固醇结合成胆固醇酯；甘油三酯、胆固醇酯再与细胞中的载脂蛋白合成乳糜微粒。乳糜微粒以出胞的形式进入细胞间隙，再扩散进入淋巴液（图 10-5）。由于膳食中的动、植物油含有 15 个以上碳原子的长链脂肪酸很多，所以脂肪的吸收途径以淋巴为主。

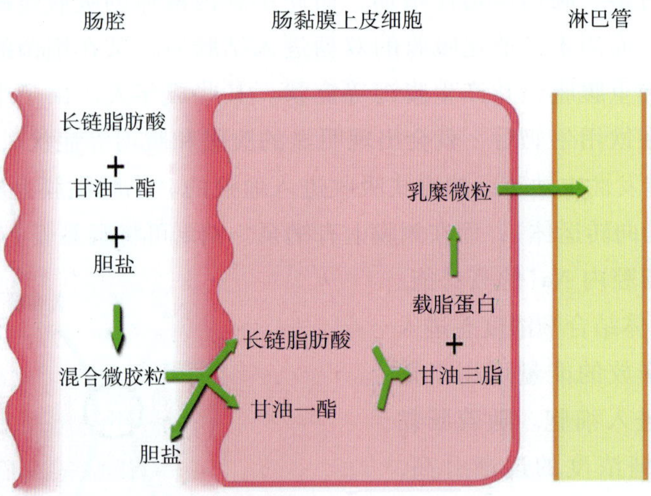

图 10-5　脂肪在小肠内吸收的主要方式

（四）水分的吸收

人体每天由消化腺分泌进入消化道内的各种消化液总量大约为 7.0L，每天从外界摄取的液体量大约为 1.0~2.0L，而每日由粪便中丢失的水分只有 150ml 左右，因此，每日由胃肠吸收到人体内的水大约有 8.0L。水在消化道内是通过渗透的形式（被动转运）吸收的。由于细胞膜和细胞间的紧密连接对水的通透性都很大，各种溶质（主要是 NaCl）的吸收所造成的黏膜两侧的渗透压梯度是水吸收的主要动力。

（五）无机盐的吸收

1. Na^+的吸收　Na^+的吸收与肠黏膜上皮细胞侧膜和底膜上的钠泵活动有关。由于钠泵的活动，使肠黏膜上皮细胞内的 Na^+浓度降低，同时细胞内的电位较黏膜面低，因此，肠腔液内的 Na^+可顺电-化学梯度不断地向细胞内扩散。进入细胞内的 Na^+又通过膜上钠泵的活动，逆电-化学梯度进入血液。因此，Na^+的吸收是主动转运过程。

2. 铁的吸收　人每日膳食中含铁量约为 10mg，其中约 1/10 被小肠吸收。铁的吸收部位主要是十二指肠和空肠。这些部位肠黏膜上皮细胞膜上有转铁蛋白，它对 Fe^{2+}的转运效率比对 Fe^{3+}的转运效率约高数倍，所以 Fe^{2+}更容易吸收。Fe^{2+}进入细胞后，大部分被氧化为 Fe^{3+}，并与细胞内的去铁铁蛋白结合成为铁蛋白，暂时贮存在细胞内，防止铁的过量吸收；一小部分尚未与去铁铁蛋白结合的 Fe^{2+}，则可以主动转运的形式进入血液中。维生素 C 能将 Fe^{3+}还原为 Fe^{2+}，可促进铁的吸收。铁在酸性环境中易溶解，故胃酸也有促进铁吸收的作用。胃大部切除的患者，由于胃酸分泌减少，可影响铁的吸收，故常常会伴有缺铁性贫血。铁的吸收还与人体对铁的需求有关。急性失血患者、孕妇、儿童对铁的需要量增加，当服用相同剂量的铁后，可比正常人的铁吸收量大 1~4 倍。

3. 钙的吸收　食物中的钙只有呈离子状态才能被吸收，吸收量仅占一小部分，大部分随粪便排出体外。钙的吸收部位在小肠上段，尤其是十二指肠吸收钙的能力最强。钙的吸收形式主要是主动转运。肠腔中的 Ca^{2+}借助肠黏膜细胞微绒毛上的一种与钙有高度亲和力的钙结合蛋白进入肠黏膜上皮细胞内，再通过细胞底膜和侧膜上的钙泵活动主动转运入血。影响钙吸收的因素主要有：①维生素 D 对钙的吸收非常重要，它可促进钙由肠腔进入黏膜上皮细胞内，又能协助钙从细胞进入血液；②肠内容物的酸度对钙的吸收有重要影响，在 pH 约为 3 时，钙呈离子化状态，吸收最好；③钙盐只有在溶液状态（如氯化钙、葡萄糖酸钙），且不被肠腔中任何其他物质（如磷酸盐）沉淀的情况下才能被吸收；④脂肪食物对钙的吸收有促进作用，脂肪分解释放的脂肪酸，可与钙结合形成钙皂，后者可和胆汁酸结合，形成水溶性复合物而被吸收；⑤儿童、孕妇和乳母对钙的需要量增加，可使其吸收量增加。

4. 负离子的吸收 由钠泵活动产生的电位差可促进肠腔内负离子，主要是 Cl^- 和 HCO_3^- 向细胞内移动而被动吸收。也有证据表明，负离子也可以独立进行移动。

一般来说，单价的碱性盐类（钠、钾、铵盐等）吸收速度较快；多价的碱性盐类（镁、钙盐等）则吸收较慢；能与钙结合形成沉淀的盐（如硫酸钙、磷酸钙、草酸钙等）则不能被吸收。

（六）维生素的吸收

维生素分为脂溶性和水溶性两大类。大多数水溶性维生素，如维生素 B_1、B_2、B_6、PP、C 和叶酸，主要是以扩散的形式在小肠上段被吸收，但维生素 B_{12} 必须与内因子结合形成水溶性复合物后才能被运送到回肠吸收（参考本章第一节消化部分有关胃液的组成及作用）。脂溶性维生素 A、D、E、K 的吸收与脂类消化产物的吸收过程和机制相似。

第三节 消化器官活动的调节

在非消化期，消化道运动减弱、消化液分泌减少；在消化期，消化道运动增强、消化液分泌增加。消化器官活动的强弱可根据人体的需要发生相应的变化，这些改变主要是在神经调节和体液调节下完成的。

一、神经调节

（一）消化器官的神经支配及其作用

支配消化道运动和消化腺分泌的神经包括外来的自主神经和位于消化管壁内的内在神经丛。

1. 外来神经及其作用 支配胃肠的自主神经又被称为外来神经，包括交感神经和副交感神经（图 10-6）。除口腔、咽、食管上段肌肉及肛门外括约肌外，其余消化器官都受交感神经和副交感神经的双重支配，其中副交感神经的影响较大。当副交感神经兴奋时，节后纤维末梢释放乙酰胆碱，激动效应器的 M 受体，使胃肠运动增强（胆囊括约肌除

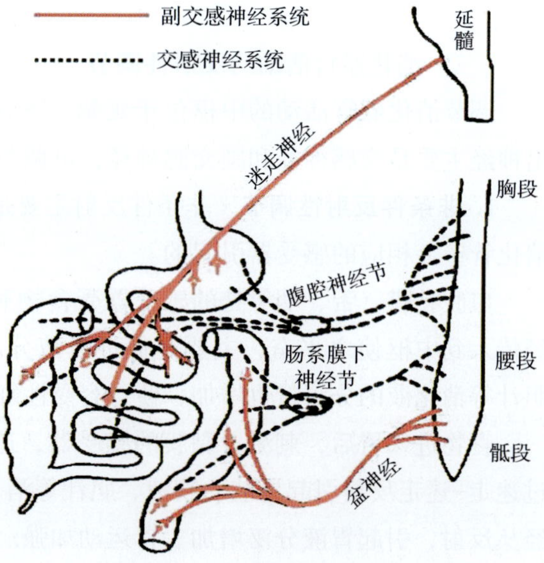

图 10-6 胃肠的神经支配

外）、腺体分泌活动增加，对壁内神经元有兴奋作用。因此，临床上用 M 受体阻断剂（如阿托品）可使胃肠运动减弱、唾液分泌减少，从而可缓解由于胃肠痉挛引起的剧烈腹痛，但同时也会引起口干。当交感神经兴奋时，节后纤维末梢释放去甲肾上腺素，使胃肠道运动减弱（胆囊括约肌除外）、腺体分泌减少，对壁内神经元有抑制作用。因此，长期的过度紧张或焦虑，可导致人体的消化功能减弱。

2. 内在神经丛及其作用 消化道的内在神经丛分布于食管中段至肛门的管壁内，包括黏膜下神经丛（Meissner 神经丛）和肌间神经丛（或称 Auerbach 神经丛）（图 10-7）。内在神经丛由大量的感觉神经元、中间神经元和运动神经元，通过神经纤维使胃肠壁的各种感受器及效应器相互联系，形成极为复杂的神经网络。当食物刺激消化管壁时，可不通过脑和脊髓，仅通过局部的内在神经丛，引起消化管的运动和腺体分泌。但在整体内，内在神经丛的活动要受到交感神经和副交感神经的调控。

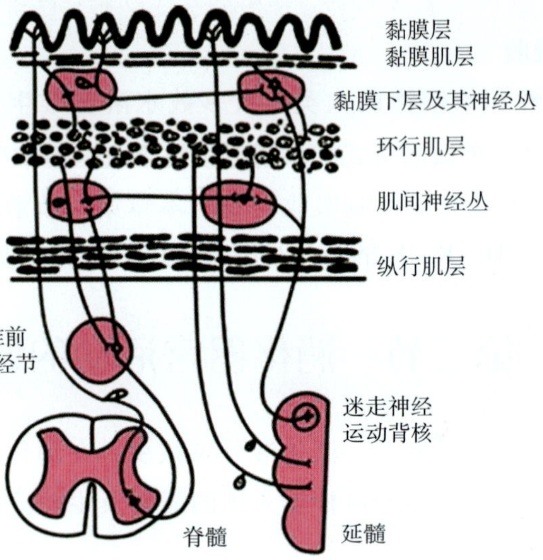

图 10-7 胃肠内在神经丛及其与外来神经的联系

（表示管壁的各层及内在神经丛）

（二）消化器官活动的反射性调节

调节消化器官活动的中枢位于延髓、下丘脑、边缘叶及大脑皮层等处。消化反射的传出神经主要是交感神经和副交感神经，可调节胃肠平滑肌的运动和消化腺的分泌活动。

1. 非条件反射性调节 非条件反射主要是来自食物的机械或化学性刺激可以直接刺激消化管壁上相应的感受器引起的。

口腔黏膜、舌、咽等处的感受器受食物刺激后，神经冲动沿第Ⅴ、Ⅶ、Ⅸ、Ⅹ对脑神经传入到中枢使之兴奋，主要是促进唾液分泌，以便进行口腔内消化；同时胃液、胰液、胆汁等消化液的分泌量也增加，使胃容受性舒张，为食物在胃肠内进行的消化做好准备。

食物进入胃后，刺激胃黏膜的感受器，通过两条反射途径改变效应器的活动：一是通过迷走-迷走反射引起胃液、胰液、胆汁等消化液分泌增加、胃运动增强；二是通过内在神经丛反射，引起胃液分泌增加、胃运动加强。

食糜进入小肠后，其产生的扩张刺激和化学刺激直接作用于小肠上部，引起三种神经反射：一是迷走-迷走反射可引起胃液、胰液、胆汁等消化液分泌的增加，促进小肠的化学性消化；二是内在神经丛反射性可促进小肠的运动，利于小肠内的机械性消化；三是肠-胃反射可抑制胃的运动，延缓胃排空。

2. 条件反射性调节 人在进食时或进食前，制作食物的形状、颜色、气味，以及就餐环境和相关语言，都能反射性地引起胃肠运动和消化腺的分泌，形成条件反射。“望梅止渴”就是通过条件反射引起唾液分泌的一个最典型的案例。条件反射的传入神经是第Ⅰ、Ⅱ、Ⅷ对脑神经，尽管条件刺激不是直接作用于消化器官的相应感受器，但其引起的反射效应却能够为食物的消化做好提前准备，使人体的消化活动更好地与环境变化相适应。

二、体液调节

（一）胃肠激素

胃肠激素是胃肠黏膜的内分泌细胞合成分泌的激素的总称。分散在胃肠黏膜细胞之间的内分泌细胞约有 40 多种，如 A 细胞、B 细胞、D 细胞、G 细胞、I 细胞、S 细胞等等。由于胃肠黏膜的面积大，故分泌到其中的激素总量很大。因此，消化道不仅具有消化功能，还具有内分泌功能。对消化器官活动影响较大的胃肠激素主要有促胃液素、促胰液素和缩胆囊素等（表 10-1）。

表 10-1 三种胃肠激素的主要作用及引起其释放的因素

激素名称	分泌部位	主要的生理作用	引起释放的因素
促胃液素（胃泌素）	G 细胞	促进胃酸和胃蛋白酶原分泌 促进胰液分泌 促进胆囊收缩 促进胆汁分泌 促进胃的运动 促进消化道黏膜生长	迷走神经兴奋 蛋白质消化产物
促胰液素	S 细胞	促进胰液（以 H_2O 和 HCO_3^- 为主）分泌 促进胆汁分泌 促进小肠液分泌 促进胆囊收缩 抑制胃液分泌 抑制胃的运动	小肠上部的盐酸 蛋白质分解产物 脂肪酸钠
缩胆囊素	I 细胞	促进胰液（以胰酶为主）分泌 促进胆汁分泌 促进小肠液分泌 促进胃的运动 促进胆囊收缩 促进胰腺外分泌组织生长	小肠上部蛋白质分解产物 脂肪酸钠 盐酸

（二）其他体液因素

1. 盐酸 由胃黏膜壁细胞分泌的盐酸，可通过负反馈调节抑制胃液的分泌。当胃窦和十二指肠内 pH 下降时，G 细胞分泌活动减弱、促胃液素分泌减少，从而使胃液的分泌量减少。

2. 组胺 组胺由肠嗜铬样细胞产生，具有强烈刺激胃酸分泌的作用。正常情况下，胃黏膜可恒定、少量地释放组胺，与壁细胞膜上的组胺受体（H_2受体）结合，促进胃酸的分泌。临床上检测胃腺分泌胃酸的能力，即可用注射组胺的方法。西咪替丁等 H_2受体阻断剂可抑制组胺与H_2受体结合，使胃酸分泌减少，临床上可用于溃疡病的治疗。

目标检测

一、A 型选择题

1. 人唾液中含有的酶是
   A. 蛋白酶　B. 溶菌酶　C. 淀粉酶
   D. 淀粉酶和溶菌酶　E. 蛋白酶和淀粉酶
2. 下列哪项为不含有消化酶的消化液
   A. 唾液　B. 胃液　C. 胆汁
   D. 胰液　E. 小肠液
3. 使胃蛋白酶原转变成胃蛋白质酶的激活物是
   A. Na^+　B. Cl^-　C. K^+
   D. HCl　E. 内因子
4. 下列哪项不属于胃液的作用
   A. 杀菌　B. 激活胃蛋白酶原　C. 使蛋白质变性
   D. 对淀粉进行初步消化　E. 促进维生素 B_{12}的吸收
5. 参与构成胃黏膜保护屏障的主要离子是
   A. Na^+　B. Ca^{2+}　C. H^+
   D. HCO_3^-　E. Cl^-
6. 胃特有的运动形式是
   A. 紧张性收缩　B. 容受性舒张　C. 分节运动
   D. 蠕动　E. 集团蠕动
7. 消化道平滑肌不具有的生理特性为
   A. 兴奋性低　B. 紧张性　C. 伸展性大
   D. 有自动节律性　E. 对电刺激敏感
8. 消化液中最重要的是
   A. 唾液　B. 胃液　C. 胆汁
   D. 胰液　E. 小肠液
9. 激活糜蛋白酶原的物质是
   A. HCI　B. 肠激酶　C. 胰蛋白酶
   D. 糜蛋白酶　E. 内因子
10. 激活胰蛋白酶原的最有效物质是
    A. 脂肪酸　B. 胆盐　C. 蛋白水解产物
    D. 肠激酶　E. 糜蛋白酶

11. 刺激促胰液素释放的最有效物质是

A. 蛋白质分解产物 B. 脂肪的分解产物 C. HCl

D. 淀粉 E. 葡萄糖

12. 促使胰液中各种酶分泌的重要体液因素是

A. 促胃液素 B. 促胰液素 C. HCl

D. 缩胆囊素 E. 胆盐

13. 胆汁中与脂肪消化关系密切的成分是

A. 胆固醇 B. 磷脂酰胆碱 C. 胆色素

D. 胆盐 E. 脂肪酸

14. 营养物质吸收最主要的部位是

A. 口腔 B. 食管 C. 胃

D. 小肠 E. 大肠

15. 胃大部分切除的患者出现严重贫血，表现为外周血巨幼红细胞增多，其主要原因是下列哪项减少

A. HCl B. 内因子 C. 黏液

D. 胃蛋白酶原 E. HCO_3^-

16. 胃泌素是由下列哪种内分泌细胞分泌的

A. α 细胞 B. β 细胞 C. G 细胞

D. S 细胞 E. PP 细胞

17. 人体内酸度最高的消化液是

A. 唾液 B. 胃液 C. 胆汁

D. 胰液 E. 大肠液

18. 关于迷走神经的作用错误的是

A. 分泌的递质是乙酰胆碱 B. 作用消化器官上的 M 型受体

C. 使消化液分泌增加 D. 使胃肠运动增强

E. 抑制消化作用为主

19. 正常胃排空的速度是

A. 1~2 小时 B. 2~3 小时 C. 1~3 小时

D. 3~4 小时 E. 4~6 小时

二、简答题

1. 简述胃酸的分泌部位及作用。
2. 为什么说小肠是吸收的主要部位？
3. 简述自主神经对消化器官活动的影响。

（蔡凤英 张承玉）

扫码“练一练”

扫码“学一学”

第十一章

能量代谢和体温

学习目标

知识目标

1. 掌握影响能量代谢的主要因素，人体的产热器官，人体的主要散热器官及散热方式。
2. 熟悉基础代谢及基础代谢率的概念，人体的正常体温及生理变动，体温的调节。
3. 了解人体能量的来源和利用。

新陈代谢是生命最基本的特征，包括物质代谢和能量代谢两大范畴。生理学上将人体物质代谢过程中，伴随着能量的释放、转移、储存和利用，称为能量代谢。

第一节 能量代谢

一、人体能量的来源和利用

（一）人体能量的来源

人体内的能量主要来源于食物中的糖、脂肪和蛋白质。这些能源物质的碳氢键中蕴藏着化学能，在它们氧化分解过程中，碳和氢分别被氧化为二氧化碳和水，碳氢键断裂，释放出化学能。

1. 糖 糖是人体的最主要能源物质。一般情况下，人体所需能量的50%～70%是由糖类提供的。糖的分解供能有两种途径，一是有氧氧化，二是无氧酵解。在氧供应充足时，葡萄糖可彻底氧化分解为二氧化碳和水。1mol葡萄糖完全氧化释放的能量可合成38molATP；在氧供应不足时，糖则通过无氧酵解分解为乳酸并释放少量能量，1mol葡萄糖无氧酵解只能合成2molATP。糖的无氧酵解虽然只能释放少量的能量，但在人体处于缺氧状态时却极为重要，因为这是体内能源物质唯一不需要氧的供能途径。例如，当人体剧烈运动时，骨骼肌耗氧量急剧增加，处于相对缺氧状态，即可通过糖的无氧酵解来提供能量。此外，脑是高耗能组织，且主要依赖葡萄糖的有氧氧化供能。然而，脑组织贮存的糖原非常少，当出现低血糖或缺氧时，会因为脑组织能量供应不足出现脑功能障碍，甚至昏迷。

2. 脂肪　一般情况下，通过氧化分解脂肪为人体提供的能量不超过人体总消耗能量的30%，但在人体处于饥饿状态时，糖原几乎消耗，脂肪则成为主要的供能物质。体内糖的贮存量一般仅为150g左右，而脂肪的贮存量可占体重的20%左右。脂肪被分解为甘油和脂肪酸后，在细胞内氧化释放能量。每克脂肪在体内氧化释放的能量约为同等重量的糖氧化释放能量的2倍。因此，脂肪是体内贮能和供能的重要物质。脂肪是体内能源物质的主要贮存形式，它既可直接来源于食物，又可由糖和氨基酸在体内转化而来。当人体从食物中摄取的能量超过人体消耗的能量时，过多的能量就会以脂肪的形式贮存起来。

3. 蛋白质　生理状态下蛋白质的主要功能是构成细胞成分或形成酶、激素等生物活性物质，并不作为供能物质。但在某些特殊情况下，如长期不能进食或消耗量极大，体内的糖原和脂肪几乎耗竭时，人体才会依靠由组织蛋白质分解产生氨基酸的方式供能，以维持其最基本的生理功能。

（二）能量的去路

人体内的糖、脂肪、蛋白质等能源物质氧化时所释放的能量，约有50%以上是直接转化为热能，用于维持体温；其余不足50%的能量则以高能磷酸键的形式贮存于三磷酸腺苷（ATP）和磷酸肌酸（CP）中。ATP既是体内重要的贮能物质，又是直接供能物质。当组织细胞进行各种功能活动需要消耗能量时，不能直接利用物质分解所释放的能量，只能直接利用ATP中贮存的能量，ATP的一个高能磷酸键断裂，ATP转变为ADP，同时释放能量。1mol的ATP转变成ADP时，可释放出33.5kJ的能量。

当体内物质分解释放的能量过剩时，生成的ATP浓度升高，促使ATP水解，将高能磷酸键转移给肌酸生成磷酸肌酸（CP），后者将能量贮存起来。CP在细胞内的含量远多于ATP，约为ATP的3~8倍，尤其是在肌肉组织中更加丰富。CP的主要功能是在组织细胞消耗能量增加，ATP浓度降低时，CP又将贮存的能量转移给ADP，又生成新的ATP（图11-1）。因此，CP不能直接为细胞生命活动提供能量，常被看作是ATP的巨大贮存库。

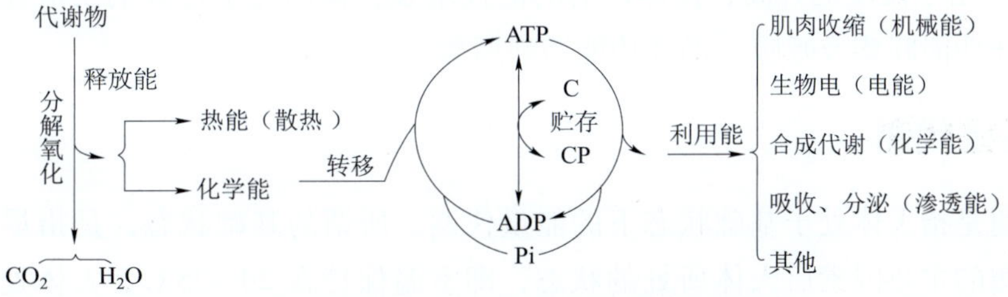

图11-1　体内能量的转移、贮存和利用

人体利用ATP分解释放的能量完成各种功能活动。例如，合成细胞的组成成分和生物活性物质，实现物质的跨膜主动转运，完成腺体分泌、神经传导、肌肉收缩等活动。其中，除了骨骼肌收缩做机械功外，其他功能活动消耗的能量最终都转化为热能，参与体温的维持。

二、影响能量代谢的主要因素

影响能量代谢的主要因素包括：肌肉活动、精神活动、食物的特殊动力效应和环境温度等。

（一）肌肉活动

肌肉活动是影响能量代谢最显著的因素。骨骼肌的收缩与舒张均是耗能过程，能量来源于营养物质的氧化，因此人体进行轻微的躯体活动即会增加 O_2的消耗量，人体 O_2的消耗量与肌肉活动强度呈正比，当人体进行剧烈运动或劳动时 O_2的消耗量可为安静状态时的 10~20 倍。人体的产热量也随之增高。特别指出的是，人体即使没有进行明显的躯体运动，维持一定程度的肌紧张和保持一定的姿势也需要消耗一定的能量。

（二）精神活动

精神活动主要通过肌紧张和激素的作用增加产热量。精神因素的影响主要表现在精神紧张（如激动、恐惧、焦虑、烦躁）时，人体随之出现的无意识肌紧张性增强，产热量明显增多；同时交感神经兴奋，使甲状腺激素、肾上腺素、糖皮质激素等分泌增多，使人体代谢活动增强，也可使产热量明显增多。

（三）食物的特殊动力效应

研究发现，人在进餐后一段时间内（从进食后 1 小时开始，可持续 7~8 小时），即使处于进餐前相同的安静状态，产热量也会较进餐前有所增加。这种由食物引起的人体产热量额外增加的现象，称为食物的特殊动力效应。实验发现，食物的成分不同，所产生的特殊动力效应也不同，进食全蛋白食物，额外增加的产热量可达 30%；进食糖和脂肪的食物，额外增加的产热量一般为 4%~6%；混合食物额外增加的产热量约为 10%。由此可见，蛋白质类食物的特殊动力效应最明显。这种由食物额外产生的能量只能增加人体的产热量，不能被用来做功。

（四）环境温度

人在安静状态下，环境温度为 20~30℃时，能量代谢率最稳定，主要是肌肉保持在松弛的状态。环境温度过低或过高均可使人体的能量代谢率增加。当环境温度低于 20℃时，由于寒冷刺激反射性地引起寒战及骨骼肌紧张度增加，致使能量代谢率增加；当环境温度超过 30℃时，由于温度的升高，使体内酶的活性增强，体内化学过程的反应速度加快，同时人体的发汗功能旺盛及呼吸、循环功能增强所致。

三、基础代谢

基础代谢是指人体处于基础状态下的能量代谢。所谓的基础状态，是指尽量排除上述影响能量代谢的主要因素后人体所处的状态，即室温保持在 20 ~25℃，人体处于清晨、清醒、静卧，不受肌肉活动和精神紧张等因素的影响，禁食 12 小时以上的状态。在这种状态下，人体所消耗的能量只用于维持一些基本的生命活动，能量代谢比较稳定。人体在基础状态下，单位时间内的能量代谢称为基础代谢率。基础代谢率比一般安静状态时的能量代谢率低，但并不是人体最低的。人体在熟睡无梦或长期饥饿时，能量代谢率会更低。

根据人们年龄、性别、体表面积大小和营养状况的不同，能量代谢率有一定的差异。据统计，成年男子的基础代谢率为 159.1kJ/（m^2·h），女性比男性低 6%~10%，但在妊娠期和哺乳期则明显升高，少年稍高，老年偏低。一般认为，实测值与正常平均值相差的百分数如在±10%~±15%范围内变动均为正常，如果超过±20%时可能为病理状态。例如，由于感染和其他疾病使身体受损及导致人体发热时，基础代谢率升高。一般来说，体温每升高 1℃，基础代谢率可升高 13%左右。值得注意的是，甲状腺疾病的基础代谢率变化非常显著，甲状腺功能亢进时，其基础代谢率可比正常值高出 25%～80%；甲状腺功能减退时，其基础代谢率可比正常值低 20%～40%。其他疾病如糖尿病、白血病、红细胞增多症以及伴有呼吸困难的心脏病等，也常伴有基础代谢率升高；肾上腺皮质和垂体功能低下时，基础代谢率也要降低。因此，临床上测定基础代谢率是诊断代谢疾病的重要辅助方法。

第二节　体　温

人体各部位的温度并不一样，可用体表温度和深部温度来表示。通常情况下，人体的皮肤温度属于体表温度。体表温度较低，变动也较大，易受环境温度、局部血流量和衣着情况等因素的影响。临床上所说的体温是指人体内部或深部组织的平均温度，也叫体核温度。体核温度较高且相对稳定，它是人体新陈代谢和一切生命活动正常进行的必要条件。

扫码“看一看”

一、人体的正常体温及生理变动

（一）正常体温

人体深部各脏器的温度由于代谢水平的不同而略有差异。在安静状态下，肝脏的代谢活动最为旺盛，温度最高，为 38℃左右；脑温度也接近 38℃；肾、胰腺及十二指肠等温度略低；直肠的温度更低。由于血液在不停地循环流动，可使人体深部各器官的温度趋于一致。因此，血液的温度可较好的代表人体深部的平均温度。但是血液的温度不易测定，因而临床上通常测量直肠、口腔或腋窝等浅表部位的温度来代表体温。

正常成人在安静状态下，直肠温度的正常值为 36.9～37.9℃，口腔温度的正常值为 36.7～37.7℃，腋窝温度的正常值为 36.0～37.4℃。其中，直肠温度最高，比较接近人体的深部温度，并且受外界环境温度的影响也较小，但在测量时应将温度计插入直肠内 6cm 以上，测量不很方便，因而在临床上并不常用，一般用于小儿及昏迷患者。口腔温度较直肠温度略低，测量口腔温度时应将温度计置于舌下，将口闭紧，虽然测量比较方便，但容易受进食、饮水、经口呼吸等因素的影响。测量腋窝温度时，要保持腋窝干燥，让被测者上臂紧贴胸廓，测量时间需要持续 5～10 分钟，以使人体深部的热量传导至腋窝，使该处温度上升接近人体深部温度的水平。由于测量方法简单，体温计可重复使用且不易发生交叉感染，因此是测量体温最常用的方法。

（二）体温的生理变动

体温的恒定是相对的。在生理情况下，体温可因昼夜、性别、年龄、肌肉活动和精神活动等方面的差异而有波动。

1. 昼夜周期性波动　正常人体温在一昼夜之中呈周期性波动，清晨 2～6 时体温最低，午后 1～6 时体温最高，昼夜波动幅度一般不超过 1℃。人体体温的这种昼夜周期性波动称为昼夜节律或日节律，它是受下丘脑视交叉上核中的生物钟控制。

2. 性别差异　成年女性的平均体温比男性高 0.3℃左右，可能与女性皮下脂肪较多，散热较少有关。因为皮下脂肪导热性较差，只有其他组织的 1/3。生育年龄女性的基础体温在月经周期中呈现规律性波动。一般来说，月经期和排卵前期体温较低，排卵日最低，排卵后体温可升高 0.2～0.5℃，呈现双相体温（图 11-2）。因此，生育年龄女性连续测定每天清晨醒后起床之前的基础体温，可以判断是否排卵及排卵的日期。排卵后黄体分泌的孕激素

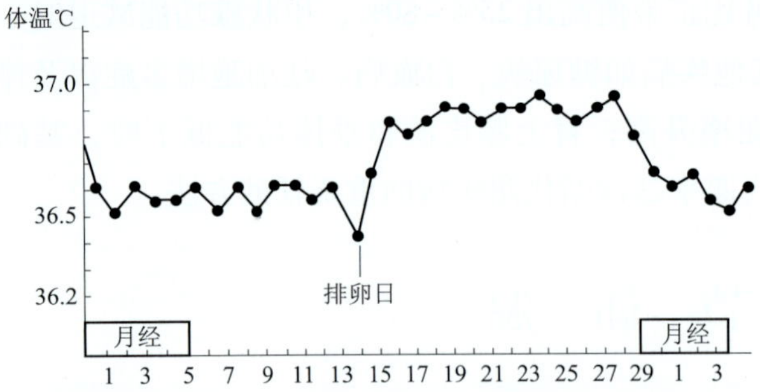

图 11-2　女性一个月经周期中基础体温的变化

具有产热效应，致使体温升高。

3. 年龄差异　儿童和青少年由于新陈代谢旺盛，体温较高。老年人由于代谢率低，体温低于成年人，且环境温度下降时代偿能力较差。新生儿特别是早产儿，由于体温调节系统发育尚未完善，体温调节能力差，易受环境温度的影响，应注意对其保暖。

4. 肌肉活动　肌肉活动时代谢加速，产热量增加，可导致体温升高。因此，测量体温前应让被测者安静一段时间，测量小儿体温时应防止哭闹，以免肌肉活动增强而导致体温升高。

此外，环境温度过高、精神紧张和进食等均可对体温产生影响，在测量体温时也应加以考虑。

二、体热平衡

人体在代谢过程中不断地产生热量，同时又将热量不断的散发到体外。正常人的体温是相对恒定的，是在体温调节机制的调控下，使人体的产热和散热活动达到动态平衡的结果。当人体的产热增加和（或）散热减少时，体温就会升高；反之体温就会降低。

（一）产热过程

1. 主要的产热器官　人体的主要产热器官因人体所处的状态不同而有差别（表 11-1）。在安静状态下，人体主要由内脏产热，其中肝脏是体内代谢最旺盛的器官，因而产热量也最大。人体在运动或劳动时，骨骼肌是最主要的产热器官。骨骼肌的紧张度稍有增强，产热量即可明显提高；剧烈运动时产热量可达安静时的 10~20 倍。

表 11-1　几种组织器官占体重的百分比及在不同状态下产热的百分比

组织、器官	重量（占体重的%）	产热量（%）	
		安静状态	运动或劳动
脑	2.5	16	1
内脏	34.0	56	8
骨骼肌	56.0	18	90
其他	7.5	10	1

2. 人体的产热方式　人体的产热方式有多种，例如基础代谢产热、食物的特殊动力效应产热、骨骼肌运动产热等。在寒冷环境中，由于寒冷的刺激，人体还会反射性地通过寒战性产热和非寒战性产热两种方式增加产热量，从而维持体温的相对恒定。

（1）寒战性产热　人体在寒冷环境中，伸肌和屈肌同时发生不随意的节律性收缩，即寒战。寒战时，骨骼肌的收缩不做外功，收缩的能量全部转变为热能，人体的能量代谢率可达到平时的 4~5 倍，这样的产热方式称为寒战性产热。

（2）非寒战性产热　人体在寒冷的环境中通过提高组织代谢率而增加产热的现象，称为非寒战性产热。其中，体内的褐色脂肪组织的产热量最大，约占非寒战性产热总量的70%。褐色脂肪组织是一种特殊类型的脂质，主要分布在腋窝、颈背部腹股沟及肩胛间区等部位，有密集的交感神经末梢的分布。当寒冷刺激使交感神经兴奋及血中儿茶酚胺类激素水平增加时，可增强褐色脂肪组织氧化分解，使产热量迅速增加。此外，寒冷刺激还可使甲状腺激素分泌增加，也会使产热量增加。

（二）散热过程

热量从人体内部散发到周围环境，除随大、小便散失5%外，其余都是由皮肤经辐射、传导、对流、蒸发（有一部分由呼吸道蒸发）等方式而散失的。

1. 皮肤的散热方式

（1）辐射散热　是指人体以热射线的形式将体热向周围散发的一种散热方式。辐射散热的量主要与下面两个因素有关：一是皮肤温度与周围环境之间的温度差，二是人体有效的辐射散热面积。当皮肤温度高于环境温度时，温度差越大或辐射散热面积越大，辐射散热量就越大、散热速度越快；反之。当环境温度高于皮肤温度时，人体不仅不能以辐射方式有效地进行散热，反而使人体从周围物体吸收热量。

（2）传导散热　是指人体的热量直接传给与之相接触的较冷物体的一种散热方式。传导散热的量取决于皮肤与接触物表面的温度差、接触面积、接触物体的导热性能。衣物是热的不良导体，故穿衣可以隔热保暖；水和冰的导热性大，因此临床上可用冰帽、冰袋给高热患者降温。

（3）对流散热　由于空气的比热低，当皮肤温度高于环境温度时，体热传给与皮肤相接触的空气，使其温度升高，温热空气比重较轻，于是上升并由冷空气补充。如此往复循环，产生对流。由此可见，对流散热可看作是传导散热的一种特殊形式。人在有风的地方和冷水中对流散热速度增加，散热量也增加。穿衣覆盖可减少空气对流，对身体具有保暖作用。

（4）蒸发散热　体表1g水蒸发可散发体热2.43kJ，是一种有效的散热方式。蒸发散热的量受气温、风速、空气湿度等因素的影响很大。气温高，风速快，有助于蒸发散热；空气湿度大，蒸发散热量少。因此，人处于高温且通风不良、湿度大的环境中，不但辐射、传导、对流散热方式停止，而且蒸发散热也变困难，较容易发生中暑。

蒸发散热有不感蒸发和发汗两种形式。

不感蒸发是指体内的水分从皮肤或黏膜表面透出，在未形成可察觉的水滴之前即被汽化的一种散热方式，又称不显汗。不感蒸发与环境温度、汗腺活动无关，也不受生理性体温调节机制的调控。人体24小时不感蒸发水分约为1000ml，其中60%～80%经皮肤蒸发，20%～40%经呼吸道黏膜蒸发。婴幼儿不感蒸发的速率较成人大，因而在缺水的情况下更容易出现严重脱水。

发汗是指汗腺分泌的汗液在体表形成可见的汗滴后，从体表蒸发而带走体热的一种散热方式，发汗可被意识到，故又称为可感蒸发。需要指出的是，汗液必须在体表蒸发才能散热，如果被擦掉或流失，就不能起到散热的作用。

三、体温的调节

体温调节有行为性体温调节和自主性体温调节两种基本方式。行为性体温调节是指在大脑皮质的控制下，人体有意识地改变自身行为活动建立体热平衡，以保持体温相对恒定，例如，蜷缩身体保暖、伸展肢体散热、增减衣物以及使用空调等。自主性体温调节是指当环境温度变化时，在体温调节中枢的调控下，通过增减皮肤的血流量、发汗、战栗等生理性调节反应，以维持体温的相对恒定。本部分仅讨论自主性体温调节，其为典型的生物自动控制系统（图 11-3）。

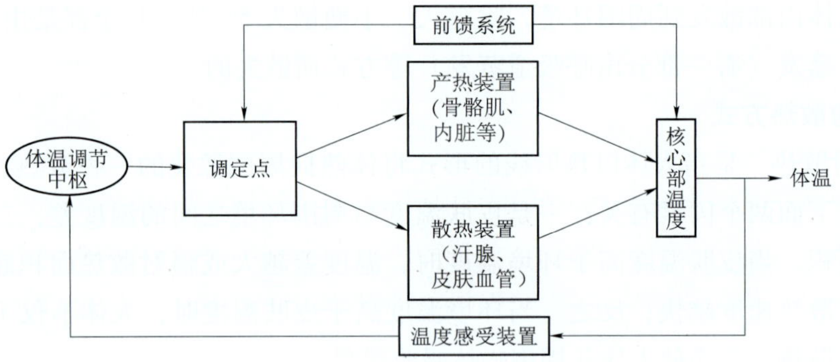

图 11-3　自主性体温调节的自动控制系统

（一）温度感受器

根据感受器存在部位的不同，温度感受器可分为两大类，即外周温度感受器和中枢温度感受器。

1. 外周温度感受器　是指存在于中枢神经系统以外的温度感受器。外周温度感受器实质是广泛地分布于皮肤、黏膜、内脏和肌肉等部位的游离神经末梢，包括热感受器和冷感受器，分别对相应部位的温度升高和温度降低敏感。

2. 中枢温度感受器　是指存在于中枢神经系统内的对温度变化敏感的神经元。中枢温度敏感神经元包括热敏神经元和冷敏神经元。热敏神经元在局部组织温度升高时活动增强，放电频率增加；冷敏神经元则在局部组织温度降低时活动增强，放电频率增加。

（二）体温调节中枢

通过实验观察到，只要保留了下丘脑及其以下神经结构的完整，恒温动物就能维持相对恒定的体温；一旦破坏了下丘脑，动物就再也不能维持相对恒定的体温，说明体温调节的基本中枢位于下丘脑。

进一步通过实验研究证明，视前区下丘脑前部（PO/AH）中的一部分温度敏感神经元不仅具有温度感受器的作用，还能整合下丘脑以外的各个部位传入的温度信息，使人体产生相应的体温调节。此外，PO/AH 的温度敏感神经元还可接受致热源、5-羟色胺等物质的直接作用而使体温发生变化。

（三）体温调节的调定点学说

人体体温能维持相对恒定，大多数学者用体温调定点学说来解释。该学说认为，体温的调节类似于恒温器的调节，PO/AH 发挥体温调定点的作用，设定了参数温度，人体通过产热和散热过程使体温稳定在设定的温度值上。一般认为，体温调定点设定的温度值为 37.0℃，当体温超过调定点时，可刺激热敏神经元兴奋，使人体产热器官活动减弱，散热器官活动加强，使人体散热大于产热；反之，当体温低于调定点时，可刺激冷敏神经元兴奋，它所发出的指令是加强产热器官的活动，散热器活动减弱，使体温下降，直至体温调回至37.0℃，在此水平上使产热和散热达到平衡。

知识链接

低体温症

低体温症是指患者的体核温度下降到35℃以下。如果体温下跌到32℃以下，情况会变得严重并最终致命。在寒冷且大风的山上，体力透支的运动后，天黑降温，穿着湿的全棉内衣，躺下后不再运动，此时制热和保温的因素长时间小于散热的因素，就可能导致低体温症。那时穿着运动后湿的内衣会严重降温。"保持干燥才能保命"，至少要脱掉湿的内衣或塞进一件干的衣服或毛巾到贴身处。

目标检测

一、A型选择题

1. 下列哪种物质既是贮能物质，也是直接的供能物质
   A. 二磷酸腺苷　B. 脂肪酸　C. 三磷酸腺苷
   D. 葡萄糖　E. 磷酸肌酸
2. 对能量代谢影响最为显著的是
   A. 性别　B. 肌肉活动　C. 环境因素
   D. 精神活动　E. 进食
3. 下列哪种疾病基础代谢率明显升高
   A. 糖尿病　B. 红细胞增多症　C. 白血病
   D. 甲状腺功能亢进　E. 肝炎
4. 关于基础代谢率的叙述，正确的是
   A. 女性高于男性　B. 成人高于婴幼儿
   C. 老年人低于成年人　D. 与体表面积无关
   E. 体重相同时，基础代谢率较为接近
5. 测定基础代谢率的条件，错误的是
   A. 清醒　B. 室温25℃　C. 餐后12小时以上
   D. 静卧　E. 肌肉放松
6. 关于体温生理变动的叙述，错误的是
   A. 清晨2~6时最低　B. 女性排卵日最高
   C. 剧烈运动可使体温升高　D. 环境因素对体温有影响
   E. 年轻人高于老年人
7. 下列内脏中，温度最高的是
   A. 胰脏　B. 肾　C. 直肠

D. 十二指肠　　E. 肝

8. 人体最主要的散热器官是

A. 肺　　B. 消化道　　C. 肾

D. 汗腺　　E. 皮肤

9. 给高热患者用酒精擦浴是为了

A. 增加辐射散热　　B. 增加传导散热　　C. 增加对流散热

D. 增加蒸发散热　　E. 增加发汗

10. 当外界温度等于或高于体表温度时，人体的散热方式是

A. 辐射　　B. 对流　　C. 传导

D. 辐射和对流　　E. 蒸发

11. 运动时的主要产热器官是

A. 肝脏　　B. 脑　　C. 肾脏

D. 骨骼肌　　E. 神经系统

12. 体温调节的基本中枢

A. PO/AH　　B. 脊髓　　C. 中脑

D. 延髓　　E. 脑干网状结构

二、简答题

1. 影响能量代谢的因素有哪些?
2. 简述体温的生理变动。
3. 举例说明人体的主要散热器官及散热方式。

扫码“练一练”

（唐　红）

第十二章

泌尿生理

扫码“学一学”

学习目标

知识要点

1. 掌握肾小球滤过率、肾糖阈、渗透性利尿、水利尿、血浆清除率的概念，尿液生成的基本过程，肾小球滤过的结构基础、动力及影响因素，抗利尿激素的分泌部位、分泌条件及作用。
2. 熟悉肾单位和球旁器组成及特点，肾小管、集合管的重吸收和分泌，尿液生成的自身调节和神经调节，正常尿量及临床常见的排尿异常。
3. 了解尿液的浓缩和稀释，尿道与膀胱的神经支配，排尿反射。

技能要求：

1. 学会急性动物实验的基本操作方法如麻醉、固定、颈部手术、气管插管等，动脉鞘内的结构，动脉及静脉插管、导尿的方法。
2. 具备实验软件的操作的能力。

人体将进入血液的代谢终产物、过剩的物质和异物等排出体外的过程称为排泄。人体的排泄器官包括肾、肺、消化道、皮肤和汗腺等，其中肾是人体最重要的排泄器官。肾通过泌尿过程，排泄了人体大部分的代谢终产物（包括药物），调节了人体水、电解质、渗透压及酸碱的平衡，维持了人体内环境的稳态。本章将重点阐述肾的排泄功能。

肾还是比较重要的内分泌器官。肾合成分泌的促红细胞生成素，能促进骨髓红细胞的生成；肾合成释放的肾素，能激活肾素-血管紧张素-醛固酮系统，参与调节动脉血压和水盐平衡；肾还能生成1,25-二羟胆骨化醇及前列腺素等生物活性物质。

慢性肾衰尿毒症期的患者，由于肾脏的排泄和内分泌功能障碍，会出现代谢性酸中毒、钠水潴留、贫血等临床表现，在肾移植之前需要进行血液透析以维持生命。

第一节　肾的功能单位和血液循环

一、肾单位与球旁器

（一）肾单位

肾单位是肾的基本结构和功能单位，由肾小体和肾小管组成（详见第三章），正常人每侧肾约有100万个肾单位。集合管在形态学上虽不属于肾单位，但与肾单位一起参与尿的生成过程。肾单位按其所在的部位不同分为皮质肾单位和近髓肾单位（图12-1），两种肾单位结构和特点比较见表12-1。

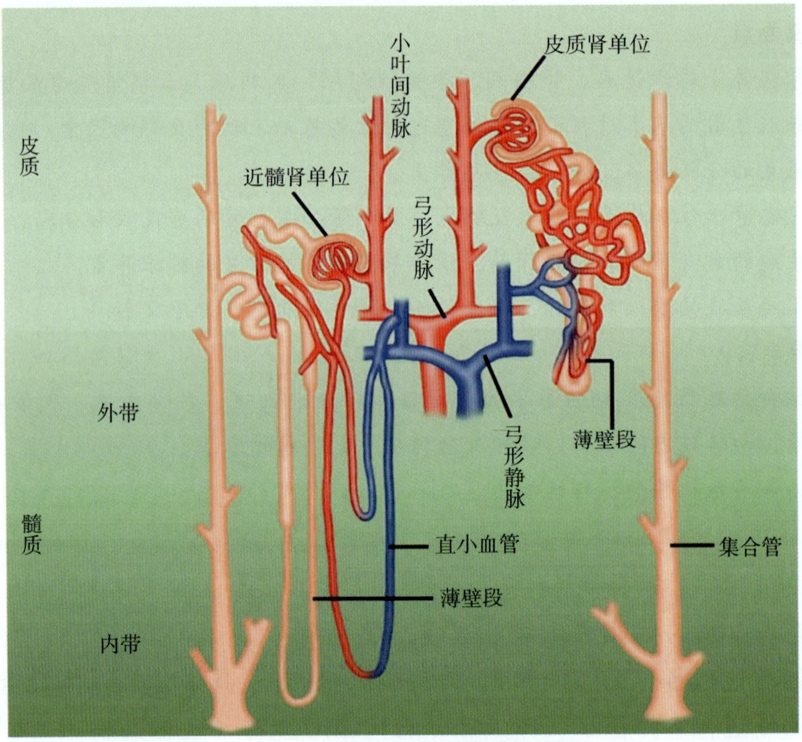

图12-1　肾单位和肾血管示意图

表12-1　皮质肾单位和近髓肾单位的特点比较

	皮质肾单位	近髓肾单位
分布部位	外皮质层和中皮质层	靠近髓质的内皮质层
数量	占肾单位总数的85%~90%	占肾单位总数的10%~15%
体积	较小	较大
入、出球小动脉口径之比	约为2∶1	约为1∶1
出球小动脉分支	围绕在皮质部的肾小管周围形成毛细血管网	形成肾小管周围毛细血管网和细长的U字形直小血管
髓袢	较短，只达外髓质层	较长，可深入内髓质层，甚至到达乳头部
球旁器	有，肾素含量多	几乎无
功能	尿液的生成，肾素的分泌	尿的浓缩和稀释

（二）球旁器

球旁器又称近球小体，由球旁细胞、致密斑和球外系膜细胞三部分细胞组成，主要分布于皮质肾单位（图 12-2）。球旁细胞是入球小动脉中特殊分化的平滑肌细胞，胞质中有含肾素的分泌颗粒，也称为颗粒细胞。致密斑由远曲小管起始部紧密排列的高柱状上皮细胞构成，呈斑块状隆起，从入球小动脉和出球小动脉之间的夹角穿过。致密斑与球旁细胞和球外系膜细胞相接触，其功能是感受远曲小管液中 NaCl 含量的变化，并将信息传至球旁细胞，调节肾素的释放。球外系膜细胞分布在入球小动脉、出球小动脉和致密斑之间，具有一定的吞噬和收缩功能。

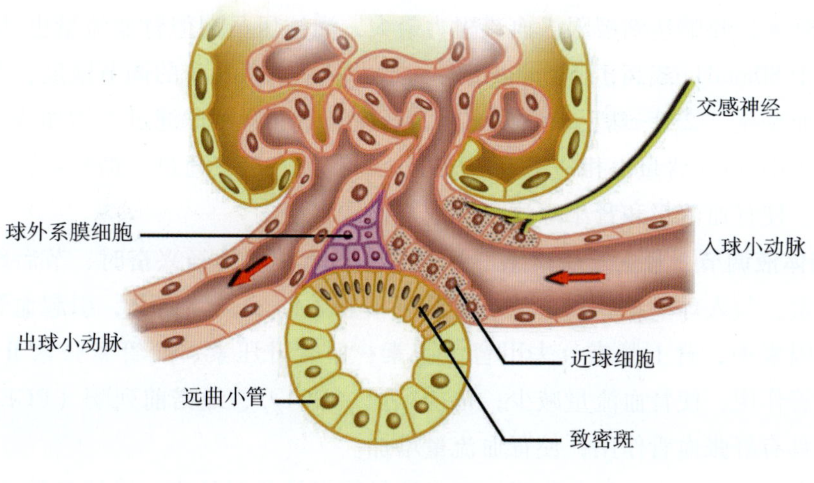

图 12-2　球旁器示意图

二、肾的血液循环特点与肾血流的调节

肾动脉从肾门入肾实质后依次分成叶间动脉、弓形动脉、小叶间动脉、入球小动脉、肾小球毛细血管、出球小动脉、肾小管周围毛细血管网或直小血管、小叶间静脉、弓形静脉、叶间静脉、肾静脉，最后汇入下腔静脉。肾作为过滤血液的重要器官，其血液循环的特点必然与其功能相适应，而肾血流量的调节为肾功能的正常发挥提供了保障。

（一）肾的血液循环特点

1. 血流量大，主要分布在皮质　肾动脉由腹主动脉垂直分出，内径较粗，分支少，故血流量大。供应两侧肾的血流量约 1200ml/min，占心输出量的 20%～25%。其中 94% 供应肾皮质，5% 供应外髓，其余不到 1% 分布到内髓。肾血流量大且主要供应皮质，这一特点有助于实现肾小球对血浆的滤过功能。

2. 有两套毛细血管网　肾小球毛细血管网由入球小动脉分支形成，介于入球和出球小动脉之间，是第一级毛细血管网。在皮质肾单位，因入球小动脉粗短，而出球小动脉细长，所以肾小球毛细血管的血压较高，有利于肾小球的滤过作用。出球小动脉的分支在肾小管周围形成第二级毛细血管网，其特点是压力较低，有利于肾小管对物质的重吸收。

（二）肾血流量的调节

1. 自身调节 通过离体肾的灌注实验发现，当肾动脉灌注压保持在80~180mmHg范围内时，两肾血流量保持在1200ml/min，相对恒定。肾血流量不依赖于神经和体液因素的作用，在一定的血压变动范围内保持相对稳定的现象，称为肾血流量的自身调节。这一特点使得肾小球的滤过率、肾对水盐等的排泄不随血压变化而大幅度变动，对人体稳态的维持具有重要意义。

肾血流量自身调节的机制一般用肌源学说和管-球反馈学说加以解释。①肌源学说认为，入球小动脉平滑肌受到牵张刺激具有舒缩活动特性。对离体肾脏进行灌注实验发现，当肾动脉灌注压下降到80mmHg时，平滑肌的牵张刺激小，舒张达到极限，血流阻力最低，灌注压虽低但肾血流量能保持相对稳定；相反，当肾动脉灌注压升高到180mmHg时，平滑肌的牵张刺激大，收缩达到极限，血流阻力最大，灌注压虽高但肾血流量也基本保持不变。若灌注压低于80mmHg或高于180mmHg时，超出了平滑肌自身的调节限度，肾血流量将随血压的改变而变化。②管-球反馈学说认为，肾血流量和肾小球滤过率增加或减少时，远曲小管的小管液中NaCl含量也相应增多或减少，刺激致密斑，通过反馈机制，改变肾小球毛细血管口径，使肾血流量和肾小球滤过率恢复正常水平。

2. 神经体液调节 肾主要受交感神经支配。当肾交感神经兴奋时，节后纤维末梢释放去甲肾上腺素，与入球小动脉和出球小动脉平滑肌上的α受体结合，引起血管收缩，血流减少。体液因素中，肾上腺素、去甲肾上腺素、血管升压素、血管紧张素Ⅱ、内皮素等，都具有缩血管作用，使肾血流量减少；依前列醇（PGI_2）、地诺前列酮（PGE_2）、NO和缓激肽等，都具有舒张血管作用，使肾血流量增加。

生理状态下，通过自身调节作用，肾血流量能保持相对稳定，维持正常的肾排泄功能；当剧烈运动、失血、休克等情况下，交感神经兴奋，缩血管体液因素增多，使肾血流量减少，分布到心、脑等部位的血液增多，以保证这些重要脏器的功能。

第二节 肾的泌尿过程

肾的泌尿过程在肾单位和集合管中进行，主要包括肾小球的滤过，肾小管和集合管的重吸收，肾小管和集合管的分泌三个过程。

一、肾小球滤过

扫码“看一看”

肾小球具有生物过滤器的作用。当血液流经肾小球毛细血管网时，除了血细胞和大分子蛋白质不能滤过外，血浆中的水和小分子物质均被滤入肾小囊腔，形成超滤液（即原尿），这一过程称为肾小球滤过。用微穿刺技术从大鼠肾小囊腔直接抽取超滤液进行分析，发现滤液中除了蛋白质含量极少外，其他成分的浓度，以及晶体渗透压、pH等都与血浆的基本相同。实验证明，原尿的生成是一种超滤过作用。足够的肾血流量是肾小球滤过的前提条件，下面将进一步讨论肾小球滤过的结构基础和滤过的动力。

（一）滤过的结构基础——滤过膜

滤过膜有三层结构，由内向外依次为肾小球毛细血管内皮细胞层、基膜层和肾小囊脏层上皮细胞，构成了肾小球滤过的机械屏障（图12-3）。内皮细胞间窗孔的直径为50~

100nm，可阻止血细胞通过。基膜层的网孔直径为 4～8nm，阻挡血浆蛋白滤过，起主要的屏障作用。肾小囊脏层上皮细胞足突间的裂隙膜上有直径为 4～14nm 的裂孔，是血浆中溶质滤出的最后一道屏障。滤过膜的各层还含有带负电荷的酸性糖蛋白，构成了滤过膜的电学屏障，带负电荷的物质通过时受到阻碍作用。

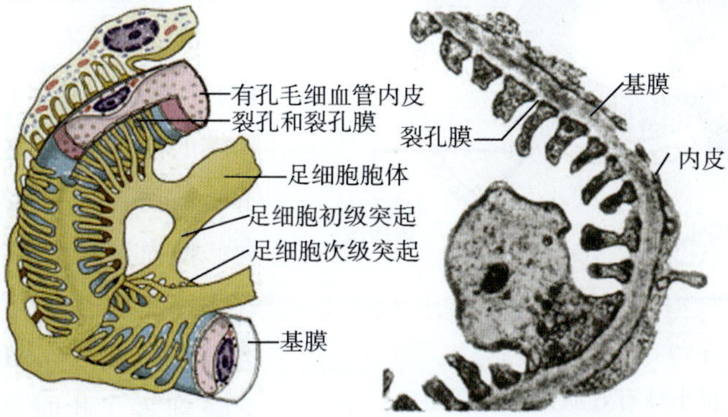

图 12-3　滤过膜结构示意图

由于滤过膜有双重屏障，发挥其选择性滤过作用。一般有效半径小于 2.0nm 的带正电荷或电中性的物质可以自由通过，如水、Na^+、葡萄糖等；有效半径大于 4.2nm 的物质不能通过，如血细胞；有效半径介于 2.0～4.2nm 之间的物质，其滤过量与其有效半径成反比。血浆白蛋白有效半径约 3.6nm，但因其带有负电荷，所以很难通过；Cl^-、HCO_3^-、SO_4^{2-} 等虽带负电荷，但因有效半径小，所以容易通过。

知识链接

"人工肾"

血液透析机俗称"人工肾"，是根据肾脏的工作原理制成的一套装置，主要用于治疗急、慢性肾衰竭以及急性药物或毒物中毒等。"人工肾"中的膜性管道是一层半透膜，能模拟人体肾小球的滤过作用。患者的血液在膜性管道中向一侧流动，膜性管道外的透析液向相反方向流动。在透析过程中，患者血液中的代谢终产物如尿素、尿酸、肌酐等，过剩的水、NaCl、K^+、H^+等，以及重金属、过量药物等在浓度差或渗透压差作用下，通过半透膜进入透析液。而血细胞、血浆蛋白等大分子物质不能透过。利用"人工肾"，替代患者已丧失功能的肾完成排泄功能，维持了水、电解质、渗透压和酸碱平衡，达到治疗目的。

（二）滤过的动力——有效滤过压

肾小球滤过与组织液生成的原理相似，均由有效滤过压决定，当有效滤过压大于零时有滤液生成（图 12-4）。正常情况下，滤过膜阻碍血浆蛋白质滤过，肾小囊内蛋白质含量极低，形成的胶体渗透压可忽略不计，故肾小球有效滤过压的公式为：

肾小球有效滤过压＝肾小球毛细血管血压-(血浆胶体渗透压+肾小囊内压)

用微穿刺法检测发现，大鼠肾小球入球小动脉端和出球小动脉端血压几乎相等，约为

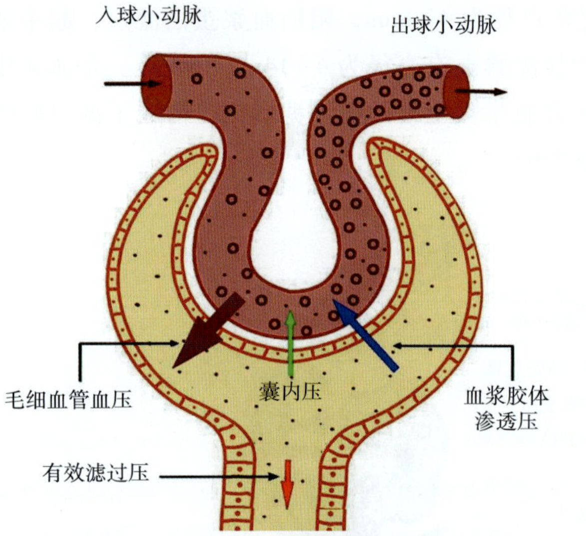

图 12-4　肾小球有效滤过压示意图

45mmHg；由于肾小囊与肾小管相通，所以肾小囊内压较为恒定，约为10mmHg。因此，有效滤过压的大小，主要取决于血浆胶体渗透压的变化。入球小动脉端，血浆胶体渗透压约为25mmHg，其有效滤过压 = 45 −（25 + 10）= 10mmHg。在血液流向出球小动脉端的过程中，由于水分和晶体物质不断被滤出，血浆蛋白的浓度逐渐增大，使血浆胶体渗透压逐渐升高，有效滤过压就逐渐下降。当血浆胶体渗透压升高至 35mmHg 时，有效滤过压下降到零，此时就达到了滤过平衡。滤过平衡点以后的毛细血管虽然具有滤过能力但不再产生滤过作用。

（三）滤过功能的评价

肾小球滤过率（GFR）与滤过分数（FF）是评价肾小球滤过功能的两个重要指标。单位时间内（每分钟）两肾生成的超滤液量称为肾小球滤过率。正常成人肾小球滤过率约为125ml/min。肾小球滤过率与肾血浆流量的比值称为滤过分数。每分钟流经两侧肾的血流量约为 1200ml，以红细胞比容 45% 计算，肾血浆流量约为 660ml/min，滤过分数为 125/660×100% ≈19%，表明流经肾的血浆约有 19% 由肾小球滤出生成了原尿。可见，肾小球滤过在肾的排泄功能中占有重要地位。

（四）影响肾小球滤过的因素

1. 滤过膜的面积与通透性　成人两侧肾小球毛细血管的总面积 1.5m^2。生理情况下，滤过膜的面积和通透性都基本稳定，保证了肾脏的泌尿功能。病理情况下，如急性肾小球肾炎时，由于肾小球毛细血管内皮细胞肿胀，使毛细血管管腔狭窄或完全阻塞，具有滤过功能的肾小球数目减少，使有效滤过面积减小，因而肾小球滤过率降低，出现少尿甚至无尿；由于阳离子在肾小球沉积，破坏了滤过膜的电学屏障，血浆蛋白被滤出，出现蛋白尿；由于毛细血管通透性增加，机械屏障作用减弱，红细胞“漏”出，可出现血尿。

2. 有效滤过压

（1）肾小球毛细血管血压　当动脉血压在 80～180mmHg 范围内变化时，肾通过自身调节，肾血流量和肾小球毛细血管血压相对稳定，GFR 基本维持不变。当动脉血压低于80mmHg 时，超出了肾自身调节的限度，肾交感神经发挥调节作用，入球小动脉比出球小动脉收缩更明显，肾血流量减少，肾小球毛细血管血压下降，有效滤过压降低，GFR 减少，尿量减少；如发生失血性休克时，动脉血压降至 40～50mmHg 以下，甚至出现无尿现象。可见，尿量的变化是反映病情变化的重要指标，特别对血压降低的患者，应密切观察其尿量变化。

（2）血浆胶体渗透压　正常情况下，血浆胶体渗透压比较稳定，对有效滤过压的影响不大。如发生严重肝病或肾病时，引起血浆蛋白生成减少或丢失增多；当静脉输入大量生理盐水时，血浆蛋白被稀释，上述情况均可导致血浆胶体渗透压降低，使有效滤过压升高，肾小球滤过率增加，尿量增多。

（3）囊内压　正常情况下囊内压比较稳定。当发生肾盂或输尿管结石、肾肿瘤等病变时，由于患侧囊内压逆行性升高，有效滤过压降低，GFR 减少，尿量减少。磺胺类药物的溶解度受 pH 影响，在酸性的小管液中易析出结晶，阻塞肾小管，严重的引起少尿甚至无尿。使用磺胺类药物时通过大量饮水或加服碳酸氢钠碱化尿液，可以减轻肾损害。

3. 肾血浆流量　肾血浆流量主要通过改变滤过平衡点的位置影响肾小球滤过率。一般情况下，肾血浆流量保持相对稳定，GFR 基本稳定。在中毒性休克、失血、剧烈运动等情况下，肾交感神经兴奋，肾血管收缩，肾血浆流量明显减少，肾小球滤过过程中，血浆胶体渗透压上升速率加快，滤过平衡点更靠近入球小动脉端，GFR 降低，尿量减少。静脉大量输液时，肾血浆流量增加，血浆胶体渗透压升高的速率减慢，产生滤过作用的毛细血管长度增加，滤过平衡靠近出球小动脉端，GFR 增加，尿量增多。

二、肾小管与集合管的重吸收

原尿流入肾小管就称为小管液。小管液在流经肾小管和集合管时，其中绝大部分物质经管壁上皮细胞重新转运回血液的过程，称为肾小管和集合管的重吸收。正常成人 GFR 约为 125ml/min，每昼夜的原尿可达 180L，而终尿平均 1.5L，可见，原尿中 99% 以上的水和溶质都要被肾小管和集合管重吸收。各类物质重吸收率不尽相同，肾小管和集合管对溶质的选择性重吸收，既保留了对人体有用的物质（如水、葡萄糖、氨基酸等），又清除了对人体有害和过剩的物质（如尿酸、肌酐、H^+等），维持了内环境的稳态。

（一）重吸收的部位和方式

1. 重吸收的部位　肾小管各段和集合管都具有重吸收功能，近端小管重吸收的物质种类最多，数量最大，是各类物质重吸收的主要部位。正常情况下，小管液中几乎全部的葡萄糖和氨基酸等营养物质、约 80% 的 HCO_3^-、65%～70% 的水和 Na^+、K^+、Cl^-等，都在此重吸收。其余部位重吸收的量虽然较近端小管少，但与水盐和酸碱平衡的调节密切相关。

2. 重吸收的方式　小管液中的物质经跨上皮细胞途径和细胞旁途径，以主动和被动两种方式被重吸收。主动重吸收通过原发性主动转运和继发性主动转运方式进行；被动重吸收则通过单纯扩散、易化扩散、渗透等方式进行（详见第六章）。

（二）几种物质的重吸收

1. Na^+、Cl^-和水的重吸收

（1）近端小管　在近端小管重吸收的 NaCl，占滤液总量的 65%～70%。其中约 2/3 发生在近端小管前半段，以继发性主动转运方式经跨上皮细胞途径重吸收；约 1/3 发生在近端小管后半段，以被动转运方式经细胞旁途径重吸收（图 12-5）。

在近端小管前半段，由于上皮细胞基底面上钠泵的活动，造成细胞内的 Na^+浓度低于小管液，引起了管腔面上 Na^+-葡萄糖同向转运体、Na^+-氨基酸同向转运体、Na^+-H^+交换体的活动。可见，Na^+的主动重吸收与葡萄糖和氨基酸的重吸收以及 H^+分泌耦联进行。由于在此段 Cl^-不被重吸收，所以伴随其他溶质和水的重吸收，Cl^-逐渐被浓缩。

在近端小管后半段，小管液中的 Cl^-浓度比管周组织液的浓度高出 20%～40%，Cl^-顺浓度梯度经细胞旁途径被动重吸收。由于 Cl^-带负电荷的转运，使小管液中正电荷增多，造成了管

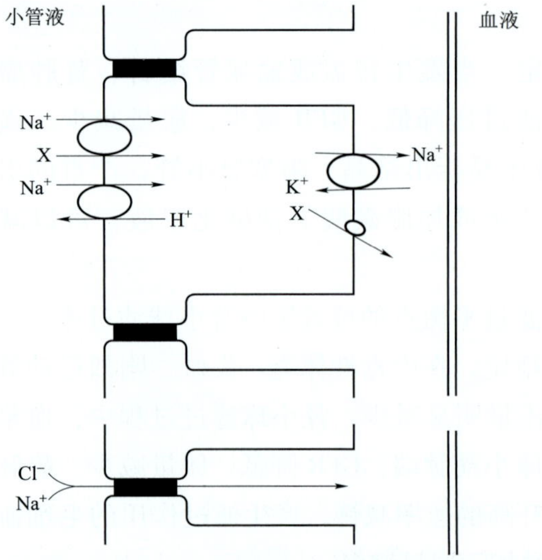

图 12-5　NaCl 在近端小管重吸收示意图

（X：代表葡萄糖或氨基酸等）

内外的电位差，Na^+顺电位梯度也通过细胞间的紧密连接被动重吸收。

通过上述机制，NaCl、葡萄糖、氨基酸等溶质不断进入细胞间隙，引起小管液渗透压降低，而组织液渗透压升高，水在渗透压的作用下不断被重吸收。可见，近端小管物质的重吸收是等渗重吸收，小管液渗透压不变。

（2）髓袢　髓袢重吸收的 NaCl 约占滤液总量的 20%。各段物质转运机制不同。

由于降支细段对 NaCl 的通透性极低，但对水的通透性高，所以水不断经渗透作用进入管周组织液，使小管液中 NaCl 浓度逐渐升高。升支细段相反，对水几乎不通透，但对 NaCl 的通透性高，故升支细段小管液中的 NaCl 顺浓度差扩散至管周组织液，故小管液中 NaCl 的浓度又逐渐降低。

升支粗段是 NaCl 在髓袢重吸收的主要部位，是通过管腔面上的 Na^+-K^+-$2Cl^-$同向转运体和基底面上的钠泵协同作用实现的（图 12-6）。在钠泵活动基础上，同向转运体按 Na^+ : K^+ : $2Cl^-$的比例，将三种离子同向转入细胞内。进入细胞的 Na^+被钠泵泵入组织液，Cl^-经通道进入组织液，而 K^+经管腔膜 K^+通道又返回到小管液，形成 K^+的再循环。由于 K^+的返回，小管液呈正电位，在电位差的作用下，小管液中 Na^+、K^+、Ca^{2+}和 Mg^{2+}等阳离子经细胞旁路被动重吸收。由于升支粗段对水几乎不通透，NaCl 等被重吸收入管周组织液，此段水和 NaCl 重吸收分离的现象，造成升支粗段中的小管液渗透压逐渐降低，而管外组织液渗透压升高。该段 NaCl 的重吸收参与了髓质组织液高渗梯度的建立，在尿液的浓缩和稀释中起重要作用（详见本章第三节）。

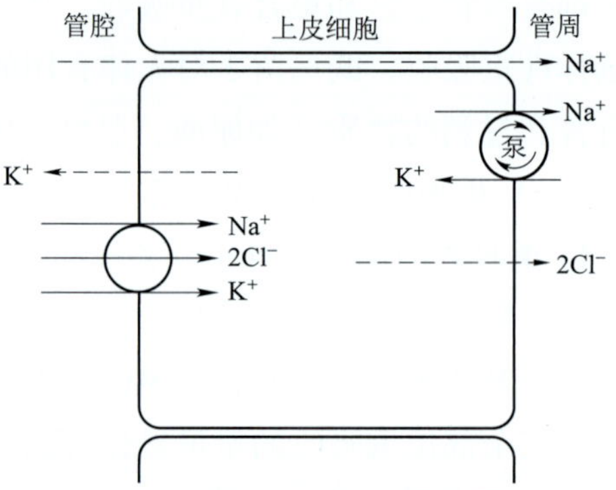

图 12-6　髓袢升支粗段对 Na^+、K^+和 Cl^-的转运示意图

知识链接

高效利尿药

临床上的高效利尿剂呋塞米、依他尼酸、布美他尼等，就是通过作用于髓袢升支粗段，特异性的与 Cl^-竞争 Na^+-K^+-$2Cl^-$同向转运上 Cl^-的结合位点，抑制 NaCl 在髓袢升支粗段的重吸收，影响尿液的浓缩机制，发挥强大的利尿作用。此类利尿药主要用于治疗充血性心力衰竭、肝硬化以及急、慢性肾衰竭等引起的水肿性疾病等。

（3）远曲小管和集合管　远曲小管和集合管重吸收约 12% 的 NaCl 和不同量的水。该部位 Na^+的重吸收主要受醛固酮调节，水的重吸收主要受抗利尿激素的调节。通过调节性重吸收，保证人体水、盐的平衡和渗透压的稳定。

远曲小管始段，对水仍不通透，Na^+和 Cl^-经 Na^+-Cl^-同向转运体转运进入上皮细胞内，Na^+再被细胞基底面上的钠泵泵至细胞间隙，Cl^-则经 Cl^-通道扩散入细胞间隙。噻嗪类利尿药（如氢氯噻嗪）可通过抑制此处的 Na^+-Cl^-同向转运体，减少 NaCl 的重吸收，产生排钠利尿作用，常用于高血压的治疗。

远曲小管后段和集合管上的主细胞能主动重吸收 Na^+并分泌 K^+。细胞基底面上钠泵的活动，促进了小管液中的 Na^+通过 Na^+通道进入主细胞，Na^+的重吸收造成小管液负电位，成为 Cl^-通过细胞旁途径被动重吸收的动力，同时促进主细胞内的 K^+被分泌入小管液。弱效利尿药氨苯蝶啶和阿米洛利可抑制主细胞管腔膜上的 Na^+通道，减少 NaCl 的重吸收而产生利尿作用。主细胞对水具有通透性，但其通透性大小要受到抗利尿激素（ADH）的调节。当 ADH 分泌增多时，主细胞对水的通透性增大，促进水的重吸收（详见本章第五节）。

肾小管各段和集合管对 Na^+的重吸收，在维持细胞外液 Na^+平衡中有重要作用。利尿药通过作用于不同部位，影响 NaCl 和水的重吸收，发挥利尿作用。

2. HCO_3^-的重吸收　HCO_3^-的重吸收量占滤过总量的 99% 以上。约 80% 的 HCO_3^-在近端小管重吸收。其余的在髓袢升支粗段、远端小管和集合管重吸收。体内物质代谢的酸性产物多于碱性产物，肾脏通过重吸收 HCO_3^-，发挥保碱作用，调节人体的酸碱平衡。

近端小管上皮细胞的管腔面对 HCO_3^-不易通透，其重吸收是与上皮细胞 H^+的分泌耦联进行的。在 Na^+-H^+交换体活动下，H^+被分泌入小管液，与 $HCO^-{}_3$ 生成 H_2CO_3，H_2CO_3分解成 CO_2和水。由于 CO_2的高脂溶性，迅速扩散到上皮细胞内，在碳酸酐酶的催化下与细胞内的水又生成 H_2CO_3，H_2CO_3解离出 H^+和 HCO_3^-。H^+继续被分泌，HCO_3^-则与 Na^+一起转运入血（图 12-7）。可见，HCO_3^-是以 CO_2的形式被重吸收的，优先于同样带负电荷的 Cl^-。碳酸酐酶抑制剂乙酰唑胺，能抑制肾小管上皮细胞中碳酸酐酶的活性，使 Na^+-H^+交换减少，增加水和 HCO_3^-的排出（排出碱性尿），产生一定利尿作用。

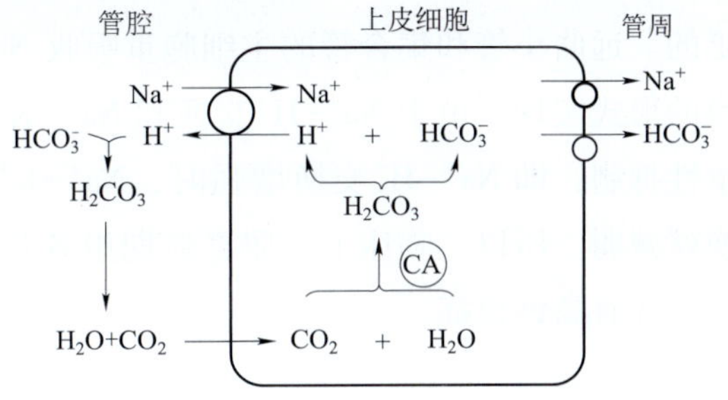

图 12-7　HCO_3^-的重吸收示意图

3. 葡萄糖和氨基酸的重吸收　葡萄糖的重吸收部位仅限于近端小管（主要在近曲小管前半段）。如果在近端小管以后的小管液中仍含有葡萄糖，则不能被重吸收，尿中将出现葡萄糖。

葡萄糖的重吸收属于继发性主动转运。小管液中的葡萄糖和 Na^+与上皮细胞管腔面上的 Na^+-葡萄糖同向转运体结合后，引起其构型改变，使 Na^+和葡萄糖一起进入细胞。随后 Na^+被钠泵泵入管周组织液，葡萄糖则经载体易化扩散方式进入管周组织液，再吸收入血（图 12-5）。

由于同向转运体的数目及结合位点有限，所以近端小管对葡萄糖的重吸收有一定的限度。当血中的葡萄糖浓度超过 160~180mg/100ml 时（如糖尿病患者），一部分肾单位的近端小管上皮细胞对葡萄糖的吸收已达到极限，葡萄糖就不能被全部重吸收，尿中开始出现葡萄糖，此时的血糖浓度称为肾糖阈。当血糖浓度升至300mg/100ml时，全部肾单位的近端小管上皮细胞对葡萄糖的重吸收均达到或超过了极限，此时达到葡萄糖最大转运率。此后，随着血糖的升高，尿中排出的葡萄糖呈平行性增加。正常成人两肾的葡萄糖重吸收极限量，男性平均为375mg/min，女性平均为300mg/min。

氨基酸的重吸收与葡萄糖一样，经 Na^+-氨基酸同向转运体（有多种类型氨基酸转运体），主要在近端小管以继发性主动转运方式重吸收。

三、肾小管与集合管的分泌

肾小管和集合管的上皮细胞将血液中的某些物质或自身代谢产生的物质排入肾小管液的过程称为肾小管和集合管的分泌。与前述的排泄通常不做严格区分，一般统称为分泌。肾小管和集合管主要分泌 H^+、NH_3 和 K^+。

（一）H^+的分泌

除髓袢细段外，各段肾小管和集合管都能分泌 H^+，主要分泌部位在近端小管。肾通过 H^+的分泌，调节酸碱平衡。如前所述，近端小管通过 Na^+-H^+交换分泌 H^+，每分泌1个 H^+，可重吸收1个 Na^+和1个 HCO_3^-。可见，此处肾小管排酸和保碱过程耦联进行。远曲小管和集合管的闰细胞，通过管腔面上的两种质子泵，即 H^+-ATP酶和 H^+-K^+-ATP酶，完成主动泌 H^+过程。

（二）K^+的分泌

肾小球滤出的 K^+几乎都被各段小管重吸收，而随终尿排出的 K^+是由远曲小管和集合管分泌的。远曲小管和集合管的主细胞重吸收 Na^+的同时分泌 K^+，所以 K^+的分泌以 Na^+-K^+交换的形式实现。由于 Na^+-H^+交换和 Na^+-K^+交换都是 Na^+依赖性的，故二者之间存在着竞争性抑制，即 Na^+-H^+交换增强时，Na^+-K^+交换就减弱；Na^+-K^+交换增强时，Na^+-H^+交换就减弱。所以，临床上，尿毒症期患者肾排酸保碱功能减弱，出现代谢性酸中毒的同时，会伴有高钾血症。

知识链接

临床补钾原则

体内的 K^+主要由肾排泄。K^+代谢特点是：多吃多排，少吃少排，不吃也排。对不能进食的患者需要适当补钾，以免由于低血钾，引起神经兴奋性降低、各种心律失常和房室传导阻滞等临床表现。临床补钾原则：口服最安全，如需静脉补钾必须注意浓度不过高（浓度小于0.3%）；速度不过快（60~80滴/分）；总量不过多（不超过6~8g/d）；尿少不补钾（尿量40ml/h）；禁止静脉推注。

（三）NH_3的分泌

一般情况下，NH_3主要由远曲小管和集合管分泌。NH_3主要来自上皮细胞内谷氨酰胺的脱氨基反应。NH_3具有脂溶性，能向小管液扩散，并与小管液中的 H^+结合生成 NH_4^+，NH_4^+

再与小管液中的Cl^-结合生成NH_4Cl，随尿排出体外（图12-8）。伴随NH_4Cl的生成，促进了NH_3和H^+的不断分泌，以及$NaHCO_3$的重吸收。所以，NH_3的分泌也起到排酸保碱的作用。

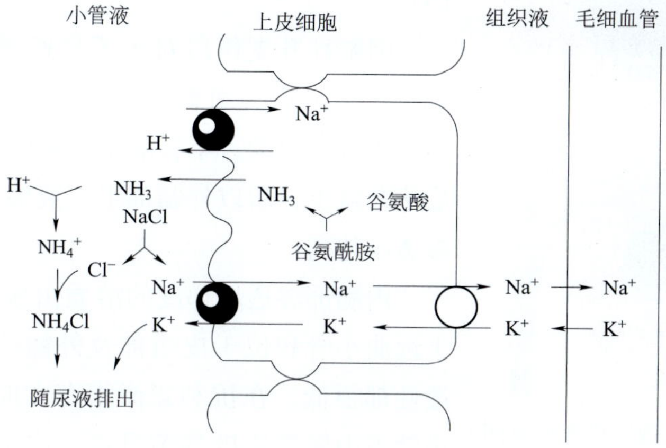

图12-8　NH_3的分泌示意图

（四）其他物质的分泌或排泄

体内的肌酐通过肾小球滤过，以及肾小管和集合管的分泌排出体外。当肾发生严重病变时，肌酐排泄受阻。所以测定血液中的肌酐，可以了解肾功能。进入体内的药物（如青霉素、大多数利尿药等）以及酚红，由于与血浆蛋白结合而不被肾小球滤过，它们均在近端小管被主动分泌到小管液中而被排出。临床上，检测尿中酚红的排泄量可用来判断近端小管排泄功能。

第三节　尿液的浓缩和稀释

肾小球滤过生成的原尿，其渗透压与血浆的基本相同，再经过肾小管与集合管的重吸收与分泌过程，生成了终尿，其渗透压可在50～1200mmol/L变动。在人体缺水时，终尿渗透压可高于血浆渗透压，称为高渗尿，表明尿液被浓缩，将水尽可能保留在体内；反之，大量饮清水后，终尿渗透压比血浆的低，称为低渗尿，表明尿液被稀释，人体排出多余的水。可见，肾通过尿液的浓缩和稀释功能，在维持人体水和渗透压的稳定方面发挥重要作用。

一、肾浓缩和稀释尿液的原理

（一）尿液的浓缩

用冰点降低法测定鼠肾组织液的渗透压，发现肾皮质部组织液的渗透压与血浆相等；而由外髓层向乳头部深入，组织液的渗透压分别是血浆渗透压的2倍、3倍、4倍，形成了肾髓质高渗梯度（图12-9）。在抗利尿激素的作用下，髓质部的远曲小管和集合管才对水有通透性。可见，小管液中的水在抗利尿激素存在的情况下，才能从低渗的小管液向存在高渗梯度的髓质渗透。尿液浓缩的基本条件是肾髓质渗透梯度的建立，决定因素是抗利尿激素的释放。

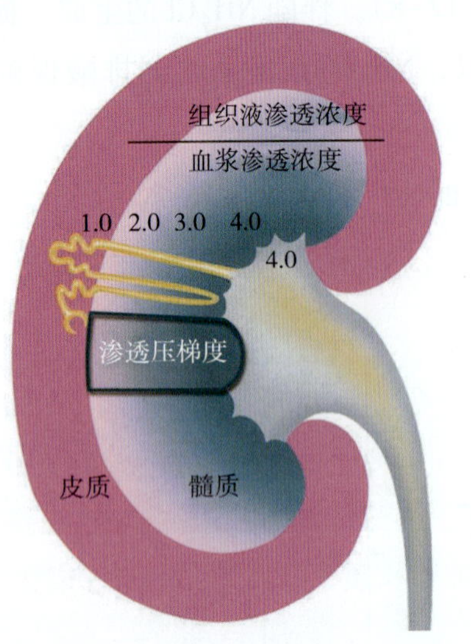

图 12-9　肾髓质渗透压梯度示意图

1. 髓质高渗梯度的形成　近髓肾单位U形髓袢的逆流倍增过程，以及各段肾小管对溶质和水的选择性通透，是肾髓质高渗梯度形成的基本条件（图 12-10）。

因髓袢升支粗段对水不易通透，但能主动重吸收NaCl，故NaCl是外髓部的主要溶质。随着小管液不断向皮质方向流动，小管液中NaCl浓度不断降低，转运量逐渐减少，所以外髓部组织液渗透压越靠近内髓部，渗透压越高。

内髓部渗透压梯度的溶质由尿素和NaCl构成。由于远曲小管和位于皮质部及外髓部的集合管对尿素通透性都很低，在抗利尿激素存在时，水被重吸收，使小管液中尿素浓度逐渐升高。内髓部的集合管对尿素有较高的通透性，小管内尿素则顺浓度梯度进入管周组织液，髓袢升支细段管壁对尿素具有中等程度的通透性，内髓部组织液中的尿素便顺浓度梯度进入髓袢升支细段，如此形成了尿素再循环。如前所述，髓袢升支细段的NaCl在浓度差作用下扩散到内髓部组织间隙，与尿素共同形成内髓部的高渗梯度。

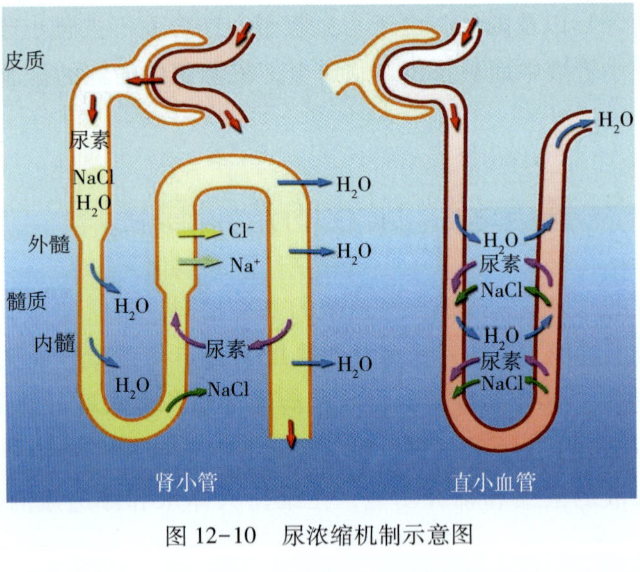

图 12-10　尿浓缩机制示意图

2. 髓质高渗梯度的维持　肾髓质主要依靠直小血管的逆流交换作用，维持高渗梯度。直小血管也呈U形，与髓袢伴行。在直小血管降支，同一平面的组织液渗透压总是高于直小血管的血浆渗透压，所以水不断渗出到髓质组织间隙，而管周组织间液中的尿素、NaCl顺浓度梯度不断扩散入直小血管。越向髓质深入，降支血管中溶质浓度越高。在直小血管升支，同一平面的血浆渗透压总是高于组织液渗透压，所以尿素、NaCl会顺浓度梯度不断扩散入髓质组织液，而水不断进入直小血管（图 12-10）。如此，直小血管的逆流交换作用带走了多余的水，保留了髓质组织液中的溶质，使肾髓质高渗梯度得以维持。

（二）尿液的稀释

尿液稀释开始于髓袢升支粗段。由于升支粗段上皮细胞对 NaCl 主动重吸收，而对水无通透性，所以小管液渗透压逐渐降低。如果体内水过多，抗利尿激素释放减少，远曲小管和集合管对水通透性降低，尽管有髓质高渗梯度的存在，水的重吸收也明显降低。当低渗的小管液流经远曲小管和集合管过程中，NaCl 与其他溶质可以继续重吸收，造成小管液渗透压进一步降低形成低渗液，排出稀释的尿液。

二、影响尿液浓缩的因素

1. 髓质高渗梯度的形成 由于逆流倍增原理，髓袢越长，浓缩能力越强，扩散到髓质间隙的溶质增多，渗透压更高。尿素是体内蛋白质代谢的产物，参与形成内髓部高渗梯度。如果蛋白质摄入不足或流失增多，可造成内髓高渗梯度下降，尿液的浓缩能力减弱。

2. 抗利尿激素的分泌 抗利尿激素可提高远曲小管和集合管对水的通透性，促进水的重吸收，使尿液浓缩。当各种原因引起抗利尿激素的生成减少或作用减弱时，集合管对水不易通透，排出大量低渗的尿，每天甚至达到 20L，出现尿崩症。

3. 直小血管的血流速度 一般情况下，由于直小血管血流速度很慢，逆流交换作用充分。当直小血管血流过快时，带走过多的溶质而降低肾髓质高渗梯度，会影响尿液的浓缩能力。

第四节 血浆清除率

一、血浆清除率的测定方法

血浆清除率指两肾在每分钟内将多少毫升血浆中某一物质完全清除出去，这个被完全清除了的该物质的血浆毫升数就是该物质的血浆清除率。计算公式为：

$$C=(U\times V)/P$$

公式中，C 为某物质的血浆清除率（ml/min）、U 为某物质的尿中浓度（mg/100ml）、V 为尿量（ml/min）、P 为某物质的血浆浓度（mg/100ml）。

因为尿中物质均来自血浆，所以 $U\times V=P\times C$。只要先测得公式中的另外 3 个数值，便可计算出各种物质的血浆清除率。需要说明的是，肾不可能只把这一部分血浆中的某物质完全清除，清除率计算出来的数值，只是相当于多少毫升血浆中所含该物质的量。

二、血浆清除率的意义

（一）测定肾小球滤过率

根据尿生成过程可知，肾每分钟排出某物质的量=肾小球滤过量-肾小管和集合管重吸收量+肾小管和集合管分泌量。菊粉能被肾小球自由滤过，但不被肾小管和集合管重吸收和分泌，所以每分钟肾排出的菊粉量与肾小球滤过率相等。受试者缓慢静脉滴注菊粉，维持血浆浓度为 1mg/100ml，然后收集尿液，尿量为 1ml/min，尿中菊粉浓度为 125mg/100ml，则菊粉清除率为 125ml/min。前述肾小球滤过率为 125ml/min，就是通过菊粉清除率试验测得的。

（二）测定肾血流量

如果血浆中的某种物质经过肾循环一次后，能被完全清除出去，则该物质每分钟从尿中排出的量应与每分钟肾血浆中所含的量相等。如受试者静脉滴注碘锐特，维持血浆浓度为 1mg/dl，肾静脉血该物质浓度几乎为 0，每分钟尿量为 3ml，尿中碘锐特浓度为 220mg/100ml，由此计算得出肾血浆流量约为 660ml/min，血细胞比容按 45% 计算，肾血流量约为 1200ml/min。

（三）推测肾小管功能

根据血浆清除率的测定，可以推测肾小管与集合管的重吸收和分泌功能。如肾对葡萄糖的清除率为零，表示葡萄糖滤过后被肾小管全部重吸收；尿素的清除率<125ml/min，表示尿素可被部分重吸收；碘锐特的清除率>125ml/min，表示该物质能在肾小管与集合管分泌。

第五节　尿液生成的调节

人体通过改变肾小球滤过、肾小管与集合管的重吸收和分泌，以及尿液的浓缩和稀释过程，发挥对尿液生成的调节作用。本节主要讨论神经、体液和自身调节对肾小管与集合管重吸收和分泌的影响。

一、自身调节

（一）小管液中溶质的浓度对肾小管功能的影响

小管液中溶质所形成的渗透压能对抗肾小管和集合管对水的重吸收。如果小管液中溶质浓度增大，渗透压随之升高，就会阻碍肾小管对水的重吸收，小管液中的 NaCl 被稀释，上皮细胞管腔面两侧 NaCl 浓度差减小，NaCl 重吸收就减少，于是排出的尿量和 NaCl 增多。这种由于小管内溶质浓度升高，渗透压升高，引起尿量增多的现象称为渗透性利尿。糖尿病患者有尿量增多的表现，就是由于血糖浓度超过肾糖阈，近端小管不能将葡萄糖完全重吸收，使小管液中葡萄糖的含量增多，小管液渗透压增高，结果妨碍了水和 NaCl 的重吸收，不仅尿量增加，而且尿中也出现葡萄糖。

知识链接

甘露醇的临床应用

甘露醇可被肾小球自由滤过，而不被肾小管重吸收，如果静脉滴注 20% 甘露醇 250ml，通过渗透性利尿原理达到脱水、消肿和利尿的目的。甘露醇在消化道难以吸收，如果半小时内口服 10% 甘露醇 1000ml，在肠内形成高渗透压阻止水分吸收，可用于术前肠道准备。

（二）球-管平衡

近端小管的重吸收率与肾小球滤过率之间存在着平衡关系。无论肾小球滤过率增多或减少，近端小管对滤液的重吸收量都会随之增多或减少，这种现象称为球-管平衡。近端小管呈现定比重吸收，即重吸收比例始终占肾小球滤过率的65%～70%。其机制主要与肾小管周围毛细血管的血浆胶体渗透压变化有关。由于球-管平衡的存在，使终尿量及溶质不会因肾小球滤过率的增减而出现大幅度波动。

二、体液调节

（一）抗利尿激素

抗利尿激素是由下丘脑视上核和室旁核的神经内分泌细胞合成的九肽激素，沿下丘脑-垂体束运输到神经垂体储存，人体需要时释放入血。

1. 生理作用及机制 大剂量的抗利尿激素与血管平滑肌上的 V_1 受体结合，引起血管收缩，血压升高，故抗利尿激素也称血管升压素（详见第八章）。

生理剂量的抗利尿激素与肾远曲小管和集合管上皮细胞的 V_2 受体结合，通过兴奋 G 蛋白，激活膜内腺苷酸环化酶，使细胞内 cAMP 生成增多，然后再通过蛋白激酶 A，使胞质中含水通道（水孔蛋白 2）的小泡镶嵌到管腔膜上，提高膜对水的通透性，使水重吸收增多，排出尿量减少，发挥抗利尿作用。相反，当体内抗利尿激素的水平降低时，含水通道的小泡内移，上皮细胞对水的通透性降低，水的重吸收减少，尿量较多（图 12-11）。

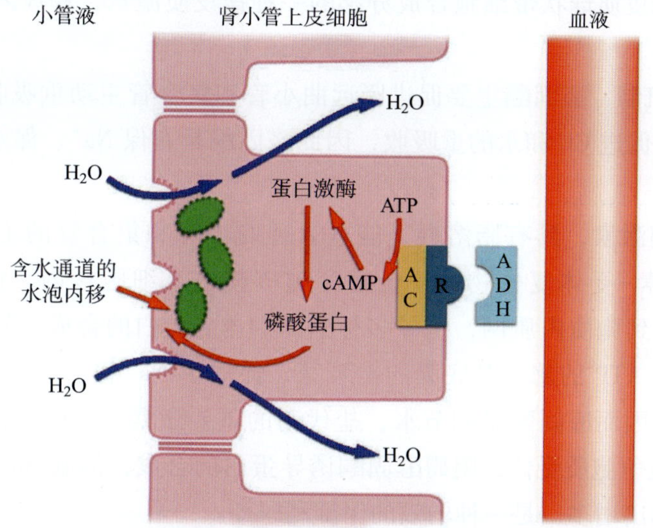

图 12-11 抗利尿激素作用机制示意图

2. 分泌的调节 抗利尿激素是体内调节水平衡的重要激素之一。抗利尿激素的释放受多种因素的调节，如动脉血压降低、疼痛、缺氧、恶心，以及尼古丁和吗啡等药物，都可刺激抗利尿激素的释放；动脉血压升高、乙醇等能抑制抗利尿激素的释放。抗利尿激素的分泌特别要受到血浆晶体渗透压和循环血量变化的调节。

（1）血浆晶体渗透压 是生理情况下调节抗利尿激素释放的最重要因素。渗透压感受器位于下丘脑，能感受血浆晶体渗透压的变化，对 NaCl 浓度的改变尤为敏感。当血浆晶体渗透压升高时，刺激渗透压感受器，反射性引起抗利尿激素合成和释放增加；血浆晶体渗压降低时，抗利尿激素合成和释放减少。

当大量出汗、严重呕吐或腹泻时，人体失水多于溶质丧失，造成血浆晶体渗透压升高，刺激抗利尿激素的分泌，使远曲小管和集合管对水的重吸收增加，尿液浓缩，尿量减少，留住更多的体液。而大量饮用清水后，血浆晶体渗透压降低，引起抗利尿激素释放减少，使远曲小管和集合管对水的重吸收减少，尿液稀释，尿量增加，排出体内过剩的水。由于一次性大量饮清水，反射性地引起抗利尿激素分泌和释放减少而使尿量明显增多的现象，称为水利尿。临床上常用水利尿试验检测受试者肾的稀释能力。若饮用生理盐水，由于不影响血浆晶体渗透压，所以排尿量不会出现此种变化（图 12-12）。

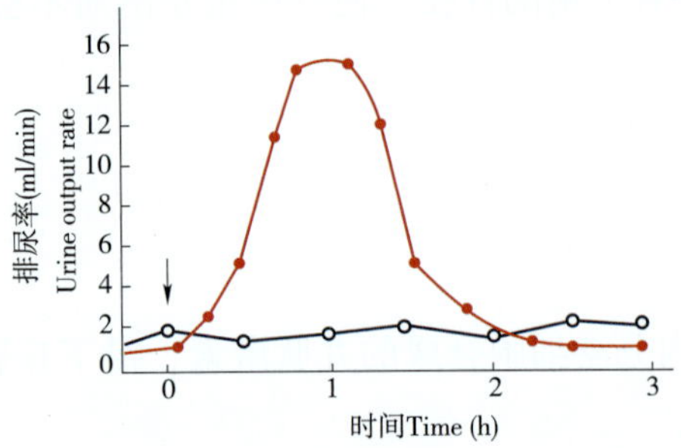

图 12-12　一次大量饮清水（实线）和生理盐水（虚线）对尿量的影响

（2）循环血量　循环血量变化可以刺激左心房和胸腔大静脉管壁的容量感受器，反射性引起抗利尿激素的释放，调节人体水平衡。如大量输液后，循环血量增多，刺激容量感受器，经迷走神经传入下丘脑，抑制抗利尿激素的释放，尿量增多，排出过多水分，使血容量恢复正常。人体大失血时，循环血量减少，抗利尿激素释放增多，促进水的重吸收，有利于维持循环血量的相对稳定。

（二）醛固酮

醛固酮是肾上腺皮质球状带细胞合成分泌的一种盐皮质激素，释放入血后与血浆蛋白结合被运输。

1. 生理作用及机制　醛固酮主要促进肾远曲小管和集合管主动重吸收 Na^+ 和分泌 K^+，在重吸收 Na^+ 的同时促进 Cl^- 和水的重吸收，因此醛固酮具有保 Na^+、保水、排 K^+ 的作用，能增加血容量。

醛固酮是类固醇激素，具有脂溶性，能进入远曲小管和集合管的主细胞。首先与胞质受体结合形成激素-受体复合物，复合物穿越核膜进入细胞核内，促进 DNA 转录成 mRNA，mRNA 转运到胞质内质网，指导多种醛固酮诱导蛋白的合成。其中包括管腔膜的 Na^+ 通道蛋白、合成 ATP 的酶，基底膜的钠泵等，促进了 Na^+ 和水的重吸收，以及 K^+ 的分泌（图 12-13）。因而醛固酮是调节水、盐代谢的重要激素。螺内酯化学结构与醛固酮相似，能与醛固酮竞争胞质受体，阻碍醛固酮诱导蛋白的合成，抑制 Na^+ 的重吸收和 K^+ 的分泌，使 Na^+ 和水排出增多，是一种弱效的保钾利尿剂。

2. 醛固酮分泌的调节　醛固酮的分泌主要受肾素-血管紧张素-醛固酮系统和血浆 Na^+、K^+ 浓度变化的调节。

（1）肾素-血管紧张素-醛固酮系统　肾素由肾球旁器中的颗粒细胞合成，释放入血后激活肾素-血管紧张素-醛固酮系统（详见第八章），使血管紧张素和醛固酮增多，这一系统的活动水平取决于肾素的分泌量。

肾素的分泌受多种因素的调节：①入球小动脉的牵张程度和肾素的分泌呈反比。当动脉血压降低时，入球小动脉血压随之下降，入球小动脉管壁受到的牵张刺激减小，可刺激颗粒细胞释放肾素。肾素的释放使血管紧张素和醛固酮增多。血管紧张素Ⅱ引起血管收缩，醛固酮能增加循环血量，二者共同作用使动脉血压升高。②流经致密斑的 Na^+ 量和肾素的分泌呈反比。当小管液中 Na^+ 量减少时，流经致密斑的 Na^+ 量减少，肾素的释放就增加，醛固酮随后增多，促进 Na^+ 的重吸收，维持人体 Na^+ 的稳态。③交感神经兴奋，其末梢释放去甲肾上腺素，作用于颗粒细胞的 β_1 受体，刺激肾素释放。④体液因素中的肾上腺素、去甲肾上腺素、依前列醇、地诺前列酮等，能刺激肾素的释放；血管升压素、血管紧张素Ⅱ、内皮素等，则抑制肾素释放。

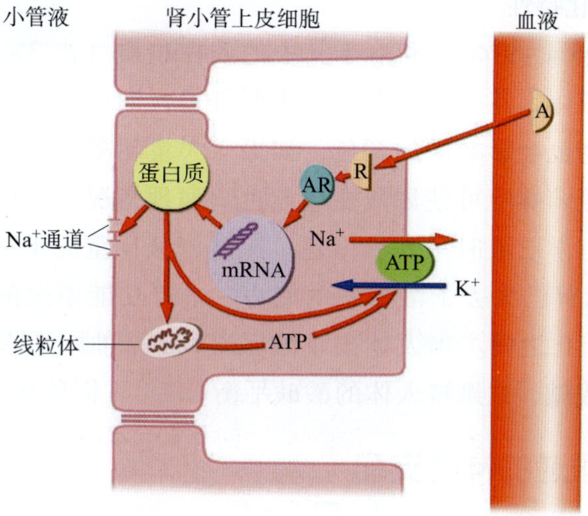

图 12-13　醛固酮作用机制示意图

（2）血 K^+ 和血 Na^+ 浓度变化　当血 K^+ 浓度升高或血 Na^+ 浓度降低时，可直接刺激肾上腺皮质球状带分泌醛固酮，醛固酮促进肾保 Na^+ 排 K^+，从而维持了血 K^+ 和血 Na^+ 浓度的平衡；反之，当血 K^+ 浓度降低或血 Na^+ 浓度升高时，醛固酮分泌减少。由于血 K^+ 浓度明显低于血 Na^+ 浓度，所以肾上腺皮质球状带细胞对血 K^+ 浓度的变化更敏感。血 K^+ 增加 0.5mmol/L 就能引起醛固酮的分泌，而血 Na^+ 浓度必须降低很多才能引起同样的反应。

（三）心房钠尿肽

心房钠尿肽是由心房肌细胞合成和释放的一种肽类激素。当循环血量增多引起心房扩张或摄入钠过多时，刺激心房钠尿肽的释放（详见第八章）。

三、神经调节

肾主要受交感神经支配，当肾交感神经兴奋时，节后纤维末梢释放去甲肾上腺素，作用于相应受体，引起尿量减少。①激活肾血管平滑肌上的 α 受体，由于入球小动脉比出球小动脉收缩更明显，致使肾小球毛细血管血浆流量减少，毛细血管血压降低，肾小球滤过率减小。②通过作用于颗粒细胞上的 β_1 受体，引起肾素分泌，激活肾素-血管紧张素-醛固酮系统，促进血液中血管紧张素Ⅱ和醛固酮含量增加，肾小管对 NaCl 和水重吸收增加。③直接作用于近端小管，增加小管上皮细胞对 NaCl 和水的重吸收。

第六节　尿液排放

一、尿量与尿液的理化特性

（一）尿量

尿量的多少与摄入的液体量和经肾外排泄途径排出的液体量有关。正常成人每昼夜排出的尿量为 1~2L，平均 1.5L。如果每天尿量持续超过 2.5L，称为多尿。正常成人每天约产生 35g 固体代谢产物，100ml 尿液只能溶解 7 克固体，每天生成 0.5L 以上尿量才能将这些代谢产物完全排出。每天尿量为 0.1~0.5L，称为少尿；每天尿量少于 0.1L 称为无尿。

（二）尿液的理化特性

尿液由水（占 95%~97%）和溶于其中的固体物质（占 3%~5%）组成。正常新鲜尿液为淡黄色透明液体，其颜色主要来源于胆红素代谢产物，颜色深浅程度与尿量呈反比关系。食物和药物也会影响尿的颜色，如摄入大量胡萝卜素后尿呈深黄色，利福平可使尿液变成红色，氨苯蝶啶可使尿液变成蓝色。病理情况下，尿中有较多红细胞时，呈现洗肉水色，尿中有淋巴液时呈现乳白色。正常尿液比重为 1.015~1.025，若尿比重长期低于 1.010，提示肾已失去了浓缩尿的能力，是肾功能不全的表现。正常尿液呈弱酸性，pH 介于 5.0~7.0 之间。当人体出现酸碱平衡紊乱时，尿液的 pH 也会发生相应改变，排出更多的酸或碱，以维持人体的酸碱平衡。

二、膀胱与尿道的神经支配

支配膀胱和尿道的神经有盆神经、腹下神经和阴部神经（表 12-2），它们来自腰骶部的脊髓（图 12-14），都含有传入和传出纤维。

表 12-2　膀胱和尿道的神经支配

	起　源	名　称	作　用	效　应
副交感神经	2~4 骶髓	盆神经	逼尿肌收缩 尿道内括约肌舒张	促进排尿
交感神经	腰段脊髓	腹下神经	逼尿肌舒张 尿道内括约肌收缩	抑制排尿
躯体神经	骶段脊髓前角	阴部神经	尿道外括约肌收缩	抑制排尿

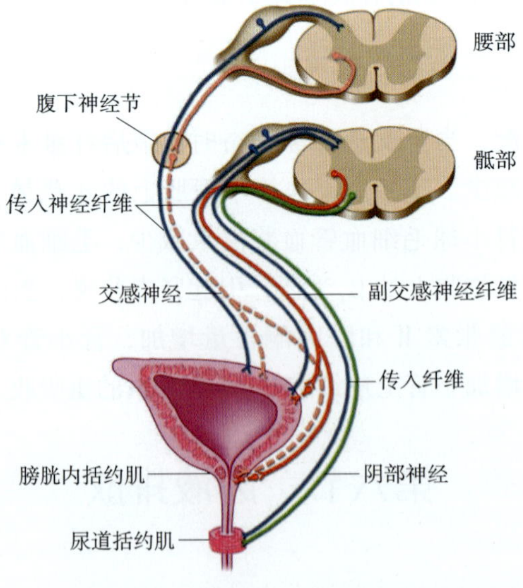

图 12-14　膀胱和尿道的神经支配

三、排尿反射

肾连续不断生成的尿液，经肾盂、输尿管进入膀胱储存。当膀胱内储存的尿液达到一定容量时，即可引起排尿反射，尿液经尿道排出体外。

排尿反射的初级中枢位于脊髓骶段，受高级中枢的调控，抑制或加强其反射活动。当膀胱内尿量充盈达到400~500ml时，刺激膀胱壁牵张感受器，冲动沿盆神经传入纤维传至脊髓骶段的初级排尿中枢，同时冲动上传到大脑皮质的高级排尿中枢，产生尿意。若环境条件不允许，高级中枢就抑制初级中枢的活动，暂不排尿。若环境条件允许，抑制解除，骶髓初级中枢兴奋，冲动沿盆神经传出，引起逼尿肌收缩，尿道内括约肌舒张，尿液在膀胱压力推动下进入后尿道，刺激后尿道的感受器，冲动沿传入神经再次传到骶髓排尿中枢，进一步加强其活动。同时，反射性抑制阴部神经，使尿道外括约肌舒张，尿液排出体外。这一正反馈活动直至膀胱排空为止（图12-15）。

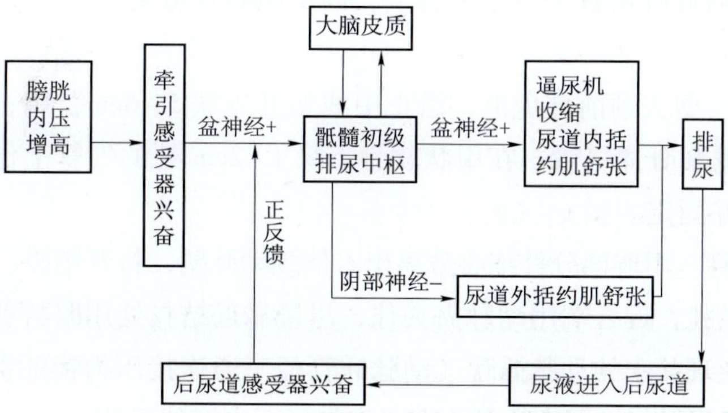

图12-15 排尿反射过程示意图

排尿反射的神经通路任何部分受损，均可出现排尿异常。婴幼儿高级中枢尚未发育完善，对骶髓排尿中枢的控制能力较差，易发生夜间遗尿，属于正常现象。当骶髓以上的脊髓出现病理性损伤时，初级中枢失去大脑皮质意识的控制，出现尿失禁。如果排尿反射弧损伤，排尿反射不能实现，大量尿液滞留在膀胱内，导致尿潴留。尿道受到炎症等刺激时，还会出现尿频、尿急、尿痛等症状。

实验十四 影响尿液生成的因素

【实验目的】

学习家兔实验基本操作方法及膀胱造瘘术；观察和分析多种因素对尿量的影响。

【实验原理】

尿生成的基本过程包括肾小球的滤过，肾小管和集合管的重吸收和分泌。凡是影响上述环节的因素，都会引起尿液质和量的改变。

【实验对象】

家兔。

【实验用品】

生物信号采集处理系统，压力换能器，记滴器，手术器械一套，婴儿秤，兔手术台，气管插管，动脉插管，膀胱插管，注射器及针头，20%氨基甲酸乙酯，生理盐水，肝素，20%葡萄糖，1∶10 000去甲肾上腺素，呋塞米，垂体后叶素，尿糖试纸等。

【实验步骤】

1. 麻醉 从兔耳缘静脉注射20%氨基甲酸乙酯5ml/kg，保留静脉输液通路，方便给药。

2. 固定 麻醉后仰卧位置于兔手术台上，固定四肢及兔头。

3. 颈部手术

（1）气管插管 剪去颈前部兔毛，沿正中线切开皮肤5~6cm，用止血钳钝性分离软组织及颈前肌肉，暴露和分离气管，在甲状软骨下缘1~2cm处的气管上作一倒T形切口，向胸端插入气管插管并固定。

（2）颈动脉插管 用玻璃分针细心分离出右侧颈动脉鞘，打开鞘膜，分离出3~4cm长的颈总动脉，远心端结扎，近心端用动脉夹夹住，尽量靠近结扎处用眼科剪向心方向做一V形切口，将充满肝素生理盐水的动脉插管（动脉插管经三通连接压力换能器）由切口向心脏方向插入约2cm，用备用线仔细固定插管。在迷走神经下也穿线备用。

4. 腹部手术 剪去耻骨联合以上腹部的兔毛，在耻骨联合上缘向上沿正中线作约4cm长的切口，沿腹白线打开腹腔，将膀胱轻拉至腹壁外，在输尿管后方穿线，结扎膀胱颈部，以阻断尿道。在膀胱前壁，选择血管较少处，切一纵行小口，插入膀胱插管并结扎固定，使插管出口低于膀胱水平，流出的尿液滴在记滴器上。用温热的生理盐水纱布覆盖腹部创口。

5. 仪器连接 将压力换能器与记滴器连接到生物信号采集处理系统，打开动脉夹，开启仪器，调节参数，开始记录。

6. 观察项目

（1）记录正常血压及尿量。

（2）耳缘静脉快速滴注37℃生理盐水10ml/kg，观察并记录血压及尿量变化。

（3）剪断右侧迷走神经，用保护电极以中等强度和频率的连续脉冲（持续时间20秒，波宽5ms，强度2.0V，频率25Hz）刺激迷走神经外周端，观察并记录血压及尿量变化。

（4）耳缘静脉注射1∶10 000去甲肾上腺素0.2ml/kg，观察并记录血压及尿量变化。

（5）取尿液2滴，作尿糖定性实验。然后耳缘静脉注射20%葡萄糖2ml/kg，观察并记录血压及尿量变化。尿量明显增多后，再取2滴尿液，作尿糖定性实验。

（6）耳缘静脉缓慢注射垂体后叶素2U，观察并记录血压及尿量变化。

（7）耳缘静脉注射1%呋塞米0.5ml/kg，观察并记录血压及尿量变化。

（8）打开三通开关，从颈总动脉放血，使动脉血压降至50mmHg，观察并记录尿量变化。

（9）耳缘静脉快速滴注 37℃生理盐水 20～30ml，观察并记录血压及尿量变化。

【注意事项】

1. 麻醉是手术成功的关键，注意观察家兔麻醉状态，避免麻醉过深或过浅。
2. 手术操作要轻柔，以免造成大出血和损伤性尿闭。
3. 每项观察项目后，应待血压和尿量基本恢复后，再继续下一项实验。

【实验结果与分析】

1. 打印血压变化曲线，并标以适当图注。
2. 填写实验结果、讨论分析及结论

实验项目	血压（mmHg）		尿量（滴/分）		讨论	结论
	对照	实验后	对照	实验后		
1. 静脉滴注 37℃生理盐水 10ml/kg						
2. 刺激迷走神经外周端						
3. 耳缘静脉注射 1：10 000NA0. 2ml/kg						
4. 静脉注射 20% 葡萄糖 2ml/kg						
5. 静脉注射垂体后叶素 2U						
6. 静脉注射 1% 呋塞米 0. 5ml/kg						
7. 颈总动脉放血						
8. 静脉滴注 37℃生理盐水 20～30ml						
9. 尿糖定性实验	注射葡萄糖前（　）		注射葡萄糖后（　）			

【思考题】

1. 静脉注射 20% 葡萄糖 2ml/kg 后，尿量为何增加？尿中为何出现葡萄糖？
2. 简述呋塞米利尿的机制。

目标检测

一、A 型选择题

1. 符合皮质肾单位特点的是
   A. 分布于内皮质层　　B. 入球小动脉口径比出球小动脉粗
   C. 含肾素颗粒较少　　D. 髓袢很长
   E. 主要与尿的浓缩和稀释有关
2. 肾的血液循环特点描述错误的是
   A. 肾动脉由腹主动脉垂直发出　　B. 有两套毛细血管网
   C. 肾血流量大　　D. 主要供应肾皮质
   E. 肾血流量主要依靠神经调节保持相对稳定

3. 正常尿液中一般不会出现哪些物质

A. 氯化钠 B. 肌酐 C. 水

D. 蛋白质 E. 尿素

4. 肾小球滤过率是指每分钟

A. 每侧肾脏生成的超滤液量 B. 两侧肾脏生成的超滤液量

C. 每侧肾脏生成的尿量 D. 两侧肾脏生成的尿量

E. 肾脏的血浆流量

5. 滤过分数是指

A. 肾小球滤过率/肾血浆流量 B. 肾血流量/肾小球滤过率

C. 肾血流量/肾血浆流量 D. 肾小球滤过率/肾血流量

E. 肾血浆流量/肾血流量

6. 与肾小球滤过无关的因素是

A. 肾小球毛细血管血压 B. 血浆晶体渗透压

C. 肾小囊内压 D. 肾血浆流量

E. 滤过膜的面积和通透性

7. 肾小管中重吸收能力最强的部位是

A. 近端小管 B. 远端小管 C. 髓袢细段

D. 髓袢粗段 E. 集合管

8. 有关 NaCl 的重吸收错误的是

A. 近端小管重吸收 65%~70%

B. 近端小管以主动转运为主

C. 髓袢降支细段通透性极低

D. 髓袢升支细段有 Na^+-K^+-$2Cl^-$ 同向转运体

E. 远曲小管有 Na^+-Cl^- 同向转运体

9. 近端小管对小管液的重吸收为

A. 低渗性重吸收 B. 等渗性重吸收 C. 高渗性重吸收

D. 受 ADH 的调节 E. 受醛固酮的调节

10. 肾对葡萄糖的重吸收发生于

A. 近端小管 B. 髓袢 C. 远端小管

D. 集合管 E. 各段肾小管

11. 肾小管对 HCO_3^- 重吸收描述正确的是

A. 以 HCO_3^- 的形式吸收 B. 主要在远曲小管和集合管进行

C. 以 CO_2 的形式吸收 D. 滞后于 Cl^- 吸收

E. 与 H^+ 的分泌无关

12. 肾小管对 H^+ 分泌增加时，不会引起

A. Na^+ 吸收增加 B. HCO_3^- 重吸收增加

C. NH_3 分泌增加 D. K^+ 分泌增加

E. 水排出增加

13. 建立肾内髓部高渗梯度的主要溶质是
    A. 尿素和葡萄糖　B. KCl 和尿素　C. NaCl
    D. NaCl 和 KCl　E. 尿素和 NaCl
14. 肾髓质高渗梯度的维持依靠
    A. 弓形动脉　B. 小叶间动脉
    C. 肾小管周围毛细血管网　D. 直小血管
    E. 叶间静脉
15. 下列哪种物质的肾清除率能代表肾小球滤过率
    A. 肌酐　B. 酚红　C. 尿素
    D. 碘锐特　E. 菊粉
16. 静脉注射甘露醇后，引起利尿是由于
    A. 肾小管液晶体渗透压升高　B. 肾小管液晶体渗透压降低
    C. 血浆晶体渗透压升高　D. 血浆晶体渗透压降低
    E. 血浆胶体渗透压升高
17. 下列哪项属于渗透性利尿
    A. 大量饮水后的多尿　B. 输入生理盐水后的多尿
    C. 尿崩症患者的多尿　D. 糖尿病患者的多尿
    E. 应用呋塞米引起的多尿
18. 抗利尿激素的主要作用是
    A. 提高远曲小管和集合管对水通透性
    B. 增强髓袢升支粗段对 NaCl 的重吸收
    C. 提高内髓部集合管对尿素的通透性
    D. 促进髓袢对水重吸收
    E. 保 Na^+保水排 K^+
19. 引起抗利尿激素分泌增多的主要原因是
    A. 血浆晶体渗透压增高　B. 血浆胶体渗透压增高
    C. 循环血量增多　D. 交感神经兴奋
    E. 大量饮酒
20. 大量饮清水后引起尿量增多的主要原因是
    A. 动脉血压升高　B. 小管液晶体渗透压增高
    C. ADH 分泌减少　D. 肾小球滤过率增大
    E. 血管紧张素Ⅱ减少
21. 有关肾素描述错误的是
    A. 由球旁器中的颗粒细胞合成
    B. 流经致密斑的 Na^+量增多时刺激肾素释放
    C. 交感神经兴奋刺激肾素释放
    D. 近髓肾单位几乎不分泌
    E. 能使醛固酮分泌增多
22. 醛固酮的主要作用是

A. 保 K^+ 排 Na^+

B. 保 Na^+ 排 K^+

C. 保 K^+ 保 Na^+

D. 保 Na^+ 排 H^+

E. 保 K^+ 排 H^+

23. 能与醛固酮竞争受体发挥利尿作用的是

A. 呋塞米　B. 氢氯噻嗪　C. 氨苯蝶啶

D. 乙酰唑胺　E. 螺内酯

24. 正常成人每昼夜排出的尿量为

A. 0.1~0.5L　B. 0.5~1L　C. 1.0~2.0L

D. 1.5~2.5L　E. 2.5L 以上

25. 脊髓骶段受损排尿功能障碍表现为

A. 尿失禁　B. 尿潴留　C. 尿频

D. 尿痛　E. 多尿

二、简答题

1. 简述尿液生成的基本过程。
2. 从肾小管和集合管重吸收的角度分析利尿药的作用部位和机制。
3. 简述抗利尿激素的作用及分泌的调节。

（张承玉）

扫码“练一练”

第十三章
感觉器官

扫码"学一学"

学习目标

知识目标

1. 掌握近点的概念，眼的调节。
2. 熟悉感受器的一般生理特性，视锥细胞、视杆细胞的感光特点，外耳和中耳的功能。
3. 了解与视觉有关的生理现象，内耳耳蜗的主要功能，前庭器官的组成及主要功能，嗅觉和味觉器官。

感觉是客观世界在人脑形成的主观反映。感觉的产生过程，首先是内、外环境中的各种刺激作用于人体的相应感受器或感觉器官，通过换能作用，以神经冲动的形式沿神经传入通路到达大脑皮质的特定部位，经中枢的整合而产生相应的感觉。因此，感觉的产生是由感受器或感觉器官、传入神经和大脑皮质三部分共同活动的结果。

第一节　概　述

一、感受器和感觉器官的概念

感受器是指专门感受人体内、外环境变化的结构或装置。最简单的感受器是感觉神经末梢，如分布在体表或组织内部的与痛觉有关的游离神经末梢；有的感受器是在神经末梢周围包绕一些结缔组织被膜，如环层小体和肌梭。此外，体内还有一些在结构和功能上都高度分化的感受细胞，如视网膜中的视锥细胞和视杆细胞，耳蜗中的毛细胞等，这些感受细胞连同它们的附属结构称为感觉器官。高等动物主要的感觉器官有眼、耳、前庭、鼻和舌等，这些感觉器官都分布在头部，称为特殊感觉器官。

感受器的种类很多，根据分布部位的不同，可分为内感受器和外感受器，前者感受人体内部的环境变化，而后者则感受人体外部的环境变化。根据感受刺激的性质不同，可将感受器分为温度感受器、机械感受器、光感受器和化学感受器等。

二、感受器的一般生理特性

（一）感受器的适宜刺激

一种感受器通常只对某种特定形式的刺激最敏感，这种特定形式的刺激就称为该感受器的适宜刺激。如视网膜感受细胞的适宜刺激是一定波长的光波（电磁波）；耳蜗毛细胞的适宜刺激是一定频率的声波（机械波）。感受器对适宜刺激很敏感，只要很小的刺激强度就能引起兴奋。非适宜刺激也可引起一定的反应，但所需的刺激强度要大得多，例如所有的感受器都能被电刺激所兴奋，用力压迫眼球也可刺激视网膜感光细胞产生光感等。

（二）感受器的换能作用

各种感受器都能将作用于它们的各种形式的刺激能量转换为传入神经的动作电位，这种能量转换称为感受器的换能作用。在换能过程中，一般不是直接把刺激能量转变为传入神经的动作电位，而是先在感受细胞内产生一种过渡性的电位变化，称为感受器电位。感受器电位是一种局部电位，大多表现为去极化，其大小与刺激强度和感受器的功能状态有关。当感受器电位达到一定水平时，可触发该感受器的传入神经纤维产生动作电位。

（三）感受器的编码作用

感受器在把刺激转换成神经动作电位时，不仅发生能量形式上的转换，而且将刺激所包含的信息也编译到神经动作电位的序列中，这就是感受器的编码作用。例如，耳蜗受到声波刺激时，不仅能将机械能转换为传入神经冲动，还能把声音的音量、音调、音色等信息蕴含在神经冲动的序列之中。感受器的编码作用是一种十分复杂的生理现象，关于感受器是如何将刺激所包含的环境变化信息编码在传入神经的电信号序列中的详细机制，目前还不十分清楚。

（四）感受器的适应现象

用恒定强度的刺激持续作用于某一感受器，一段时间后，传入神经纤维上动作电位的频率逐渐降低，感觉随之减弱，这种现象称为感受器的适应现象。例如，“入芝兰之室，久而不闻其香”，就是嗅觉的适应现象。不同感受器适应的发展速度不同，可分为快适应感受器和慢适应感受器两类。快适应有利于人体再接受其他新刺激；慢适应有利于人体对某些功能状态进行持续监控并予以调节。

第二节　眼的视觉功能

扫码“看一看”

眼是人的视觉器官，视觉感受器是视网膜上的视锥细胞和视杆细胞，它们的适宜刺激是电磁波中的可见光，波长为380～760nm。眼的结构复杂，可分为折光系统和感光系统（图13-1）。折光系统的功能是将射入眼内的光线经折射后，在视网膜上形成清晰的物像；感光系统的功能是将物像的光刺激转变成生物电信号，由视神经传导到视觉中枢后产生视觉。

一、眼的折光系统及其调节

（一）眼的折光系统

眼的折光系统是一个复杂的光学系统，包括角膜、房水、晶状体和玻璃体。正常人眼在安静不进行调节时，射入眼内的平行光经折光系统折射到后主焦点的位置，恰好是视网膜的位置。来自 6m 以外物体所发出的光线都可视为平行光，可在视网膜上形成清晰的物像。

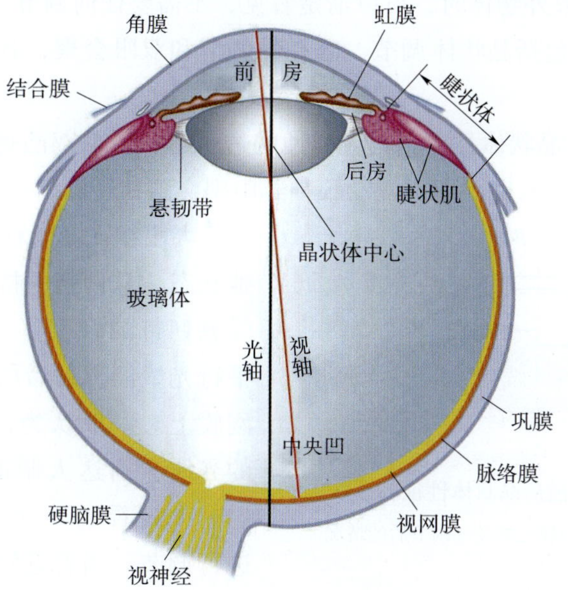

图 13-1　右眼的水平切面图

为研究和应用的方便，有人根据眼的实际光学特性，设计了与正常眼折光效果相同的光学系统模型，称简化眼（reduced eye）（图 13-2）。简化眼是一个假想的人工模型，眼球前后径为 20mm，折光系数为 1.333，外界光线进入眼时仅在前表面折射一次。球面的曲率半径为 5mm，即节点在前界面后方 5mm 的位置，后主焦点在节点后方 15mm 处，相当于视网膜的位置。简化眼和正常时的人眼一样，正好能使平行光线聚焦在视网膜上，可用来研究折光系统的成像特性。

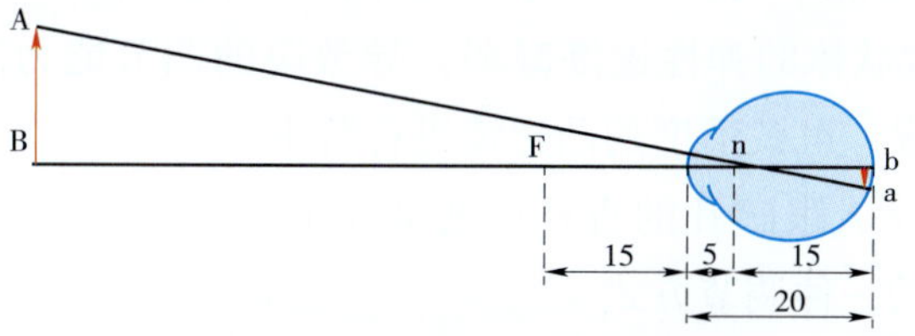

图 13-2　简化眼成像示意图

n 为节点，AnB 和 anb 是两个相似三角形

利用简化眼可以很方便地计算出不同远近的物体在视网膜上成像的大小。其计算公式为：

$$\frac{AB(\text{物体的大小})}{Bn(\text{物体至节点的距离})}=\frac{ab(\text{物像的大小})}{bn(\text{节点至视网膜的距离})}$$

正常人眼的视力有一定的限度，在光照良好的情况下，物体在视网膜上成像的大小一般不能小于 5μm，大致相当于视网膜中央凹处一个视锥细胞的平均直径，否则将不能产生清晰的视觉。物像的大小不仅与物体的大小有关，也与物体与眼之间的距离有关，因此视力只能用人所能看清的最小视网膜物像的大小来表示。通常将人眼不作任何调节时所能看清物体的最远距离称为远点（far point）。

（二）眼的调节

正常人眼看 6m 以外物体时，可以清楚看见，不需要任何调节。当看近物时，人眼就要进行调节。眼的调节包括晶状体调节、瞳孔的调节和双眼会聚，其中以晶状体的调节最为重要。

1. 晶状体调节 晶状体是一个富有弹性的透明体，形似双凸透镜，其周边借悬韧带与睫状体相连。睫状体内有睫状肌，受动眼神经中副交感神经控制。

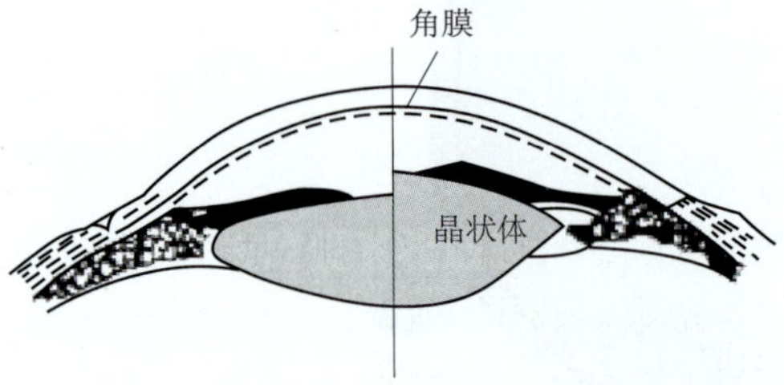

图 13-3 眼调节前后晶状体性征的改变

左为安静情况，右为视近物经过调节后的情况

人眼在安静或看远物时，睫状肌处于松弛状态，悬韧带保持一定的紧张度，晶状体受悬韧带的牵引，其形状相对扁平，此时，平行光线经折射后所形成的物像正好落在视网膜上。一般认为，6m 以外的物体所发出的光线，到达人眼时已接近平行光线，所以，人眼看远处（>6m）物体时，不需要进行调节。当看近物时，物体发出的光线呈辐射状，成像在视网膜的后方，在视网膜上只能产生一个模糊的物像。此时，人眼进行调节，其调节过程是：当模糊的物像传至视觉中枢时，反射性引起动眼神经中的副交感纤维兴奋，使睫状肌收缩，睫状体向前向内移动，悬韧带松弛，晶状体由于自身的弹性而向前方和后方凸出，尤以前凸更为明显，折光能力增强，从而使物像前移而成像在视网膜上（图 13-3）。

晶状体的调节能力有一定的限度，这主要取决于晶状体变凸的最大限度，也就是晶状体的弹性。晶状体的最大调节能力可用近点来表示。近点是指人眼做最大调节时所能看清物体的最近距离。近点越近，说明晶状体的弹性越好，眼的调节能力越强。晶状体弹性与年龄密切相关，10 岁儿童的近点平均为 8.3cm，20 岁的成人约为 11.8cm，而 60 岁时可增大到 83cm。随着年龄增长，晶状体的弹性逐渐减弱，导致眼的调节能力降低。这种现象称为老视，即通常所说的老花眼，可戴适度的凸透镜进行矫正。

2. 瞳孔的调节 正常人眼瞳孔的直径可变动在 1.5～8.0mm 之间。瞳孔调节是指通过改变瞳孔的大小而进行的一种调节方式。

看近物时，可反射性引起双侧瞳孔缩小，称为瞳孔近反射。瞳孔缩小后，可减少入眼的光量，还可减少折光系统的球面像差和色像差，使视网膜成像更为清晰。

当用不同强度的光线照射眼球时，瞳孔的大小可随光照的强度而改变，环境较亮时瞳孔缩小，环境变暗时瞳孔散大。这种瞳孔的大小随入射光亮的强弱而变化的现象，称为瞳孔对光反射。该反射与视近物无关，它是眼的一种重要的适应功能，其意义在于调节进入眼内的光亮，使视网膜既不会因光亮过强而受到损害，也不会因光线过弱而影响视觉。瞳孔对光反射的效应是双侧性的，即光照一侧瞳孔时，两侧瞳孔同时缩小，因此也称互感性对光反射。瞳孔对光反射的中枢在中脑，由于该反射灵敏，又便于检查，临床上常将其用作判断麻醉的深度、中枢神经系统病变部位和病情危重程度的重要指标。

3. 双眼会聚 当双眼注视一个由远移近的物体时，两眼视轴会向鼻侧会聚，这种现象称为双眼会聚。该反射的生理意义在于，两眼同时看一近物时，仍可使物像落在两侧视网膜的对称点上，避免形成复视。

（三）眼的折光异常

正常人眼看远处物体时，无须任何调节，眼的折光系统就可使平行光聚焦在视网膜上，形成清晰的物像；视近物时，只要不小于近点，经过调节也能看清 6m 以内的物体，这种眼称为正视眼（emmetropia）。若眼的折光能力异常，或眼球的形态异常，在安静状态下平行光线不能聚焦在视网膜上，则称为非正视眼（ametropia），也称屈光不正，包括近视眼、远视眼和散光眼（图 13-4）。

1. 近视　近视（myopia）是指眼球前后径过长（轴性近视）或折光能力过强（屈光性近视），远处物体发出的平行光线聚焦在视网膜的前方，在视网膜上则形成模糊的图像。近视眼看近物时，近物发出的是辐射光线，不需调节或只需要较小的调节，就能使光线聚焦在视网膜上，因此，近视眼的近点和远点都前移。近视眼可用凹透镜加以矫正。

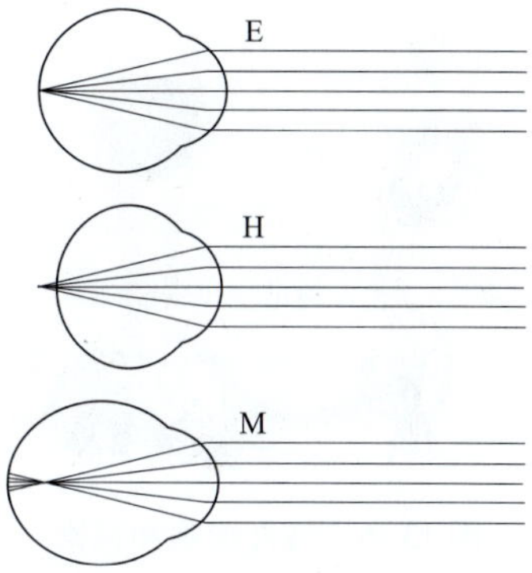

图 13-4　眼的折光异常

E：正视眼；H：远视眼；M：近视眼

2. 远视　远视是指眼球前后径过短（轴性远视）或折光能力过弱（屈光性远视），来自远处物体的平行光线聚焦在视网膜后方，因而不能清晰成像在视网膜上。远视眼在看远物时就要进行调节，看近物时则需作更大程度的调节才能看清物体，因此，远视眼的近点后移。远视眼可用凸透镜进行矫正。

3. 散光　散光是指角膜表面在不同方向上的曲率半径不同，光线经角膜表面各个方向入眼后不能在视网膜上形成焦点，因而造成视物不清或物像变性。散光通常用柱面镜矫正。

二、眼的感光换能系统

视网膜是眼的感光系统。来自外界的光线经折光系统在视网膜上形成物像，视网膜的感光细胞接受光刺激，并将其转换为神经纤维上的电活动。

（一）视网膜的结构特点

视网膜是位于眼球最内层的神经组织，按主要的细胞层次可将其简化为四层，由外到内依次为：色素细胞层、感光细胞层、双极细胞层和神经节细胞层（图 13-5）。

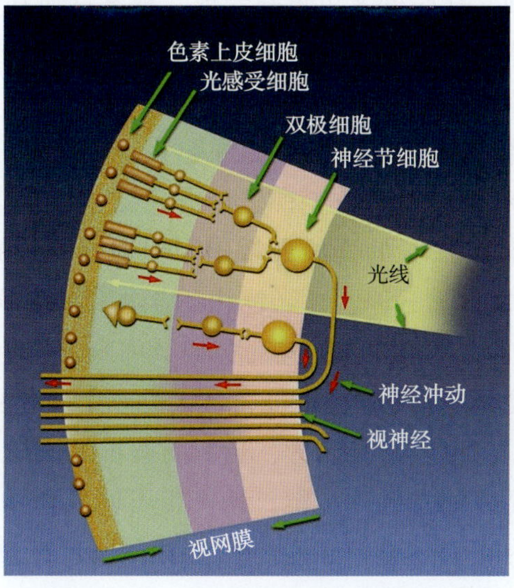

图 13-5　视网膜的主要细胞层次模式图

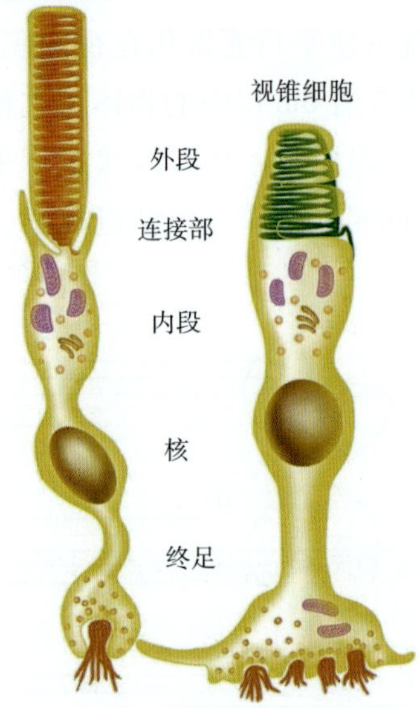

图 13-6　视杆细胞和视锥细胞模式图

视网膜的最外层是色素细胞层，临床常见的视网膜脱离就发生在此层和其他层之间。能感受光线刺激的是感光细胞层内的视杆细胞和视锥细胞，二者均含有特殊的感光色素。视杆细胞和视锥细胞的在视网膜不同区域的分布很不均匀，在中央凹处只有视锥细胞，且在该处它的密度最高；中央凹以外的周边部分则主要是视杆细胞。视杆和视锥细胞在形态上均可分为三部分，由外到内依次为外段、内段和终足（图 13-6）。两种感光细胞都通过终足与双极细胞建立突触联系，双极细胞再与神经节细胞层发生突触联系，神经节细胞的轴突构成视神经。

在视网膜由黄斑向鼻侧约 3mm 处，有一直径约 1.5mm 境界清楚的淡红色圆盘状结构，称为视神经乳头。此处是视神经穿过视网膜的地方，无感光细胞，没有感光功能，在视野中形成生理盲点（blind spot）。但正常人眼都是双眼视物，一侧视野中的盲点可被对侧视野所补偿，因此，人们并不会感觉到自己的视野中有盲点存在。

（二）视网膜的两种感光换能系统

人眼视网膜中存在两种感光换能系统，即视杆系统和视锥系统。视杆系统对光敏感度高，能在昏暗环境中感受弱光刺激而引起暗视觉，故称为暗视觉或晚光觉系统。此系统无色觉，对被视物体细节的分辨能力较差。视锥系统对光敏感度较差，只能在强光条件下才能被激活，称为明视觉或昼光觉系统。此系统可辨别颜色，有较高的分辨能力，能看清物体的微细结构和轮廓界限。以白昼活动为主的动物，如鸡、鸽子等，其视网膜中主要以视锥细胞为主；另一些以夜间活动为主的动物，如猫头鹰等，视网膜中只有视杆细胞。

（三）视网膜的感光换能机制

1. 视杆细胞的感光换能机制　视杆细胞内的感光色素是视紫红质，这是一种由视黄醛和视蛋白组成的结合蛋白。经光照迅速分解为视黄醛和视蛋白，在此过程中褪为白色。视紫红质光化学反应是可逆的，在暗处又可重新合成。视紫红质在分解与再合成过程中，有部分视黄醛被消耗，必须依靠维生素 A 来补充。如果维生素 A 缺乏，可使视紫红质合成障碍，导致人眼的暗视觉功能减退，称为夜盲症。

2. 视锥细胞的感光换能机制　视锥细胞的视色素也由视蛋白和视黄醛结合而成，只是视蛋白的分子结构略有差异。正是由于视蛋白分子结构中的微小差异，决定了与其结合在一起的视黄醛分子对某种波长的光线最敏感。根据视锥细胞的最大吸收光谱，可把人的视锥细胞区分为红、绿、蓝三种。当光线作用于视锥细胞外段时，也可诱发与视杆细胞类似的超极化感受器电位，最终在相应的神经节细胞上产生动作电位。

视锥细胞的重要特点是具有辨别颜色的能力，人类产生颜色视觉的机制尚未十分清楚，一般用三原色学时来解释。三原色学说认为，当不同波长的光线照射视网膜时，会使三种视锥细胞以一定的比例兴奋，信息传到中枢，就产生不同颜色的感觉。例如，红、绿、蓝三种视锥细胞兴奋的比例为 4∶1∶0 产生红色的感觉；三者比例 2∶8∶1 产生绿色感觉；三者受到同等程度的三色光刺激产生白色的感觉。

三、与视觉有关的几种生理现象

（一）视力

视力也称视敏度，是人眼对物体细微结构的分辨能力，即分辨物体两点间最小距离的能力。视力通常用视角的倒数来表示。视角是指从物体上的两点发出的光线射入眼球，在节点相交形成的夹角。视角的大小决定了视网膜物像的大小，受试者能分辨的视角越小，其视力越好。当视角为 1 分角时，在视网膜上所形成的两点物像之间的距离为 5μm，稍大于一个视锥细胞的平均直径，此时两点间刚好隔着一个未兴奋的视锥细胞，就会产生两点分开的感觉（图 13-7）。视力表正是根据此原理设计的，置于 5m 远处的视力表上，两个相距 1.5mm 的发光点，所形成的视角为 1 分角，此时受试者能看清楚，说明视力正常，按国际标准视力表表示为 1.0，按对数视力表表示为 5.0。由于中央凹处的视锥细胞较密集，直径可小于 5μm，所以正常视力可达到 1.0~1.5。

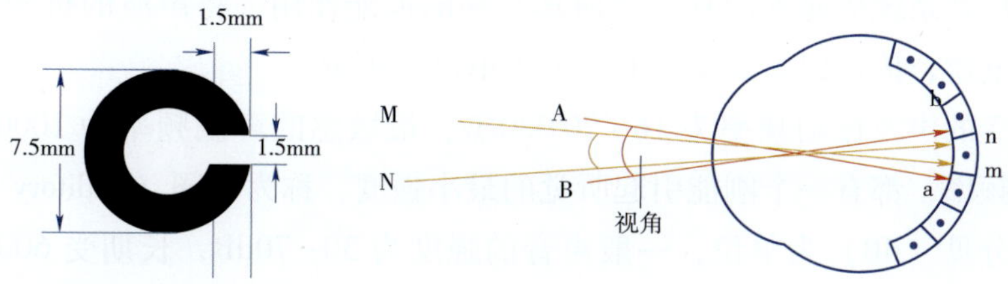

图 13-7　视力与视角示意图

1 分角（AB 两点光线的夹角）时的物像（ab）可兴奋两个不相邻的视锥细胞

（二）暗适应和明适应

人从亮处进入暗处，最初任何东西都看不清楚，经过一定时间，视敏度逐渐提高，能渐渐看见暗处的物体，这种现象称为暗适应。暗适应主要取决于视杆细胞中的视紫红质。在亮处时，视紫红质由于受到强光的照射大量分解，到暗处后不足以引起对暗光的感受，而视锥细胞又只感受强光不感受弱光，所以进入暗环境的开始阶段什么都看不清，过一段时间后，随着视紫红质的合成增多，对暗光的感受能力增强，于是逐渐恢复暗处的视力。

相反，当人长时间在暗处而突然进入亮处时，起初感到一片耀眼的光亮，看不清物体，稍待片刻后才恢复了在亮处的视觉，这种现象称为明适应（light adaptation）。明适应的机制是：视杆细胞在暗处蓄积了大量的视紫红质，在亮处遇到强光时迅速分解，因而产生耀眼的光亮。待视紫红质大量分解后，对光相对不敏感的视锥细胞才承担起感光任务。

（三）视野

单眼固定注视正前方一点时，该眼所能看到的空间范围称为视野。由于面部结构的影响，正常人的鼻侧和上方的视野较小，颞侧和下方的视野较大。不同颜色的视野大小也不同，白色视野最大，黄色、蓝色次之，红色再次之，绿色视野最小。临床上检查视野可帮助诊断视网膜及视觉传导通路的某些病变。

（四）双眼视觉和立体视觉

人的双眼在头部的前方，两眼的鼻侧视野相互重叠，因此凡落在此范围内的任何物体都能同时被两眼所看见。两眼同时看某一物体时产生的视觉称为双眼视觉。双眼视物时，两眼视网膜上各形成一个完整的物像，但来自物体同一部分的光线恰好成像于两眼视网膜的对称点上。因此，正常时人眼在主观上只产生单一物体的感觉，称为单视。眼外肌瘫痪或眼球内肿瘤压迫等都可使物像落在两眼视网膜的非对称点上，因而在主观上产生有一定程度互相重叠的两个物体的感觉，称为复视。双眼视觉的优点是可以弥补单眼视野中的盲区缺损，扩大视野，并产生立体视觉。

双眼视物时，主观上可产生被视物体的厚度以及空间的深度或距离等感觉，称为立体视觉。其主要原因是同一被视物体在两眼视网膜上的像并不完全相同，左眼看到物体的左侧面较多，而右眼看到物体的右侧面较多，两眼的图像信息经视觉中枢处理后，形成一个有立体感的物体形象。

第三节　耳的听觉功能

人的听觉器官是耳，由外耳、中耳和内耳的耳蜗组成。由声源振动引起的声波经外耳和中耳组成的传音系统传递到内耳，经内耳耳蜗的换能作用，将声波的机械能转变为在听神经上的动作电位，传送到大脑皮质的听觉中枢产生听觉。

人耳能感受的声波振动频率为16～20 000Hz，最敏感的声波频率为1000～3000Hz。对于每一种声波频率，都有一个刚能引起听觉的最小强度，称为听阈（auditory threshold）。声音强度通常以分贝（dB）为单位，一般声音的强度为30～70dB，长期受60dB以上声强刺激，可使听力下降。

一、外耳和中耳的功能

（一）外耳的功能

外耳包括耳郭与外耳道。耳郭有集音作用，在一定程度上还可帮助判断声源方向。外耳道是声波传导的通路，一端开口于耳郭，另一端终止与鼓膜，声波通过外耳道可有增压作用。

（二）中耳的功能

中耳由鼓膜、听骨链、鼓室和咽鼓管等结构组成。中耳的主要功能是传音作用，其中鼓膜和听骨链在声音的传递过程中起重要作用。

1. 鼓膜　鼓膜是一个椭圆形的膜性结构，形状如同一个浅漏斗，顶点朝向中耳，内侧与锤骨柄相连。鼓膜具有较好频率响应和较小失真度，它的振动可与声波振动同始同终，可把声波振动如实地传递给听骨链。

2. 听骨链　听骨链由锤骨、砧骨、镫骨依次连接而成，相当于一个固定角度的杠杆。锤骨柄附着在鼓膜的中心处，砧骨居中，将锤骨和镫骨连接起来，使三块听小骨形成一个两臂之间呈固定角度的杠杆。锤骨柄为长臂，砧骨长突为短臂。这样的杠杆系统支点刚好在整个听骨链的重心上，因此在能量传递过程中惰性最小，效率最高。声波经鼓膜、听骨链到达前庭窗时，其振动压强增大，而振幅减小，这种现象称为中耳的增压作用。

3. 咽鼓管　咽鼓管是连接鼓室和鼻咽部之间的通道，其鼻咽部的开口常处于闭合状态，在吞咽、打呵欠时开放。咽鼓管的主要功能是调节鼓室内压力，使之与外界大气压保持平衡，这对于维持鼓膜的正常位置、形状和振动性能有着重要意义。咽鼓管因炎症被阻塞后，由于鼓室内的空气被组织吸收而压力降低，引起鼓膜内陷，会影响听力。

（三）声波传入内耳的途径

声波传入内耳的途径有两种：气传导和骨传导。正常情况下以气传导为主。

1. 气传导　声波经外耳道引起鼓膜振动，再经听骨链和前庭窗到达耳蜗，这一传导途径称为气传导，是声波传导的主要途径。此外，鼓膜的振动也可引起鼓室内空气的振动，再经蜗窗传入耳蜗。但这一传导途径在正常情况下并不重要，只在听骨链功能障碍时可发挥一定的作用，但这时的听力已大大降低。

2. 骨传导　声波直接引起颅骨的振动，再引起耳蜗内淋巴的振动，这一途径称为骨传导。骨传导效能远低于气传导，在正常听觉中的作用很小。临床上鼓膜或中耳病变引起的传音性耳聋患者，气传导明显受损，而骨传导却不受影响，但耳蜗病变导致的感音性耳聋时，气传导和骨传导将同样受损。因此，可通过检查患者气传导和骨传导受损的情况来判断听觉异常产生的部位和原因。

知识链接

伟大的贝多芬

贝多芬是闻名世界的作曲家，他在 20 岁左右就开始听力减退，31 岁就开始耳聋，但他的大部分著名作品都是在他耳聋以后完成的。在耳聋十分严重的时候，他用一根小木棒，一端插在钢琴箱内，一端咬在牙齿上，借着钢琴的震动，通过骨传导获得“听觉”而作曲，就这样诞生了许多世界名曲。

二、内耳耳蜗的功能

内耳又称迷路，由耳蜗和前庭器官组成。耳蜗的主要作用是把传递来的机械振动转变为听神经上的动作电位。

（一）耳蜗的结构特点

耳蜗形如蜗牛壳状，由一条骨质管道围绕一锥形骨轴盘旋 2.5~2.75 周而成。在耳蜗轴切面上，可见一斜行的前庭膜和一横行的基底膜把耳蜗管道分为三个腔，即前庭阶、鼓阶和蜗管（图 13-8）。前庭阶和鼓阶内充有外淋巴，在蜗底部前庭阶和鼓阶分别由前庭窗和蜗窗膜封闭，两阶在蜗顶部有蜗孔相连。蜗管是一个盲管，其中充满内淋巴。蜗管内的基底膜呈底部窄、顶部宽，上有螺旋器（也称柯蒂氏器）。螺旋器由毛细胞和支持细胞等结构组成。毛细胞是听感受细胞，每个毛细胞顶部有 50 至 100 根不等的纤毛，其上有胶质状盖膜，毛细胞底部与听神经末梢建立突触联系。

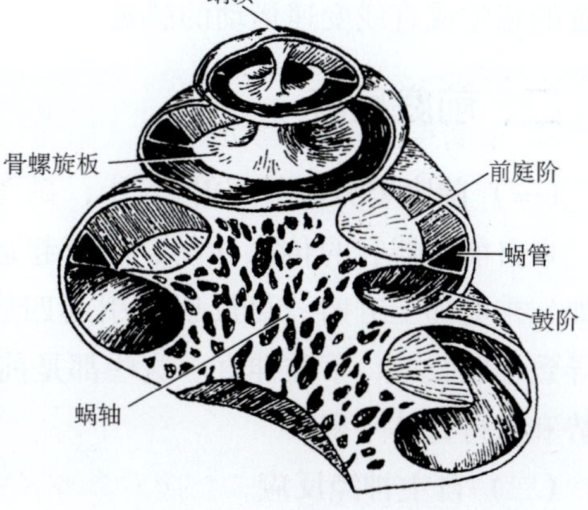

图 13-8　耳蜗断面示意图

（二）耳蜗的感音换能作用

1. 基底膜的振动与行波理论 基底膜的振动在耳蜗的感音换能作用中起着关键作用。当声波振动传至前庭窗时，压力变化立即传给耳蜗内的液体和膜性结构，形成振动。振动以行波方式沿基底膜向耳蜗的顶部方向传播，就如同人抖动一条绸带时，有行波沿绸带向远端传播一样。

2. 毛细胞的功能 毛细胞顶部的纤毛与盖膜紧密接触，当基底膜振动时，在盖膜与基底膜之间发生移行运动，使纤毛受到切应力作用而发生弯曲或偏移。这种机械变化会引起耳蜗以及与之相连的神经纤维产生一系列的电变化，经蜗神经传入听觉中枢，分析处理后产生主观上的听觉。

第四节 前庭器官

前庭器官由内耳中的三个半规管、椭圆囊和球囊组成。前庭器官是人体对自身姿势和运动状态以及头部在空间的位置的感受器，在保持身体的平衡中起重要作用。

一、前庭器官的适宜刺激和生理功能

（一）半规管的功能

人体两侧内耳各有上、外、后三个半规管，分布在相互垂直的三个平面。每个半规管的一端都有一个膨大的壶腹，壶腹中有一隆起结构称壶腹嵴。壶腹嵴上有毛细胞。半规管壶腹嵴的适宜刺激是旋转变速运动。当身体围绕不同方向的轴做旋转运动时，相应半规管壶腹中的毛细胞因管腔内淋巴的运动而受到冲击，顶部纤毛向某一方向弯曲；当旋转停止时，又由于管腔中内淋巴的惯性作用，使顶部纤毛向相反方向弯曲。这些信息经传入神经到达中枢，可引起旋转的感觉。

（二）椭圆囊和球囊的功能

椭圆囊和球囊是膜质的小囊，内部充满内淋巴液，囊内各有一特殊的结构，分别称为椭圆囊斑和球囊斑。毛细胞位于囊斑中，纤毛伸入胶质状的耳石膜中。当人体作水平或垂直方向的直线变速运动或头在空间位置改变时，可改变耳石膜与纤毛间的相对位置，使相应传入神经纤维发放冲动频率改变。当这些冲动经传入神经到达中枢后，可产生头部空间位置的感觉或直线变速运动的感觉。

二、前庭反应

（一）前庭姿势调节反射

来自前庭器官的传入冲动，除引起运动觉和位置觉外，还可引起各种姿势调节反射。例如，乘电梯上升时，可反射性引起四肢伸肌抑制而发生下肢屈曲；相反，电梯下降时，可导致伸肌收缩，下肢伸直。这些都是前庭器官的姿势反射，其意义在于维持人体一定的姿势和保持身体平衡。

（二）自主神经反应

前庭器官受到过强或长时间刺激时，可引起自主神经功能失调，导致心率加速、血压下降、呼吸频率增加、出汗、恶心、呕吐、眩晕、皮肤苍白、唾液分泌增多等现象，称为前庭自主神经反应。前庭功能过度敏感的人容易发生晕车、晕船和航空病等。

（三）眼震颤

躯体做旋转运动时，伴随旋转运动出现的两侧眼球不自主的同步往复式节律性运动，称为眼震颤。人类在水平面上的活动较多，水平方向的眼震颤最为常见。当头和身体向左旋转时，两侧眼球先缓慢地向右侧移动，这一过程称为慢动相；当眼球移动到两眼裂右侧端时，又突然快速地向左侧移动，称为快动相；以后再出现新的慢动相和快动相，反复不止。当旋转停止转为匀速时，眼震颤停止。当旋转突然停止时，则出现反向的眼震颤。如果眼震颤的时间过长，说明前庭功能过敏，临床上可在旋转突然停止后，观察眼震颤的持续时间来判断前庭功能是否正常。

第五节　其他感觉器官

一、嗅觉器官

人的嗅觉器官是鼻，感受细胞是嗅细胞，位于上鼻道及鼻中隔后上部的嗅上皮中。嗅细胞属于神经元，每个嗅细胞的顶部有6~8条纤毛，埋于嗅上皮所分泌的黏液之中。嗅觉感受器的适宜刺激是可挥发性的有气味的化学物质。通过呼吸，这些分子被上皮的黏液所吸收，嗅细胞的纤毛受刺激后，便可产生生物电变化，进而引起嗅觉。

二、味觉器官

人的味觉器官是舌，味觉感受器是味蕾，主要分布在舌背部和舌周边部位。人舌表面不同部位对不同刺激的敏感程度有很大差异，一般是舌尖部对甜味比较敏感，舌两侧的前部对咸味比较敏感，软腭和舌根部对苦味比较敏感。

目标检测

一、A 型选择题

1. 视近物的调节过程中，最主要的是
   A. 瞳孔缩小　B. 瞳孔散大　C. 双眼会聚
   D. 角膜调节　E. 晶状体调节
2. 视远物时，平行光聚焦于视网膜之前称为
   A. 远视眼　B. 近视眼　C. 散光眼
   D. 斜视眼　E. 正视眼
3. 夜盲症的发生主要是因为
   A. 视蛋白合成障碍　B. 维生素 A 过多　C. 视紫红质过多
   D. 视紫红质不足　E. 视黄醛过多
4. 声波传入内耳的主要途径是
   A. 外耳→鼓膜→听骨链→前庭窗→内耳

B. 外耳→鼓膜→鼓室空气→蜗窗→内耳

C. 外耳→鼓膜→听骨链→蜗窗→内耳

D. 咽鼓管→鼓室空气→前庭窗→内耳

E. 颅骨→颞骨骨质→耳蜗内淋巴

5. 瞳孔对光反射中枢位于

A. 枕叶皮质　B. 丘脑　C. 中脑

D. 脑桥　E. 延髓

6. 正常人耳能感受的振动频率区域为

A. 0～16Hz　B. 16～20 000Hz　C. 1000～3000Hz

D. 3000～30 000Hz　E. 30 000～40 000Hz

7. 视网膜感光细胞几乎全为视锥细胞的是

A. 黄斑　B. 视网膜周边部　C. 视神经

D. 视盘　E. 中央凹

8. 老花眼矫正应戴

A. 平面镜　B. 凹透镜　C. 凸透镜

D. 棱镜　E. 圆柱透镜

9. 关于视紫红质的叙述，不正确的是

A. 是视杆细胞的感光色素　B. 对紫光最敏感

C. 在暗处合成增加　D. 光照时迅速分解

E. 是人在暗光处能视物的基础

10. 眼作最大调节后能看清物体的最近距离为

A. 节点　B. 前主焦点　C. 后主焦点

D. 远点　E. 近点

二、简答题

1. 简述感受器的一般生理特性。

2. 近视、远视、散光的产生原因是什么？需要佩戴哪种透镜矫正？

3. 简述声波的气传导途径。

扫码“练一练”

（张承玉）

第十四章

神经生理

学习目标

知识目标

1. 掌握神经纤维传导兴奋的特征，丘脑特异性和非特异性感觉投射系统的主要功能，自主神经的结构和功能活动特征。
2. 熟悉突触的结构、传递过程及传递特点，胆碱能神经元的分布、胆碱能受体的类型及兴奋效应，肾上腺素能神经元的分布、肾上腺素能受体的类型及兴奋效应，脑干对肌紧张的调节。
3. 了解神经元之间的联系方式，大脑皮质的感觉功能，痛觉，脊髓、小脑、基底核及大脑皮质对躯体运动的调节，各级中枢对内脏活动的调节，条件反射，睡眠与觉醒。

神经系统是机体功能的重要控制和调节系统，可以直接或间接的调节各器官、组织和细胞的活动，使之成为统一的整体；并与内外环境保持相对平衡，使机体更好地适应内外环境的变化，从而维持生命活动的正常进行。人类的神经系统还具有高级功能，如思维、学习、记忆、语言和文字等。在神经系统的功能调节下，人类不但能够被动地适应环境，更重要的是能够主动地认识环境、改造环境。

扫码“学一学”

第一节　神经元与反射活动的一般规律

一、神经元与神经纤维

（一）神经元和神经纤维的功能

神经元即神经细胞，是神经系统最基本的结构与功能单位。人类的神经系统约有数百亿的神经元，它们彼此相连，感受刺激，传递信息，完成神经系统的控制和整合功能。神经元形态与功能尽管多种多样，但结构上大致都可分成胞体和突起两部分（图 14-1）（详见第一篇第一章）。

神经元的主要功能是接受刺激和传递信息。神经元通过传入神经接受体内外的刺激信息，并对之进行分析、整合，再通过传出神经将指令传到所支配的器官和组织，产生调节

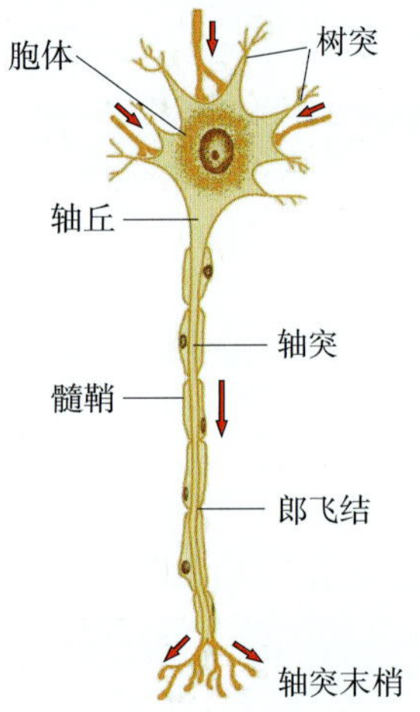

图 14-1　神经元

和控制作用。有些神经元除能接受传入信息外，还能分泌激素，将神经信号转变为体液信号。

神经纤维的主要功能是传导兴奋。一般把沿神经纤维传导的兴奋称为神经冲动。神经纤维传导兴奋的速度与神经纤维直径的大小和髓鞘有关。神经纤维直径越大，传导兴奋的速度越快；有髓神经纤维沿郎飞结呈跳跃式传导，因此传导兴奋的速度比无髓神经纤维快（图 14-2）。

（二）神经纤维的兴奋传导特征

1. 生理完整性　神经纤维在传导兴奋时，不但结构要完整，在功能上也要保持完整。神经纤维的完整性一旦被破坏，例如神经纤维被切断，神经冲动就不能进行传导。如果影响了功能的完整性，虽然结构上仍保持完整，神经冲动的传导也会发生障碍。在临床上用局部麻醉药注射到神经干周围，使神经冲动的传导被阻止而达到麻醉止痛的目的。

2. 绝缘性　往往在一根神经干内含有许多神经纤维，但多条纤维同时传导兴奋时基本上互不干扰，称为绝缘性。主要原因可能是细胞外液对电流起短路作用，使局部电流主要在一条神经纤维上构成回路。许多条神经纤维同时传导冲动时只沿其本身传导，不会扩展到相邻的纤维，这种特性使神经调节更具精确性。

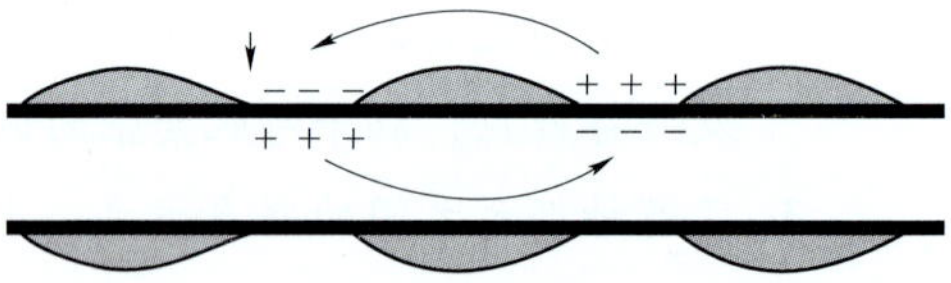

图 14-2　动作电位在有髓神经纤维上的传导

3. 相对不疲劳性　通过实验发现，神经纤维在体外连续电刺激数小时至十几小时，神经纤维仍能较持久地产生和传导兴奋，不易发生疲劳现象。神经纤维传导兴奋具有相对不疲劳性是与突触传递相比较而言的。

4. 双向性　刺激神经纤维的任何一点，兴奋可沿神经纤维同时向两侧传导，称为双向性。但在机体反射弧中，一般兴奋只能按一定方向传导。

二、突触

扫码“看一看”

神经元与神经元之间的联系方式十分复杂，信息传递也很频繁，其中最重要、最基本的联系方式是突触。此外，还有非突触性化学传递和电传递，但以突触传递最为常见。

（一）突触的结构

神经元的轴突末梢与其他神经元的胞体或突起相接触并传递信息的部位称为突触。典型的突触结构由突触前膜、突触间隙、突触后膜三部分组成（图 14-3）。一个神经元的轴突末梢部位会分成许多小支，每个小支的末梢部分呈球状膨大，称为突触小体，贴附在后面一个神经元的胞体或突起的膜表面。轴突末梢膜称为突触前膜，与突触前膜相贴附的胞体膜或突起膜称为突触后膜，两膜之间称为突触间隙。通常在突触小体的轴浆内含有较多的线粒体和大量聚集的囊泡，即突触小泡。突触小泡的直径为 20~80nm，它们含有高浓度的递质。不同突触内所含的突触小泡大小和形状也不完全相同。在其相贴附的突触后膜上存在特异性的受体或化学门控通道。一个神经元可以通过轴突末梢的分支与许多神经元相联系；同样它也可以接受许多其他神经元的信息。

（二）突触的类型

突触按接触部位的不同，主要分为三类（图 14-4）：①轴突与细胞体相接触，简称轴-体突触；②轴突与树突相接触，简称轴-树突触；③轴突与轴突相接触，简称轴-轴突触。也可根据对下一个神经元的影响，将突触分为兴奋性突触和抑制性突触。

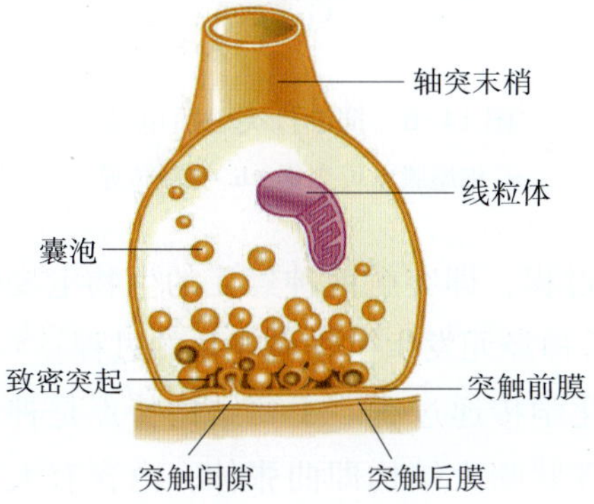

图 14-3　化学突触结构模式图

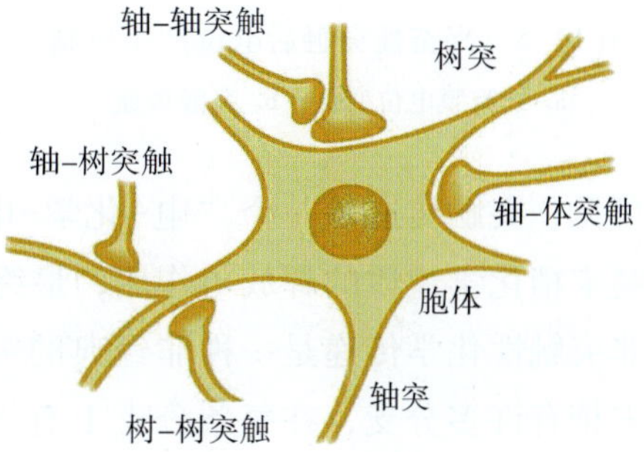

图 14-4　突触的类型

（三）突触传递的过程

经典的突触传递是指突触前神经元的信息传递到突触后神经元的过程。其基本过程如下：当突触前神经元的神经冲动到达轴突末梢时，使突触前膜发生去极化过程，导致 Ca^{2+} 通道开放，细胞外液中的 Ca^{2+} 进入突触前膜与轴浆中钙调蛋白结合，促进了突触小泡发生位移并与突触前膜接触，随之即发生融合和胞裂而导致神经递质释放进入突触间隙。然后递质通过突触间隙扩散与突触后膜上的特异性受体结合，引起突触后膜上某些离子通道的开放，最终导致突触后膜发生去极化或超极化的电位变化，即产生突触后电位，实现了将突触前神经元的信息传递到突触后神经元。突触后电位主要有兴奋性突触后电位和抑制性突触后电位两种类型。

1. 兴奋性突触后电位　当神经冲动到达突触前膜时，引起突触前膜兴奋性递质的释放，与突触后膜上相应的受体结合，使后膜对 Na^+、K^+ 尤其是 Na^+ 的通透性增大而促使 Na^+ 内流，这时突触后膜发生去极化过程，产生的去极化电位称为兴奋性突触后电位（EPSP）（图 14-5）。EPSP 是一种局部电位，有总和效应，达到阈电位水平而引起动作电位，即突触后神经元的兴奋。

2. 抑制性突触后电位　当神经冲动到达突触前膜时，引起突触前膜抑制性递质的释放，与突触后膜上相应的受体结合，使后膜对 Cl^- 的通透性增大而促进 Cl^- 内流，这时后膜发生超极化过程，产生的超极化电位称为抑制性突触后电位（IPSP）（图 14-6）。IPSP 也是一种局部电位，也有总和效应，使突触后膜的兴奋性降低（抑制），突触后神经元呈现抑制效应。

由于一个突触前神经元通常能与多个突触后神经末梢形成突触，因而产生的突触后电位可能有 EPSP，也可能有 IPSP。该神经元是兴奋还是抑制，或兴奋与抑制的程度如何，都取决于神经元上兴奋性与抑制性突触后电位总和的结果。如果总和后使突触后膜去极化达到阈电位水平，突触后神经元就表现为兴奋；如果总和后使突触后膜发生超极化，突触后神经元则表现为抑制。

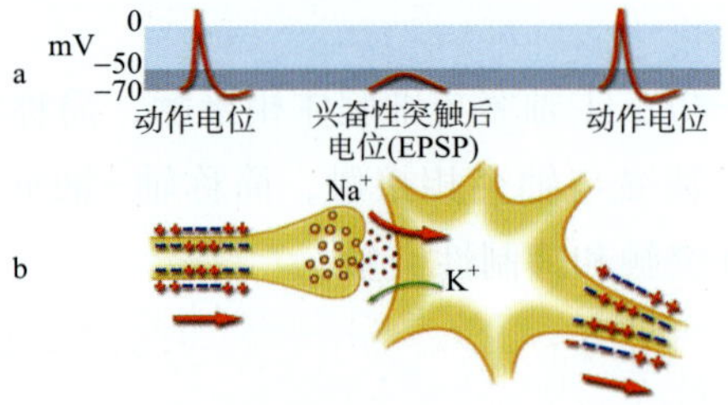

图 14-5　兴奋性突触后电位产生机制

a. 细胞膜电位变化；b. 突触传递

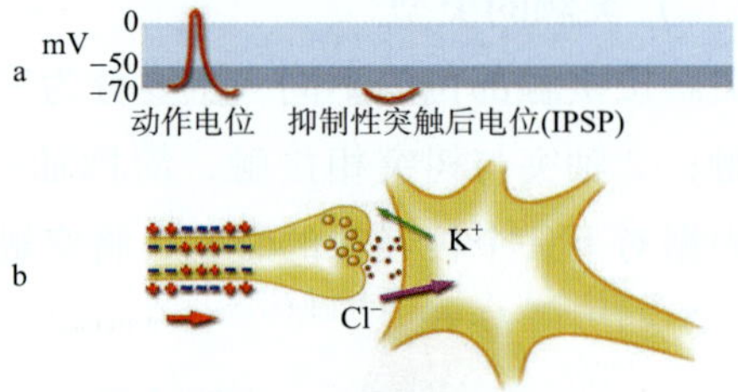

图 14-6　抑制性突触后电位

a. 细胞膜电位变化；b. 突触传递

可见，突触传递是一个“电-化学-电”的传递过程，即突触前神经元的生物电变化通过轴突末梢化学递质的释放与作用，最终引起突触后神经元发生生物电变化的过程。

非突触性化学传递是一种非经典的突触结构的化学传递过程。主要结构特点是神经元轴突末梢有许多分支，在每条分支上有大量的呈串珠状膨大结构即曲张体，内含有大量小泡，递质从曲张体释放出来，通过扩散到达效应器细胞而发挥作用。去甲肾上腺素能神经纤维、单胺类神经纤维等都能进行非突触性化学传递（图 14-7）。

电突触的结构基础是缝隙连接，它不属于化学性传递。结构特点是缝隙连接处两层细胞膜之间仅相隔 2~3nm，膜两侧细胞质内无突触小泡，在两侧膜上排列许多由 6 个亚单位构成的连接体蛋白，两两对接，形成沟通两个细胞胞质的水相通道（图 14-8），允许带电离子和直径小于 1.0nm 的分子通过。电突触主要是使一个神经元的兴奋以局部电流的形式直接传递到相邻的神经元，从而引起相邻的神经元兴奋。电突触由于电阻低，局部电流可以迅速通过，因而传递速度快，几乎不存在潜伏期，一般是双向传递。电突触传递在中枢神经系统和视网膜中广泛存在，有利于神经元产生同步化活动。

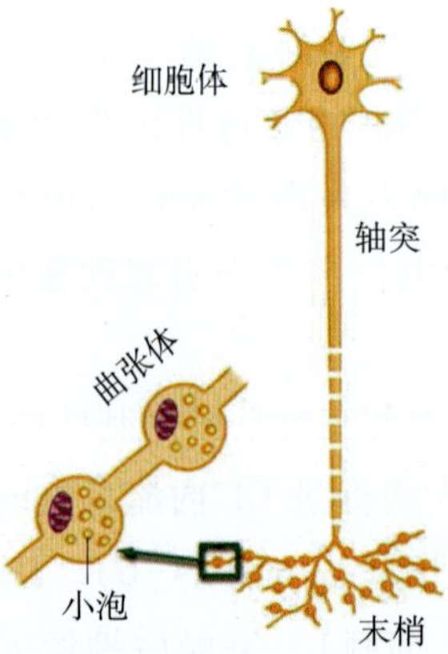

图 14-7　非突触性化学传递

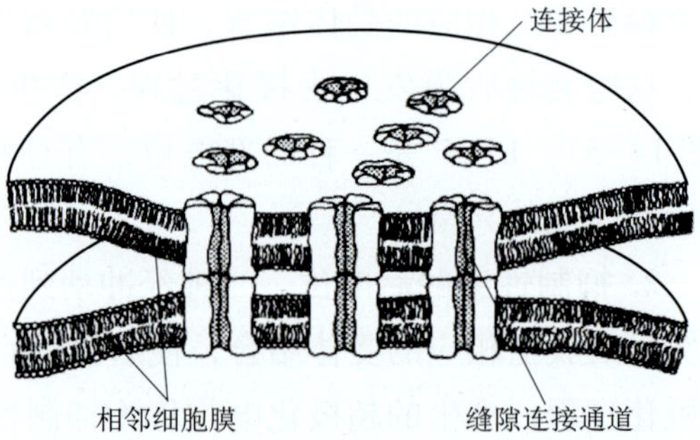

图 14-8　电突触结构

三、神经递质与受体

（一）神经递质

神经递质是指神经末梢释放的特殊化学物质，在神经元之间或神经元与效应器之间发挥信息传递功能。在神经系统内有大量的化学物质，但并不都是神经递质。有一类化学物质也是由神经元产生，但在神经元之间并不起直接传递信息的作用而是调节信息的传递，有增强或减弱递质产生的效应，称为神经调质，其实递质和调质之间并无明显的界限。目前发现，神经递质的种类很多，一般根据其释放的部位不同，分为外周神经递质和中枢神经递质两大类。

1. 外周神经递质 主要有乙酰胆碱和去甲肾上腺素，此外，近年来还发现了第三类纤维，其末梢释放的递质是嘌呤类和肽类化学物质，主要存在于胃肠，影响其平滑肌的活动。

（1）乙酰胆碱 凡是末梢能释放乙酰胆碱的神经纤维称之为胆碱能纤维。目前已知交感神经和副交感神经的节前纤维、绝大部分副交感神经的节后纤维、一小部分交感神经节后纤维（支配汗腺的交感神经节后纤维和支配骨骼肌血管的交感舒血管纤维属于胆碱能纤维）、躯体运动神经纤维等都是胆碱能纤维。但是，不同部位的胆碱能纤维释放乙酰胆碱的效应并不相同，这可能与它们作用的受体性质有关（图 14-9）。

（2）去甲肾上腺素 凡是末梢能释放去甲肾上腺素的神经纤维称为肾上腺素能纤维。人体内大部分交感神经节后纤维释放去甲肾上腺素，属于肾上腺素能纤维（图 14-9）。

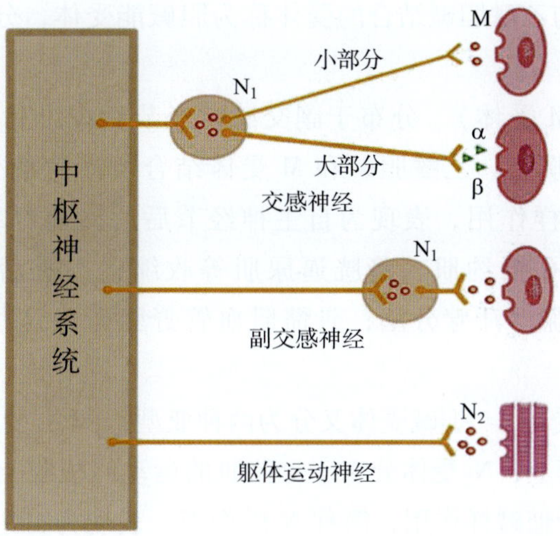

图 14-9 外周神经纤维的分类及释放的递质示意图

○代表乙酰胆碱 Δ 代表去甲肾上腺素

2. 中枢神经递质 中枢神经递质比外周神经递质复杂得多，到目前为止，在中枢神经系统内发现了许多化学物质，已确定的主要有乙酰胆碱、单胺类、氨基酸类及肽类。其中乙酰胆碱在中枢分布最为广泛，它几乎参与了中枢神经系统的所有功能，包括学习和记忆、觉醒和睡眠、感觉与运动、内脏活动以及情绪活动等，是中枢神经系统中十分重要的神经递质。

（1）乙酰胆碱 在中枢分布及其广泛，主要分布在脊髓前角运动神经元；脑干网状结构上行激活系统；纹状体和边缘系统的杏仁核、海马等部位。

（2）单胺类 单胺类递质包括去甲肾上腺素（NE）、肾上腺素（E）、多巴胺（DA）、5-羟色胺（5-HT）和组胺等。NE 主要存在于低位脑干；E 主要分布在延髓；DA 主要分布在黑质-纹状体、中脑-边缘系统和结节-漏斗三个部分，脑内的 DA 主要由黑质产生，但在纹状体储存；5-HT 主要位于低位脑干的中缝核内。

（3）氨基酸类　氨基酸类递质有兴奋性氨基酸和抑制性氨基酸两类。兴奋性氨基酸主要有谷氨酸和门冬氨酸，其中谷氨酸是脑和脊髓内最主要的兴奋性递质。抑制性氨基酸主要有γ-氨基丁酸和甘氨酸，其中γ-氨基丁酸是脑内最主要的抑制性递质；甘氨酸主要分布于脊髓和脑干。

（4）神经肽　神经肽种类很多，是分布于神经系统起递质或调质作用的肽类物质，包括速激肽、阿片肽、脑肠肽和下丘脑调节肽等。阿片肽包括脑啡肽、β-内啡肽和强啡肽等；脑肠肽是指在胃肠道和脑内双重分布的肽类物质，有促胃液素、缩胆囊素、血管活性肠肽等。

（5）嘌呤类　主要有腺苷和 ATP。其中腺苷是一种抑制性中枢调质。咖啡和茶对中枢的兴奋作用机制就是由咖啡因和茶碱抑制腺苷而产生的。

（6）气体类　主要包括一氧化氮（NO）和一氧化碳（CO）。其中 NO 具有神经递质的某些特征，可能通过弥散作用透过细胞膜直接激活鸟苷酸环化酶来发挥其生物学作用；CO 与 NO 相似，也能直接激活鸟苷酸环化酶。

（二）受体

1. 胆碱能受体　能与乙酰胆碱结合的受体称为胆碱能受体，分为毒蕈碱受体和烟碱受体两大类。

（1）毒蕈碱受体（M 受体）　分布于副交感神经节后纤维和交感神经胆碱能节后纤维所支配的效应器细胞膜上。乙酰胆碱和 M 受体结合所产生的生理效应，一般称之为毒蕈碱样作用，简称 M 样作用，表现为自主神经节后胆碱能纤维兴奋的效应，如支气管和胃肠道平滑肌、瞳孔括约肌、膀胱逼尿肌等收缩；心脏活动抑制；胃肠、胆管、膀胱括约肌舒张；消化腺、汗腺分泌；骨骼肌血管舒张等。这些作用可被 M 受体的阻断剂阿托品所阻断。

（2）烟碱受体（N 受体）　烟碱受体又分为两种亚型，即 N_1受体和 N_2受体。N_1受体分布于自主神经节突触后膜上；N_2受体分布于骨骼肌的运动终板膜上。乙酰胆碱与 N 受体结合产生的生理效应称之为烟碱样作用，简称 N 样作用，表现为自主神经节后纤维以及骨骼肌的兴奋。其中六烃季胺主要阻断 N_1受体的功能，是 N_1受体的阻断剂；而十烃季胺主要阻断 N_2受体的功能，是 N_2受体的阻断剂。筒箭毒碱可同时阻断 N_1受体和 N_2受体的功能，是 N_1和 N_2受体的阻断剂。箭毒类药物因而在临床上可作为肌肉的松弛剂。

知识链接

有机磷农药的中毒与急救

有机磷农药使胆碱酯酶失活，乙酰胆碱不能分解而与 M 受体呈持续结合状态，出现毒蕈碱样作用，如瞳孔缩小、心跳减慢、大小便失禁、大汗淋漓等。用 M 受体阻断剂阿托品进行解救，同时用解磷定恢复胆碱酯酶的活性。

2. 肾上腺素能受体　能与儿茶酚胺类物质（包括肾上腺素、去甲肾上腺素、多巴胺）结合的受体称为肾上腺素能受体，分为α肾上腺素能受体（简称α受体）和β肾上腺素能受体（简称β受体）两类（表14-1）。

（1）α受体　肾上腺素和去甲肾上腺素与α受体结合后对平滑肌主要产生兴奋性效应，如血管收缩、子宫收缩、虹膜辐射状肌收缩瞳孔散大等；但对小肠、腺体则为抑制性效应，使小肠平滑肌舒张、腺体分泌减少。酚妥拉明是α受体的阻断剂。

（2）β受体　β受体可分为β_1、β_2和β_3受体三种亚型。β_1受体主要分布在心脏组织内，它与肾上腺素和去甲肾上腺素结合后产生兴奋效应，表现为心率加快，心肌收缩力增强。β_2受体主要分布于支气管、胃、肠、子宫及许多血管平滑肌细胞上，肾上腺素和去甲肾上腺素与β_2受体结合后主要产生抑制效应，如冠状血管、骨骼肌血管、支气管等平滑肌舒张。β_3受体分布于脂肪组织，兴奋后能加快脂肪分解。β受体的阻断剂是普萘洛尔。目前受体阻断剂的研究发展很迅速，有利于在临床上进行选择性的药物治疗。

表14-1　肾上腺素能受体的分布及其效应

效应器		受体	效应
眼	扩瞳肌	α	收缩
	睫状体肌	β	舒张
心脏	窦房结	β_1	心率加快
	房室传导系统	β_1	传导加快
	心肌	β_1	收缩加强
血管	冠状血管	α	收缩
		β_2（主要）	舒张
	皮肤黏膜血管	α	收缩
	骨骼肌血管	α	收缩
		β_2（主要）	舒张
	脑血管	α	收缩
	腹腔内脏血管	α（主要）	收缩
		β_2	舒张
	唾液腺血管	α	收缩
支气管平滑肌		β_2	舒张
胃肠道平滑肌		α	舒张
括约肌		β_2	舒张
		α	舒张（突触前受体，调节ACh的释放）
膀胱	逼尿肌	β_2	舒张
	三角区和括约肌	α	收缩
子宫平滑肌		α	收缩（有孕子宫）
		β_2	舒张（无孕子宫）
竖毛肌		α	收缩
糖酵解代谢		β_2	增加
脂肪分解代谢		β_3	增加

（三）神经递质的代谢

递质的代谢是指递质的合成、储存、释放、消除、再摄取以及再合成等过程。递质代谢过程中如果出现障碍，常可产生神经冲动传递功能的紊乱。临床上对某些疾病的治疗就是通过干预递质代谢过程而实现的。因此，了解递质代谢过程有重要的临床意义。

不同的递质合成的过程和部位均有差异。乙酰胆碱和单胺类递质一般在胞质内合成，且需要酶的催化，合成后储存在突触小泡内，释放时需要在钙离子的参与下进行。神经肽则在基因调控下在核糖体上翻译合成。递质消除的方式主要有酶降解、重吸收回血液以及神经末梢再摄取等。ACh 的消除就是依靠突触后膜上的胆碱酯酶水解，NE 的消除主要通过前膜的重摄取，少量通过酶水解，神经肽的消除主要依靠酶降解。

四、神经元之间的联系方式

（一）中枢神经元的联系方式

中枢神经系统存在着数以亿计的神经元，这些神经元根据在反射弧中所处位置的不同，分为传入神经元、中间神经元和传出神经元三种，其中中间神经元的数目最多。虽然它们之间的联系非常复杂，但主要有辐散式、聚合式、环式、链锁式等几种（图 14-10）。

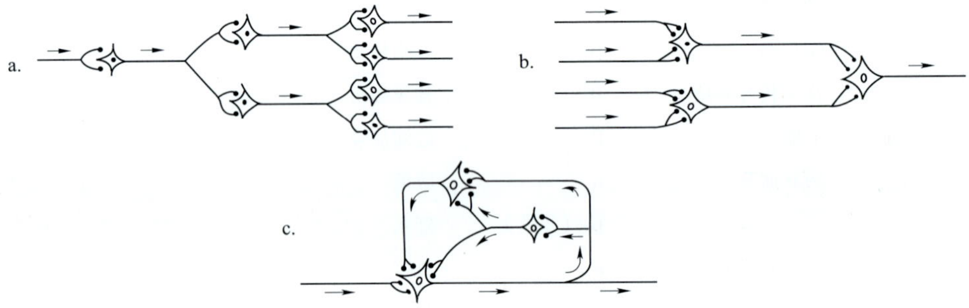

图 14-10　中枢神经元的联系方式

a. 辐散式联系；b. 聚合式联系；c. 环式和链锁式联系

1. 辐散式　是指一个神经元的轴突可以通过分支与多个神经元建立突触联系，它能使一个神经元的兴奋引起许多神经元同时兴奋或抑制，在感觉传导途径上多见。

2. 聚合式　是指同一神经元的细胞体与树突可接受许多不同轴突来源的突触联系，这种联系使来自许多不同神经元的兴奋和抑制作用在同一神经元上发生整合，导致后者兴奋或抑制。这种方式在运动传出途径上多见。

3. 环式或链锁式　环式联系是指一个神经元通过其轴突的侧支与中间神经元联系，中间神经元反过来再与该神经元发生突触联系，构成闭合环路。通过环式联系引起正反馈或负反馈。如中间神经元是兴奋性神经元，则通过环式联系使兴奋效应得到增强和时间上的延伸；如中间神经元是抑制性神经元，则通过环式联系使得兴奋效应及时终止。链锁式为辐散与聚合同时存在的联系方式，兴奋冲动通过链锁状联系，可扩大作用的空间范围。

（二）中枢兴奋传递的特征

中枢内的神经元活动是以突触联系为基础的，兴奋在中枢部分传递时，往往需要通过一次以上的突触接替。由于突触结构和化学递质等因素的影响，在反射弧中枢部分的突触传递是比较复杂的，兴奋在中枢的传递不同于在单根神经纤维上的传导，有着自己的特征。

主要表现为以下几个方面。

1. 单向传递 兴奋只能由突触前神经元向突触后神经元传递，而不能反方向进行，称为单向传递。单向传递是由突触的性质决定的，因为递质是由突触前膜释放的，而一般在突触后膜上有特异的受体。

2. 中枢延搁 突触传递需要突触前膜释放递质，经过突触间隙的扩散，与受体结合后才能产生突触后电位，耗时较长，这一现象称为中枢延搁。反射过程中，通过的突触越多，兴奋传递需要的时间越长。

3. 总和 突触后电位是一种局部电位，具有总和效应。当总和的结果是去极化，一旦去极化达到阈电位水平就爆发动作电位；但抑制性突触后电位的总和，只能使突触后膜的兴奋性降低而呈现抑制效应。

4. 兴奋节律的改变 在反射活动中，传出神经发出的冲动频率与传入神经上的频率往往并不相同，因为传出神经的兴奋节律，不仅取决于传入神经冲动的节律，还取决于反射中枢的功能状态，可以产生兴奋节律的改变。此外，还存在着中间神经元，通过中间神经元，当对传入神经的刺激停止后，传出神经仍继续发放冲动，使兴奋节律发生改变。

5. 对内环境变化敏感和易疲劳 由于突触间隙与细胞外液即内环境相通，内环境如果受到某些因素变化的影响，如缺 O_2、CO_2增加、麻醉剂以及某些药物等，都可改变突触传递的功能或影响递质的释放及与受体的结合，最终影响突触传递。另外，通过实验使用高频脉冲连续刺激突触前神经元，突触后神经元的放电频率逐渐降低，说明突触是反射活动过程中最易疲劳的环节，这一现象的出现可能与递质的耗竭有关。

（三）中枢抑制

在任何反射活动中，中枢内既有兴奋活动又有抑制活动，二者共同作用使反射活动能够协调进行。例如吞咽时呼吸停止，屈肌反射进行时伸肌活动即受抑制。兴奋与抑制都是主动过程，是通过突触传递来实现的。根据中枢抑制产生的部位与机制的不同，抑制可分为突触后抑制和突触前抑制两类（表 14-2）。

表 14-2　突触后抑制与突触前抑制的比较

类型	抑制部位	机制	中间神经元
突触后抑制	突触后膜	在突触后膜产生 IPSP	有抑制性神经元的参与
突触前抑制	突触前膜	使突触后膜产生的 EPSP 减少	无抑制性神经元的参与

1. 突触后抑制 哺乳类动物的突触后抑制都是由抑制性中间神经元活动引起的。抑制性中间神经元能够释放抑制性递质，在突触后膜上产生抑制性突触后电位（IPSP），导致与其发生突触联系的神经元发生抑制。突触后抑制又分外回返性抑制和传入侧支性抑制两种（图 14-11）。

（1）回返性抑制　是指某一中枢的神经元产生兴奋时，冲动沿轴突外传，同时又经轴突侧支去兴奋另一抑制性中间神经元，该抑制性神经元兴奋后，释放出抑制性递质，抑制了原来产生兴奋的神经元及其同一中枢的其他神经元。脊髓前角的运动神经元与闰绍细胞之间的联系就是这种抑制的典型。前角运动神经元发出轴突支配外周的骨骼肌，同时也在脊髓内发出侧支兴奋闰绍细胞，而闰绍细胞是抑制性神经元，其活动经轴突回返，再抑制原来产生兴奋的神经元和其他神经元。这种抑制是一种负反馈控制形式，它能使神经元的活动及时终止，同时也可以促使同一中枢内许多神经元之间的活动能步调一致。这种形式的抑制在大脑的海马和丘脑内也明显存在。

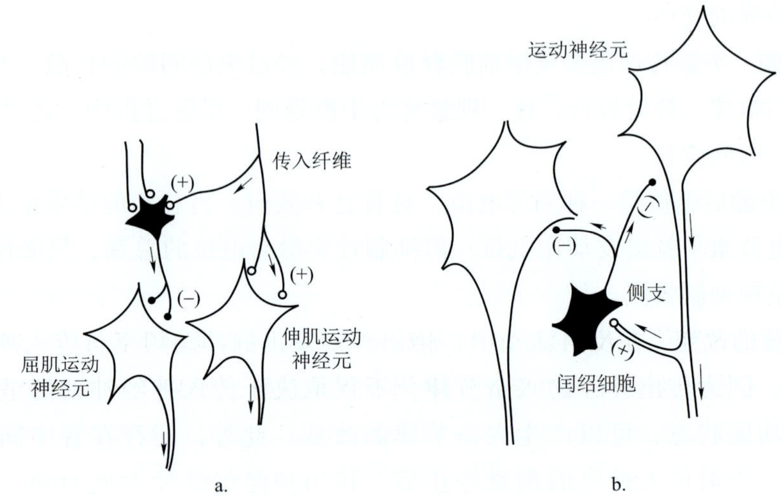

图 14-11　突触后抑制类型

a. 传入侧支性抑制；b. 回返性抑制

（2）传入侧支性抑制　是指在一个感觉传入纤维进入脊髓后，不但可以直接兴奋某一中枢的神经元，还可以发出侧支，兴奋另一抑制性中间神经元，再通过抑制性神经元的活动转而抑制另一中枢的神经元。例如，伸肌的肌梭传入纤维进入中枢后，直接兴奋了伸肌的 α 运动神经元，同时还发出侧支兴奋一个抑制性神经元，转而抑制屈肌的 α 运动神经元，出现伸肌收缩而屈肌舒张；这种形式的抑制在脑内也能存在，它能使不同中枢之间的活动相互协调统一。

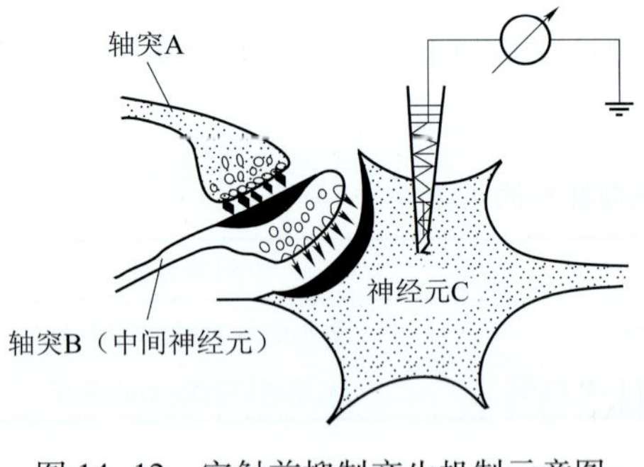

图 14-12　突触前抑制产生机制示意图

2. 突触前抑制　通过改变突触前膜兴奋的能力，使突触后神经元的兴奋性突触后电位降低，产生的抑制称为突触前抑制，其结构基础是轴突-轴突突触（图 14-12）。图 14-12 显示这种突触关系，A 纤维末梢与 B 纤维末梢构成轴突-轴突型突触；B 纤维末梢又与运动神经元 C 构成轴突-胞体突触。当刺激先作用于 A，则 B 接受 A 的刺激发生去极化，而此时 B 神经元自己的兴奋传到纤维末梢，由于 B 正在接受 A 的刺激发生反应，使 C 神经元产生的兴奋性突触后电位减小，不足以使突触后膜产生动作电位，于是 B 向 C 的兴奋传递产生了抑制。由于这种抑制是通过改变突触前膜的活动而实现的，因此称为突触前抑制。这种抑制主要发生在感觉传入系统中，对感觉传入的调节具有重要作用。

扫码“学一学”

第二节　神经系统的感觉功能

感觉是客观物质世界在人脑中形成的主观反映。机体通过感受器接受内外环境的刺激，转换成传入神经冲动，经过传导通路到达皮质下各级中枢，最终到达大脑皮质的特定部位，大脑皮质通过对传入信息进行精确的分析、整合而形成人类的各种感觉。

一、脊髓的感觉功能

脊髓是人体躯干、四肢和内脏器官发出的感觉传导通路中的一个重要的神经结构。来自各种感受器的传入神经冲动，大部分经脊神经后根进入脊髓，通过两类传导通路传至大脑皮质而产生各种躯体感觉。一为浅感觉传导路径，另一为深感觉传导路径。浅感觉传导路径主要传导痛觉、温度觉和轻触觉等，其传入纤维由后根的外侧部进入脊髓，在后角交换神经元，发出的纤维在中央管前交叉到对侧，分别经脊髓丘脑侧束（痛、温觉）和脊髓丘脑前束（轻触觉）上行抵达丘脑。深感觉传导路径传导肌肉本体感觉和深部压觉等，其传入纤维由后根的内侧部进入脊髓，经同侧后索上行，抵达延髓下部薄束核和楔束核后更换神经元，由此发出纤维交叉到对侧，经内侧丘系至丘脑。浅感觉传导路径是先交叉后上行，深感觉传导路径是先上行后交叉。在脊髓半离断的情况下，浅感觉的障碍发生在离断的对侧，深感觉的障碍则发生在离断的同侧。

二、丘脑的感觉投射系统

（一）丘脑的核团

丘脑是大量神经元组成的核团群，是各种感觉信息上传的总中转站。各种感觉通路（除嗅觉）都在此交换神经元，然后再向大脑皮质投射。这些核团划分为三类。

1. 感觉接替核　主要接受感觉的投射纤维，经过换元后投射到大脑皮质感觉区的特定区域。这些核团是所有特定感觉冲动（除嗅觉外）传向大脑皮质的换元接替站。主要有腹后核的内侧部分与外侧部分、外侧膝状体、内侧膝状体等。

2. 联络核　接受丘脑感觉接替核和其他皮质下中枢的传出纤维（但不直接接受感觉的投射纤维），经过换元，发出纤维投射到大脑皮质的某一特定区域。它们是各种感觉通向大脑皮质的联系与协调部位。主要有丘脑前核、腹外侧核、丘脑枕等。

3. 髓板内核群　这些核团没有直接投射到大脑皮质的纤维，而是通过多突触接替换元后，再弥散地投射到整个大脑皮质。它们对维持和改变大脑皮质兴奋状态起重要作用。主要包括中央中核、束旁核、中央外侧核等。

（二）感觉投射系统

由丘脑投射到大脑皮质的感觉投射系统，根据其投射特征的不同分成两大系统，即特异投射系统和非特异投射系统（图 14-13）。

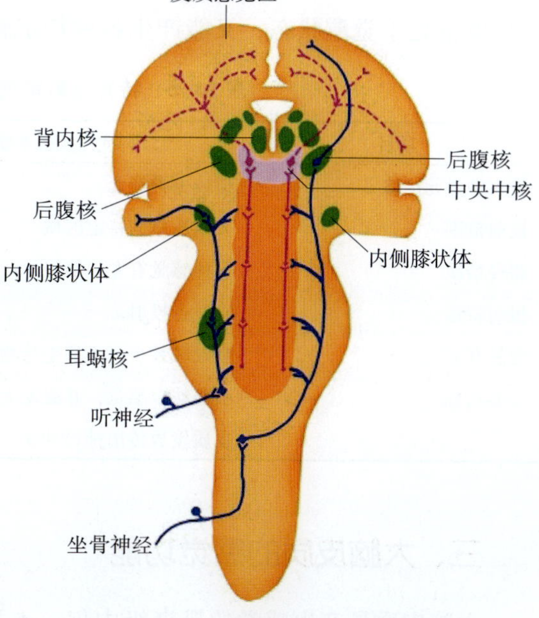

图 14-13　感觉投射系统示意图

1. 特异投射系统 丘脑特异感觉接替核及其投射至大脑皮质特定区域的神经通路称为特异投射系统。各种感觉（嗅觉除外）经脊髓、脑干上升到丘脑感觉接替核换元后，到达大脑皮质的特定感觉区，主要终止于大脑皮质的第四层细胞。每一种感觉的传导投射径路都是专一的，具有点对点的投射特点，其主要功能是引起准确清晰的特定感觉，并能激发大脑皮质发出神经冲动。丘脑的联络核在结构上也与大脑皮质有着特定的投射关系，因而也属于特异投射系统，但它不能产生特定的感觉，主要起联络和协调的作用。

2. 非特异投射系统 丘脑的髓板内核群及其投射到大脑皮质的神经通路称为非特异投射系统。前面讲述的经典感觉传导纤维在经过脑干时发出许多侧支，与脑干网状结构的神经元发生突触联系，经多次交换神经元，抵达丘脑的髓板内核群，再由此发出纤维弥散地投射到大脑皮质的广泛区域，该系统不具有点对点的投射关系，因而不能产生特定感觉。其纤维进入大脑皮质后反复分支，广泛终止于各层细胞。主要功能是改变大脑皮质兴奋性，维持机体的觉醒状态。

知识链接

巴比妥类催眠药的作用机制

在脑干网状结构内存在着具有上行唤醒作用的功能系统，主要通过非特异投射系统发挥作用。这个系统是多突触结构，易受药物的影响发生传导阻滞，巴比妥类的催眠药的作用机制就是阻断了这一系统的传导；一些全身麻醉药（如乙醚）也是抑制了该系统和大脑皮质的活动而发挥作用的。

特异和非特异两个感觉投射系统特点各不相同（表 14-3），但它们互相配合，使大脑皮质既能处于觉醒状态，又能产生各种特定感觉。

表 14-3 特异投射系统与非特异投射系统的比较

项目	特异投射系统	非特异投射系统
传入神经元接替	经较少神经元	经多级神经元
投射范围	大脑皮质的特定区域	大脑皮质的广泛区域
路径情况	每种感觉有专一路径	各种感觉混合后，共同上传
投射特点	点对点投射	弥散性投射（非点对点）
突触联系	突触联系少，不易受药物影响	突触联系多，易受药物影响
主要功能	引起特定感觉，并激发大脑皮质发放传出神经冲动	维持和改变大脑皮质的兴奋状态，保持机体的觉醒

三、大脑皮质的感觉功能

大脑皮质是产生感觉的最高级中枢。人类大脑皮质内神经元的数量极大，其类型也很多，神经元之间的联系非常复杂，但是各种神经元在皮质中的分布不是杂乱的，而是具有严格的层次。各种感觉传入冲动最终都到达大脑皮质的代表区，经分析与综合产生不同的感觉。

（一）体表感觉

中央后回是全身体表感觉的投射区域，称为第一感觉区。中央后回的感觉投射规律有：①躯体、四肢的感觉传入冲动向皮质投射具有交叉的性质，即一侧传入冲动向对侧大脑皮质投射，但头面部感觉的投射是双侧性的。②投射区域的空间排列呈倒置排列：头面部代表区在底部，但头面部内部排列是正立的；上肢代表区在中间部；下肢代表区在顶部（膝部以下的代表区在皮层内侧面）。③投射区域的大小与感觉的分辨精细程度有关，分辨越精细的部位在中央后回的代表区也越大。例如感觉灵敏度高的大拇指、示指和唇的代表区较大，而感觉迟钝的背部代表区则较小（图 14-14）。

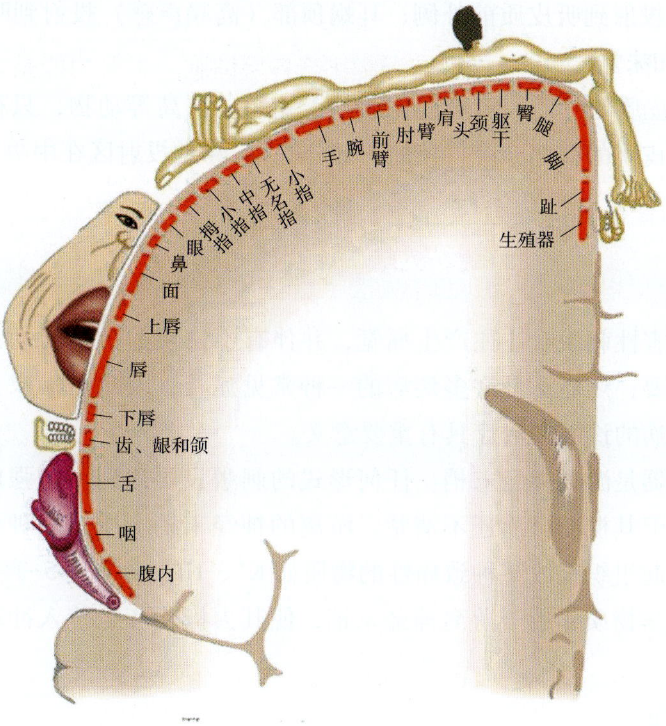

图 14-14　大脑皮质感觉区

大脑中央前回与岛叶之间还有第二感觉区，第二感觉区面积远比第一感觉区小，区内投射为正立和双侧性的空间分布。目前认为第二感觉区与痛觉有较密切的关系，它可能接受痛觉传入的投射。但人类切除第二感觉区后，并不产生显著的感觉障碍。

（二）本体感觉

本体感觉是指来自于肌肉、肌腱、关节等处的位置觉与运动觉。本体感觉的投射区在中央前回。主要接受来自肌肉、肌腱和关节处的感觉信息，可以感知身体在空间的位置、姿势、运动状态以及运动方向。目前认为中央前回既是运动区，也是本体感觉的投射区。

（三）内脏感觉

内脏感觉的投射区在第一和第二感觉区、运动辅助区以及边缘系统等皮质部位，但投射区小且不集中，这可能是内脏感觉性质模糊、定位不准确的原因。

（四）视觉

视觉投射区在皮质内侧面的枕叶距状裂上下两缘。左眼颞侧和右眼鼻侧视网膜的传入纤维投射到左侧枕叶皮质；右眼颞侧和左眼鼻侧视网膜的传入纤维投射到右侧枕叶皮质。视网膜上半部的传入纤维投射到距状裂的上缘；视网膜下半部的传入纤维投射到下缘；视网膜中央的黄斑区的传入纤维投射到距状裂的后部，视网膜周边区的传入纤维投射到距状裂的前部。

（五）听觉

听觉皮质代表区位于颞横回和颞上回。听觉的投射是双侧性的。一侧皮质代表区接受双侧耳蜗感觉传入投射。耳蜗不同部位的感觉传入冲动投射到听皮质的一定部位；耳蜗底部（低频声感）投射到听皮质前外侧；耳蜗顶部（高频声感）投射到听皮质后内侧。

（六）嗅觉和味觉

嗅觉在大脑皮质的投射区随着进化而趋于缩小。在高等动物，只存在于边缘叶的前底部（包括梨状区皮质的前部、杏仁核的一部分等）。味觉投射区在中央后回头面部感觉投射区的下部。

四、痛觉

机体受到伤害性刺激时往往产生痛觉，并伴有不愉快的情绪活动和防卫反应，这对于保护机体非常重要；疼痛又是许多疾病的一种常见症状，因此在临床上认识疼痛产生的原因和规律，对疾病的诊断和治疗具有重要意义。

痛觉的感受器是游离神经末梢。任何形式的刺激只要达到一定强度，都能刺激痛觉感受器引起痛觉，但其机制目前还不清楚。游离的神经末梢本质是一种化学感受器，各种伤害性刺激首先引起组织释放某种致痛性的物质如 K^+、H^+、组胺、5-羟色胺、缓激肽、前列腺素等，这些化学物质作用于游离神经末梢，使其去极化产生传入冲动进入大脑皮质就产生了痛觉。

（一）皮肤痛

伤害性刺激作用于皮肤时，可先后出现两种不同性质的痛觉：快痛和慢痛。快痛是一种尖锐而定位清楚的“刺痛”，它在受到刺激时发生快，撤除刺激后消失也快；慢痛是一种定位不明确的“烧灼痛”，它在刺激后过 0.5~1.0 秒才能被感觉到，痛感强烈而难以忍受，撤除刺激后还可能持续几秒钟，并伴有情绪反应和心血管、呼吸等方面的变化。皮肤炎症时，常以慢痛为主。

（二）内脏痛与牵涉痛

1. 内脏痛的特征 内脏痛与皮肤痛相比较有下列特征：①发生缓慢、持续、定位不准确，对刺激的分辨能力差，常伴有明显的情绪反应。②对机械性牵拉、痉挛、缺血、炎症等刺激敏感；而对切割、烧灼等刺激不敏感。如果内脏器官发生管道梗阻而出现异常运动、循环障碍、炎症时，往往引起剧烈的疼痛。③常常伴有牵涉痛。

2. 牵涉痛 内脏疾病往往引起身体的某些体表部位发生疼痛或痛觉过敏，这种现象称为牵涉痛。例如，心肌缺血时，可发生心前区和左臂尺侧的疼痛；胆囊病变时，右肩胛区会出现疼痛；患阑尾炎时，初期可有上腹部或脐区疼痛（表 14-4）。发生牵涉痛的部位与真正发生痛觉的患病的内脏部位有一定的关系，了解牵涉痛的部位，对诊断某些内脏疾病有一定的参考价值。

表 14-4　常见内脏疾病牵涉痛的部位

患病内脏器官	体表牵涉痛部位
心	心前区、左肩、左臂尺侧区
胃、胰	左上腹、肩胛间
肝、胆	右上腹、右肩胛区
肾、输尿管	腰部、腹股沟区
小肠、阑尾	上腹部或脐周围

关于牵涉痛产生的原因，目前有两种学说：会聚学说和易化学说。会聚学说认为，由于患病的内脏器官和牵涉痛体表区域的部分传入纤维都投射到同一脊髓后角神经元，由同一纤维上行传导至大脑，而在人的日常生活中，接受来自体表的痛觉信息较多，虽然此时的痛觉传入冲动来自患病的内脏，但却被错误的分析为来自皮肤，因而产生了皮肤痛觉。易化学说认为，患病内脏的传入纤维和牵涉痛的体表部位的部分传入纤维由同一后根进入脊髓，在脊髓灰质内同一区域更换神经元，因为彼此接近，所以由患病的内脏传来的冲动会提高邻近的躯体中枢神经元的兴奋性，对躯体传入纤维产生易化作用，导致较小的躯体传入冲动也能使相应的脊髓中枢产生较大的兴奋，产生痛觉或痛觉过敏。

第三节　神经系统对躯体运动的调节

扫码“学一学”

躯体运动是指全身或局部骨骼肌的运动，是人类最基本的功能之一。人体的躯体运动可以是不受意志控制的反射活动；也可以是按一定目标进行的随意活动。是在大脑皮质、基底核、小脑、脑干和脊髓等共同调控下，通过骨骼肌的收缩和舒张，维持身体姿势或迅速准确地完成各项动作。

一、脊髓对躯体运动的调节

脊髓是调节躯体运动的最基本中枢。脊髓前角存在大量的运动神经元，它们接受各级中枢下传的信息，发出传出冲动到达支配的骨骼肌，而引发躯体运动。脊髓前角运动神经元有 α 运动神经元和 γ 运动神经元两种，它们的轴突离开脊髓后直达所支配的骨骼肌。其中 α 运动神经元支配梭外肌，由一个 α 运动神经元及其所支配的全部肌纤维组成的功能单位，称为运动单位。梭外肌收缩产生运动。γ 运动神经元则支配骨骼肌的梭内肌纤维，主要调节肌梭对牵张刺激的敏感性。在脊髓水平能完成的躯体运动反射主要有屈肌反射、对侧伸肌反射和牵张反射等。

（一）脊休克

脊髓是躯体运动的基本反射中枢，许多反射可以在脊髓水平完成。但在正常情况下，脊髓的功能一般在高位中枢的控制下完成，脊髓的独立功能不容易表现出来。为了单独研究脊髓的功能，一般采用将脊髓与延髓的联系切断的方法来制备实验动物，把这种脊髓与高位中枢离断的动物称为脊动物。当脊髓与高位中枢突然离断后，断面以下的脊髓会暂时丧失反射活动能力而进入无反应状态，这种现象称为脊休克。具体表现为横断面以下的躯体和内脏反射活动减弱或消失，如骨骼肌紧张性减退甚至消失，外周血管扩张，血压下降，发汗反射消失，排便反射和排尿反射消失，出现大小便潴留现象。脊休克是暂时现象，这些反射活动以后可以逐渐恢复，恢复的速度与物种的进化程度有关，低等动物如蛙在脊髓离断后数分钟内反射即恢复；猫、犬等需要几天；人对高级中枢的依赖性最强，恢复最慢，在外伤等原因引起脊休克后数周甚至数月脊髓反射活动才能恢复。恢复的过程是简单的反射如屈肌反射、腱反射先恢复，对侧伸肌反射、搔爬反射等较复杂的反射后恢复，血压也逐渐回升到一定水平，排便反射、排尿反射等内脏反射活动也能部分恢复，但由于脊髓内上行和下行纤维束难以再通，因此离断面水平以下的知觉和随意运动能力将永久丧失。

（二）牵张反射

以脊髓为反射中枢的最基本的躯体运动反射是牵张反射。牵张反射是指骨骼肌受外力牵拉时，引起受牵拉的同一块肌肉发生收缩的反射活动。

1. 牵张反射的类型　牵张反射有肌紧张和腱反射两种类型。

（1）肌紧张　肌紧张是指缓慢持续牵拉肌腱时发生的牵张反射，往往表现为受牵拉的肌肉发生微弱而持久的紧张性收缩，阻止被拉长。肌紧张是一种多突触反射，表现为同一肌肉不同运动单位发生交替收缩，保持一定的紧张性以维持姿势，能持久进行，不易疲劳，但收缩力量不大，不会引起躯体明显的位移。肌紧张是维持躯体姿势最基本的反射活动，是姿势反射的基础。肌紧张反射弧的任一结构被破坏，都会引起肌张力减弱或消失，表现为肌肉松弛，身体无法维持正常的姿势。

（2）腱反射　腱反射是指快速牵拉肌腱时发生的牵张反射，表现为被牵拉的肌肉迅速而明显的缩短。例如膝反射，当叩击髌骨下方的股四头肌肌腱时，股四头肌因牵拉而发生快速的反射性收缩。此外，属于腱反射的还有跟腱反射和肘反射等。腱反射是单突触反射。正常情况下腱反射受上位脑的下行控制，临床上常通过腱反射的检查，可以了解神经系统的某种功能状态。若腱反射减弱或消失，提示腱反射反射弧的完整性受到破坏；若腱反射亢进，说明控制腱反射的高级中枢的作用减弱，病变在高级中枢的某个部位。

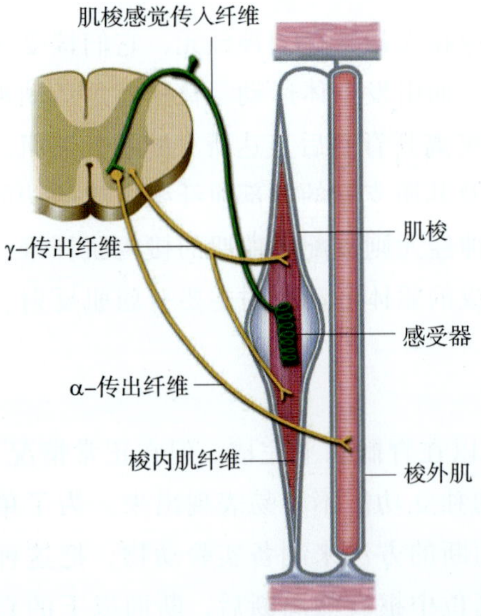

图 14-15　牵张反射示意图

2. 牵张反射的反射弧　牵张反射的感受器是肌肉中的肌梭。肌梭的外层为一层结缔组织囊，囊内所含的肌纤维称为梭内肌纤维；囊外的一般肌纤维称为梭外肌纤维。肌梭与梭外肌纤维呈并联关系。梭内肌纤维的收缩成分位于纤维两端，而感受装置位于中间，两者之间呈串联关系。肌梭主要感受肌肉长度、位置和收缩速度的变化，是一种长度感受器。牵张反射的中枢主要在脊髓，传入和传出神经都包含在支配该肌肉的神经中，效应器是该肌肉的梭外肌纤维。当肌肉受外力牵拉时，梭内肌感受装置被拉长而敏感性增高，使脊髓的传入神经冲动增加，继而引起支配同一肌肉的 α 运动神经元活动，梭外肌收缩，最终形成一次牵张反射过程。牵张反射反射弧的特点是感受器和效应器在同一块肌肉中（图 14-15）。

（三）屈肌反射与对侧伸肌反射

当肢体一侧的皮肤受到伤害性刺激时，受刺激一侧的肢体关节的屈肌收缩而伸肌舒张，肢体表现为屈曲，称为屈肌反射。屈肌反射可使肢体避开伤害性刺激，因而具有保护性意义，但它不属于姿势反射。若刺激强度加大，在同侧肢体发生屈肌反射的基础上出现对侧肢体伸直的反射活动，称为对侧伸肌反射。对侧伸肌反射是一种姿势反射，对于保持身体的平衡具有重要意义。

二、脑干对肌紧张的调节

脑干对肌紧张的调节主要是通过网状结构的易化区和抑制区的活动来实现的。

（一）脑干网状结构易化区

易化区的范围广泛，主要分布于脑干的中央区，包括延髓网状结构的背外侧部分、脑桥被盖、中脑中央灰质及被盖以及下丘脑和丘脑中线核群等部位。另外，下丘脑和丘脑中线核群也有对肌紧张的易化作用，也可以包括在易化区的概念内。易化区神经元兴奋性较高，能自发放电且活动较强，并接受延髓的前庭核、小脑前叶两侧部以及后叶中间部等传入冲动的兴奋作用，主要是加强伸肌的肌紧张和肌肉运动。其作用途径可能是通过网状脊髓束向下与脊髓前角的 γ 运动神经元联系，使 γ 运动神经元传出冲动增加，提高了肌梭的敏感性，从而增强肌紧张；另外，易化区对 α 运动神经元也有一定的易化作用。

（二）脑干网状结构抑制区

脑干网状结构中对肌紧张和肌运动有抑制作用的部位称为抑制区。抑制区较小，主要位于延髓网状结构的腹内侧部分。其作用途径可能是通过网状脊髓束经常抑制 γ 运动神经元，降低了肌梭的敏感性，使肌紧张性下降。此外，大脑皮质运动区、纹状体和小脑前叶蚓部等部位也有抑制肌紧张的作用，这种作用可能是通过加强脑干网状结构抑制区的活动来实现的。

正常情况下，肌紧张易化区的活动较强，抑制区的活动较弱，两者在一定水平上保持相对平衡，以维持正常的肌紧张。

（三）去大脑僵直

若在动物的中脑上、下丘之间切断脑干，动物会出现抗重力肌（伸肌）的肌紧张亢进，表现为四肢伸直，头尾昂起，脊柱挺硬，这一现象称为去大脑僵直（图 14-16）。在临床上，如果患者出现头后仰，上下肢均伸直，上臂内旋，手指屈曲等去大脑僵直表现时，往往提示病变已严重侵犯脑干，预后不良。

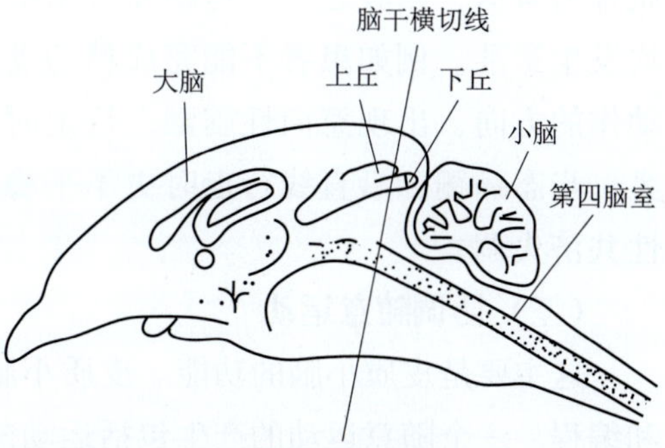

图 14-16　去大脑僵直

去大脑僵直是一种增强的牵张反射，表明在脑干网状结构对肌紧张的平衡调节作用中，易化区的活动较抑制区略占优势。

三、小脑对躯体运动的调节

人体的大量躯体运动都是建立在姿势反射的基础上，在大脑皮质控制下，按一定的目标进行的骨骼肌活动，是由大脑皮质和皮质下各级中枢共同配合完成的。小脑皮质分为绒球小结叶、前叶和后叶，在功能上也称为前庭小脑、脊髓小脑和皮质小脑三个功能部分（图 14-17）。小脑皮质与脊髓、脑干、大脑皮质间有广泛的纤维联系，共同协调完成躯体运动。

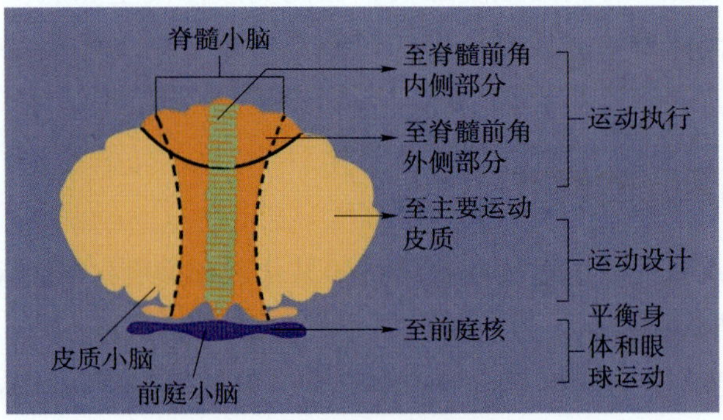

图 14-17　小脑功能分区模式图

（一）维持身体平衡

这主要是前庭小脑的功能。前庭小脑主要由绒球小结叶构成。由于前庭小脑主要接受前庭器官传入的有关头部位置改变和直线或旋转加速运动情况的平衡感觉信息，而传出冲动主要影响躯干和四肢近端肌肉的活动，因此具有维持身体姿势平衡的作用。其反射路径为：前庭器官→前庭核→前庭小脑→前庭核→脊髓灰质前角运动神经元→肌肉。如果第四脑室附近肿瘤压迫了绒球小结叶，患者会出现步基宽（站立时两脚之间的距离增宽）、站立不稳、步态蹒跚、容易跌倒等症状。

（二）调节肌紧张

这主要是脊髓小脑的功能。小脑对肌紧张的调节具有抑制和易化双重作用，抑制肌紧张的区域在小脑前叶蚓部；加强肌紧张的区域在小脑前叶两侧部和半球中间部，分别通过脑干网状结构抑制区和易化区发挥作用。此外脊髓小脑也可调节正在进行过程中的运动，协助大脑皮质对随意运动进行适时的控制。在临床上，脊髓小脑损伤常常表现为肌张力减退，四肢乏力，运动变得笨拙不准确，表现为随意运动的力量和方向以及限度均发生紊乱。例如患者不能完成精巧动作，肌肉在动作进行过程中颤抖以至于把握不住动作的方向，出现意向性震颤；行走时跨步过大而躯干落后，以至于容易跌倒或走路摇晃、步态蹒跚，沿直线行走时更不平稳。这些小脑损伤后的动作性协调障碍，称为小脑性共济失调。

（三）协调随意运动

这主要是皮质小脑的功能。皮质小脑是指小脑半球外侧部，主要参与随意运动的设计和编程。一个随意运动的产生包括运动的设计和执行两个阶段其中皮质小脑和基底核参与随意运动的设计过程，而脊髓小脑则参与运动的执行过程。当大脑皮质发动精巧动作时，首先通过大脑-小脑回路从皮质小脑中提取程序，再将它回输到运动皮质，然后通过皮质脊髓束发动运动。在此过程中，皮质小脑参与了运动计划的形成和运动程序的编制。这个系统是通过“做”来“学习”的。在学习过程中，大脑皮质与小脑之间不断进行联合活动，脊髓小脑也不断地接受感觉传入信息，纠正运动过程中出现的偏差，从而使运动逐步协调和熟练起来。有报道称小脑外侧部受损的患者，可出现运动起始延缓和已形成的快速而熟练动作的缺失等表现。

四、基底核对躯体运动的调节

（一）基底核的功能

基底核与皮质小脑一同是皮质下与大脑皮质构成回路的两个重要脑区。基底核有重要的运动调节功能：参与随意运动的设计和编程，可以对随意运动的稳定、肌张力的控制、本体感觉传入信息的处理等都产生重要作用。

（二）与基底核损伤有关的疾病

基底核损害的主要表现有两类：运动过少而肌张力过强，如震颤麻痹；运动过多而肌紧张不全，如舞蹈病。

1. 震颤麻痹 又称帕金森病。主要表现为肌张力增高，随意运动减少，面部表情呆板；还可伴有静止性震颤：静止时手部屈肌和伸肌接连发生节律性的收缩和弛缓，形成“搓泥丸样动作”，或头部震颤性摇动，随意运动减少，入睡后可停止。其产生机制可能是与中脑黑质多巴胺能神经元受损，使脑内多巴胺含量减少，导致纹状体内胆碱能神经系统功能相对亢进，从而产生症状。临床上常用多巴胺的前体左旋多巴增加多巴胺的合成，或用 M 受体阻断剂阿托品等阻断胆碱能神经元的作用，能明显改善患者肌肉强直和动作迟缓的症状。但上述药物对静止性震颤无明显疗效。

2. 舞蹈病 又称亨廷顿病。主要表现为随意运动增多并伴有肌张力降低症状等。如不自主的上肢和头部运动过多，随意运动幅度过大，且伴有一系列无意义的无法控制的多余动作，或行走时上肢与头部常不停地摆动。舞蹈病的主要病变部位为纹状体，主要机制可能是因为纹状体内的胆碱能和 γ-氨基丁酸能神经元功能明显减退，因而对黑质多巴胺能神经元的抑制作用减弱，使多巴胺能神经元的活动相对亢进而出现症状。因此，目前临床上主要用利血平消耗掉多巴胺，可以缓解患者的症状。

五、大脑皮质对躯体运动的调节

大脑皮质是调节躯体运动的最高级中枢。其信息经下行通路最后抵达位于脊髓前角和脑干的运动神经元来调节肌紧张、发动和调节各种随意运动。

（一）大脑皮质的运动区

大脑皮质控制躯体运动的区域称为皮质运动区（图 14-18），主要位于中央前回和运动前区，其功能特征有：①对躯体运动的调节为交叉性支配，即一侧皮质支配对侧躯体的肌肉，但在头面部，下部面肌和舌肌主要受对侧支配，其余部分均为双侧支配。当一侧内囊受损后除对侧下部面肌及舌肌麻痹外，头面部多数肌肉活动仍然基本正常。②具有精确的功能定位，皮层代表区域的大小与该部位肌肉运动的精细和复杂程度呈正相关。如躯干所占的面积较小，但手指及发声部位等所占的面积很大。③运动区定位自上而下的安排是倒置的，但头面部代表区在皮质的安排仍是正立的，头面部肌肉的代表区在底部，下肢肌肉的代表区在皮质的顶端，膝关节以下肌肉的代表区在半球内侧面，上肢肌肉的代表区在中间部。

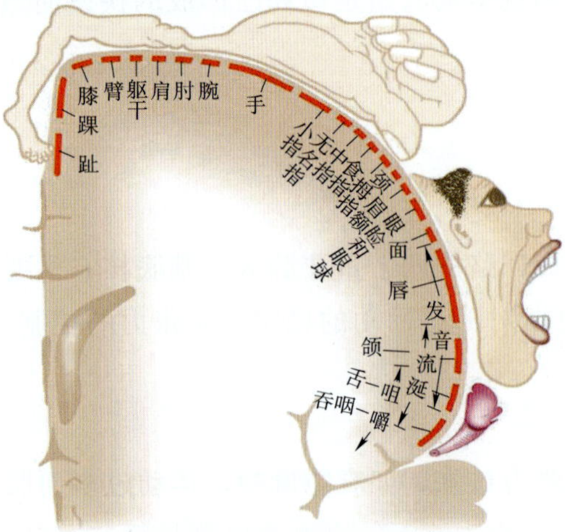

图 14-18　大脑皮质运动区示意图

（二）运动传导系统

大脑皮质调节躯体运动的功能是通过锥体系和锥体外系的下行冲动而完成的。

1. 锥体系　锥体系包括皮质脊髓束和皮质脑干束（详见第五章），主要功能是发动随意运动，完成精细运动。

皮质脊髓侧束损伤将出现巴宾斯基征阳性体征：以钝物划足趾外侧时，出现拇趾背屈和四趾外展扇形散开的体征。但在正常状态时，由于脊髓受高位中枢的控制，这一反射被抑制而不表现出来，巴宾斯基征呈阴性，表现为足趾均发生跖屈。而婴儿的皮质脊髓束未完全发育，成人在熟睡以及麻醉状态下，也可出现巴宾斯基征阳性。临床上常用来检测皮质脊髓侧束功能是否正常。

2. 锥体外系　是指锥体系以外与躯体运动有关的各种下行传导通路。但其组成比较复杂，从大脑皮质到脊髓前角运动神经元经过多次交换神经元，还有反馈回路。其主要功能是调节肌紧张，协调肌群的运动。

临床上，当运动传导通路损伤时，可引起人体随意运动的障碍，出现柔软性麻痹（软瘫）和痉挛性麻痹（硬瘫）两种表现。除随意运动丧失，前者还伴有牵张反射功能的减退，常见于脊髓和脑运动神经核损伤，如脊髓灰质炎，临床上一般称之为下运动神经元损伤；后者常伴牵张反射的亢进，常见于高位中枢受损，如内囊出血，临床上称之为上运动神经元损伤。目前认为，单纯的皮质脊髓束和皮质脑干束损伤一般可能出现软瘫和不全性麻痹；伴有姿势反射调节通路损伤时才出现硬瘫。

第四节　神经系统对内脏活动的调节

扫码“学一学”

神经系统中调节内脏活动的部分称为内脏神经系统，也称自主神经系统。自主神经系统应该包含传入神经和传出神经，但一般指支配内脏器官的传出神经。

一、自主神经系统的功能特征

自主神经系统按其结构和功能的不同，分为交感神经和副交感神经两部分。它们主要分布至内脏、心血管和腺体，并调节这些器官的功能活动，维持内环境的稳态。自主神经系统的功能特征如下。

1. 双重支配　人体多数器官都接受交感和副交感神经的双重支配，并且对同一器官的作用常常互相拮抗。例如：心交感神经对心脏有兴奋作用，心迷走神经则对心脏有抑制作用；交感神经抑制胃肠道平滑肌收缩，迷走神经则促进胃肠道平滑肌收缩。这种相互拮抗作用是既对立又统一的，它使得受支配的器官的功能活动能够适应不同条件下的代谢需要。但也有例外，例如支配唾液腺的交感神经和副交感神经均能促进唾液腺的分泌，只是交感神经兴奋时分泌少量黏稠的唾液，而副交感神经兴奋则分泌大量稀薄的唾液。

2. 紧张性 交感和副交感神经对外周效应器官能发放低频率的神经冲动，使效应器经常维持一定的活动状态，称为紧张性，且具有持久性。自主神经对内脏各种功能的调节都是在紧张性活动的基础上进行的。动物实验发现，切断支配心脏的迷走神经，心率加快；切断支配心脏的交感神经，心率则减慢。一般认为，自主神经的紧张性来源于中枢，通过中枢控制，其紧张性可增强或降低，从而增强或减弱效应器官的功能活动。

3. 与效应器的功能状态有关 自主神经系统的外周性作用与效应器本身的功能状态有着密切的关系。如刺激交感神经可引起动物未孕子宫运动受到抑制，而对有孕子宫却可加强其运动，这可能与子宫上表达的受体不同有关。

4. 自主神经的生理意义 交感神经系统作用较广泛。当环境急骤变化时其活动占优势，主要作用是动员机体器官的潜在能力，以适应环境的变化。例如在剧烈运动、窒息、失血或寒冷环境下，心率加快，皮肤和内脏血管收缩，血液储存库排出血液以增加循环血量，支气管扩张，肝糖原分解加速导致血糖浓度的升高，肾上腺素和去甲肾上腺素分泌增加等，以适应当时状态的需要。

副交感神经系统的活动相对局限，在安静状态下活动占优势。主要功能是保护机体，休整恢复，促进消化，积蓄能量以及加强排泄和生殖功能等。从而保证了机体安静时基本生命活动的正常进行。例如在机体处于安静状态时副交感神经活动加强，出现心脏活动减弱，瞳孔缩小，消化道运动加强和消化液分泌增多的现象，促进了营养物质的吸收和能量的补充等（表 14-5）。

表 14-5 自主神经的主要功能

器官	交感神经	副交感神经
循环器官	心跳加快加强，腹腔内脏血管、皮肤血管以及分布于唾液腺与外生殖器的血管均收缩，肌肉血管舒张	心跳减慢，收缩减弱，内脏血管舒张，脑动脉与分布于外生殖器的血管等舒张
呼吸器官	支气管平滑肌舒张	支气管平滑肌收缩，促进黏膜腺体分泌
消化器官	分泌黏稠唾液，抑制胃肠运动，促进括约肌收缩，抑制胆囊活动	分泌稀薄唾液，促进胃液分泌，促进胃肠运动和使括约肌舒张，促进胆囊收缩
泌尿生殖器官	逼尿肌舒张，括约肌收缩，有孕子宫收缩，无孕子宫舒张	逼尿肌收缩，括约肌舒张
眼	瞳孔扩大；睫状肌松弛，上眼睑平滑肌收缩	瞳孔缩小，睫状肌收缩，促进泪腺分泌
皮肤	竖毛肌收缩，汗腺分泌	
代谢	促进糖原分解，促进肾上腺髓质分泌	促进胰岛素分泌

二、各级中枢对内脏活动的调节

（一）脊髓

脊髓是调节内脏活动的低级中枢，可以完成基本的血管张力反射、发汗反射、排尿反射、排便反射以及勃起反射等活动的调节，但脊髓的这些反射调节功能是初级的，不够完善，一般均受着高位中枢的控制。因此当脊髓与高级中枢离断后，脊髓对这些反射调节能力变差，患者会出现脊休克现象，如出现体位性低血压、尿失禁、排尿不完全等症状。

（二）低位脑干

延髓可以初步完成如循环、呼吸等基本生命反射的调节，有“生命中枢”之称。如延髓被压迫或受损，可迅速引起呼吸、心跳等生命活动停止，直至造成死亡。中脑存在瞳孔对光反射的中枢，如果瞳孔对光反射消失，这说明病变已侵及中脑，是生命垂危的标志。脑干网状结构中存在着许多与内脏活动调节有关的神经元，其下行纤维支配脊髓，可以调节脊髓的自主神经功能。

（三）下丘脑

下丘脑与边缘前脑及脑干网状结构有紧密的形态和功能联系，共同调节内脏的活动。下丘脑还通过垂体门脉系统和下丘脑-垂体束调节腺垂体和神经垂体的活动，下丘脑可将内脏活动、内分泌活动和躯体活动联系起来，“全方位”地调节机体的摄食、水平衡、体温、内分泌和情绪反应等许多重要的生理功能，具有广泛、综合和多变的特点。因此，下丘脑是较高级的内脏活动调节中枢。

1. 体温调节 体温调节的基本中枢在下丘脑，通过视前区-下丘脑前部的温度敏感神经元，根据传入的温度信息，调节机体的产热和散热活动，保持体温的相对恒定（详见第十一章）。

2. 水平衡调节 捣毁动物的下丘脑可引起烦渴与多尿，说明下丘脑能调节水的摄入与排出，具有维持机体水平衡的作用。饮水是一种本能行为，是通过渴觉引起的。下丘脑内控制摄水的区域位于下丘脑的外侧区，动物实验时刺激此部位可引起动物饮水增多，破坏此区饮水减少。下丘脑控制排水的功能机制是通过改变抗利尿激素的分泌来实现的（详见第十二章）。

3. 对腺垂体和神经垂体分泌的调节 下丘脑促垂体区的神经分泌小细胞能合成多种肽类物质，称之为下丘脑调节肽，调节腺垂体激素的分泌。此外，下丘脑视上核和室旁核的神经大细胞能合成血管升压素和缩宫素，经下丘脑-垂体束运输至神经垂体贮存，下丘脑控制其分泌（详见第十五章）。

4. 生物节律控制 生物节律是指机体的许多活动按一定的时间顺序所发生的周期性的变化过程。人体最重要的生物节律是日周期，如体温、血细胞数、多种激素的分泌等都有日周期的变化。通过研究证明，日周期控制的关键部位可能在下丘脑的视交叉上核。动物实验中，如果损毁动物的双侧视交叉上核，动物正常的昼夜节律就消失。

5. 其他功能 下丘脑能产生渴觉、食欲、性欲等行为的欲望，并能调节相应的行为，另外，下丘脑还可能参与睡眠、情绪等生理反应的调节。动物实验证明，下丘脑存在愉快和痛苦的中枢以及参与机体防御反应的中枢，这些中枢调节了机体在情绪反应时的内脏活动。如在间脑水平以上切除大脑的猫，可出现毛发竖起、张牙舞爪、怒吼、心跳加速、呼吸加快、出汗、瞳孔扩大、血压升高等一系列交感神经活动亢进的现象，好似发怒一样，称为“假怒”现象。

（四）大脑皮质

大脑皮质的边缘叶是指大脑半球内侧面皮质与脑干连接部和胼胝体旁的环周结构，边缘叶连同其密切联系的岛叶、颞极、眶回等皮质，包括杏仁核、隔区、下丘脑、丘脑前核等皮质下结构，统称为边缘系统，是调节内脏活动的重要中枢。刺激边缘系统的不同部位，可引起瞳孔、呼吸、胃肠运动和膀胱收缩等功能反应。另外，边缘系统还与记忆、食欲、生殖、防御及情绪反应等活动密切相关。

电刺激动物的新皮质，不但能引起躯体运动，还能引起内脏活动，如呼吸运动、血管收缩、汗腺分泌、直肠和膀胱活动等的改变。

知识拓展

毒品的成瘾性作用机制及危害性

毒品的成瘾性是指不能自控反复使用毒品，造成慢性中毒。主要作用机理是增强脑内多巴胺对相应受体的作用，产生耐受性和依赖性，一旦停止使用，就出现烦躁不安、失眠、疼痛加剧、肌肉震颤、呕吐、流泪流涕、出汗以及腹痛腹泻等。成瘾者在接受治疗后有明显的复发倾向。

此外，社会-心理因素也可以通过情绪反应，经自主神经系统和内分泌系统影响内脏的活动。一般情况下，交感和副交感神经都具有一定的紧张性活动，使其所支配的内脏器官的活动保持相对稳定。某些社会-心理因素，可以影响交感神经的紧张性活动，导致自主神经功能紊乱，使内脏活动的稳态遭到破坏，甚至导致了高血压、冠心病、溃疡病的发生。所以，医务工作者在实践中，应更加重视患者的心理护理与治疗，注意社会-心理因素对内脏功能的影响，使患者保持良好的心理状态，以利于增进和恢复健康。

第五节　脑的高级功能

扫码“学一学”

人的大脑除了能产生感觉、支配躯体运动和调节内脏活动外，还有更复杂的高级功能。其中，觉醒和睡眠是脑的重要功能活动之一，是人体正常活动中必不可少的两个重要生理过程。其机制目前了解并不多，可能主要与大脑皮质的活动密切相关，大脑皮质在活动时常伴有生物电的变化，这些生物电的变化可以作为研究皮质功能活动的重要指标之一。

一、条件反射

神经调节的基本方式是反射。巴甫洛夫将反射分为非条件反射和条件反射两类。

（一）条件反射的建立

经典的条件反射的建立是巴甫洛夫在动物实验中总结出来的：给狗吃食物会引起唾液分泌，这是非条件反射；给狗以铃声则不会引起唾液分泌，因为铃声与食物无关，这种情况下铃声为无关刺激。但如果每次给狗吃食物前先出现一次铃声，再给食物，经反复多次后，一听到铃声，狗就会出现唾液的分泌。铃声本是无关刺激信号，因多次与食物结合应用，铃声具有了引起唾液分泌的刺激作用，即铃声已成为进食（非条件刺激）的信号。因此，这时就把铃声称为信号刺激或条件刺激，这样的反射就称为条件反射。可见，条件反射是在后天生活中形成的。形成条件反射的基础就是无关刺激与非条件刺激在时间上的结合，把这个过程称为强化作用。任何无关刺激与非条件刺激结合应用，都可以形成条件反射。但如果反复应用条件刺激却不给非条件刺激强化，条件反射就会逐渐减弱，直至最后完全消失，称为条件反射的消退。条件反射是人和动物在个体的活动过程中，在非条件反射的基础上不断建立起来的。其数量是无限的，可以建立，也可以消退。

（二）两种信号系统

研究动物条件反射的方法，也可用于研究人的条件反射活动。条件反射都是由信号刺激引起的，信号刺激的种类和数目很多，主要分为两大类：一是具体的，如声音、光线、气味、形状等，称为第一信号；二是抽象的，即语言和文字，称为第二信号。

在人类，可由具体的信号作为条件刺激建立条件反射；也可由抽象的语词代替具体的信号形成条件反射。巴甫洛夫将人类大脑皮质对第一信号发生反应的功能系统称为第一信号系统；对第二信号发生反应的功能系统称为第二信号系统。人类通过生产活动和社会活动，大脑皮质已经高度发达，人脑具有两个信号系统功能，而动物只有一个信号系统。第二信号系统是人类所特有的，是区别于动物的主要特征。第二信号系统是人类进行社会活动的产物，也必然随着生产的发展和社会的进步不断完善，作用也将越显重要。从医学角度看，因为第二信号系统可影响人体的生理和心理活动，因此医务工作者，不仅要重视药物、手术等对疾病的治疗作用，还应重视语言、文字对患者的影响。临床和护理工作实践表明，良好的语言、文字沟通，将对患者的生理、心理活动有着积极的影响，有利于健康的恢复；否则将起消极作用，不仅影响康复，而且可能成为致病因素，给患者带来不良后果。

二、睡眠与觉醒

觉醒与睡眠是一种昼夜节律性生理活动，是人类生存的必要条件。

（一）睡眠

根据脑电波的不同，睡眠有两种不同时相。一是正相睡眠，脑电波主要表现是 α、θ 和 δ 波，为同步化慢波，故也称为慢波睡眠。这时表现为骨骼肌反射活动及肌紧张减弱；视、听、嗅、触等感觉功能暂时减弱；并伴有一系列自主神经功能改变，如瞳孔缩小、呼吸及心率减慢、血压下降、尿量减少、代谢降低、体温下降、发汗增强、胃液分泌增多、呼吸变慢等。二是异相睡眠，脑电波呈现不规则的 β 波，为去同步化快波，也称为快波睡眠。这时表现为骨骼肌反射活动及肌紧张进一步减弱，肌肉几乎完全松弛；各种感觉进一步减退；可出现间断的阵发性表现，如快速眼球运动、部分肢体抽动、心率加快、血压升高、呼吸加快而不规则等。此外，做梦是异相睡眠期间的特征之一。

睡眠过程一般是从慢波睡眠开始，持续 1~2 小时后进入快波睡眠，维持约半小时后又进入慢波睡眠，两种时相不断交替 4~5 次，越到睡眠后期，快波睡眠的时间相对越长。在觉醒状态下，一般只能进入正相睡眠，不能直接进入异相睡眠，但两种睡眠时相状态均可以直接转入清醒状态。睡眠可促进精力和体力的恢复，利于保持良好的觉醒状态。如果睡眠障碍，可导致大脑皮质的活动失常，出现幻觉、记忆力下降等表现。人每天所需的睡眠时间，因年龄、个体而不同，一般成人需 7~9 小时，儿童需要的睡眠时间比成人长，新生儿需 18~20 小时，而老年人所需时间较短，5~7 小时。

（二）觉醒

觉醒状态与各种感觉传入有关。脑干网状结构上行激活系统通过传导感觉的非特异投射系统，弥散性投射到大脑皮质广泛的区域，维持和改变大脑皮质的兴奋状态。觉醒状态有行为觉醒和脑电觉醒。行为觉醒表现为对新刺激有探究行为；脑电觉醒不一定表现为觉醒，但脑电波却呈去同步化快波。行为觉醒的维持可能与黑质多巴胺递质系统的功能有关；而脑电觉醒的维持则与蓝斑上部去甲肾上腺素能系统和脑干网状结构胆碱能系统的作用有关。觉醒时脑电波一般呈去同步化快波，当闭目安静时，枕叶可出现 α 波。

目标检测

一、A 型选择题

1. 关于神经纤维传导兴奋的叙述，下列哪一项是错误的

   A. 结构的完整性　B. 功能的完整性　C. 单向传导
   D. 绝缘性　E. 相对不疲劳性

2. 兴奋性突触后电位的产生，是由于提高了下列哪种离子的通透性

   A. K^+　B. Cl^-　C. Ca^{2+}
   D. Na^+和 K^+，尤其是 Na^+　E. Cl^-和 K^+，尤其是 Cl^-

3. 特异投射系统的主要功能是

   A. 引起特定感觉并激发大脑皮质发出神经冲动
   B. 维持大脑皮质的兴奋状态
   C. 调节内脏功能
   D. 协调肌紧张
   E. 维持觉醒

4. 非特异投射系统的主要功能是

   A. 引起特定感觉并激发大脑皮质发出神经冲动
   B. 维持大脑皮质的兴奋状态
   C. 调节内脏功能
   D. 协调肌紧张
   E. 维持睡眠

5. 体表感觉的皮质代表区主要位于

   A. 中央前回　B. 中央后回　C. 边缘系统
   D. 颞叶皮质　E. 岛叶皮质

6. 左侧大脑皮质中央后回损伤后，体表感觉障碍的部位是

   A. 左半身　B. 双侧头面部　C. 左侧头面部
   D. 右侧头面部　E. 右半身

7. 下列哪一项是内脏痛的主要特点

   A. 刺痛　B. 必有牵涉痛　C. 定位不准确
   D. 对电刺激敏感　E. 牵涉痛的部位是内脏在体表的投影部位

8. 叩击跟腱引起相连的同一块肌肉收缩，属于

   A. 肌紧张　B. 腱反射　C. 姿势反射
   D. 屈肌反射　E. 多突触反射

9. 交感神经兴奋可引起

A. 瞳孔缩小　　B. 逼尿肌收缩
C. 消化道括约肌舒张　　D. 妊娠子宫收缩
E. 肺通气量减少

10. 阿托品容易引起
A. 静息时的心率增加　　B. 骨骼肌无力
C. 唾液过多　　D. 小肠过度活动
E. 汗液分泌增多

二、简答题

1. 简述中枢兴奋传递的特征。
2. 简述丘脑感觉投射系统的组成及作用。
3. 简述胆碱能纤维、肾上腺素能纤维的分布。
4. 简述胆碱能受体的类型及作用。

扫码“练一练”

（张　敏　张承玉）

第十五章

内分泌

扫码“学一学”

学习目标

知识目标

1. 掌握激素的概念，甲状腺激素的作用及分泌调节，胰岛素的作用及分泌调节。
2. 熟悉激素的分类及信息传递方式，激素作用的一般特征和激素的作用机制，糖皮质激素、肾上腺髓质激素的作用及分泌调节。
3. 了解下丘脑与垂体之间的联系、分泌的激素，调节人体钙磷代谢的激素，雌激素、孕激素的作用，月经周期。

第一节　概　述

内分泌系统与神经系统都是人体内的重要调节系统，二者紧密联系、相互配合，共同调节和维持人体内环境稳态，使人体能更好地适应内外环境的变化。

一、内分泌与激素

生理学中将由内分泌腺或器官组织的内分泌细胞所产生的高效能的生物活性物质直接分泌到体液（主要是血液）中，以体液为媒介对靶细胞产生效应的一种分泌形式，称为内分泌。人体的内分泌腺主要有垂体、甲状腺、甲状旁腺、肾上腺、性腺、松果体、胸腺等；内分泌细胞则散在分布于各组织器官中，如分布在消化管、肾、肺、心血管等组织的内分泌细胞；另外，人体内某些特化的神经细胞，如下丘脑某些神经核团的神经细胞，能分泌一些生物活性物质，经血液循环或通过局部扩散调节其他器官的功能，因此兼有内分泌的功能（图15-1）。内分泌腺、内分泌细胞以及人体内某些特化的神经细胞共同构成机体的内分泌系统。

由内分泌腺或内分泌细胞合成和分泌，以体液为媒介，在细胞之间传递调节信息的高效能生物活性物质，称为激素。

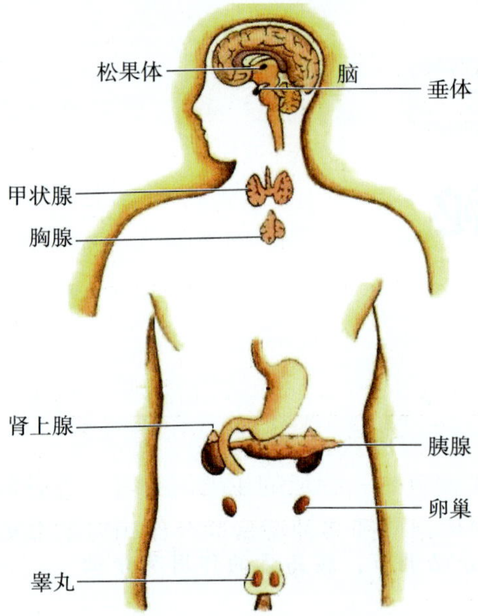

图 15-1　人体内分泌腺概况

二、激素的分类及信息传递方式

（一）激素的分类

人体的激素种类繁多，根据其化学结构主要分为两大类。

1. 含氮类激素　此类激素分子结构中含有氮元素，包括蛋白质激素（如胰岛素、甲状旁腺激素、腺垂体分泌的各种激素等）、肽类激素（如下丘脑调节肽、神经垂体激素、降钙素、胃肠激素、胰高血糖素等）、胺类激素（如肾上腺素、去甲肾上腺素、甲状腺激素等）。

2. 类固醇（甾体）激素　此类激素常以胆固醇为原料合成，是一类脂溶性激素，主要包括肾上腺皮质激素（如糖皮质激素、醛固酮等）和性激素（如雌激素、孕激素、雄激素等）。

体内多数激素属于含氮类激素，容易被胃肠道消化酶破坏（甲状腺激素例外），故不宜口服，一般需以注射方式给药。而类固醇激素不易被消化酶破坏，可口服给药。

（二）激素信息传递的方式

激素在细胞之间传递信息的方式有多种：①远距分泌，指激素借助血液的运输到达远距离的靶细胞而发挥作用。大多数激素通过这种方式传递信息，如生长激素、甲状腺激素等；②旁分泌，指激素进入组织液弥散作用于邻近的靶细胞；③神经分泌，指激素由神经细胞合成后通过轴浆运输到达神经末梢释放，弥散作用于邻近细胞，或直接进入血液循环发挥作用；④自分泌及内在分泌，指激素通过局部弥散返回作用于产生该激素的内分泌细胞，或者直接在合成激素的细胞内发挥作用（图 15-2）。

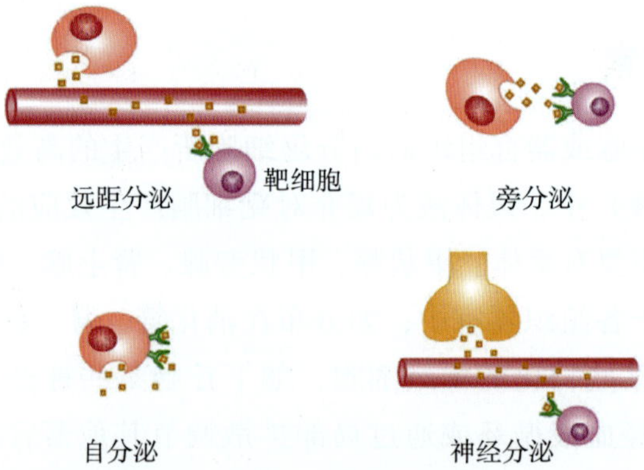

图 15-2　激素信息传递的主要方式

三、激素作用的一般特征

各种激素对靶细胞所产生的调节效应不尽相同，但可表现出一些共同特征。

1. 特异作用　激素能选择性地作用于特定器官、组织或细胞。被激素作用的器官、组织和细胞分别称为靶器官、靶组织和靶细胞。各种激素作用的范围存在很大的差异，有些激素只局限作用于某一靶腺或一种靶细胞，如腺垂体的促激素；而有些激素的作用范围较广甚至遍及全身，如胰岛素、生长激素、甲状腺激素等。

2. 信使作用　激素的作用是传递信息，将调节信息递送给靶细胞，增强或减弱细胞原有的生化过程或生理功能，起着“信使”作用。在调节过程中，既不引起靶细胞新的功能活动，也不为靶细胞提供任何原料和能量。

3. 高效能生物放大作用　激素在血液中的含量甚微，多在 nmol/L 或 pmol/L 数量级。但激素与受体结合后，在细胞内发生一系列酶促放大作用，一个接一个，逐级放大效果，可形成效能极高的生物放大效应。例如，1mol 胰高血糖素通过 cAMP-PKA 途径，引起肝糖原分解，生成 3×10^6mol 葡萄糖，其生物效应放大约 300 万倍。

4. 相互作用　每种激素都有各自的作用，但在调节某一特定的生理活动时，各种激素总是彼此关联、互相影响的。主要表现为：①协同作用：即多种激素联合作用时的总效应大于各激素单独作用所产生效应的总和，如生长激素与胰岛素都有促进生长效应，但只有联合作用时动物体重才显著增长；②拮抗作用：即一种激素的作用对抗或减弱另一种激素的作用，如胰岛素能降低血糖，胰高血糖素有升高血糖作用，二者同时作用时会使效应减弱或抵消；③允许作用：指某种激素本身虽然对某器官或细胞没有直接作用，但它的存在却是另一种激素发挥生物效应的必要基础。例如，皮质醇本身并不能收缩血管，但有它的存在，去甲肾上腺素才能充分发挥缩血管的作用（图 15-3）。

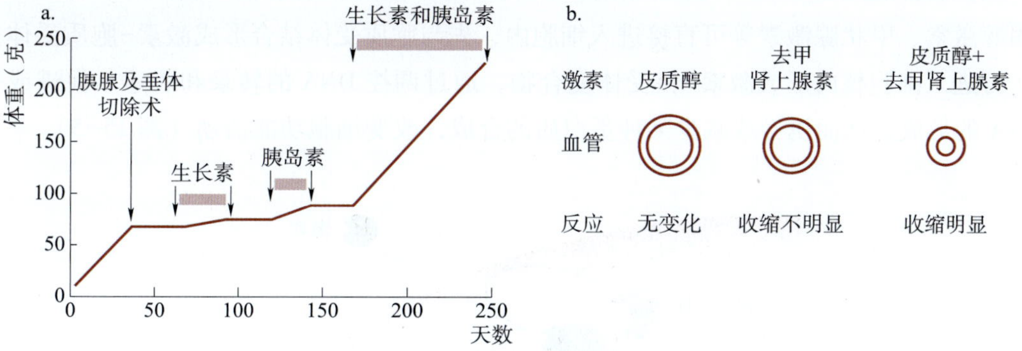

图 15-3　激素间相互作用

a. 协同作用　b. 允许作用

四、激素的作用机制

（一）细胞膜受体介导的激素作用机制

该机制是建立在 1965 年 Sutherland 提出的第二信使学说基础上，其主要内容是：①携带调节信息的激素（多见于含氮类激素，甲状腺激除外）作为第一信使，先与靶细胞膜上的特异性受体结合；②激素与受体结合后，形成复合物，激活了细胞膜内腺苷酸环化酶；③在 Mg^{2+}存在下，腺苷酸环化酶催化 ATP 转变为 cAMP；④cAMP 作为第二信使，进一步激活细胞质中 cAMP 依赖性蛋白激酶等功能蛋白质，最终引起靶细胞的生物效应（图 15-4）。

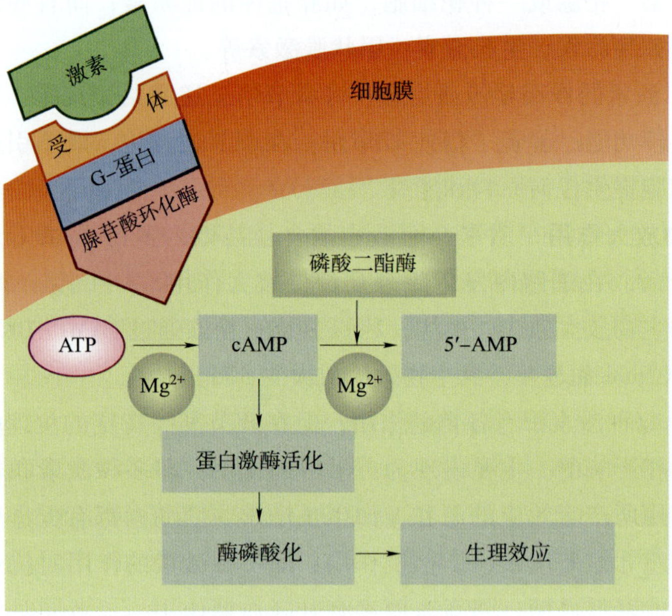

图 15-4　细胞膜受体介导的激素作用机制

（二）细胞内受体介导的激素作用机制

该机制是建立在 1968 年 Jesen 和 Gorski 提出的“基因表达学说”基础上。有些激素如类固醇激素、甲状腺激素等可直接进入细胞内，先与胞质受体结合形成激素-胞质受体复合物，再进入细胞核内形成激素-核受体复合物，通过调控 DNA 的转录和表达，促进或抑制 mRNA 的形成，从而诱导或减少某种蛋白质的合成，改变细胞功能活动（图 15-5）。

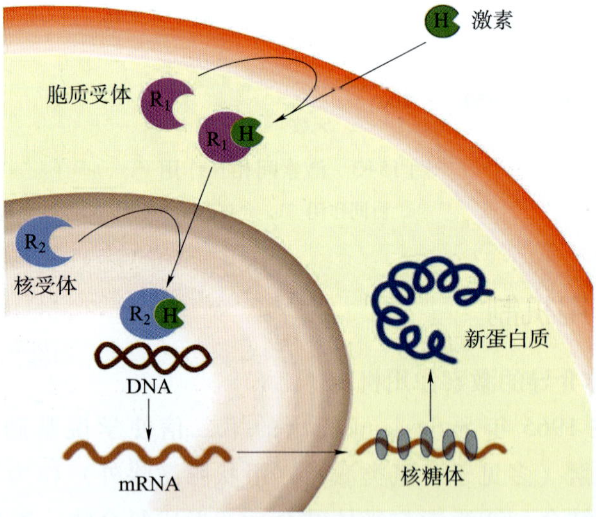

图 15-5　细胞内受体介导的激素作用机制

第二节 下丘脑与垂体

一、垂体的位置、形态与结构

垂体位于蝶鞍中央的垂体窝内，借漏斗与下丘脑相连，悬于脑的底部，为一卵圆形小体，重量不到 1g，垂体是机体内最重要的内分泌腺，所产生的激素不但与身体骨骼和软组织的生长有关，且可影响内分泌腺的活动。垂体可分为腺垂体和神经垂体两部分（图 15-6）。

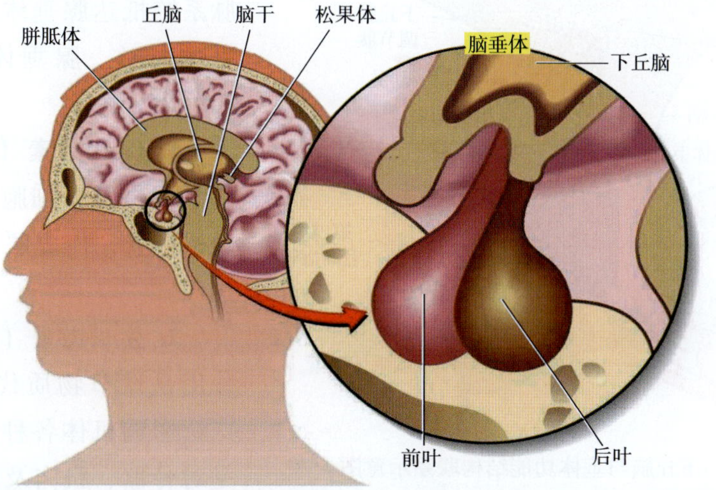

图 15-6 垂体结构图

二、下丘脑的神经内分泌功能

下丘脑与大脑、中脑等处传来的神经纤维构成突触，接受中枢神经系统的调控，它们将来自中枢神经系统活动的电信号转变为激素分泌的化学信号，是神经调节和体液调节的重要枢纽。如：下丘脑视上核和室旁核的大细胞神经元能合成血管升压素（VP）和缩宫素（OT）；内侧基底部有一个“促垂体区”，主要包括正中隆起、弓状核、腹内侧核、视上核、室旁核等，这些部位的小细胞肽能神经元能合成和分泌至少 9 种肽类激素，调节腺垂体的活动，这些激素称为下丘脑调节肽（表 15-1）。

表 15-1 下丘脑调节肽的种类、化学性质及作用

名 称	英文缩写	化学结构	主要作用
促甲状腺激素释放激素	TRH	3 肽	促进甲状腺激素的分泌
促性腺激素释放激素	GnRH	10 肽	促进黄体生成素、卵泡刺激素的分泌
生长激素释放激素	GHRH	44 肽	促进生长激素的分泌
生长激素释放抑制激素（生长抑素）	GHIH	14 肽	抑制生长激素的分泌
促肾上腺皮质激素释放激素	CRH	41 肽	促进促肾上腺皮质激素的分泌
促黑（素细胞）激素释放因子	MRF	未定	促进促黑素细胞激素的分泌
促黑（素细胞）激素释放抑制因子	MIF	未定	抑制促黑素细胞激素的分泌
催乳素释放肽	PRP	31 肽	促进催乳素的分泌
催乳素释放抑制因子	PIF	多巴胺	抑制催乳素的分泌

三、下丘脑与垂体的联系

下丘脑与垂体在结构和功能上的联系非常密切，可视作下丘脑-垂体功能单位。包括下丘脑-腺垂体系统和下丘脑-神经垂体系统两部分（图 15-7）。

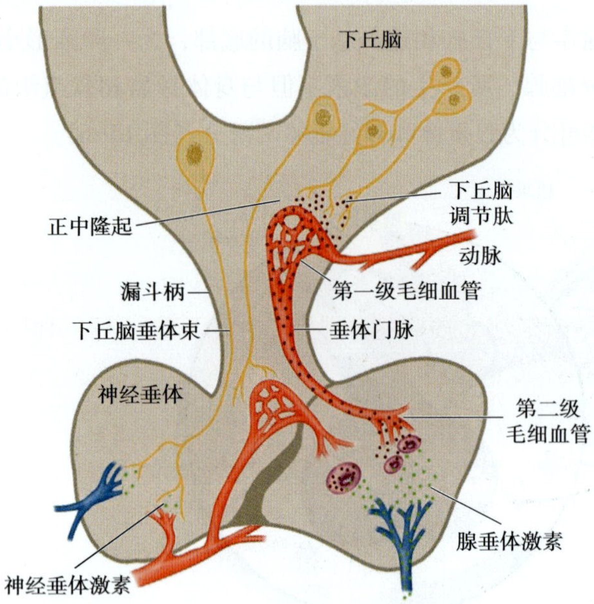

图 15-7　下丘脑与垂体功能结构联系示意图

（一）下丘脑-腺垂体系统

下丘脑与腺垂体之间，没有直接的神经联系，下丘脑“促垂体区”分泌的下丘脑调节肽主要经垂体门脉系统抵达腺垂体，调节腺垂体激素的释放。腺垂体分泌的激素有七种。

1. 促黑激素（MSH）　主要作用是促进黑素细胞中的酪氨酸转变为黑色素，使皮肤与毛发等的颜色加深。

2. 生长激素（GH）　主要生理作用是调节物质代谢与生长过程，广泛影响机体各种组织器官，尤其是对骨骼、肌肉及内脏器官的作用最为显著。

（1）促进生长　生长激素是调节人体生长的关键激素。主要促进骨、软骨、肌肉和其他组织的生长发育。人在幼年时期若缺乏生长激素，可出现生长迟缓，身材矮小，称侏儒症；若生长激素分泌过多，则可导致巨人症。成年人若生长激素分泌过多可引起肢端肥大症，表现为手足粗大，下颌突出，鼻大唇厚及内脏器官增大等现象。

（2）调节代谢　生长激素促进蛋白质合成，特别是肝外组织蛋白质的合成；加速脂肪的分解利用，使组织特别是肢体的脂肪量减少；生长激素还可抑制糖的利用，使血糖升高。因此，生长激素分泌过量可产生垂体性糖尿。

此外，生长激素还参与机体的应激反应，是腺垂体分泌的重要“应激激素”之一。

3. 催乳素（PRL）　作用十分广泛，其主要作用是调节乳腺发育，发动并维持泌乳。催乳素还具有调节性腺功能和免疫功能的作用，并参与应激反应。

4. 促激素　促甲状腺激素（TSH）、促肾上腺皮质激素（ACTH）、卵泡刺激素（FSH）和黄体生成素（LH）可特异性作用于各自的靶腺而发挥调节作用，统称为促激素。促激素分别与上、下级内分泌腺形成下丘脑-腺垂体-甲状腺轴、下丘脑-腺垂体-肾上腺皮质轴和下丘脑-腺垂体-性腺（卵巢或睾丸）轴，通过这些轴调节人体的各种生理功能。

（二）下丘脑-神经垂体系统

下丘脑与神经垂体有着直接的神经联系。下丘脑的视上核、室旁核有神经纤维下行到神经垂体，构成下丘脑-垂体束。视上核、室旁核分别合成 VP、OT 通过下丘脑-垂体束神经纤维的轴浆运输，到达神经垂体贮存，并在适宜刺激作用下释放入血。

1. 血管升压素（VP）　生理情况下，血浆中 VP 浓度很低，主要是增加远曲小管和集合管对水的重吸收，具有抗利尿作用，因此又称为抗利尿激素（ADH）。在机体脱水和大量失血的情况下，VP 的释放明显增加，大剂量的 VP 可收缩小血管，特别是内脏血管，使血压升高。临床上利用其收缩血管作用进行肺和食管出血时的止血。

2. 缩宫素（OT） 其主要作用是女性分娩时刺激子宫平滑肌强烈收缩，哺乳期促进乳腺排乳。OT 对非孕子宫作用较弱，对妊娠末期子宫作用较强。促进乳汁排出。临床上常将 OT 用于引产和产后宫缩无力的治疗药物。

第三节　甲状腺

一、甲状腺的结构

甲状腺是人体最大的内分泌腺。其位于气管上端两侧，甲状软骨的下方，呈“H”形，分左、右两个侧叶，中间以峡部相连。甲状腺两侧叶分别贴于喉下部和气管上部的两侧，峡部多位于第 2~4 气管软骨环的前方（图 15-8）。吞咽时甲状腺可随喉上下移动。由于甲状腺与喉、气管、咽、食管及喉返神经相邻，故肿大时可压迫上述结构，导致呼吸困难、吞咽困难及声音嘶哑等症状。

甲状腺的实质分为若干大小不等的小叶，每个小叶内有 20~40 个圆形或椭圆形的甲状腺滤泡（图 15-9）。滤泡上皮细胞能合成和分泌甲状腺激素（TH），并以胶质形式储存于滤泡腔中，因此，甲状腺是唯一能将其所合成的激素储存在细胞外的内分泌腺。

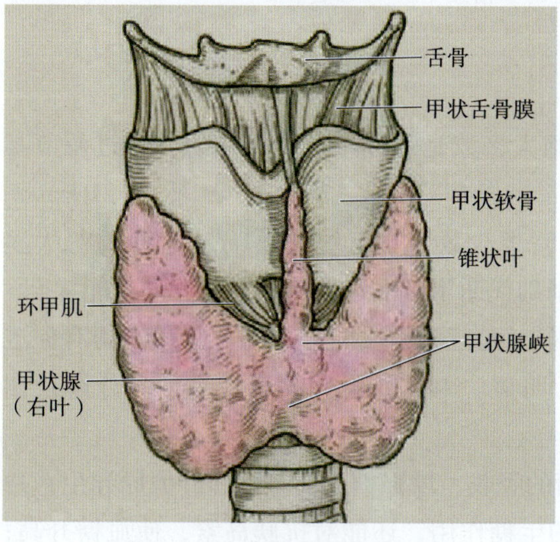

图 15-8　甲状腺的解剖结构

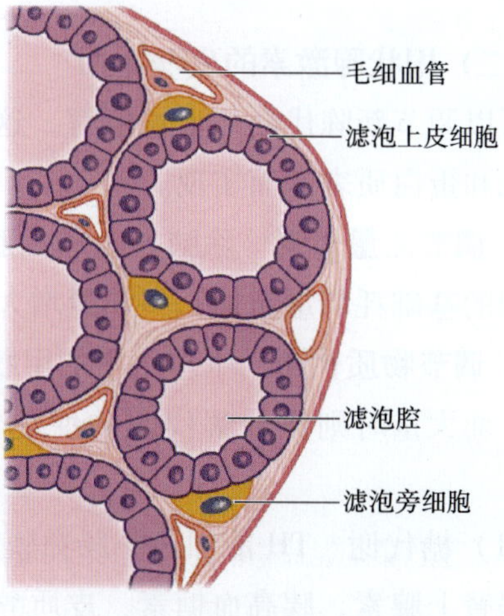

图 15-9　甲状腺组织结构

二、甲状腺激素

（一）甲状腺激素的生成

TH 主要有两种形式，即四碘甲腺原氨酸（T_4）和三碘甲腺原氨酸（T_3）。TH 是酪氨酸的碘化物，合成的原料为碘和酪氨酸，碘主要来源于食物。不论碘缺乏还是过剩均可导致甲状腺疾患。

TH 的合成包括 3 个步骤：①滤泡聚碘：生理情况下，甲状腺内的 I^- 浓度为血清的 30 倍，滤泡上皮细胞能通过主动转运机制摄取和聚集碘；②碘的活化和酪氨酸碘化，在甲状腺过氧化物酶（TPO）催化下滤泡细胞内 I^- 成为活化碘（I^0）。I^0 在 TPO 的进一步催化下，与甲状腺球蛋白（TG）中的酪氨酸残基结合，生成一碘酪氨酸（MIT）和二碘酪氨酸（DIT）；③碘化酪氨酸缩合，在甲状腺球蛋白分子上生成的 MIT 和 DIT 经缩合后形成 T_3 和 T_4。

TPO 是催化 TH 合成的重要酶，抑制此酶活性可抑制 TH 合成，硫脲类药物能抑制 TPO 活性，因而可抑制 TH 合成，临床上常用于治疗甲状腺功能亢进（甲亢）的常用药物。TH 合成后贮存量很大，可供人体利用 50~120 天。因此，临床上应用抗甲状腺药物时，需较长时间才能奏效。

知识链接

甲亢的预防

甲亢是甲状腺功能亢进的简称。是一种由于甲状腺激素分泌过多而引起的疾病。属于自体免疫性的疾病，治愈比较困难。治疗方法包括：药物治疗，手术治疗，同位素治疗。预防方法：①对于未患病的人群来说，注意膳食中的含碘量，避免过高或过低。每年定期做甲状腺 B 超检查。另外，养成良好的作息习惯，进行必要的体育锻炼，提高自身免疫力。学会释放压力，保持身心愉快。②对于患有甲亢的病患来说，应多吃富含蛋白质和维生素的食物，注意休息，少抽烟，少喝酒。③按时服药，注意自我调节情绪，劳逸结合。

（二）甲状腺激素的生理作用

可以调节新陈代谢与生长发育，这些效应绝大多数是通过与核受体结合，通过调节基因转录和蛋白质表达而实现。

1. 调节能量代谢 除脑、脾和性腺（睾丸）等少数器官组织外，TH 可使全身绝大多数组织的基础耗氧量增加，产热量增大。测定基础代谢率可以帮助诊断甲状腺的功能状态。

2. 调节物质代谢 生理水平的甲状腺激素对三大营养物质的合成与分解代谢均有促进作用，而大量时则对分解代谢的促进作用更为明显。因此，甲亢的患者呈现高分解代谢症状。

（1）糖代谢 TH 能加速小肠黏膜对葡萄糖的吸收，增强糖原的分解和肝糖原异生，并能增强肾上腺素、胰高血糖素、皮质醇和 GH 的生糖作用，还能对抗胰岛素，使血糖升高；但同时又能加强外周组织对糖的利用，使血糖降低。甲亢患者餐后血糖增高，甚至出现糖尿，但随后血糖又能很快降低。

（2）蛋白质代谢 生理浓度的 TH 可加强蛋白质的合成，有利于机体的生长发育。当甲状腺激素分泌不足时，蛋白质合成减少，这时，细胞间的黏液蛋白沉积，引起黏液性水肿。但甲状腺激素分泌过多时，则加强蛋白质的分解。因此，甲状腺功能亢进时，蛋白质分解明显大于合成，特别是骨骼肌、骨蛋白质大量分解，出现身体消瘦，肌肉收缩无力和骨质疏松。

（3）脂类代谢　TH能促进脂肪的合成与分解，加速脂肪的代谢速率，总的效应是分解大于合成。因此，甲亢患者脂肪合成与分解均增强，血胆固醇常低于正常，总体脂含量减少。

3. 促进生长发育　TH是促进机体正常生长发育必不可少的激素。可促使软骨骨化，刺激长骨和牙的生长，促进生长发育，与GH具有协同作用，调控婴幼儿期生长发育。TH是胎儿和新生儿脑发育的关键激素，先天或幼年时缺乏TH可引起“呆小症”（克汀病），表现为由于脑与长骨生长发育的障碍而出现智力低下、身材矮小等现象。胎儿在生长发育的前11周不具备合成TH的能力，因此，孕妇需适时补碘，以保证合成足够的TH供胎儿所用。TH对胚胎期骨生长并非必需，因此先天性甲状腺发育不全患儿出生时的身长可基本正常，但脑的发育已受累。

4. 对各器官系统的影响　TH几乎作用于机体的所有组织，是维持机体基础性功能活动的激素，对机体几乎所有器官系统都有不同程度的影响。

（三）甲状腺激素分泌的调节

1. 下丘脑-腺垂体-甲状腺轴调节系统　下丘脑分泌的TRH，有促进腺垂体合成和释放TSH的作用。TSH刺激甲状腺滤泡增生和TH的合成与分泌。而当血中游离的TH达到一定水平时，又负反馈抑制TSH和TRH的分泌，从而维持血液中TH的相对稳定（图15-10）。

当食物缺碘造成T_4、T_3合成分泌减少时，对腺垂体的负反馈作用减弱，使腺垂体TSH的分泌增多，TSH刺激甲状腺滤泡增生，导致甲状腺肿大，临床上称为地方性甲状腺肿或单纯性甲状腺肿。

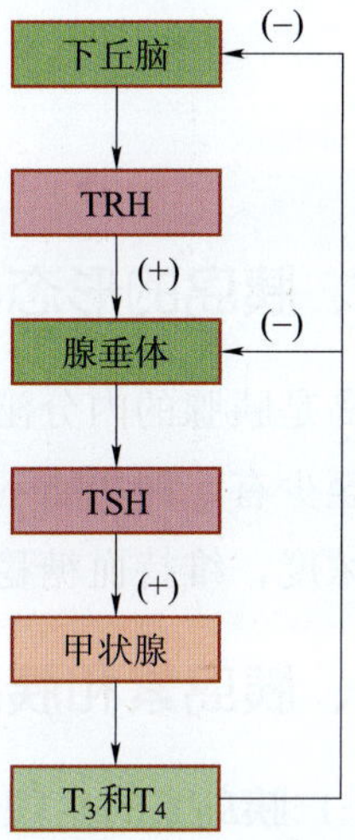

图15-10　下丘脑-腺垂体-甲状腺轴调节系统

（+）表示促进；（-）表示抑制

2. 甲状腺功能的自身调节　甲状腺能根据血碘水平，通过自身调节改变摄取碘与合成TH的能力。当外源性碘开始增加（1mmol/L）时，T_4、T_3合成增加，但碘超过一定限度（10 mmol/L）后，T_3、T_4的合成速度不但不再增加，反而明显下降，这种过量碘所产生的抗甲状腺效应称为碘阻滞效应。相反，当血碘含量不足时，甲状腺可增强其聚碘能力。

此外，甲状腺激素的分泌还存在神经与免疫系统的调节。

第四节　甲状旁腺激素、降钙素和维生素D_3

一、甲状旁腺激素的作用

甲状旁腺很小，一般有上下两对，分别位于甲状腺左右叶的背面。甲状旁腺激素（PTH）是由甲状旁腺内的主细胞合成和分泌的。甲状旁腺激素可动员骨钙入血，升高血钙水平；能促进肾小管对钙的重吸收而抑制其对磷的重吸收，具有保钙排磷的作用；能促进小肠上皮细胞对钙的吸收。其总效应是升高血钙和降低血磷，是维持血钙稳态的重要激素。

临床上，如在甲状腺手术时不慎将甲状旁腺切除，可引起血钙降低、手足抽搐，肢体出现对称性疼痛和痉挛；若甲状旁腺功能亢进，则可发生骨质疏松并易发生骨折。

二、降钙素的作用

降钙素（CT）是甲状腺C细胞分泌的激素。降钙素的主要靶组织是骨和肾，通过抑制溶骨、增强成骨以及抑制肾小管对钙、磷的重吸收，使血钙和血磷降低。

三、维生素 D_3的作用

维生素 D_3需经羟化后才具有生物活性。首先，维生素 D_3在肝内25-羟化酶的作用下形成25-羟维生素 D_3，然后在肾内1α-羟化酶的催化下成为活性更高的1，25-二羟维生素 D_3。1，25-二羟维生素 D_3可促进小肠黏膜上皮细胞对钙的吸收，动员骨钙入血和促进钙在骨的沉积。

第五节　胰　岛

一、胰岛的形态与结构

胰岛是胰腺的内分泌部，分散在胰腺腺泡之间、大小不等、形状不定的内分泌细胞群。胰岛内至少有5种功能不同的细胞，其中，B细胞分泌胰岛素，A细胞分泌胰高血糖素，调节血糖浓度，维持血糖稳定。

二、胰岛素和胰高血糖素的作用

（一）胰岛素的生理作用

胰岛素的主要生理作用：一是机体调节机体代谢，是全面促进机体合成代谢的关键激素；二是调节细胞的生长、繁殖，抑制细胞的凋亡。

1. 糖代谢　胰岛素最显著的作用是降低血糖，是生理状态下唯一能降低血糖水平的激素。胰岛素通过3方面的作用影响糖代谢：①促进组织细胞对葡萄糖的摄取和氧化；②促进肝糖原合成，并促进葡萄糖转化为脂肪酸；③抑制糖原分解和糖异生。当胰岛素缺乏时，糖代谢紊乱，出现血糖升高，当血糖超过肾糖阈，会出现尿糖。

2. 脂肪代谢　胰岛素能促进脂肪的合成与贮存，抑制脂肪酶对脂肪的分解，使血中游离脂肪酸减少。胰岛素缺乏时，脂肪分解加强，血脂升高，容易引起动脉硬化；而且大量脂肪酸在肝脏氧化生成过量酮体，可致酮血症和酸中毒。

3. 蛋白质代谢　胰岛素通过多个环节促进蛋白质合成，抑制蛋白质的分解。有利于机体生长、发育。当胰岛素缺乏时，蛋白质分解增强，导致负氮平衡，身体消瘦。

另外，胰岛素与GH具有协同作用，促进机体生长发育。

知识拓展

胰岛素的发现

1922 年，加拿大人弗雷德里克·格兰特·班廷，发现了胰岛素，它能够降低血糖，从而控制糖尿病。这一发现很快引起了全世界的轰动，它为全世界的糖尿病患者带来了福音。1923 年，诺贝尔基金会授予他和另一位研究者麦克劳德诺贝尔生理学或医学奖。

（二）胰高血糖素的生理作用

胰高血糖素的作用与胰岛素相反，是全面促进分解代谢的激素。胰高血糖素具有很强的促进糖原分解及糖异生的作用，因而使血糖升高的效应非常明显。胰高血糖素能活化脂肪酶，促进脂肪的分解和脂肪酸的氧化，使血中酮体和游离脂肪酸增加。胰高血糖素对蛋白质也有促进分解和抑制合成的作用。

三、胰岛素和胰高血糖素的分泌调节

（一）胰岛素分泌的调节

1. 血糖浓度 血糖水平持续升高是刺激胰岛素分泌最重要、最基本的因素。B 细胞对血糖水平的变化十分敏感，血糖水平升高时，胰岛素分泌增加使血糖水平降低；血糖浓度降低时，胰岛素分泌减少。生理状态下，通过这一反馈调节，使血糖维持在正常水平。

2. 激素的调节 抑胃肽对胰岛素的分泌有直接促进作用；胰高血糖素可直接刺激或间接促进胰岛素的分泌。此外，甲状腺激素、生长激素、氢化可的松等可通过升高血糖间接刺激胰岛素分泌。

3. 神经调节 胰岛受交感和副交感神经的双重支配。迷走神经兴奋时，既可直接促进胰岛素分泌，又可通过胃肠激素间接促进胰岛素分泌；交感神经兴奋则抑制胰岛素分泌。

（二）胰高血糖素分泌的调节

血糖浓度是调节胰高血糖素分泌的主要因素，血糖浓度降低可促进胰高血糖素的分泌。胰岛素可通过旁分泌直接抑制胰高血糖素的分泌；又可通过降低血糖间接地刺激胰高血糖素分泌。迷走神经兴奋可抑制胰高血糖素分泌，交感神经兴奋促进其分泌。

第六节 肾 上 腺

肾上腺位于肾的上方，呈淡黄色，左右各一。左侧肾上腺呈半月形，右侧肾上腺呈三角形，与肾共同包在肾筋膜内。肾上腺实质由周边的皮质和中央的髓质两部分构成（图 15-11）。动物实验表明，切除双侧肾上腺的动物将很快死亡；如果仅切除肾上腺髓质，则动物可存活较长时间，说明肾上腺皮质是维持生命所必需的内分泌腺。

一、肾上腺皮质

（一）肾上腺皮质的组织结构与分泌的激素

肾上腺皮质占肾上腺的 80%~90%，从外向内分为 3 部分（图 15-12）。

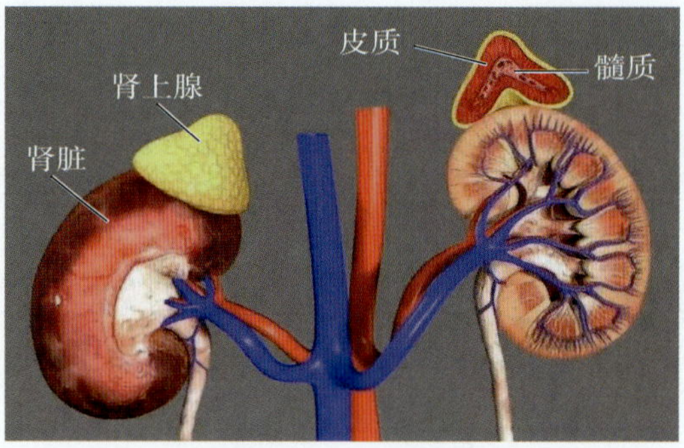

图 15-11 肾上腺

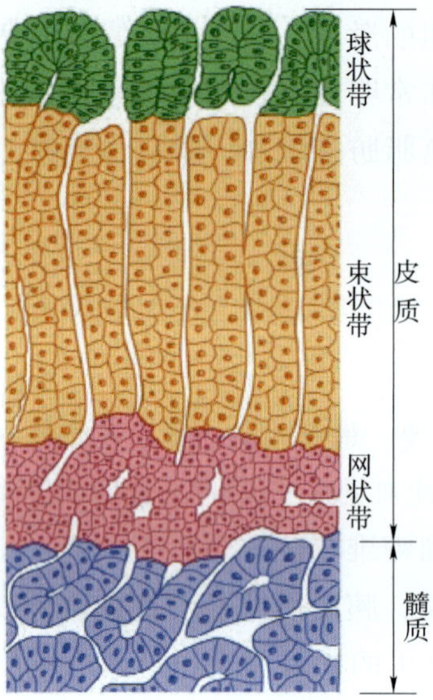

图 15-12 肾上腺的组织结构

扫码“看一看”

1. 球状带 细胞较小，排列成环状或半环状的细胞团，其间有血窦和结缔组织。球状带细胞分泌盐皮质激素，如醛固酮等，主要参与体内水盐代谢的调节。

2. 束状带 较厚，细胞较大，排列呈索状，并由髓质向皮质成放射状排列。束状带细胞分泌糖皮质激素（GC），如皮质醇等。

3. 网状带 细胞排列成索状并相互连接成网，能分泌少量的性激素，如脱氢表雄酮。

（二）糖皮质激素的生理作用

GC 作用广泛而复杂，在物质代谢、应激反应和免疫反应中都起着非常重要的作用。

1. 对物质代谢的作用

（1）糖代谢 GC 能对抗胰岛素的作用，促进糖异生，降低组织细胞对胰岛素的敏感性，抑制外周组织对糖的摄取利用（心脏和脑除外），因而使血糖浓度升高。GC 过多时可出现糖尿。

（2）蛋白质代谢 GC 能促进肝外组织，特别是肌肉组织的蛋白质分解，抑制蛋白质的合成。因此，GC 分泌过多时可引起生长停滞、肌肉消瘦、皮肤变薄、骨质疏松、淋巴组织萎缩及创口愈合延迟等现象。

（3）脂肪代谢 GC 可促进脂肪分解和脂肪酸氧化；另一方面 GC 引起的高血糖可刺激胰岛素分泌增加，增加脂肪沉积。由于不同部位的脂肪细胞代谢存在差异，因此 GC 分泌过多时，可造成脂肪异常分布，表现为四肢脂肪分解增强，面部和躯干的脂肪合成增加，出现“向心性肥胖”。

（4）水盐代谢 GC 可通过增加肾小球滤过率和抑制 ADH 的分泌，增加肾对水的排泄。肾上腺皮质功能严重缺陷时，患者排水能力明显下降，可出现“水中毒”。

2. 对各组织器官的作用

（1）血细胞 GC 能影响骨髓造血功能，增加红细胞、血小板和中性粒细胞的数量，减少淋巴细胞和嗜酸性粒细胞的数量。

（2）循环系统 GC 能增强儿茶酚胺缩血管作用（允许作用），有利于维持血压；能降低毛细血管壁的通透性，维持血容量；能增强心脏的收缩力。

（3）消化系统 GC 能促进胃酸和胃蛋白酶原的分泌，并减弱胃黏膜的自身保护和修复功能。长期大量使用 GC 或长时间的应激性刺激可诱发和加剧胃溃疡。

（4）神经系统　GC 能维持中枢神经系统正常功能，影响胎儿和新生儿的脑发育。还能改变人的行为和认知能力。

3. 参与应激反应　当人体遭受来自内、外环境和社会-心理等因素一定程度的伤害性刺激时，下丘脑-腺垂体-肾上腺皮质轴被激活，ACTH 和 GC 的分泌极大增加，并产生一系列反应，以提高机体对有害刺激的“耐受力”和“抵抗力”，这种现象称为应激反应。

大剂量 GC 还有抗感染、抗过敏、抗免疫排斥反应和抗休克等药理作用。

案例分析

案例： 某男，26 岁，5 个月前发现脸胖，潮红，体重进行性加重，伴有多汗，无力，食量下降，时有头晕，下肢浮肿，查体：向心性肥胖，腹膜后充气造影显示右肾上腺明显增大，边缘外凸，密度增高，结合临床考虑右肾上腺肿瘤。为什么右肾上腺肿瘤的患者会出现向心性肥胖现象？

分析： 右肾上腺肿瘤的患者由于 GC 分泌过多引起四肢肌肉消瘦、骨质疏松。而且，造成脂肪异常分布，表现为四肢消瘦，面部和躯干肥胖，出现所谓“向心性肥胖”。

（三）糖皮质激素分泌的调节

GC 的分泌主要受下丘脑-腺垂体-肾上腺皮质轴调节（图 15-13）。

下丘脑促垂体区神经元合成释放的 CRH，通过垂体门脉系统被运送到腺垂体，促进 ACTH 分泌增多，进而引起肾上腺皮质合成、释放 GC 增多。而血浆中 GC 水平升高可通过负反馈机制调节下丘脑 CRH 和腺垂体 ATCH 的分泌，这是血中 GC 水平保持相对稳定的重要环节。

在临床上，如果长期大量使用外源性糖皮质激素，可反馈性地抑制腺垂体 ACTH 的分泌，因此导致肾上腺皮质萎缩，其分泌功能降低或停止。如果突然停药，可发生急性肾上腺皮质功能减退的情况。因此在停药过程中应逐渐减少 GC 的剂量，以利肾上腺皮质功能逐渐恢复，或用药期间间断给予 ACTH，防止肾上腺皮质发生萎缩。

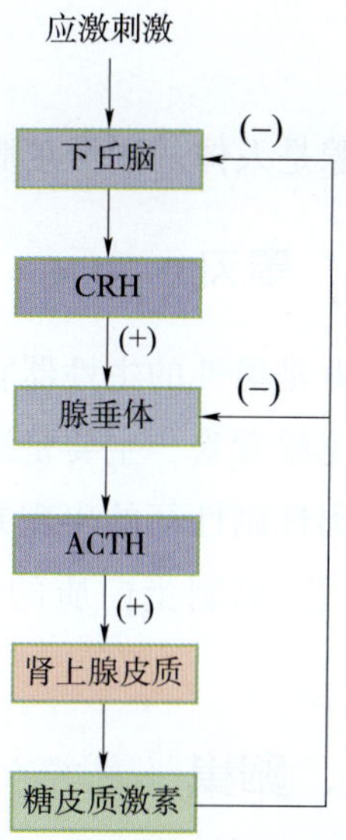

图 15-13　GC 分泌调节示意图

（+）表示促进；（-）表示抑制

二、肾上腺髓质

（一）肾上腺髓质的组织结构与分泌的激素

肾上腺髓质位于肾上腺的中央部，与皮质网状带邻接，但界限不清；由髓质细胞和少量结缔组织构成。髓质细胞又称嗜铬细胞，体积较大，能分泌肾上腺素和去甲肾上腺素。

（二）肾上腺髓质激素的生理作用

1. 对心血管、内脏平滑肌及代谢的作用　详见表 15-2。

表 15-2 肾上腺素与去甲肾上腺素的主要作用

	肾上腺素	去甲肾上腺素
心脏	心率加快，收缩力增强，心输出量增加	在体心脏的心率减慢（减压反射的效应）
血管	皮肤、胃肠、肾等血管收缩；冠状血管、骨骼肌血管舒张	全身血管广泛收缩
血压	升高（主要因心输出量增加）	显著升高（主要因外周阻力增大）
支气管平滑肌	舒张	稍舒张
内脏平滑肌	舒张（作用强）	舒张（作用弱）
妊娠子宫平滑肌	舒张	收缩
代谢	增加	稍增加

临床上常将肾上腺素作为强心药；去甲肾上腺素常用作升压药。

2. 在应急反应中的作用 在机体突然受到强烈的有害刺激时，如失血、缺氧、剧痛、寒冷以及强烈的情绪反应时，交感-肾上腺髓质系统的活动增强，使中枢处于警觉状态，同时心率加快，心肌收缩力加强，血液发生重分配，骨骼肌、心肌的血流量增加，肺通气量增加，肝糖原和脂肪分解加强以提供能量等，称为应急反应，以提高机体的应变力。

第七节 性 腺

性腺是人体的内分泌腺之一，主要指男性的睾丸、女性的卵巢。

一、睾丸

睾丸是男性的主性器官，位于阴囊内，左右各一，呈扁卵圆形。睾丸间质内的间质细胞能分泌雄激素，主要是睾酮。睾酮的主要生理作用有：①促进男性生殖器官的生长发育；②促进男性副性征的出现并维持其正常状态；③维持生精作用；④影响代谢，如促进蛋白质的合成，抑制蛋白质的分解，促进骨骼的生长与钙磷在骨中的沉积；⑤促进红细胞的生成。

二、卵巢

卵巢是女性的主性器官，呈扁平椭圆形，左右各一，卵巢位于子宫底的后外侧，与盆腔侧壁相接。当妊娠时，由于子宫的移动，其位置也有极大的改变。胎儿娩出后，卵巢一般不再回到其原来位置。

（一）卵巢的功能

卵巢主要功能是产生卵细胞，分泌雌激素和孕激素。

1. 雌激素的主要生理作用有 ①促进女性生殖器官生长发育，特别是使子宫内膜增生变厚；②促进女性副性征的出现并维持其正常状态；③促进女性乳腺导管和结缔组织增生；④促进阴道上皮增生、角化并合成大量糖原，保持阴道内的酸性抗菌环境等。

2. 孕激素的主要生理作用有 ①促使增生的子宫内膜进一步增厚，腺体增生并分泌，有利于受精卵着床；②降低子宫平滑肌的兴奋性，保证胚胎的“安静”环境，有安胎作用；

③使子宫颈黏液减少变稠，使精子难以通过；④促进乳腺腺泡进一步发育成熟，为怀孕后分泌乳汁准备条件；⑤促进机体产热，使基础体温升高等。

（二）月经周期

女性从青春期开始，在整个生育期内（除妊娠和哺乳期外），每月出现一次子宫内膜剥落、出血，经阴道流出的现象，称为月经。月经形成的周期性过程称为月经周期。月经周期一般为 21~36 天，平均 28 天。月经是由下丘脑、垂体和卵巢三者生殖激素之间的相互作用来调节的，根据子宫内膜的变化，月经周期可分为月经期、增生期和分泌期。

目标检测

一、A 型选择题

1. 血液中激素浓度极低，但生理作用非常明显，这是因为
   A. 激素的特异性高　B. 激素的半衰期非常长
   C. 激素分泌的持续时间长　D. 激素在体内随血液分布全身
   E. 细胞内存在高效能的生物放大系统
2. 关于胰岛素对代谢的调节，下列哪一项是错误的
   A. 促进糖异生　B. 促进糖原合成　C. 促进蛋白质的合成
   D. 促进脂肪合成与贮存　E. 促进组织对葡萄糖的摄取和利用
3. 关于胰岛素的生理学作用，下列哪项不正确
   A. 促进糖原合成，抑制糖原分解　B. 促进外周组织摄取葡萄糖
   C. 促进钾进入细胞内　D. 促进氨基酸向细胞内转移
   E. 促进酮体形成
4. 下列哪种激素与人类神经系统发育有关
   A. 甲状腺激素　B. 生长激素　C. 肾上腺素
   D. 肾上腺皮质激素　E. 胰岛素
5. 在甲状腺激素合成过程中，下列哪一种酶作用最重要
   A. 羧基肽酶　B. 碳酸酐酶　C. 过氧化物酶
   D. 氧化酶　E. 脱氢酶
6. 单纯性甲状腺肿最常见的病因是
   A. 碘过多　B. 缺碘　C. 药物性引起
   D. 先天性缺陷　E. 甲状腺炎症后
7. 糖皮质激素对糖代谢的作用是
   A. 增加小肠吸收葡萄糖
   B. 抑制糖异生过程，促进葡萄糖的消耗，血糖下降
   C. 促进糖异生过程，抑制葡萄糖的消耗，升高血糖
   D. 不影响糖异生过程，而抑制葡萄糖的利用，使血糖升高
   E. 促进糖异生过程，不影响葡萄糖的利用，对血糖水平无明显影响
8. 切除肾上腺引起动物死亡的原因，主要是由于缺乏

A. 醛固酮和 GC　　B. 去甲肾上腺素　　C. GC
D. 肾上腺素　　E. 醛固酮

9. 人幼年时生长激素缺乏会导致
A. 呆小症　　B. 侏儒症　　C. 糖尿病
D. 黏液性水肿　　E. 肢端肥大症

10. 维持甲状腺激素分泌相对稳定的机制是
A. 交感神经的作用
B. 甲状腺的自身调节作用
C. 血液中甲状腺激素的负反馈作用
D. 下丘脑促甲状腺激素释放激素的作用
E. 交感神经和副交感神经的协调作用

二、简答题

1. 简述激素作用的一般特征。
2. 简述甲状腺激素的主要作用及分泌调节。
3. 简述糖皮质激素的主要作用及分泌调节。

扫码“练一练”

（周　华）

参考答案

第一章　细胞和基本组织

1. A　2. E　3. A　4. C　5. B　6. A　7. D

第二章　运动系统

1. E　2. C　3. A　4. D　5. B　6. B　7. A　8. C　9. D　10. D　11. D　12. C　13. B　14. D　15. B

第三章　内 脏 学

第一节　消化系统

1. E　2. D　3. E　4. B　5. B　6. E　7. B　8. E　9. E　10. D

第二节　呼吸系统

1. C　2. D　3. C　4. C　5. C　6. D　7. A　8. A

第三节　泌尿系统

1. A　2. B　3. D　4. C　5. A　6. B　7. C　8. E　9. C　10. E

第四节　生殖系统

1. D　2. C　3. C　4. B

第五节　腹膜

1. E　2. C　3. A

第四章　脉管系统

1. D　2. C　3. D　4. A　5. B　6. C　7. A　8. B　9. B　10. D　11. E

第五章　神经系统

1. A　2. A　3. B　4. B　5. E　6. D　7. E　8. C　9. B　10. A　11. C　12. C　13. B　14. E　15. B　16. B　17. E　18. D　19. C　20. D　21. B　22. C　23. D　24. D　25. C　26. D　27. C　28. D　29. B　30. A

第六章　人体的基本生理功能

1. A　2. C　3. D　4. B　5. B　6. E　7. D　8. B　9. C　10. E　11. B　12. B　13. E　14. C　15. D　16. E　17. A　18. C　19. B　20. C　21. B　22. D　23. C　24. C　25. A

第七章　血　液

1. B　2. D　3. C　4. C　5. D　6. E　7. C　8. E　9. C　10. A　11. D　12. D　13. A　14. C

第八章　循环生理

1. C　2. D　3. C　4. D　5. D　6. B　7. B　8. A　9. E　10. C　11. A　12. B　13. C　14. B　15. A

第九章　呼吸生理

1. D　2. D　3. C　4. E　5. C　6. D　7. A　8. D　9. D　10. B　11. E　12. C　13. D　14. A　15. A　16. B　17. A　18. C　19. D　20. A　21. A　22. D　23. E　24. E　25. B

第十章　消化生理

1. D　2. C　3. D　4. D　5. D　6. B　7. E　8. D　9. C　10. D　11. C　12. D　13. D　14. D　15. B　16. C　17. B　18. E　19. E

第十一章　能量代谢

1. C　2. B　3. D　4. C　5. B　6. B　7. E　8. E　9. D　10. E　11. D　12. A

第十二章　泌尿生理

1. B　2. E　3. D　4. B　5. A　6. B　7. A　8. D　9. B　10. A　11. C　12. D　13. E　14. D　15. E　16. A　17. D　18. A　19. A　20. C　21. B　22. B　23. E　24. C　25. B

第十三章　感觉器官

1. E　2. B　3. D　4. A　5. C　6. B　7. E　8. C　9. B　10. E

第十四章　神经生理

1. C　2. D　3. A　4. B　5. B　6. E　7. C　8. B　9. D　10. A

第十五章　内 分 泌

1. E　2. A　3. E　4. A　5. C　6. B　7. C　8. C　9. B　10. C

参考文献

[1] 朱大年．生理学．7 版．[M]．北京：人民卫生出版社，2008.
[2] 白波，高明灿．生理学．6 版．[M]．北京：人民卫生出版社，2009.
[3] 张德兴，董艳芬．人体结构生理学．2 版．[M]．北京：中国医药科技出版社，2012.
[4] 张敏．生理学．[M]．北京：军事医学科学出版社，2012.
[5] 贺伟，吴金英．人体解剖生理学．2 版．[M]．北京：人民卫生出版社，2013.
[6] 柏树令，应大君．系统解剖学．8 版．[M]．北京：人民卫生出版社，2013.
[7] 白波，王福青．生理学．7 版．[M]．北京：人民卫生出版社，2014.